THÉRAPEUTIQUE CLINIQUE

DE

LA SYPHILIS

E. EMERY — A. CHATIN

THÉRAPEUTIQUE CLINIQUE DE LA SYPHILIS

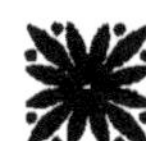

MASSON ET Cie, ÉDITEURS

PARIS

THÉRAPEUTIQUE CLINIQUE

DE

LA SYPHILIS

PAR

E. EMERY
MÉDECIN DE SAINT-LAZARE
ANCIEN CHEF DE CLINIQUE
A L'HOPITAL SAINT-LOUIS

A. CHATIN
MÉDECIN
DES EAUX D'URIAGE

PARIS
MASSON ET Cie, ÉDITEURS
LIBRAIRES DE L'ACADÉMIE DE MÉDECINE
120, BOULEVARD SAINT-GERMAIN

1909

A

Notre Illustre et Vénéré Maître

LE PROFESSEUR ALFRED FOURNIER

INTRODUCTION

Les recherches persévérantes des savants que passionnent à si juste titre les divers problèmes soulevés par la syphilis, ont abouti dans ces dernières années à des découvertes dont l'importance a paru d'autant plus grande qu'elles avaient été plus longtemps attendues et qu'elles ouvrent aux chercheurs des horizons nouveaux.

MM. Metchnikoff et Roux, de l'Institut Pasteur, ont réussi, en 1903, à inoculer la syphilis à certains singes anthropoïdes, et, le 23 avril 1905, MM. Schaudinn et Hoffmann annonçaient la découverte faite par eux dans certaines lésions spécifiques, de spirilles particuliers qu'ils considéraient comme pouvant être l'agent causal de cette maladie. Ce sont deux faits scientifiques qui semblent, *a priori*, capables de transformer et de rénover l'étude de cette maladie et de son traitement.

Or, s'il était permis d'espérer l'avènement proche de méthodes thérapeutiques étiologiques, le moment pourrait sembler mal choisi pour publier ce Traité dans lequel nous avons tenté d'exposer les procédés actuellement mis en usage pour combattre la syphilis.

Mais, de l'aveu même des hommes de grande science qui poursuivent la solution de ces problèmes thérapeutiques, la vaccination préventive et la sérothérapie de la syphilis offrent des difficultés qui, jusqu'à présent, ont été insurmontables. Ces difficultés seraient-elles vaincues dans l'avenir, comme on le peut espérer, qu'il faudrait encore, pour prouver l'efficacité de ces méthodes, l'indispensable consécration du temps, voire même d'un temps très long.

Les manifestations tardives et lointaines de la syphilis ne sont pas en effet les moins redoutables, et aucun médecin digne de ce nom n'oserait aujourd'hui y exposer ses malades, en abandonnant prématurément et sans garanties certaines les méthodes préventives qui ont fait leurs preuves entre les mains de maîtres illustres et que consacre la longue expérience de tous ceux qui nous ont précédés dans la recherche des perfectionnements qu'elles comportent.

Aussi croyons-nous faire encore une œuvre utile en donnant un exposé critique, aussi complet et impartial que possible, des différents procédés thérapeutiques appliqués à l'heure actuelle à la syphilis et en cherchant à guider le praticien dans le choix de la méthode ou du médicament le mieux approprié aux multiples manifestations de la maladie et aux conditions si diverses des malades. Enfin, en nous livrant à une étude minutieuse des composés mercuriels et de leur posologie, en décrivant avec détail la technique de leur administration, nous croyons servir, à la fois, les intérêts du malade appelé à bénéficier sans dommage d'une médication active, et ceux du praticien susceptible de reculer devant des risques trop souvent chimériques.

Nous avons divisé cet ouvrage en deux parties.

Dans la première, nous nous sommes enfermés étroitement dans l'étude des médicaments antisyphilitiques, de leur mode d'administration et du traitement de la syphilis en général.

Dans la seconde, nous étudions les traitements locaux des accidents cutanés ou muqueux les plus habituels de la syphilis, et ses principales manifestations viscérales.

Ici nous ne pouvions donner toute sa valeur à l'exposé du traitement que nous voulions exactement adapter à des cas cliniques déterminés, sans entreprendre une description symptomatique aussi brève que possible de ces différentes affections. Nous espérons ainsi épargner de nouvelles recherches au médecin désireux d'explorer le domaine toujours croissant de la syphilis dans la pathologie générale, et nous croyons avoir rendu notre œuvre plus claire et plus précise.

THÉRAPEUTIQUE CLINIQUE
DE
LA SYPHILIS

PREMIÈRE PARTIE

CHAPITRE PREMIER

HYGIÈNE DU SYPHILITIQUE

Dans toute maladie infectieuse, les diverses manifestations du mal sont sous la dépendance directe de l'agent pathogène spécifique, microorganisme ou toxine, cause primordiale des accidents, mais le terrain sur lequel la maladie se développe joue un rôle d'une importance au moins égale comme facteur de gravité ou de bénignité des troubles auxquels elle donne naissance. Cette influence des réactions générales de l'organisme sur la marche des maladies est actuellement bien connue et on y insiste avec raison dans tous les traités de pathologie générale. Or elle est peut-être plus manifeste encore dans la syphilis que dans toute autre maladie infectieuse.

Susceptible de porter indifféremment son action sur les divers appareils, elle attaquera de préférence ceux qu'une affection antérieure aura déjà lésés et elle les frappera d'autant plus durement que leur résistance sera plus amoindrie. D'autre part, la syphilis, qui présente souvent des retours offensifs après des périodes prolongées de repos, peut se réveiller sous des influences diverses et profiter de toutes les causes capables de mettre l'organisme en état de moindre résistance. Tout état morbide général ou local, toute déchéance d'un système, d'un appareil, résultant d'une inobservation des lois de l'hygiène, peut provoquer une attaque nouvelle du mal, devenir une cause d'appel pour des accidents spécifiques.

Comme le disait Ricord, « quand on a la vérole, il fait bon bien se porter ». A côté du traitement spécifique proprement dit, il faut donc faire une large place au traitement des états constitutionnels antérieurs des malades, des prédispositions naturelles ou acquises, des états morbides généraux ou locaux préexistants. Tout syphilitique doit s'astreindre à une **hygiène attentive et rigoureuse,** et le médecin qui le soigne doit y veiller, afin d'éviter dans la mesure du possible toute fatigue, toute usure de l'organisme. Une hygiène appropriée unie à un traitement spécifique prolongé et bien dirigé, telles sont les conditions nécessaires pour prévenir tout accident sérieux, et ne vaut-il pas mieux, ici comme partout, prévenir que guérir?

Ce sont là les conditions nécessaires, disons-nous : ce sont aussi les conditions indispensables. Si bien suivi, si bien conduit que soit un traitement antisyphilitique, il ne réussira, il ne donnera tous les merveilleux résultats que l'on en doit attendre, que si le patient, non content de se soumettre au traitement qu'on lui indique, sait aussi s'astreindre aux précautions hygiéniques qu'on lui conseille. Car ces précautions ont un double but. Non seulement elles rendent plus rares et moins graves les atteintes de la vérole, mais en outre elles permettent d'instituer sans crainte un traitement vraiment actif et puissant. Il ne faut pas oublier, en effet, que le traitement spécifique comporte un certain nombre de risques que nous étudierons en détail, et que ces risques disparaissent en grande partie si les divers appareils des sujets à traiter sont en bon état. Avec une bouche, des reins, un foie, bref des émonctoires sains, on a peu de chose à craindre du mercure même donné à doses élevées. Enfin une bonne hygiène permettra peut-être au syphilitique d'éviter des maladies qui, d'une part, peuvent, nous venons de le dire, influencer fâcheusement la marche de sa syphilis et qui, d'autre part, peuvent, comme la tuberculose par exemple, prendre chez lui une marche particulièrement rapide et grave.

Aussi bien le médecin a-t-il plus à faire qu'à donner de simples conseils d'hygiène physique. Il ne suffit pas qu'un syphilitique ait une bonne santé physique, il faut aussi qu'il ait une bonne santé morale, et voici où le rôle du médecin s'élargit singulièrement.

L'***état moral*** des syphilitiques en présence de leur mal est, suivant les sujets, bien différent, et l'on peut à cet égard les classer en quatre catégories :

1° Le malade calme, bien équilibré, qui sait envisager sans crainte les dangers de la syphilis et qui, voulant la combattre de son mieux, est tout disposé à faire pour cela le nécessaire et à faciliter le rôle du médecin;

2° Le malade qui considère la syphilis comme un accident ennuyeux, mais sans grande importance et qui ne s'en émeut guère. Ce malade est dangereux pour lui-même, parce qu'il ne se soignera pas avec la minutie et la persévérance nécessaires, et dangereux pour les autres, parce qu'il aura peu de scrupules à contaminer son entourage. Aussi le médecin doit-il s'efforcer de l'effrayer dans une juste mesure et de le convaincre de la nécessité absolue de soins prolongés, en lui montrant les risques qu'il court et qu'il peut faire courir à autrui ;

3° Le malade qui, effrayé d'abord, se rassure peu à peu en voyant le peu de gravité des accidents dont il est atteint et devient bientôt insouciant et négligent. Bien traité au début, il cessera bientôt de se soigner et s'exposera par là dans l'avenir aux pires conséquences de son mal ;

4° Le malade auquel la syphilis inspire une terreur profonde et une véritable angoisse. Celui-ci ne pense qu'à son mal. Il en connaît par ouï-dire les méfaits, et se juge par avance destiné aux complications les plus graves. Par des lectures constantes, il entretient sa terreur en haleine. Les plus terribles maladies le guettent et vont fondre sur lui. En outre, le mariage lui est désormais interdit, la paternité impossible, car quels enfants pourrait-il procréer? De pauvres débilités, des cachectiques, des rachitiques voués à une mort prochaine ou tout au moins à des malformations, à des infirmités navrantes. Croyant qu'on lit sur son front le mal dont il est atteint, craignant de contaminer ceux qui l'approchent, il en vient à désirer la solitude, qui n'a d'autre résultat que d'aggraver encore la sombre neurasthénie dont il est atteint.

Lorsqu'elle est ainsi poussée à l'extrême, la crainte de la syphilis peut engendrer les plus funestes conséquences. Sous l'influence de cette **angoisse syphilitique**, pour employer le terme créé par le professeur Fournier, les malades deviennent nerveux, irritables. Ils ne peuvent cacher suffisamment à leur entourage les tristes pensées qui les obsèdent. On s'étonne autour d'eux de cette transformation subite. Les questions qu'on leur pose augmentent encore le trouble de leur esprit. S'agit-il de gens mariés ou pères de famille? cet état d'esprit entraîne inévitablement le soupçon de l'épouse, éveille même parfois l'attention des enfants, et il en peut résulter une perturbation complète de la vie familiale. Cette angoisse morale peut en outre influer sur la marche même de la maladie, et ceci à ses diverses périodes. C'est une des causes principales de la *forme déprimante neurasthénique secondaire*, qu'il est si difficile de combattre et dont une des caractéristiques est un certain degré d'intolérance pour les médications intensives. Elle a une action particulièrement néfaste sur l'état général des malades, peut amener dans les fonctions organiques des perturbations graves et faire des divers systèmes des victimes toutes prêtes pour le poison syphilitique. Elle déprime surtout le système nerveux et fait de ces névropathes un merveilleux terrain pour les localisations nerveuses.

Sur de semblables malades, **l'influence morale que doit savoir prendre le médecin** peut jouer un rôle prépondérant. Il est tout d'abord une première précaution indispensable. Quand un malade inconnu vous vient consulter pour une lésion dont il ignore la nature, *il faut bien se garder de lui apprendre brusquement et sans préparation préalable qu'il est syphilitique.* M. le professeur Fournier, dans l'étude si intéressante et si documentée qu'il a consacrée au suicide dans la syphilis (1), insiste avec raison sur le danger de ces révélations brutales. Certains sujets redoutent plus que toute chose la syphilis, et cette terreur est telle qu'ils courent au *suicide* comme à une délivrance au moment même où ils se savent atteints. Ce sont là de lourdes responsabilités qu'il

(1) Dr A. FOURNIER, Du suicide dans la syphilis. *Académie de médecine*, 15 nov. 1903.

est bon de savoir éviter ! Il ne faut donc apprendre aux malades cette triste nouvelle qu'avec précaution et en leur montrant le remède à côté du mal.

Aux syphilitiques obsédés par la crainte des conséquences de leur mal, aux **syphilophobes,** le médecin montrera par de multiples exemples qu'ils s'exagèrent les risques à courir et que le traitement mercuriel bien suivi leur assure, avec une presque certitude, un avenir indemne en même temps qu'une guérison rapide des accidents actuels. Il leur prouvera qu'on peut, en se soignant, rendre la syphilis muette, en faire une maladie bénigne et éviter toutes conséquences graves.

Et quand ils seront bien convaincus de l'efficacité réelle du traitement, quand on leur aura démontré que la guérison est possible, presque assurée à ceux qui se soignent avec persévérance, tout n'est pas encore fini. Car ce qu'ils craignent aussi, ce qui trouble encore leur esprit, c'est l'idée qu'ils vont répandre la contagion autour d'eux, qu'ils risquent de contaminer leur famille, leurs amis et tous ceux qui les approchent. Aussi, tout en maintenant strictement les règles de prophylaxie qui sont indispensables pour éviter la diffusion de la maladie, il est bon de leur montrer que ces mesures prophylactiques sont assez faciles à prendre, qu'il n'est pas nécessaire de s'astreindre à des *minuties inutiles* et qui risqueraient d'éveiller la suspicion de l'entourage. Il faut leur expliquer en quoi consiste la contagion et comment elle peut se propager, pour les convaincre qu'ils pourront encore se mettre à table près des leurs comme autrefois, et qu'il ne leur sera pas désormais interdit de risquer la moindre caresse à leurs enfants. La contagion, leur dira-t-on, nécessite la présence d'accidents de la bouche et des lèvres. Mais ceux-ci sont rares, discrets, peu durables chez les sujets bien soignés, qui évitent le tabac et se tiennent la bouche en parfait état. Et d'ailleurs nulle comparaison n'est possible à cet égard entre le baiser lascif des amants et la caresse discrète d'un père à son enfant. Il leur faut évidemment des objets de toilette personnels et qui ne servent point à d'autres ; mais en revanche, la maladie ne commande pas forcément, et dans tous les cas, une désinfection compliquée des verres et des couverts dont on s'est servi.

D'autre part, le siège des cabinets ne peut s'infecter à moins d'accidents spéciaux qui ne se rencontrent que chez des sujets malpropres et mal tenus. Et, si même quelques petits accidents se déclarent dans la région anale, cela ne suffit pas à souiller suffisamment pour qu'il faille prendre d'extraordinaires précautions : un peu d'attention suffit à conjurer tout péril.

Tout cela, le médecin devra le répéter fréquemment au malade, car la confiance de celui-ci dure peu. Lorsqu'on lui parle, on arrive à le convaincre, mais à peine vous a-t-il quitté que déjà ses craintes renaissent. Aussi faut-il à chaque instant revenir à la charge, lui fournir de nouvelles preuves de la vérité des affirmations qui lui sont faites, étayer ses paroles sur des faits probants.

Il est donc essentiel que le médecin ne perde pas le contact de ses malades, qu'il lui faut voir fréquemment pour leur inspirer sans cesse une confiance nouvelle. C'est, avec bien d'autres raisons tirées de leurs avantages pratiques et que l'on trouvera plus loin exposées en détail, une des considérations qui nous poussent à préconiser l'emploi de méthodes de traitement qui exigent le contact quotidien d'abord, puis hebdomadaire du médecin et du malade. A chaque visite, le malade part un peu plus rassuré et le réconfort moral que le médecin lui apporte chaque jour influe progressivement sur lui. Sous l'assaut répété des affirmations sans cesse renouvelées de celui qui le soigne, la sécurité, le calme renaissent en son esprit.

Pour la même raison, il importe, en dehors de toute considération de stérilisation, d'agir au plus vite contre la maladie elle-même, et cela par des méthodes aussi puissantes, aussi rapides que possible. Il faut s'efforcer d'obtenir la prompte guérison des accidents du début, fussent-ils très bénins. Leur effacement rapide, la certitude vite acquise qu'il n'y aura rien d'apparent, d'affichant, rassure le malade. Il y puise une plus grande confiance dans le médicament et dans celui qui l'administre. Il croit plus volontiers aux paroles rassurantes de celui qu'il considère comme son sauveur, et il est d'autant plus disposé à suivre docilement ses conseils, qu'il peut constater lui-même les effets bienfaisants du traitement dont on lui affirme l'efficacité.

Malgré tout, le succès ne sera pas constant, et dans certains cas, l'état moral du malade, en dépit des efforts du médecin, ne s'améliore pas. Cela se voit surtout dans cette catégorie de malades que M. le professeur Fournier a désignés sous le nom des

angoissés silencieux (1), par opposition avec les **angoissés expansifs,** qui assiègent sans cesse le cabinet du médecin auquel ils viennent raconter leurs craintes. On comprend aisément qu'il est bien plus difficile d'agir utilement sur l'esprit de ceux qui cachent leurs terreurs et taisent l'angoisse qui les étreint. Et cependant le médecin doit s'efforcer de les deviner, les pousser à avoir en lui pleine confiance, les forcer presque à avouer leurs doutes et à confesser leurs craintes. Car, privés du puissant secours moral qu'il est du devoir du médecin de leur apporter, ces malades s'acheminent vers un état grave de neurasthénie aiguë, *deviennent de véritables vésaniques.* Chez eux, l'apparition d'un nouvel accident, qu'ils jugent, à tort ou à raison, devoir être grave, peut amener le suicide.

Il est intéressant de remarquer que cette catégorie spéciale de malades syphilophobes appartient presque exclusivement au sexe masculin. Les femmes sont rarement très affectées par les maladies vénériennes et plus spécialement par la syphilis, ainsi que le faisait remarquer Diday, peut-être parce qu'elles sont moins instruites des dangers auxquels les expose la vérole, ou parce qu'elles ont, par nature, une faculté d'oubli plus grande. Quelle qu'en soit la raison, il est certain que les femmes sont, en général, insouciantes et se placent, au point de vue qui nous occupe, dans la catégorie des malades qu'on a peine à convaincre de la gravité de leur état, et de la nécessité de s'astreindre à un traitement durable et prolongé.

On voit combien peut être utile au point de vue moral l'influence du médecin. Il ne lui suffit pas d'indiquer brièvement un traitement et un mode de vie hygiénique, il doit savoir prouver toute l'importance des conseils qu'il donne et montrer leur nécessité. Suivant les cas, suivant la façon de voir et de sentir de chaque malade, il doit varier ses propos, montrant aux uns les dangers qu'ils courent en ne se soignant pas ou en se soignant mal et incomplètement, prouvant aux autres qu'ils ne sont pas si définitivement incurables qu'ils sont tentés de le croire. Il faut qu'il parvienne à leur inspirer à tous une pleine et entière confiance, de manière à ce qu'ils se mettent complètement entre ses mains. C'est ainsi qu'il leur pourra donner cette bonne santé morale

(1) FOURNIER, Traitement de la syphilis, p. 576.

qui est particulièrement utile à tout syphilitique qui veut triompher de l'infection.

L'***état du système nerveux*** est en effet un grand facteur de gravité de l'infection spécifique. Le professeur Fournier a insisté avec raison sur ce point. L'étude symptomatique de la syphilis nous montre que l'axe cérébro-spinal est de tous les appareils celui qu'elle frappe avec la plus grande fréquence : « c'est lui qui paye au tertiarisme le plus lourd tribut » (1). Sur 3 429 cas d'accidents de cet ordre, M. Fournier n'en a pas relevé moins de 1 085 affectant l'encéphale et la moelle épinière. Il est vrai que dans cette statistique rentrent les cas de tabes et de paralysie générale.

Or ce sont là des accidents graves et contre lesquels le traitement spécifique a le plus souvent peu d'action et n'obtient que des résultats médiocres, quelquefois même négatifs. Il faut donc s'attacher à les prévenir. Or ils se montreront de préférence, et cela se comprend aisément, chez les sujets dont le système nerveux est surmené, chez ceux qui par leurs professions, leurs habitudes, leurs prédispositions naturelles, héréditaires ou acquises, sont entraînés à une tension continue, à des surexcitations répétées de leur système nerveux. Et l'expérience le démontre nettement. C'est en effet *chez les fatigués, les surmenés du cerveau et de la moelle que la syphilis cérébrale et médullaire se rencontre le plus fréquemment.* Rare dans certaines conditions sociales, elle est l'aboutissant le plus habituel de la syphilis dans d'autres. Les angoisses morales, les travaux intellectuels exagérés et, bien plus encore, les fatigues de la vie mondaine, les émotions fortes et incessantes du jeu, les veilles prolongées et répétées, les excès vénériens sont les causes prédisposantes ordinaires des lésions spécifiques graves du cerveau et de la moelle. Les gens de Bourse, les intellectuels et les *fêtards*, voilà ceux qui payent le plus lourd tribut à la syphilis, ceux dont les jours sont constamment menacés, soit par un accident subit et rapidement mortel, soit par le développement lent et graduel de lésions non moins redoutables qui aboutissent tantôt à des infirmités permanentes telles que l'hémiplégie, tantôt à de véritables morts sociales comme le ramollissement cérébral ou la paralysie générale.

Ce n'est pas à dire que tout syphilitique doive nécessairement

(1) FOURNIER, *loc. cit.*, p. 578.

abandonner les travaux intellectuels. Mais ce qui est indispensable, c'est que les fatigues du corps et de l'esprit qu'entraîne forcément une vie active, soient compensées par des intervalles de repos suffisant, repos physique et repos intellectuel, réalisés au besoin par l'éloignement momentané des affaires et par le changement de milieu social. Ces périodes de repos, de tranquillité, jointes à une existence rangée et bien réglée, assureront chez le syphilitique la sauvegarde du système nerveux.

Les ***préceptes de l'hygiène du syphilitique*** peuvent d'ailleurs se résumer en ces quelques mots : vie régulière, éviter les veilles et les fatigues exagérées. Il est inutile de détailler ici ce que doit être leur vie physique, car « pour des malades qui, comme les syphilitiques, vivent dans les mêmes conditions que des gens bien portants, il n'y a véritablement sous ce rapport qu'à rappeler les lois de l'hygiène générale » (1). L'air et le soleil, un exercice méthodiquement réglementé, suffisant sans surmenage (promenades et jeux au grand air), un sommeil tranquille facilité par un coucher à heure fixe, un logement salubre, c'est-à-dire sec et bien exposé, la satisfaction régulière du besoin génital, voilà quelles seront les règles de vie du syphilitique. Il faut seulement y veiller avec plus de soin, parce qu'utiles à tous, elles deviennent indispensables aux vérolés.

Il nous faut cependant insister un peu sur quelques points :

Le **régime alimentaire** du syphilitique ne doit rien présenter de particulier. Il n'y a pas d'aliments défavorables à la syphilis. On a cru longtemps que le régime avait une grande importance, alors que l'on croyait la maladie causée par un trouble, une perturbation des humeurs. Aussi interdisait-on l'usage de certains aliments tels que viandes noires, gibier, poisson. Ces régimes spéciaux ont d'ailleurs varié beaucoup suivant les médecins et suivant l'époque considérée. C'est ainsi qu'il fut un temps où l'on recommandait la diète presque absolue pour affamer la maladie en même temps que le malade. Un sujet maigre avait seul chance de pouvoir vaincre son mal. Cette cure de famine, de diète sèche ou *diète arabique*, était extrêmement sévère. Pendant quarante jours le malade devait se nourrir exclusivement de pain sec, de quelques farineux cuits à l'eau et sans graisse, d'amandes, noix, figues

(1) DIDAY, Histoire naturelle de la syphilis. *Leçons professées à l'École pratique de la Faculté de Paris*, 1863.

et raisins secs (1). On conçoit qu'à pareil régime les malheureux ne devaient pas tarder à maigrir rapidement. A d'autres moments on recommanda la suralimentation qui, bonne peut-être à certains malades et à certaines périodes de leur mal, ne peut, chez beaucoup, qu'amener une surcharge et donner aux organes un surcroît de travail qui peut leur être funeste.

Le régime consistera donc en une alimentation saine, simple, suffisante et substantielle sans excès. On évitera cependant une nourriture trop épicée, les gibiers faisandés qui sont riches en toxines capables de léser le foie ou les reins. Il faudra veiller surtout à la réglementation des repas qui doivent être pris à heure fixe, proscrire les écarts de régime, les excès de table. On évitera également, au cours du traitement mercuriel, les aliments susceptibles de provoquer de la diarrhée : crudités, fruits, glaces, etc. Comme l'a fait remarquer Muller (2), on peut cependant être obligé de modifier le régime alimentaire dans quelques cas. D'après cet auteur, dans les maladies par ralentissement de la nutrition comme l'obésité, il faut nécessairement diminuer la ration alimentaire. Dans d'autres cas, par exemple dans la syphilis de certains organes où il s'agit d'ulcérations douloureuses de l'intestin, du pharynx, etc., il faut instituer un régime correspondant à la fonction physiologique de l'organe atteint. Dans la syphilis acquise à un âge avancé, il faut, par avance, établir un régime approprié à l'artériosclérose.

Mais ce que le médecin doit surtout défendre, c'est **l'usage immodéré des boissons alcooliques.** L'alcool est en effet, et tous les syphiligraphes ont insisté sur ce point, le plus grand ennemi du syphilitique. *Il est, sans aucun doute, un des plus grands facteurs de gravité de la vérole.* C'est lui qui, pour une part, fait les syphilis malignes précoces, les syphilis à jet continu, les syphilides cutanées confluentes, le tertiarisme tardif et surtout le tertiarisme nerveux. Il est enfin une des causes indéniables du phagédénisme tertiaire. Et cette influence n'a rien qui doive nous surprendre, puisque l'alcool a par lui-même une action si néfaste sur le foie, notre principal défenseur contre les toxines, sur les reins et sur le système nerveux surtout. En lésant ces organes, il diminue la résistance de l'organisme tout entier contre le virus

(1) ROLLET, Art. *Syphilis*. Diction. Dechambre, t. XIV, p. 439.
(2) *Congrès de syphiligraphie de Berlin*, 1904.

spécifique, il prépare et aggrave les localisations de la syphilis sur l'arbre cérébro-spinal. Il faudra donc interdire complètement aux malades toute espèce de liqueur distillée et ne permettre qu'un usage modéré de boissons fermentées.

A côté des dangers de l'alcoolisme, il faut citer, car l'un souvent attire l'autre, les inconvénients multiples et parfois graves qu'engendre **l'habitude du tabac.** Nous ne citerons que pour mémoire le danger qui réside, au point de vue de la contagion, dans l'usage de la pipe. Ce qui est plus important encore, c'est qu'à la période secondaire comme à la période tertiaire, *le tabac a sur la bouche une influence des plus néfastes.* Il y produit une irritation légère, il est vrai, mais constamment répétée. A la période secondaire, il provoque et entretient les plaques muqueuses labiales, linguales, gutturales. Et ces plaques rebelles, d'une contagiosité extrême, ne disparaîtront que pour reparaître de plus belle tant que l'on continuera l'usage de la pipe, du cigare ou de la cigarette. Le syphilitique qui fume devient par là un véritable danger social. A la période tertiaire, le tabac est une des causes des glossites scléreuses ou sclérogommeuses dont le pire type, le type le plus rebelle, est précisément réalisé par la variété dite *glossite syphilo-nicotique* (Fournier). L'usage du tabac peut avoir des conséquences plus fâcheuses encore. A l'origine du cancer de la langue, dont on connaît toute la gravité, on trouve, dans la très grande majorité des cas, une affection spéciale : la leucoplasie. Or la leucoplasie vraie dérive de la syphilis : cela est si vrai que sur 32 malades opérés par lui de cancer de la langue, le professeur Poirier (1) en a trouvé 27 qui étaient certainement syphilitiques, plus 3 qui l'étaient probablement. Mais si cette leucoplasie cancérogène dérive de la syphilis (2), celle-ci, d'après le professeur Fournier (3), n'agit pas seule. Il faut qu'il s'y ajoute l'influence d'une irritation buccale répétée, et cette irritation chronique, le tabac peut la fournir. Aussi le cancer de la langue est-il beaucoup moins fréquent chez les syphilitiques qui ne fument pas : il est en particulier rare chez la femme.

Nous avons dit plus haut, chemin faisant, que le syphilitique devait éviter les **excès vénériens.** Qu'on nous permette d'y revenir

(1) *Académie de médecine.* Séance du 20 novembre 1906.
(2) Gaucher, Le chancre et les syphilides cut. et muq., Paris, 1907.
(3) Fournier, Cancer, syphilis et tabac. *Académie de médecine*, 27 novembre 1906.

encore et d'y insister. En période d'accidents contagieux, il doit, nous n'avons pas besoin de le dire, s'abstenir de tout rapport sexuel. Mais même une fois guéri de tout accident, il faut qu'il se contente de satisfaire sans excès au besoin génital. Comme le disait Diday (1) : « seulement le pot-au-feu pour apaiser la faim normale et point de ces condiments qui entretiennent un appétit factice ». Les excès vénériens, par la stimulation habituelle et excessive qu'ils produisent sur la moelle et sur le système nerveux tout entier, sont éminemment propres à appeler et à localiser sur ce système les manifestations spécifiques.

Il nous reste à dire un mot de l'importance des **soins de propreté** chez tout syphilitique. Les lésions cutanées sont, en effet, beaucoup moins étendues et moins durables chez les sujets propres. On recommandera donc les bains, soit les bains simples, soit les bains amidonnés et légèrement alcalinisés, en conseillant cependant d'éviter les bains trop chauds qui ont une action irritante sur la peau (2). On ne saurait trop insister aussi sur la nécessité de soins de toilette *génitaux* minutieux, aussi bien chez l'homme que chez la femme, et sur l'utilité de lavages fréquents *de la bouche et des dents*. Il faut en particulier ordonner aux malades de se rincer la bouche après chaque repas, pour éviter la stagnation sur le collet et entre les dents de toutes parcelles alimentaires capables d'irriter les gencives, de faciliter les dépôts de tartre, de produire des fermentations buccales qui peuvent provoquer l'apparition de plaques muqueuses. Ajoutons enfin, parce que c'est une question que les malades posent volontiers au médecin, que les bains de mer ne sont nullement contre-indiqués par la syphilis, à condition de n'en faire qu'un usage modéré et sauf les cas où une autre diathèse ou un autre état morbide quelconque pourrait être par eux fâcheusement influencé.

L'**hydrothérapie** sous toutes ses formes, jointe à des massages, constitue d'ailleurs une véritable médication adjuvante de la syphilis, puisqu'elle a sur le système nerveux une action tonique et régulatrice. Or nous avons vu plus haut tout l'intérêt qu'il y a pour le syphilitique à avoir un système nerveux en bon état.

Telle doit être la vie du syphilitique qui, bien portant au

(1) DIDAY, *loc. cit.*

(2) BOURGES, Hygiène du syphilitique.

moment où il a contracté la vérole, désire conserver une bonne santé pour pouvoir lutter avec toutes chances de succès contre sa maladie. Il lui suffit pour cela d'une bonne hygiène et d'une vie régulière.

Mais s'il est important de veiller ainsi au maintien d'un bon état général chez les syphilitiques qui ne souffrent d'aucune autre maladie diathésique, on comprend aisément qu'il est indispensable de soigner les autres affections dont certains peuvent être atteints. Car si la négligence des principes élémentaires de l'hygiène est capable de déterminer ou plutôt d'appeler, chez le syphilitique, certaines manifestations, on ne saurait évidemment refuser aux tares constitutionnelles, aux ***états morbides généraux ou locaux préexistants,*** un pouvoir identique. Malgré les travaux de Verneuil, le rôle des diathèses en face de la syphilis est loin d'être nettement élucidé. Cependant on peut admettre comme certain que, d'une part, la syphilis peut influencer de façon fâcheuse les diathèses antérieures, qu'elle peut même, par la débilitation générale de l'organisme qu'elle entraîne à sa suite, réveiller une diathèse jusque-là latente, stimuler et hâter le développement d'affections auxquelles le malade était jusque-là plus ou moins prédisposé. C'est ainsi, par exemple, qu'on a vu la syphilis favoriser le développement de névroses, donner un coup de fouet à une tuberculose restée insoupçonnée jusqu'à ce moment. Mais si elle peut influencer ces états diathésiques, ceux-ci sont à leur tour capables d'agir sur elle et de lui donner une allure, une marche particulière.

On en voit de fréquents exemples dans **la scrofule.** L'observation journalière montre que, chez les lymphoscrofuleux, la vérole se manifeste par des accidents présentant des caractères spéciaux empruntés au terrain sur lequel elle évolue. Elle provoque des engorgements ganglionnaires volumineux qui se ramollissent à un moment donné et provoquent des suppurations interminables, des pertes de substance étendues recouvertes de concrétions épaisses et stratifiées. Ces lésions ont des caractères qui participent à la fois de la scrofule et de la syphilis, et c'est aux accidents de ce genre que Ricord donnait le nom de *scrofulate de vérole.* Le double caractère de ces lésions est encore plus nettement démontré par l'influence du traitement. Seul appliqué, le traitement spécifique ne donne en pareil cas que des résultats incomplets et médiocres, et l'on n'obtient de guérison qu'en lui associant les antistrumeux et en première ligne l'huile de foie de morue.

Les **prédispositions nerveuses héréditaires**, les névroses antérieures devront être soignées avec d'autant plus de soin qu'elles ont, nous l'avons vu, une influence néfaste sur la syphilis qui est elle-même capable de les réveiller ou de les exacerber. C'est dans ces cas surtout que l'hydrothérapie sous toutes ses formes pourra rendre de grands services.

De même chez les **anémiques**, il faudra conseiller la médication martiale. Nous ne parlons pas, bien entendu, de l'anémie syphilitique qui n'est justifiable que du traitement spécifique. Cette forme d'anémie, nous aurons l'occasion d'en reparler longuement et nous verrons alors combien est manifeste l'action heureuse du mercure dans ces cas.

Chez les **paludéens** on se servira de la quinine, du quinquina, de l'arsenic, de l'hydrothérapie.

Toutes ces médications adjuvantes jouent un rôle très important et sont indiquées au même titre que le traitement mercuriel qui sans leur aide ne donnera que des demi-succès.

Quant aux ***états morbides locaux***, leur rôle et leur importance en tant que causes d'appel ne sauraient être contestés. Il suffit, pour s'en convaincre, de voir combien sont nombreuses et rebelles les plaques muqueuses buccales chez les sujets à bouche malsaine, combien les syphilides vulvaires sont communes et graves chez les prostituées de bas étage.

Chez tout syphilitique, les trois points suivants devront être l'objet d'un examen attentif et soigneux du médecin : la cavité bucco-pharyngée, — les organes génitaux, — le système cutané.

La **bouche** des malades doit être l'objet de soins attentifs. Il est indispensable, avant d'instituer le traitement spécifique, de *procéder à un examen complet et soigneux des dents et de la cavité buccale.* Et, pour peu que la dentition soit altérée ou seulement suspecte, il faut, avant tout, remédier à ces lésions. L'état de l'**appareil masticateur** joue, la chose est actuellement établie de façon indiscutable, un rôle primordial dans la genèse de la stomatite mercurielle. Celle-ci, nous le verrons, débute de préférence soit dans la région rétro-molaire inférieure, en un point où la muqueuse gingivale est souvent saillante et placée sur le même plan que la couronne dentaire dont la sépare un étroit sillon, qu'elle surplombe même parfois en languette, disposition éminemment propice à la stagnation de débris alimentaires et à la production de menus traumas capables d'érailler la muqueuse ; — ou bien autour d'une dent cariée quelconque ou d'un vieux chicot ; — ou bien enfin, en arrière des incisives inférieures, en un point où les dépôts de tartre sont fréquents.

Frossard (1), dans sa thèse, a montré, d'autre part, que la stomatite est souvent au début *unilatérale*. Or, en pareil cas, elle frappe d'abord le côté dont le malade, soit par simple habitude, soit, plus souvent, parce qu'il a là une ou plusieurs dents malades et douloureuses, ne se sert pas pour mastiquer ses aliments. Et l'expérience nous apprend précisément que le côté inactif est fréquemment le siège d'un dépôt de tartre plus ou moins épais entourant les dents. C'est là ce qui explique que la stomatite débute de préférence à ce niveau. Le tartre dentaire irrite, directement et par sa seule présence, la gencive du malade et, comme il contient toujours emprisonnés un grand nombre de microbes, cette irritation mécanique devient plutôt une irritation inflammatoire qui appelle et prépare le développement de la stomatite. Les dents cariées, brisées ou simplement mal placées peuvent produire de menus traumatismes de la muqueuse gingivale ou génienne, des éraillures qui sont autant de portes d'entrée pour l'infection d'autant plus facile que l'action du mercure met la muqueuse en état de moindre résistance.

La présence de lésions dentaires n'est d'ailleurs pas seulement une perpétuelle menace de stomatite, accident parfois grave et qui, en tout cas, oblige à suspendre momentanément le traitement mercuriel. Elle peut en outre provoquer l'apparition de manifestations proprement spécifiques. Certaines des observations publiées par Frossard le prouvent nettement. Un syphilitique a-t-il dans la bouche, sur la langue ou la lèvre une plaque muqueuse isolée? Si on l'examine avec soin on trouvera souvent en regard de cette lésion, une dent cariée, mal placée, coupante, ou un dépôt de tartre. Cette dent, ce tartre, en irritant la lèvre ou la langue, ont amené en ce point le développement d'une syphilide. Un malade présente-t-il une seule dent mauvaise, capable d'irriter la muqueuse avoisinante? Il portera une plaque muqueuse au point correspondant de la lèvre ou de la langue. En un mot, la mauvaise dent, le dépôt de tartre peuvent provoquer la plaque muqueuse.

(1) Frossard, Des rapports entre l'état du système dentaire et les accidents buccaux chez les syphilitiques. *Thèse de Paris*, 1901.

Une fois cette plaque muqueuse apparue, la mauvaise dent continue son action néfaste. Elle irrite sans cesse la syphilide et celle-ci, qui tout à l'heure était simplement érosive, minime, superficielle et plate, va s'enflammer légèrement, s'ulcérer, devenir douloureuse, turgescente, suintante et fongueuse. Bien plus, quand, sous l'influence du traitement, les syphilides avoisinantes pâlissent et disparaissent, celles-là au contraire, qu'irritent chroniquement de mauvaises dents et qui déjà se sont aggravées, ont changé d'aspect et de caractère, restent torpides et ne s'améliorent pas ou du moins guérissent beaucoup plus lentement que les autres. Elles disparaîtront avec rapidité quand les dents auront été soignées.

En dehors des syphilides banales, des plaques muqueuses, il est une affection relativement fréquente chez les syphilitiques, qui peut apparaître à diverses périodes de la maladie et être en rapport étroit avec une dentition défectueuse : c'est la *leucoplasie buccale* dont nous signalions plus haut le danger. Or, qu'il s'agisse de syphilides leucoplasiformes ou de leucoplasie franche, précoce, évoluant en pleine syphilis secondaire, — ou qu'il s'agisse de leucoplasie tardive, tertiaire, lésion essentiellement parasyphilitique, sur laquelle le traitement mercuriel est sans influence alors qu'il agit sur les formes précédentes, — dans tous les cas, cette affection se montre chez les syphilitiques sous l'influence d'une irritation chronique quelconque. Si la leucoplasie est plus ou moins généralisée, envahit à la fois la langue et les joues, si elle est diffuse, nous en trouverons généralement la cause provocatrice dans des irritations diffuses et multiples, elles aussi, telles que l'usage et l'abus du tabac, comme nous l'avons vu plus haut, le port d'un dentier plus ou moins bien adapté, la malpropreté de la bouche, etc.

Mais cette plaque de leucoplasie est-elle encore *localisée*, siège-t-elle sur un des bords de la langue? Qu'on commande alors au malade de rentrer la langue dans la bouche, qu'on examine avec soin ses rapports habituels avec l'arcade dentaire, et l'on ne s'étonnera plus, car, en regard de la plaque de leucoplasie, en contact avec elle, on trouvera une irrégularité, un chicot, une carie. Plus souvent encore, chose inattendue, il n'y aura rien, rien que le trou causé par l'absence d'une dent : la langue un peu turgescente et légèrement gonflée du syphilitique s'engage à ce niveau dans l'intervalle dentaire et vient se traumatiser sur les arêtes vives des dents voisines. Quelquefois même la dent qui est en rapport immédiat avec la plaque de leucoplasie paraît absolument saine, et l'est en effet. Mais elle présente une arête vive, un rebord tranchant, et cela suffit.

Tout ce que nous venons de dire à propos des accidents de la période secondaire, on peut le répéter pour les *accidents tertiaires.* Comme les plaques muqueuses, les ulcérations tertiaires se développent de préférence là où une irritation chronique de la muqueuse prépare et facilite leur apparition. Dans la *syphilis linguale* l'influence néfaste d'une dentition défectueuse est très nette.

Dans le cas de *syphilis gommeuse,* on ne saurait évidemment imputer à une mauvaise dent l'accident initial. Mais ce qu'on sera souvent fondé à lui reprocher, c'est la transformation, l'inflammation d'une géode. Celle-ci, non enflammée, ne demandait qu'à se combler, sans irritation, sans bourgeonnement, sans ulcération atypique. Au contact de la mauvaise dent, elle va se déformer, s'ulcérer et cette ulcération, une fois produite, s'agrandira, prendra même des aspects épithéliomateux.

Tout aussi déplorable est l'influence d'une mauvaise dentition sur une glossite scléreuse. Qu'on relise, en effet, les belles pages que lui a consacrées M. Fournier : affection banale, peu gênante pendant tout le stade non douloureux, où sa seule conséquence est une maladresse plus ou moins prononcée de la langue ; mais devenant très pénible quand les douleurs se montrent. Or, ce stade douloureux, ce qui le provoque c'est l'irritation dentaire et les érosions légères des bords de la langue qui en sont la conséquence. C'est elle qui est en cause bien plus souvent que la stagnation de débris alimentaires dans les fissures linguales. La langue, augmentée de volume, se heurte constamment contre les dents ; mais si celles-ci sont intactes et bien entretenues, l'irritation reste peu prononcée. Elle se traduit, au contraire, par des ulcérations atones, grisâtres, sans tendance à la guérison, et horriblement douloureuses, si la langue vient se traumatiser à chaque instant sur de vieux chicots acérés, coupants et malpropres.

Aux périodes tertiaires éloignées, l'état de la dentition joue donc encore un rôle capital. Et ce n'est pas tout. Il nous reste encore à parler de son influence, peut-être plus importante encore, dans tous les cas d'**ulcérations dégénératives**, qu'il s'agisse de la transformation cancéreuse d'ulcérations préalablement spécifiques, ou de l'apparition de semblable ulcération sur une production spécifique non encore ulcérée, telle que la *leucoplasie linguale*. L'irritation que l'on trouve le plus souvent à l'origine du néoplasme lingual peut être causée par une mauvaise dentition. La **genèse du cancer** est fréquemment la suivante : c'est la mauvaise dent qui, chez le syphilitique, provoque la leucoplasie ; c'est la persistance de l'irritation dentaire au niveau de cette plaque de leucoplasie qui amène sa transformation épithéliomateuse.

Donc, *à toutes les périodes de la maladie*, tant pour ses accidents immédiats que pour ses conséquences éloignées et tardives, il faut absolument que la dentition du syphilitique soit et reste en bon état. Il doit avoir les dents propres et non cariées; il faut en outre donner à l'arcade dentaire une régularité linéaire aussi parfaite que possible en bouchant les trous, en plaçant au besoin de nouvelles dents, tout en évitant les appareils prothétiques trop compliqués. Il faut niveler toutes les aspérités, toutes les arêtes vives et tranchantes, même si elles ne sont pas pathologiques, faire disparaître à l'aide d'un enduit quelconque toutes les inégalités, les bosselures ou anfractuosités. Le dentiste doit devenir un des plus utiles auxiliaires du syphiligraphe, et nous insistons tout particulièrement sur ce point parce qu'il nous semble n'avoir pas été suffisamment mis en lumière par les auteurs.

Toutes les ***causes d'irritation*** qui pourraient en d'autres points appeler et faciliter le développement de lésions spécifiques devront être, de même, traitées avec soin : telles la **pharyngite** ou la **rhinite chronique**, — telles surtout les affections génitales comme la **balanoposthite** chez l'homme, les écoulements vaginaux chez la femme.

L'**état de la peau** a également une grande importance non seulement parce qu'on peut avoir à employer pour le traitement des frictions qui nécessitent un système tégumentaire en bon état, mais aussi parce que certaines syphilides secondaires sont plus fréquentes et plus rebelles chez les sujets qui souffrent d'une affection cutanée quelconque. Les traumatismes, les lésions de grattage, dans la gale par exemple, peuvent appeler les accidents spécifiques, et ceux-ci se localisent de préférence au niveau des régions touchées antérieurement par une dermatose (1). C'est ainsi qu'il faudra traiter avec soin les états séborrhéiques, qui jouent un rôle très net à cet égard.

Dans les régions où les sueurs locales sont une cause d'humidité et d'irritation permanentes, telles que les *aisselles*, les *aines* chez les sujets gras surtout, les pieds, etc., on assurera l'asepsie de la peau par des savonnages fréquents, suivis de l'application de poudres inertes légèrement astringentes (oxyde de zinc, talc aluné, etc.).

Beaucoup de **professions manuelles**, par les irritations qu'elles produisent, soit par suite de frottements répétés, par influence mécanique, soit parce que les mains se trouvent en contact fréquent avec des substances chimiques ou irritantes, peuvent prédisposer aux syphilides palmaires. On recommandera suivant les cas des précautions particulières.

Signalons aussi en passant le fait suivant qui ne manque pas d'une certaine importance : c'est la fréquence des lésions gommeuses ou tuberculo-ulcéreuses chez les **sujets variqueux**, chez ceux surtout que leur profession oblige à se tenir debout, expose à des traumatismes répétés et qui, par ignorance ou par négligence, ne s'astreignent à porter aucun appareil de contention. Le médecin devra donc y veiller.

C'est souvent, nous le répétons, par une hygiène attentive et bien surveillée, par un traitement soigneux des affections locales ou générales, que l'on parviendra à rendre plus rares et plus bénignes les manifestations de la syphilis et à tirer tout le parti possible du traitement spécifique.

(1) Léger, De l'influence du terrain cutané sur les lésions syphilitiques. *Thèse de Paris*, 1906.

CHAPITRE II

ACTION PRÉVENTIVE DU MERCURE

Il est admis depuis quelques années que le **mercure** seul jouit dans le traitement de la syphilis de propriétés préventives. Tandis que l'**iodure** trouve la presque unanimité de ses indications à la période tertiaire de la vérole, certaines manifestations précoces mises à part, le mercure au contraire a sa place marquée *à toutes les périodes de la maladie.* Son action bienfaisante ne saurait pas plus être niée à l'égard des accidents tertiaires qu'elle ne l'est dans la période secondaire, en face de laquelle l'iodure de potassium, à de rares exceptions près, reste d'une impuissance quasi complète. Il est en outre seul capable d'enrayer la diathèse, d'atténuer le virus, de prévenir les accidents ultérieurs.

Ces idées ont mis quelque temps à prendre cours ; elles ont soulevé des discussions multiples, jusqu'au jour où elles ont été appuyées sur un nombre considérable d'observations probantes. Beaucoup de médecins conseillent encore à leurs malades, après avoir pendant les deux ou trois premières années de leur maladie pris exclusivement du mercure pour des périodes de plus en plus espacées, de prendre de l'iodure pendant le même temps, ou de l'associer d'abord au mercure pour le prendre seul ensuite. Nous verrons au cours de notre étude sur l'iodure de potassium ce qu'il faut penser d'une telle méthode.

Mais actuellement, nous n'envisageons que le ***traitement préventif***. Or, administré à l'exclusion du mercure, l'iodure est-il capable, comme ce dernier médicament, de guérir, d'effacer les manifestations secondaires cutanées et muqueuses ; prévient-il leurs récidives ; peut-il en quelque façon empêcher l'éclosion du tertiarisme ?

Pour déterminer la valeur thérapeutique de l'iodure, nous devons examiner brièvement son action sur les différents accidents dus à la syphilis.

Sur le **chancre,** l'iodure n'a aucune action; le fait est évident, admis par tous, et il est inutile d'y insister.

A la **période secondaire,** l'iodure, prescrit seul contre les accidents cutanés et muqueux, ne paraît avoir *aucune influence sur leur évolution.* Il les laisse « pulluler et repulluler » jusqu'à ce qu'ils s'éteignent d'eux-mêmes, ce qui s'observe d'ailleurs ordinairement, quoique après un temps fort long, quand il s'agit de syphilides superficielles.

Dans les manifestations désignées sous le nom de *syphilides secondaires tardives,* telles que *syphilides papulo-squameuses régionales, syphilides palmaires et plantaires, onyxis,* etc., l'insuccès de l'iodure est encore bien plus marqué ; ces accidents en effet *résistent indéfiniment à l'iodure de potassium* seul, quelles que soient les doses employées.

Quant au *rôle préventif* de l'iodure à l'égard du **tertiarisme,** si l'on ne peut le nier catégoriquement, on peut le croire bien peu marqué, et on ne saurait avoir sur ce sujet d'opinion plus précieuse que celle du professeur Fournier qui dit : « Je tiens pour démontré qu'administré seul, à l'exclusion du mercure, l'iodure laisse fréquemment la porte ouverte aux accidents du tertiarisme. Souvent en effet, très souvent, j'ai vu les malades traités de la sorte aboutir à des manifestations tertiaires, et cela pour une proportion supérieure à ce qu'on observe usuellement à la suite du traitement mercuriel. »

Ce n'est pas à dire que l'iodure n'ait ses indications et ne puisse rendre des services précieux dans le traitement de la syphilis. On l'emploie avec succès, à la période secondaire, contre la *céphalée secondaire* qu'il calme presque instantanément, les *douleurs névralgiformes,* les *déterminations secondaires diverses sur le système locomoteur* (ostéalgies, arthralgies, myalgies, périostites, etc.), enfin contre les *syphilides malignes précoces* qui s'accompagnent souvent d'accidents de modalité tertiaire (infiltrations gommeuses).

A la période tertiaire, *l'iodure est absolument indiqué,* et on a pu dire avec raison qu'il était le spécifique de cette période. Mais là encore, il est loin d'être toujours identique à lui-même, et à côté de son action si rapide sur les infiltrations viscérales, les exostoses, les syphilides ulcéreuses, etc., nous le voyons n'agir que lentement sur certaines formes d'accidents : syphilides tuberculeuses sèches, scléroses linguales, etc. Il faut alors lui associer le mercure, lequel d'ailleurs hâte son action, même dans les cas où il agit le plus efficacement.

En résumé, nous voyons que, actif dans le plus grand nombre des accidents du tertiarisme, l'iodure reste presque sans indications aux deux premières périodes de la syphilis. Incapable de prévenir, au début de la maladie, les redoutables échéances du tertiarisme, il doit être considéré, si on veut l'administrer exclusivement, aux deux premières périodes, comme un médicament :

1° **Mauvais** pour le malade, parce qu'il ne le guérit pas de ses accidents actuels ;

2° **Dangereux,** d'abord pour le *malade* parce que son action à l'égard du tertiarisme est très problématique ; ensuite pour la *société*, car il laisse persister pendant longtemps des lésions contagieuses.

Le mercure est donc le seul médicament capable d'enrayer la diathèse, de faire disparaître ses manifestations présentes, de rendre plus rares, ou de s'opposer totalement à ses éclosions futures.

C'est donc à lui que nous devrons nous adresser lorsque nous voudrons enrayer les progrès d'une syphilis au début.

Mais ***comment allons-nous instituer ce traitement*** ? allons-nous, d'emblée, et en dehors même de manifestations apparentes, donner du mercure au malade, ou attendrons-nous de voir quelque poussée d'accidents se produire ? Puis, ces accidents une fois effacés, continuerons-nous l'administration du médicament, ou bien la suspendrons-nous jusqu'à la manifestation prochaine ?

Il y a là évidemment **deux méthodes différentes,** dans leur principe aussi bien que dans leurs applications, et il semble que, pour établir la direction générale d'un traitement antisyphilitique, on ait à choisir entre elles.

« L'une et l'autre s'accordent sur un point préalable, à savoir la nécessité d'un traitement ultérieur, mais elles diffèrent absolument sur les conditions d'application, de mise en œuvre de ce traitement (1). »

La première entend ne traiter que la syphilis en pleine évolution, restant inactive quand la maladie elle-même reste inactive, c'est-

(1) A. Fournier, Traitement de la syphilis, p. 483.

à-dire ne détermine pas de manifestations morbides. L'autre méthode traite non seulement la syphilis en cours d'accidents, mais la syphilis silencieuse, absolument latente, s'inspirant de ce principe : *qu'il faut lutter à l'avance pour amoindrir ou même pour anéantir sa virulence, toujours existante, bien qu'elle ne se manifeste pas.*

Les partisans de la première méthode, peu confiants en l'action *préventive* du mercure, arrêtent le traitement aussitôt qu'ont disparu les accidents en cours et ne le reprennent qu'à l'occasion d'une manifestation nouvelle du mal. « Au moment des poussées, écrit Diday, attaquez la syphilis à coups de massue ; poursuivez énergiquement chaque fermentation. Mais dans les intervalles des poussées, dans les accalmies normales de la maladie, sachez vous abstenir et épargnez à vos malades un traitement aussi inutile qu'intempestif. » Ce qui veut dire qu'on attend pour donner un traitement une « opportunité thérapeutique », une explosion de symptômes morbides, d'où le nom de MÉTHODE OPPORTUNISTE donné à cette manière d'envisager le traitement de la syphilis.

Pour les adeptes de cette méthode, le traitement spécifique n'agit que pendant les périodes actives de la maladie. Les médecins « opportunistes » savent bien que la virulence de cette dernière subsiste, puisqu'ils se promettent de recommencer le traitement lors d'une nouvelle éclosion d'accidents, mais pour eux, un traitement préventif est inutile, incapable qu'il est de modifier, d'atténuer la virulence de la maladie.

Or il est tout d'abord impossible d'expliquer que l'influence du mercure puisse s'exercer sur des symptômes seulement et non sur la maladie elle-même. « Quoi, écrit le professeur Fournier, voici un remède doué d'une action antisyphilitique si puissante, si merveilleuse qu'il est considéré comme le spécifique par excellence de la maladie, et cette action, il ne serait capable de l'exercer qu'autant que la maladie serait en état d'explosion morbide ! Tout-puissant aujourd'hui, je suppose, en raison d'une manifestation actuelle, il deviendrait inerte dans une quinzaine, alors et parce que cette manifestation n'existerait plus ! A quelques jours d'intervalle, il serait tour à tour actif et inactif, suivant les éventualités d'évolution d'un accident de la maladie ! Si cela était, je dis que cela serait plus que bizarre, que cela serait extraordinaire ; je dis que cela bouleverserait autant les notions générales de la thérapeutique que les lois du sens commun (1). »

Le mercure, qui maîtrise à peu près tous les accidents de la maladie, ne peut rester sans influence sur le principe d'où dérivent ces accidents.

Nous montrerons par des chiffres la différence qui existe, au point de vue de l'apparition des accidents, dans les syphilis secondaires traitées par la méthode opportuniste d'une part, et dans celles, d'autre part, que l'on a traitées alors qu'elles restaient latentes. Ces chiffres plaident nettement en faveur de ce second mode de traitement. Et cependant, « ici le mercure n'a pas agi sur des symptômes, puisqu'il n'en existait pas l'ombre ; il n'a pas agi sur une syphilis en explosion morbide, puisque cette syphilis était silencieuse et de vieille date. Il faut donc, pour qu'il ait réalisé ce bienfaisant résultat, qu'il ait exercé son influence, à défaut de symptômes morbides, sur le principe même de la maladie (2). »

Ces déductions tirées d'examens purement cliniques sont d'ailleurs confirmées par certains travaux de Neumann (3). De l'examen de biopsies, cet auteur conclut que si, avant l'apparition de la roséole, on ne peut relever aucune altération histologique de la peau, il n'en est plus de même après la disparition de cette roséole et des autres accidents cutanés secondaires. Au niveau des anciennes papules, il y a une altération des tissus constituant les différentes assises du revêtement cutané (cellules dermiques, pourtour des glandes sudoripares ou sébacées, parois des petits vaisseaux); et pour Neumann, ce sont ces altérations qui, à leur tour, deviennent le point de départ de nouvelles altérations visibles à la surface, de nouveaux accidents cutanés.

Si donc on admet la relation de cause à effet entre les altérations sous-jacentes et les poussées éruptives nouvelles, on est amené à admettre aussi que le mercure, pour empêcher les poussées éruptives, a dû agir sur les altérations histologiques. Or, ce que Neumann a constaté dans les petites artérioles du derme, n'est-il pas probable qu'on pourrait le constater aussi dans les artérioles profondes, des viscères et des centres nerveux par

(1) A. Fournier, *loc. cit.*, p. 490.
(2) A. Fournier, *loc. cit.*, p. 494.
(3) Neumann, Traité de la syphilis.

exemple? L'on sait depuis longtemps que la syphilis débute par une artérite d'abord diffuse, mais qui ultérieurement se localise et prédomine dans les organes qui deviendront le siège d'accidents spécifiques. Et de son côté, la cytologie, en montrant la lymphocytose du liquide céphalo-rachidien, amène à des conclusions tout aussi probantes que celles de l'histologie. Pourquoi le mercure, agissant sur les lésions si organisées des tissus dermiques, que nous lui avons vu supprimer, n'agirait-il pas aussi sur ces lésions profondes? Là non plus il n'y a pas de signes révélateurs, là encore la syphilis semble latente comme elle l'est entre deux poussées de roséole. Attendrons-nous, pour donner le traitement, que l'atteinte du viscère ou du système nerveux se manifeste par des symptômes cliniques ? Nous n'avons pas besoin d'insister pour faire sentir à quel danger, en agissant ainsi, nous exposerions le plus souvent les malades, et quelles difficultés nous nous préparerions dans cette tâche qui nous incombe : *guérir la syphilis*.

Les « opportunistes » se prévalent de nombreux, d'incontestables succès, non seulement dans les syphilis bénignes (car il est des cas très rares où des syphilitiques n'ayant jamais suivi le moindre traitement n'ont pas présenté d'accidents), mais dans les syphilis d'intensité moyenne, et aussi dans les syphilis graves, riches en accidents de toute nature.

Pour ces deux dernières éventualités, il est nombre de cas où, par la force des choses, la méthode opportuniste s'identifie presque, en fait, comme direction de traitement, avec la méthode adverse. Tels sont par exemple les cas où une nombreuse série de récidives, échelonnées dans les premières années de la syphilis, deviennent l'indication opportune d'une série équivalente de stades thérapeutiques.

Mais ces succès sont peu nombreux en comparaison des insuccès de cette méthode. Que le traitement opportuniste soit mis en œuvre de parti pris par le médecin, ou qu'il soit imposé par un malade ne consentant à prendre du mercure que lors de l'éclosion d'accidents nouveaux qui l'effrayent, ou affichent sa maladie, il est un fait indéniable, c'est que ce sont ces mêmes malades qui fournissent au tertiarisme son plus lourd tribut. Le professeur Fournier, dont personne ne peut assez invoquer l'expérience, condamne la méthode opportuniste, parce qu'il connaît, à son actif, trop d'insuccès et de désastres. « D'après ce que j'en ai vu, dit-il, je crois exposé à de grands risques l'avenir de tout malade traité suivant le rite étroit et exclusif de la méthode opportuniste. » Et cet avenir, qui donc oserait en répondre, chez un syphilitique, même doué d'une bonne constitution et exempt de tare héréditaire, qui se bornerait à combattre les manifestations primaires et secondaires de sa maladie par l'emploi d'un traitement étroitement limité à leur durée ?

Les statistiques nous montrent en effet que les accidents les plus graves, syphilis cérébrale et paralysie générale entre autres, apparaissent surtout chez des malades qui se sont contentés d'un traitement opportuniste, et cela avec une *telle fréquence* qu'on doit presque considérer cette règle comme absolue.

Et quel est le médecin, connaissant bien les ravages du fléau, qui, ayant contracté la vérole, aurait la force d'âme de se dire : « J'ai suivi le traitement pour faire disparaître le chancre et les accidents secondaires ; je ferai dorénavant disparaître de la même façon ceux qui pourront survenir, mais je resterai volontairement sous le coup des plus redoutables complications du mal, car rien ne me prouve l'efficacité d'un traitement préventif. » Nous sommes certains qu'à notre époque, il n'existe nulle part un incrédule aussi stoïque.

Les partisans de la méthode opportuniste trouvent le traitement préventif « aussi inutile qu'intempestif ». C'est le mot *inutile* que nous nous proposons de relever maintenant.

Dire d'un traitement qu'il est inutile, c'est dire qu'il n'enraye pas la maladie, et dans le cas particulier de la syphilis, qu'il ne s'oppose pas à l'éclosion plus ou moins précoce, plus ou moins fréquente des accidents. Les opportunistes ne manquent pas de signaler les variations d'intensité et de fréquence des accidents qui surviennent chez des malades soignés suivant les préceptes de la méthode préventive. Et cela, nous qui nous faisons un devoir de défendre cette méthode, nous le concédons volontiers ; mais faut-il voir dans cet argument une raison décisive en faveur de leur thèse? Nous ne le croyons pas. Aussi joindrons-nous nos efforts à ceux de notre maître pour combattre la thèse des médecins opportunistes qui opposent aux arguments et aux chiffres pourtant si probants du professeur Fournier des arguments et des chiffres destinés à prouver l'inutilité du traitement préventif.

Loin de nous la pensée de suspecter la bonne foi de nos contradicteurs lorsqu'ils disent avoir constaté des accidents aussi fréquents chez les malades traités préventivement que chez les autres. Mais de l'apparition d'accidents tertiaires chez un malade qui a suivi un traitement prolongé et s'est appliqué à suivre les préceptes de la méthode préventive, peut-on conclure à l'inutilité du traitement préventif ? Non certes, car dans ces cas il reste à savoir **en quoi a consisté ce traitement préventif**, et nous sommes tellement certain qu'il peut, tant du fait du médecin que de ses malades, avoir été insuffisant et incomplet, que la constatation, invoquée par les opportunistes, d'accidents tertiaires graves en plein cours du traitement, ne nous semble pas un argument décisif.

Ce traitement long et préventif dont les opportunistes proclament l'inutilité, il nous faut en établir la valeur, l'expertiser en quelque sorte, et examiner toutes les causes susceptibles de diminuer ou d'anéantir son efficacité. Nous devons surtout tenir compte de la grosse part laissée à l'aléa par toutes les méthodes de traitement qui échappent à la surveillance rigoureuse du médecin.

En présence de cures lentes, incertaines, où l'on ne saurait exactement faire la part de l'action curative du médicament et celle de l'évolution naturelle de la maladie vers la guérison, n'est-on pas en droit de supposer que les méthodes responsables de ces insuccès ont une action préventive aussi limitée que leur action curative, et ne peut-on attribuer, jusqu'au jour où cesse la fausse sécurité qu'elles inspirent, les longues périodes de latence de la maladie à la seule résistance que lui oppose un organisme vigoureux?

De sorte que tel traitement qui par sa continuité et sa longueur pourrait paraître satisfaisant à la plupart des médecins, surtout en l'absence d'accidents, ce traitement, disons-nous, malgré son impuissance à prévenir l'éclosion d'accidents tertiaires, ne peut cependant en rien infirmer la valeur du traitement préventif; il montre seulement l'action inutile et même néfaste d'une thérapeutique trop souvent insuffisante ou mal conduite. Il apparaît de plus en plus nettement que les victimes d'accidents tertiaires, malgré l'application d'un traitement préventif, n'ont été soumises, le plus souvent, qu'à un traitement fallacieux et tout *de façade.* Que de fautes en effet peuvent être commises au cours d'un traitement mercuriel !

Les malades, insuffisamment surveillés, échappent aux conseils ou bien les interprètent mal, ou à demi ; tel médecin, mal averti, ne précise pas nettement les conditions du traitement et s'en rapporte avec trop de confiance à l'action du mercure administré sous n'importe quelle forme. Le médicament peut être altéré, et point n'est besoin de rappeler l'exemple de préparations qu'une certaine vétusté, une faute de préparation, ou un état spécial de l'intestin, rendent inassimilables.

La question des doses et celle du mode d'absorption sont capitales, elles aussi. C'est ainsi que les méthodes intensives qui tiennent de plus en plus de place dans la thérapeutique actuelle ont abrégé les stades évolutionnels des accidents dans des proportions considérables, et ce fait autorise à se demander si les autres médications d'une action si faible et si difficile à contrôler ne constituent pas un traitement absolument décevant. Ne peut-on conclure en effet de leur extrême lenteur curative à leur inefficacité complète ou relative quand il s'agit d'un traitement préventif? La différencedes résultats fournis par ces différents modes de traitement autorise à se demander s'il existe une médication vraiment stérilisante en dehors des méthodes intensives.

Il est non moins important de fixer le moment et de régler la durée des périodes de traitement, car ce serait un grand tort d'égrener au hasard les périodes de mercurialisation et d'oublier ce grand principe du traitement préventif : séparer les périodes de traitement par des intervalles de repos d'autant plus longs qu'on s'éloigne davantage du début de l'affection.

Nous ne parlons pas ici de l'importance que prennent les accidents dus au mercure ; ils commandent souvent la cessation de tout traitement, et savoir les éviter est une qualité que doit posséder le bon, le vrai médecin spécialiste.

C'est en prenant tous ces faits en considération, en étant certain de n'avoir commis aucune faute, qu'on peut seulement se vanter d'avoir fait suivre au malade un bon traitement. Ce bon traitement, le suivit-il, ce malade, objet d'une observation personnelle, qui, atteint de syphilis, prit, pendant trois années consécutives, du *sirop de Gibert,* à petites doses et sans nulle interruption de traitement? Il vint nous consulter à l'occasion d'accidents tertiaires multiples, et, malgré l'assiduité de son traitement, le fait ne nous surprit en rien, car l'abolition des fonctions gastriques qui était survenue, accompagnée d'anémie mercurielle et d'affaiblissement général voisin de la cachexie, avaient fait de son organisme débilité un terrain merveilleusement préparé à l'éclosion d'accidents tertiaires. Cet exemple, choisi entre tant d'autres, se reproduit d'une façon fréquente et de tels faits nous démontrent avec évidence : d'une part qu'une thérapeutique capable d'affaiblir un malade lui fait perdre le bénéfice d'une médication préventive, d'autre part que le mercure, ainsi absorbé, accoutume, *mithridatise* l'organisme désormais réfractaire aux médications curatives.

Voyons maintenant les raisons majeures qui démontrent l'action du mercure sur la syphilis même latente, c'est-à-dire sur la diathèse en dehors de tout accident.

Ces raisons sont au nombre de trois, et d'autant plus irréfutables qu'elles reposent, à l'abri de toute hypothèse, sur des faits d'observation journalière reconnus de tous, partisans et adversaires de l'action préventive.

Ces arguments, les voici :

Premier argument. — **Administré dès le début de la vérole, dès l'apparition du chancre induré, alors que les accidents généraux et éruptifs qui caractérisent la période secondaire n'ont pas encore apparu, le mercure retarde et atténue ces accidents.**

1° Il les **retarde** : en effet, il résulte d'observations courantes, et d'autres, nombreuses, qu'ont rapportées Diday, Jullien, etc., que, dans les syphilis traitées dès l'apparition du chancre, l'intervalle qui sépare celui-ci de la période secondaire, c'est-à-dire de la deuxième incubation, est notablement allongé. En effet, sur un nombre de 74 malades pris au hasard, et dont 25 seulement avaient été soumis au traitement *ab initio*, Diday a calculé que chez ces derniers, les accidents secondaires s'étaient déclarés en moyenne quarante-neuf jours après le début du chancre, tandis que chez les autres, ils s'étaient montrés au quarante-troisième jour. Et même ce retard, qui n'est le plus souvent, comme dans ces cas, que de quelques jours, peut s'élever jusqu'à plusieurs mois (Gunte).

1° Il les **atténue** : il suffit en effet de suivre quelque temps un service de syphilitiques pour se rendre compte de ce qu'est la syphilis secondaire chez des malades traités d'une façon précoce, à côté de celle qui évolue chez des individus qui n'ont subi encore aucun traitement, et n'ont été soumis au mercure qu'à l'occasion de leur poussée éruptive.

Chez les premiers — sauf quelques exceptions — l'explosion secondaire est ordinairement avortée, et se réduit à quelques taches, quelques papules, quelques croûtes du cuir chevelu, quelques plaques muqueuses de la langue et de la gorge si le sujet est tant soit peu fumeur.

Chez les autres, les accidents sont plus marqués, plus tenaces, et récidivent avec une facilité quelquefois désespérante.

Deuxième argument. — Celui-ci est de beaucoup plus important que le premier, et doit attirer, au plus haut degré, l'attention du praticien : **les accidents du tertiarisme sont incomparablement moins fréquents chez les syphilitiques qui ont subi un long traitement mercuriel que chez ceux dont la cure a été nulle, ou abandonnée aux hasards de la période secondaire, régie par la seule apparition des accidents de cette dernière.**

La grande cause, la plus générale, la plus influente, du tertiarisme est, sans conteste, l'*absence de traitement préventif*, c'est-à-dire l'*insuffisance du traitement.*

Tout d'abord, cette absence ou cette insuffisance du traitement peuvent être, pour le tertiarisme, la seule cause à invoquer. « Nombre de sujets aboutissent au tertiarisme avec une constitution bonne ou moyenne, voire avec un état de santé irréprochable, en dépit d'une hygiène qui ne laisse rien à désirer, en l'absence de toute tare, en un mot dans ces conditions qui, par elles-mêmes, ne rendent en rien compte du tertiarisme. Pourquoi donc y aboutissent-ils ? Analyse faite aussi minutieusement que possible, on ne trouve que cette raison plausible : absence de traitement modificateur, correctif, au début de la diathèse. Ces individus ne se sont pas traités, ou, ce qui est bien autrement fréquent, ne se sont pas traités d'une façon suffisante. Voilà seulement ce que l'on constate et ce qu'il est permis de relever dans leurs antécédents (1). »

(1) A. Fournier. Etiologie du tertiarisme. *Clin. de l'hôpit. Saint-Louis*, mars 1900.

Le professeur Fournier ajoute dans la même clinique : « Je ne veux pas dire qu'une syphilis abandonnée à son évolution propre ou négligemment, incomplètement traitée dans ses étapes primaire et secondaire, a toute chance pour entrer dans le tertiarisme, mais j'ai le droit clinique d'affirmer qu'elle y parviendra fréquemment... D'autre part, le tertiarisme est véritablement rare chez les sujets qui ont été soumis à un traitement spécifique prolongé. »

A l'appui de cette affirmation, tout syphiligraphe peut apporter un nombre plus ou moins grand d'observations (et ce nombre est considérable dans la pratique du professeur Fournier) de malades chez lesquels la syphilis, grâce au traitement, n'a jamais dépassé le stade secondaire, bien qu'elle remonte à dix, vingt, trente, trente-cinq ans et au delà.

En recherchant les antécédents thérapeutiques des sujets arrivés au tertiarisme, on peut établir la proportion de ceux qui se sont traités et de ceux qui ne l'ont pas fait, de ceux qui se sont bien, et de ceux qui se sont mal traités. M. le professeur Fournier, sur un relevé de 2400 observations d'accidents tertiaires, prises dans sa pratique personnelle, hospitalière et privée, observations dans lesquelles les antécédents thérapeutiques ont été soigneusement notés, a trouvé — chiffres combien éloquents — les résultats suivants (1) :

Absence absolue de traitement	197	cas.
Traitement mercuriel inférieur, comme durée, à trois mois	490	—
Traitement mercuriel inférieur, comme durée, à six mois	399	—
Traitement mercuriel inférieur, comme durée, à un an	594	—
Traitement d'un an (approximativement)	146	—
Traitement d'un à deux ans	357	—
Traitement de deux à trois ans	98	—
Traitement supérieur, comme durée, à trois ans	29	—
Traitement ioduré exclusif	45	—
Traitement par salsepareille, herbes dépuratives, etc.	7	—

Ces chiffres, ramenés au pourcentage, nous montrent que : 78 p. 100 des malades, atteints d'accidents tertiaires, ont suivi un traitement mercuriel antérieur nul ou inférieur à un an, comme durée ;

19 p. 100 ont suivi le traitement pendant un ou deux ans ;

3 p. 100 seulement ont suivi un traitement prolongé, supérieur à trois ans.

(1) A. Fournier, Traité de la syphilis, t. II, p. 21.

Quelle disproportion significative entre ces chiffres, disproportion telle qu'elle dispense de tout commentaire.

A ce propos, et comme corollaire à ce qui précède, nous ferons remarquer que l'influence du traitement mercuriel peut expliquer, en partie au moins, sinon complètement, ce fait, en apparence paradoxal, de la fréquence extrême (9 fois sur 10 cas), d'antécédents secondaires bénins chez des malades affectés de tertiarisme. Car c'est un fait que « la tendance au tertiarisme est bien loin (au moins pour la plupart des cas) de se trahir initialement par des phénomènes de gravité proportionnelle ; au contraire, elle n'a en général pour expression initiale que des manifestations secondaires bénignes qui ne semblent en rien faites pour lui servir de présages. En autres termes, la syphilis tertiaire succède le plus souvent à des syphilis secondaires bénignes ou moyennes ; de sorte que, la plupart du temps, le tertiarisme constitue une surprise qu'aucun signe antérieur n'a permis de pronostiquer (1) ».

Sur 2 188 observations de syphilis tertiaires recueillies par le professeur Fournier, dans lesquelles les antécédents morbides relatifs aux périodes primaire et secondaire ont été très soigneusement relevés ; il a trouvé :

Syphilis tertiaires ayant été précédées :		
1° D'une période secondaire à accidents légers..........	1561	cas.
2° D'une période secondaire à accidents très légers......	272	—
3° D'une période secondaire muette ou assez bénigne pour que les accidents aient échappé à l'attention du malade	157	—
4° D'une période secondaire à accidents d'intensité moyenne..	159	—
5° D'une période secondaire à accidents réellement sérieux et graves..................................	39	—
Total.........	2188	cas.

Si le tertiarisme semble être plus fréquent dans les syphilis légères à leur début, cela tient à ce que trop souvent en pareil cas les malades, par suite de la bénignité même des accidents dont ils sont atteints, ne sont soumis qu'à une mercurialisation peu intensive, insuffisamment préventive et laissant la voie ouverte aux complications tardives.

Dans les syphilis malignes précoces ou plus simplement dans les syphilis tenaces et récidivantes dès leur début, il en va tout autrement. Ici les accidents exigent dès l'abord des trai-

(1) A. Fournier, Traité de la syphilis, t. II, p. 6.

tements actifs, puissants et prolongés. C'est grâce à la médication intensive, et par là même vraiment préventive, qu'elles entraînent que ces syphilis graves dès leurs premières étapes semblent être une garantie pour l'avenir.

La conclusion qui se dégage nettement de ces faits est la suivante : *Il faut traiter longuement toutes les véroles, fortes, moyennes ou faibles, car la gravité de la maladie ne réside pas dans un plus ou moins grand nombre de papules cutanées ou de plaques muqueuses, mais dans les accidents tertiaires, accidents tardifs, viscéraux, nerveux ou autres, que rien dans les symptômes du début ne saurait faire prévoir ou faire écarter.*

TROISIÈME ARGUMENT. — Il est lui aussi d'une importance capitale et réside dans l'**action nettement préventive du mercure sur les manifestations de l'hérédo-syphilis.**

Les descendants de syphilitiques bien soignés sont rarement entachés de stigmates syphilitiques. Il importe donc de savoir à qui doit s'adresser le traitement, au père ou à la mère future, pour assurer l'intégrité des descendants.

L'hérédité paternelle (celle que nous connaissons le mieux, car c'est elle que nous avons le plus souvent l'occasion de prendre sur le fait et de juger d'après ses œuvres) est aussi celle que nous avons le plus d'intérêt à connaître, car c'est d'elle que dérivent presque toujours les deux autres (hérédité de la mère, hérédités du père et de la mère réunies). Cette hérédité paternelle a évidemment une influence moins nette sur la santé de l'enfant que n'en a l'hérédité maternelle : environ deux fois moins, disent les statistiques du professeur Fournier, mais elle n'en est pas moins indéniable.

D'abord, on a vu maintes fois des enfants issus d'un père syphilitique et d'une mère saine être affectés des accidents propres à la syphilis héréditaire. Puis la prédisposition aux avortements qu'amène dans un ménage la syphilis du père est considérable : très souvent, cette influence pernicieuse du père se continue pendant plusieurs grossesses, et l'on voit se succéder, quelquefois coup sur coup, un grand nombre de fausses couches que peut seule expliquer la syphilis maritale. Traitez ce mari dont plusieurs enfants, supposons-nous, viennent de mourir avant de naître, et presque infailliblement vous verrez les grossesses ultérieures arriver à terme et donner des enfants vivants.

Enfin, l'influence hérédo-paternelle de la syphilis ne ressort pas avec moins d'évidence de ce qu'on a appelé la *syphilis conceptionnelle*, dans laquelle la mère, indemne jusqu'à sa grossesse, est contaminée par le produit de sa conception, sa syphilis ne se traduisant d'ailleurs que par l'immunité qu'elle lui confère contre une infection nouvelle.

Quant à l'influence d'une mère syphilitique, elle est indéniable, et plus certaine encore est l'influence néfaste exercée par un père et une mère tous deux syphilitiques.

Or le traitement réalise en l'espèce de véritables prodiges, et ces prodiges, il ne les accomplit pas une fois par hasard, mais constamment : ils sont pour lui la règle. Cette action bienfaisante s'exerce toujours, de quelque source que dérive l'hérédité, qu'elle provienne du père ou de la mère ou des deux à la fois. Nous savons que, dans certains cas néfastes, l'influence hérédo-syphilitique s'étend d'une façon inexorable à toute une longue série de grossesses ; or on a pu voir quelquefois l'intervention du traitement couper net une série ininterrompue de désastres. Il est quelque chose de plus probant encore, c'est qu'une influence simplement provisoire du traitement spécifique a pu conjurer, de façon également provisoire, les effets de l'hérédité syphilitique.

Mieux que tous les raisonnements, le tableau suivant, résumant une statistique du professeur Fournier, montre le rôle préventif du traitement dans les faits de syphilis héréditaire.

	Mortalité	
	par hérédité paternelle.	par hérédité mixte.
Traitement nul ou presque nul	59 p. 100	86 p. 100
— court..................	36 —	85 —
— moyen..................	21 —	36 —
— prolongé..............	3 —	

Nous rechercherons, au chapitre du traitement de la syphilis héréditaire, les éléments de sauvegarde dont nous disposons pour protéger tous ceux qu'elle menace directement ou indirectement, à savoir : l'enfant, la mère et la nourrice.

Pour l'instant, étudiant l'action *préventive* du mercure à l'égard de la syphilis héréditaire, nous conseillerons ce médicament au syphilitique avant et après son mariage ; et plus il y a urgence à écarter le péril, plus l'indication est d'aller vite et de frapper fort.

Heureusement, le mercure peut encore exercer une action préventive bienfaisante au cours de la grossesse. En traitant la mère, qui tire, elle aussi, un bénéfice de ce traitement, on peut encore atteindre médiatement l'enfant, doublement menacé par l'hérédité paternelle d'une part et par l'état syphilitique de la mère d'autre part.

Sur la nécessité de ce traitement, tous les auteurs sont d'accord. Le professeur Gaucher écrit : « Le pronostic de la grossesse chez les femmes atteintes de syphilis est généralement considéré comme très grave. Or, les nombreuses observations que j'ai recueillies depuis plusieurs années avec M. Bernard prouvent, non seulement que la grossesse des syphilitiques peut être conduite facilement à terme, mais encore que les enfants qui en résultent peuvent naître vivants et bien portants, à la condition qu'on soumette les mères à un traitement spécifique méthodique, attentivement surveillé. » M. Cathelineau a cherché s'il existait du mercure dans les viscères d'un enfant né d'une mère syphilitique qui avait été traitée par le mercure dans les derniers mois de sa grossesse, époque à laquelle elle avait contracté la syphilis ; il a obtenu des résultats positifs, contrairement à l'opinion qui avait été émise à ce sujet par M. Porak. Voici les résultats de ces analyses :

Pour 10 grammes de matières.	Mercure.
Foie	0 gr. 00121
Rate	0 gr. 00120
Cœur	0 gr. 00106
Reins	0 gr. 00106
Méconium	0 gr. 00046
Poumons	0 gr. 00034
Cerveau	0 gr. 00031

On a longuement discuté la question de savoir si une femme saine, enceinte de fraîche date des œuvres d'un syphilitique, doit prendre du mercure?

Il faut envisager les deux côtés du problème ; d'une part, deux dangers possibles : danger d'hérédité paternelle pour l'enfant, danger d'infection conceptionnelle pour la mère ; d'autre part, la possibilité très réelle de ne pas voir se réaliser ces deux dangers, car l'hérédité paternelle (bien que seulement une fois moins fréquente que celle de la mère) n'est cependant pas fatale.

Mais ne pas agir, c'est laisser aux deux éventualités redoutables en question toute liberté de se produire ; c'est au contraire un moyen puissant de les conjurer que de traiter la mère.

Seulement nous nous heurtons ici à des difficultés pratiques des plus sérieuses, car, si nous nous décidons à intervenir, c'est une femme saine que nous allons traiter, et cette femme, il faudra la traiter à son insu, la tromper sur la nature du traitement, ou tout lui avouer, ce à quoi ne consent que rarement le mari.

Quoi qu'il en soit, en pareil cas, l'intervention thérapeutique est formellement indiquée ; nous serions coupables de ne pas la mettre en œuvre. Et c'est la doctrine que professait déjà Depaul dans ses cliniques.

Ce n'est pas tout. Si l'enfant naît sain, il faudra le surveiller avec soin, prêt à agir au premier symptôme suspect. A plus forte raison, si l'enfant naît syphilitique, le traitement doit être immédiatement appliqué. L'enfant issu de syphilitiques *sera traité comme les malades atteints de syphilis acquise, c'est-à-dire préventivement*. La syphilis de l'adulte ayant pour loi de ne guérir que lentement et progressivement sous l'influence d'une médication longuement poursuivie, pendant plusieurs années au moins, le bon sens et l'analogie font préjuger qu'un traitement de même ordre est nécessaire, indispensable à la guérison de la syphilis chez l'enfant. Pour lui pas plus que pour l'adulte, nous ne devons donc être opportunistes.

CHAPITRE III

ACTION DU MERCURE SUR L'ÉCONOMIE DU SYPHILITIQUE

Comme toutes les infections chroniques, la syphilis amène un **ralentissement de la nutrition.** Les recherches de M. le professeur Gaucher et de M. Crouzon ont montré que l'élaboration des matières azotées se fait incomplètement dans l'organisme du syphilitique ; parallèlement à la diminution de l'excrétion de l'urée, on observe une augmentation de production des matières extractives azotées, incomplètement carburées, et une augmentation de poids de la *molécule élaborée moyenne*. En d'autres termes, le rapport azoturique est abaissé : au lieu de 85 à 90 p. 100, rapport moyen normal de l'azote de l'urée à l'azote total, on trouve un chiffre d'autant moindre que l'intoxication est plus profonde, et le poids de la molécule élaborée moyenne dépasse plus ou moins le chiffre normal de 77. Le taux des chlorures est fréquemment abaissé.

L'absorption de mercure sous toutes ses formes a une **action reconstituante** sur ces divers troubles de la nutrition, troubles qui disparaissent assez rapidement sous l'influence du traitement. Au bout de quelques semaines, on peut constater, surtout lorsque l'on a fait usage des injections, solubles ou insolubles, une augmentation de poids qui varie de 1 à 4 kilos. Un mois à six semaines, temps relativement très court, y suffisent. De plus on constate une augmentation de l'excrétion de l'urée et des matières azotées.

Le mercure a également une action heureuse sur la pression sanguine qu'il élève ; il active la circulation et provoque une diurèse salutaire.

Le traitement mercuriel a donc une action des plus manifestes et des plus rapides. Et elle sera naturellement d'autant plus précoce et plus marquée que l'on aura recours à un mode de traitement plus énergique, déterminant une plus rapide absorption du médicament. Or, sans vouloir entrer ici dans la discussion des avantages spéciaux de chacune des méthodes de mercurialisation, discussion qui trouvera mieux sa place dans un des chapitres suivants, nous rappellerons que l'examen des malades traités par le mercure a permis d'y révéler la réaction hydrargyrique, de trois à cinq jours après le début du traitement par les pilules, vingt-quatre heures après une friction, trois à quatre heures seulement après une injection. Pour la vitesse de l'absorption, la supériorité reste donc, de beaucoup, aux injections et il semble qu'on soit en droit de conclure de ce fait, à leur action également plus rapide et plus énergique.

Étant donnée cette influence salutaire et bienfaisante du mercure sur l'organisme du syphilitique, on peut se demander quelle est son **action sur l'agent même de la syphilis**, sur le tréponème.

Les recherches faites sur ce point sont encore peu nombreuses et d'ailleurs contradictoires. La question qui se pose est la suivante : Un traitement mercuriel dirigé contre des éléments syphilitiques a-t-il une influence sur les tréponèmes contenus dans ces éléments ? le traitement peut-il faire diminuer leur nombre ou les faire disparaître? Car, comme le fait remarquer Levy-Bing dans l'étude qu'il a consacrée au tréponème de Schaudinn, « de même qu'une cure mercurielle agit sur les accidents actuels et l'évolution générale de la maladie, mais ne guérit pas d'un seul coup la syphilis, de même le fait qu'un malade a été anciennement traité ne l'empêche nullement, dans les éléments éruptifs d'une poussée ultérieure, de présenter les tréponèmes qui ne diffèrent morphologiquement en rien de ceux que l'on observe chez des malades n'ayant jamais été soignés (1) ».

Or, lorsque après une cure mercurielle, on recherche la présence des tréponèmes dans les lésions spécifiques, cette recherche est souvent positive. C'est ainsi que Galli-Valerio et Lassueur l'ont retrouvé en grande abondance après sept injections de sublimé. Des examens analogues de Brönnum, de Courtellemont, de Levaditi, de Spitzer, leur ont également donné des résultats positifs. A côté de ces faits, les recherches de Levy-Bing, de Joanitescu et Galesescu, de Kowalewski et d'autres, ont montré que dans

(1) Levy-Bing, Le microorganisme de la syphilis, p. 254 ; 1 vol. Doin, 1907.

bien des cas le traitement diminuait le nombre des tréponèmes ou les faisait même disparaître complètement. « Chez une malade non traitée on trouve dans les préparations de très nombreux tréponèmes ; six à sept jours après la première injection d'huile grise, ils deviennent déjà plus rares ; une semaine après la deuxième injection, ils ont presque complètement disparu (1). »

Le mercure paraît donc avoir dans certains cas une action très nette et très rapide sur le tréponème, alors que dans d'autres il ne semble avoir sur lui aucune influence. Mais il est bon, en présence de ces faits contradictoires, de rappeler que ces recherches sont très délicates, et il est bien difficile d'en tirer des conclusions fermes sur l'action du mercure. D'une part, en effet, la morphologie du tréponème ne nous est pas encore assez familière et reste encore mystérieuse par bien des côtés. On serait donc en droit de supposer que si le mercure n'agit pas sur la présence des tréponèmes, il peut agir sur leur forme : c'est même là une hypothèse vérifiée par les faits, car Hoffmann, Fusco, Wechselmann et Lœwenthal, Levy-Bing, etc., ont constaté chez des malades non soumis au traitement la présence de formes longues, alors qu'après une ou plusieurs cures on ne trouvait plus chez ces mêmes malades que des formes courtes. En outre, nous ne pouvons mesurer la virulence du microorganisme de la syphilis, et cette virulence est peut-être très heureusement influencée par le mercure.

D'autre part, la recherche négative des tréponèmes dans certains cas traités, ne nous autorise pas non plus à affirmer que ceux-ci ont bien réellement disparu. Il est possible que le tréponème ait pris dans ces cas une forme de repos que nous ne connaissons pas, sans pour cela avoir été réellement détruit.

En résumé, nous ne sommes pas encore en mesure de tirer de ces recherches des conclusions définitives et précises. L'avenir seul pourra nous éclairer sur ce point.

Le mercure, une fois introduit dans l'organisme, exerce une action heureuse sur la nutrition du syphilitique. Mais il faut encore se demander comment il est absorbé et comment s'exerce son action.

L'***absorption du mercure*** a été fort longtemps discutée et bien

(1) Levy-Bing, *loc. cit*, p. 257.

des théories ont été proposées. Nous allons les rappeler brièvement en empruntant la plus grande partie des faits qui ont trait à cette importante question, aux communications faites par M. le professeur Pouchet en 1902 à la Société de thérapeutique.

Hunter, le premier, en 1786, émit l'hypothèse que le mercure devait se trouver sous une forme unique et toujours la même dans la circulation générale ; mais il ne chercha pas à déterminer la nature de cette forme ultime. Ce n'est qu'en 1843 que Mialhe, suivi bientôt par Voit et Blomberg en 1857, puis par Overbeck en 1861, essaya d'expliquer la façon dont le mercure pouvait pénétrer et circuler dans l'organisme. Il s'ingénia à montrer que les divers modes d'administration soit du mercure, soit des mercuriaux, revenaient en définitive à la pénétration dans l'économie de sels solubles résultant de la combinaison de l'oxyde ou du chlorure de mercure avec les albuminoïdes et les sels alcalins, principalement le chlorure de sodium. Ces sels solubles, seule forme sous laquelle l'absorption et la dissémination du mercure dans l'organisme se pouvaient produire, étaient des chloro-albuminates pour Mialhe, des oxy-chloro-albuminates pour Blomberg.

Mais les nombreuses recherches de Merget et Blarez ont démontré que cette interprétation est inexacte. Toutes les tentatives faites pour retrouver dans le sang ces produits de métamorphose, conduisent à des résultats négatifs. Il faut donc conclure des expériences de Merget, contrôlées par M. Pouchet, que l'administration des mercuriaux ne peut jamais avoir pour effet d'introduire dans le sang une combinaison de peptonate ou d'albuminate mercurique en dissolution. Quand ces composés, formés par métamorphose dans l'organisme, pénètrent dans l'appareil circulatoire, ils sont immédiatement détruits, en formant avec l'hémoglobine un précipité insoluble, entraînant la totalité du mercure qui se trouve dans ce précipité, en partie sous forme de mercure libre, en partie sous forme de mercure combiné.

Les sels mercureux se réduisent dans l'organisme en mercure libre et en sels mercuriques ; ces derniers subissent une action réductrice nouvelle et se transforment en sels alcalins et en mercure libre.

En résumé, M. Pouchet, comme Merget, conclut de ses recherches que la composition des divers milieux de l'organisme est telle que tout composé mercuriel, quel qu'il soit, aboutit, sous l'influence des réactions chimiques qui se produisent, à la formation de chlorures mercureux et mercurique (1).

Ces sels sont à leur tour décomposés et on aboutit finalement à la **production de mercure métallique infiniment divisé.** Ce mercure, grâce à l'action irritante déterminée dans la phase précédente par le chlorure mercurique, pénètre dans les capillaires sanguins dénudés, et se trouve ainsi introduit dans la circulation générale où il va pouvoir se vaporiser et imprégner l'organisme. D'autre part, une certaine quantité de chlorure mercurique se trouvant en contact avec des albuminoïdes et des chlorures alcalins, il en résulte la formation d'un chloro-albuminate qui est aussitôt résorbé par les capillaires sanguins et sur lequel l'hémoglobine exerce alors son action réductrice.

Mercure libre, tel paraît donc être le terme ultime de toutes ces transformations. Merget a prouvé en effet que le mercure introduit dans l'organisme par inhalations de vapeurs y conserve sans aucune altération son état métallique et qu'il exerce dans ces conditions une action curative indéniable sur la syphilis. Par suite, la valeur, l'efficacité thérapeutique d'un composé mercuriel dépendront dans une très étroite mesure de la facilité avec laquelle sa réduction en mercure libre s'accomplira dans l'organisme. En même temps il faudra tenir grand compte des manifestations offensives exercées sur l'organisme pendant l'évolution des métamorphoses aboutissant à cette réduction. Or c'est précisément pendant cette série de métamorphoses, de doubles décompositions, de formations de sels doubles, que les composés mercuriels exercent leur action néfaste sur les éléments anatomiques ; et l'agent principal, sinon même exclusif de cette altération est le chlorure mercurique.

Un composé mercuriel sera donc *d'autant plus avantageux* pour le traitement de la syphilis, qu'il réalisera plus facilement la mise en liberté du mercure réduit, avec le moins possible de décompositions et de métamorphoses, c'est-à-dire avec le moins possible d'offense pour les éléments anatomiques avec lesquels il sera mis en contact.

Quelles sont les conclusions pratiques qu'il est possible de tirer

(1) Pouchet, Précis de pharmacologie et mat. médic., p. 690.

de ces faits expérimentaux? M. Leredde en a conclu que **l'efficacité thérapeutique d'un composé mercuriel** dépend seulement et uniquement de la quantité de mercure qui est introduite en circulation dans l'organisme dans un temps donné.

Poussant à l'extrême cette théorie, on en est arrivé à ne plus voir dans un médicament que la *quantité de mercure* qu'il contient, et à considérer une préparation comme d'autant meilleure qu'elle renferme plus de mercure.

Cette théorie a certainement à sa base des arguments plausibles. Il est incontestable, et les expériences de Merget et de Pouchet le prouvent, que la richesse en mercure des composés employés est un des points importants à considérer, et cette notion du pourcentage en mercure des sels mercuriels semble devoir donner des indications précieuses sur l'action plus ou moins intense des diverses préparations.

D'autre part, les sels faibles, c'est-à-dire pauvres en mercure, se donnent à dose double ou triple des sels forts, c'est-à-dire riches en mercure. La pratique journalière montre que pour obtenir une action égale contre le virus syphilitique, il faut par exemple deux centigrammes de biiodure au lieu d'un centigramme de cyanure. Et ceci reste vrai quand on met en parallèle les sels solubles et les sels insolubles. La dose efficace moyenne de mercure, administrée sous une forme quelconque, est d'environ 1 centigramme de mercure métallique par jour ; or il est à remarquer que cette dose ne varie pas dans la pratique courante, que l'injection soit journalière ou hebdomadaire. Ceux qui n'injectent que du lactate, du biiodure, du cyanure, du benzoate, du bibromure, etc., à dose efficace, injectent 1 centigramme environ de mercure par jour, tout comme les médecins qui ont recours à l'huile grise ou au calomel. Le simple calcul suffit à démontrer que, à la fin de la semaine, la quantité de mercure injectée est la même pour les deux méthodes.

Il importe donc d'avoir constamment présente à l'esprit cette vérité, que le mercure est un agent essentiellement spécifique et que c'est le mercure et le mercure seul et suivant sa quantité qui agit contre le virus syphilitique.

Cette doctrine de l'**équivalence des sels mercuriels,** soutenue par Leredde, a l'avantage d'être simple, de répondre à un grand nombre de faits, d'être commode puisqu'elle permet de mettre un peu d'ordre dans le chaos des publications en fournissant aux différents travaux une base de comparaison définie et facile à évaluer : la proportion de mercure.

Malheureusement cette théorie ne répond pas complètement à la réalité des faits. Il est bien certain que la richesse en mercure d'un composé est très importante à considérer. Comme le dit la locution classique, « la syphilis veut du mercure ». Mais si c'est là le point essentiel, fondamental, ce n'est pas le seul.

Ainsi que l'a fait remarquer Desesquelle (1), la constitution chimique des corps exerce une influence profonde sur leurs propriétés physiologiques. Un sel de mercure peut, suivant l'acide qui entre en sa composition, agir de façon différente sur les éléments anatomiques et même sur l'ensemble de ces éléments, c'est-à-dire sur l'organisme tout entier. Suivant l'acide ou le radical associé au mercure, l'arrangement moléculaire du composé, la rapidité d'absorption, l'action du sel lui-même sur les éléments anatomiques, sa facilité de réduction, le mécanisme de son action, etc., un composé mercuriel pourra être plus ou moins bien toléré par l'organisme. Ces divers facteurs intéressent l'administration du médicament, facilitent ou entravent sa tolérance et concernent aussi dans une certaine mesure son action curative. Un centigramme de mercure donné sous forme de calomel ne produira pas le même résultat qu'un centigramme de mercure donné sous forme de cyanure ou de bichlorure.

La **quantité de mercure n'est donc pas le seul élément important** de la question.

Les expériences de Merget, celles de Pouchet, vont d'ailleurs à l'encontre des observations de Justus (de Buda-Pesth) qui, au microscope, et en faisant d'abord agir le chlorure de zinc qui jouit de la propriété de rendre les albuminates de mercure précipitables par l'hydrogène sulfuré, a pu poursuivre ces albuminates au sein des tissus biopsiés et dans la propre trame des syphilomes, où il les a retrouvés sous forme de granulations noires dispersées dans l'endothélium des vaisseaux, dans les lymphatiques, etc.

Mais ces expériences dont on doit, malgré tout et jusqu'à nouvelles preuves du contraire, admettre comme démontrés les résultats, ne nous semblent pas permettre d'affirmer que l'effi-

(1) *Société thérapeutique*, séance du 22 octobre 1902.

cacité thérapeutique d'un corps dépend uniquement de sa richesse en mercure. Elles ne pourraient prouver qu'une seule chose, c'est que les composés mercuriels n'agissent qu'une fois transformés en mercure libre, et ne permettent en aucune façon de dire que si tel corps est supérieur à tel autre, c'est parce qu'il contient plus de mercure.

Tout d'abord il n'est pas démontré que tout le mercure contenu dans tel ou tel composé soit réellement transformé en mercure libre et divisé, c'est-à-dire par là-même utilisable. Une partie du mercure peut être éliminée avant cette transformation, et c'est ce qui se passe en effet pour l'huile grise, d'après M. Pouchet lui-même.

En outre, certains faits vont nettement à l'encontre de cette théorie. Nous venons de citer l'huile grise : il n'est pas douteux que ce médicament, qui est cependant du mercure en émulsion, soit moins actif que le calomel, bien moins riche en mercure. Leredde a lui-même reconnu que l'hermophényl à doses égales de mercure est moins actif que le sublimé par exemple. Il n'est donc pas permis d'attribuer uniquement la supériorité thérapeutique d'un composé mercuriel à la quantité de mercure qu'il contient. Hâtons-nous d'ailleurs de dire que Leredde n'est pas allé si loin, puisqu'il fait intervenir la notion de temps. Mais ce n'est là qu'une interprétation qui ne repose en réalité sur aucune preuve définitive. D'autres hypothèses sont possibles, telles que la suivante, émise récemment par Manquat : « On sait que le pouvoir désinfectant des sels de mercure est directement proportionnel à leur degré de dissociation moléculaire. Ce n'est point la quantité de mercure contenue dans ces sels qui règle ce pouvoir désinfectant, *mais la quantité d'ions mercure libres* (Paul et Krönig). N'est-il pas très vraisemblable que ce sont les mêmes conditions qui règlent l'efficacité thérapeutique, laquelle, dans l'espèce, est spécifique et peut, par conséquent, être rapprochée du pouvoir désinfectant? C'est la conclusion à laquelle se rallie M. Leduc (de Nantes). Ce savant maître estime qu'en raison de son degré élevé de dissociation moléculaire, le sublimé a une activité bien plus grande que le bromure, le cyanure et surtout les sels à acides organiques qui se dissocient à peine (1) ».

(1) A. MANQUAT, Quelques réflexions à propos des idées régnantes sur le traitement de la syphilis. *Province médicale*, n° 46, 17 nov. 1906.

En résumé, il est impossible de tirer de ces expériences des conclusions au point de vue pratique. La clinique reste seule capable de nous renseigner exactement sur la valeur d'un médicament pour la thérapeutique antisyphilitique.

Que devient le mercure après qu'il a été absorbé? Une fois introduit dans l'organisme, il s'accumule dans tous les tissus, mais on le retrouve surtout en grande quantité dans le foie et dans le rein.

Quant à son **élimination**, elle se fait surtout par les reins, et il apparaît tout d'abord dans l'urine. On a constaté également sa présence, mais de façon plus tardive, dans les matières fécales, dans la salive, le lait, la sueur, la bile ; on peut même le trouver dans les larmes et dans le pus des abcès.

Nous avons déjà indiqué quelle était la rapidité relative de l'élimination du mercure, à la suite des diverses méthodes employées. Nous avons vu que cette rapidité est variable, beaucoup plus grande pour les injections que pour les autres modes de traitement.

Variable aussi est la durée de l'élimination selon les méthodes, les préparations, les cas particuliers ; aussi les auteurs qui se sont occupés de cette question ont-ils émis des avis un peu différents. Si nous nous en tenons à la pratique des injections, nous pouvons constater qu'à la suite d'une série d'injections, l'élimination diminue, mais se prolonge pendant un mois, parfois même deux mois après la dernière injection. D'ailleurs, quelle que soit la méthode, l'injection employée, le mercure continue à s'éliminer pendant un certain temps après la cessation du traitement, si celui-ci a été prolongé ; au contraire, si on donne une seule dose, le métal est très rapidement éliminé.

L'élimination du mercure par les urines atteint rapidement un maximum ; puis elle se maintient à ce taux maximum qu'elle dépasse peu, quelle que soit la nouvelle quantité de mercure injectée. A ce moment il faut surveiller le malade avec grand soin au point de vue des symptômes d'intoxication mercurielle, car le mercure s'accumule de plus en plus dans l'organisme saturé.

Il y a donc une grande utilité, comme le dit M. Balzer, à se rendre compte de la manière dont s'élimine le mercure par les urines. Il conviendrait d'arrêter son administration lorsque la quantité de mercure éliminée par les urines est voisine de la moyenne maximum d'élimination, ou, comme l'a montré Gagnière, quand le mercure modifie la composition globulaire du sang.

Si donc on peut trouver des procédés pratiques qui permettent de fixer la quantité moyenne de mercure éliminée chaque jour par les excrétions, on aura une donnée qui pourra servir beaucoup à régler l'administration du mercure, en la faisant concorder avec les enseignements de la clinique.

CHAPITRE IV

ACCIDENTS DUS AU MERCURE. — LEUR DIAGNOSTIC

Après les preuves si nombreuses et si évidentes de l'action curative du mercure à toutes les périodes de la syphilis, il semblerait que l'on ne puisse songer à nier, ou même à discuter sa valeur en tant que médicament spécifique, que l'on ne puisse se refuser à accepter ce précepte : le mercure est utile, indispensable aux syphilitiques et de tous les médicaments que nous connaissons, il est le seul à influencer la maladie de façon aussi heureuse.

Et pourtant, ce précepte, on l'a mis en doute ; on a même été plus loin : après avoir nié l'efficacité du mercure, on a dit qu'il était nuisible, et cette opinion s'est assez fait jour pour que bien des malades redoutent à l'avance le médicament qui, seul, peut améliorer, sinon guérir leur maladie !

Pour nous qui avons passé en revue les bienfaits du traitement hydrargyrique, il nous reste à dire ce qu'il y a de réel dans les méfaits divers qu'on lui a imputés. Et nous devons, à ce point de vue, répondre d'avance aux objections que ne manquent pas de faire encore bien des malades, et combattre aussi des opinions qui ont prévalu chez quelques médecins.

Non seulement, en effet, on a accusé le mercure d'enflammer la bouche, de faire tomber les dents et les cheveux, mais on lui a imputé cent autres effets nocifs, désastreux.

C'est de lui que dériveraient une foule d'accidents et de maladies que nous aurions, paraît-il, l'aveuglement ou l'entêtement de rapporter à d'autres origines. Ainsi, il produirait, assure-t-on, « des ulcérations des paupières, des gangrènes, des lésions graves du système osseux, des affections viscérales multiples et notamment des néphrites, des dégénérescences graisseuses, des accidents de phtisie, des accidents de métrite et d'avortement, des rétrécissements du rectum, des phénomènes nerveux de tous genres, tels que tremblement, douleurs, apoplexie, hébétude, épilepsie, folie, etc. » (1). Plus récemment, on l'a accusé d'occasionner l'anémie, l'amaigrissement, l'albuminurie, la cachexie.

D'autre part, Murphy a accusé le mercure d'être la cause unique des accidents secondaires !... Bœrensprung n'a jamais observé de syphilis tertiaires chez les syphilitiques qui s'étaient abstenus du mercure ! Hermann soutient que : « les accidents compris sous le nom de syphilis tertiaire ne sont jamais le produit de la véritable syphilis : on ne les rencontre que chez les malades qui ont subi un traitement mercuriel ».

Est-il besoin, à notre époque, de nous attarder à discuter de semblables opinions ? Le plus grand nombre des accidents ainsi invoqués sont de nature syphilitique et ne ressemblent en rien aux accidents provoqués par les intoxications, aiguës ou chroniques, d'origine mercurielle ; de plus, ces mêmes accidents se retrouvent en nombre considérable chez des malades qui n'ont jamais absorbé un atome de mercure.

Ce qu'il faut répondre tout d'abord, c'est que les faits ont été mal observés : la première erreur est née probablement d'une clinique défectueuse et à la suite de cette erreur, se sont créées les *légendes* qu'il nous faut détruire. D'ailleurs, il faut bien le reconnaître, le mercure, comme la plupart des médicaments, est susceptible de causer des accidents.

Cela, personne ne le nie, et l'objet même de ce chapitre est de passer en revue ces accidents, d'expliquer leur genèse, de dire comment on peut les prévenir et les guérir ; mais ce n'est pas dire que le mercure aggrave la syphilis, loin de là !

« Non certes, le mercure, même à doses médicamenteuses, même sagement et prudemment administré, n'est pas inoffensif. Il a ses inconvénients, ses accidents, voire ses dangers. Il n'est actif thérapeutiquement que parce qu'il influence puissamment l'économie d'une certaine façon. Donc, tout naturellement, il peut nuire si l'on exagère les limites de cette influence, si on le dirige mal, si on ne le dirige pas ; il peut agir en mal, si l'on s'en sert d'une façon abusive ou défectueuse. Il en est de lui comme d'une arme quelconque avec laquelle on peut ou tuer son ennemi, ou se tuer, suivant qu'on la manie bien ou mal (2). »

(1) A. Fournier, Traitement de la syphilis, p. 107.
(2) A. Fournier, *loc. cit.*, p. 110.

Savoir éviter ces accidents pour que le malade ne se fatigue pas du traitement mercuriel, est un point capital de ce traitement ; on pourra ainsi faire supporter le médicament autant qu'il le faudra pour rendre la syphilis stérile et changer un fléau redoutable en une diathèse silencieuse et inoffensive.

Les accidents imputables au traitement mercuriel peuvent se rencontrer dans tous les modes d'administration du mercure, avec tous les composés mercuriels. Nous signalerons, en étudiant les procédés de traitement et les préparations en usage, les inconvénients plus particulièrement propres à chacun d'eux.

Dans la genèse de ces accidents, il faut tenir grand compte des prédispositions spéciales des malades, d'une certaine *idiosyncrasie* rendant quelques-uns d'entre eux inaptes à supporter pendant très peu de temps des doses, même minimes, de médicament. L'idiosyncrasie peut être totale, c'est-à-dire que chez un individu, l'hydrargyrisme se produit avec n'importe quel composé, quel que soit son mode d'administration. Le plus souvent, elle n'est que partielle et n'existe que pour un ou plusieurs composés.

Enfin, la pathogénie des accidents mercuriels n'est pas unique. En dehors des idiosyncrasies dont nous venons de parler, les accidents peuvent, dans certains cas, être regardés comme l'expression purement locale de l'action irritante du médicament éliminé par une glande, sur un organe en état de réceptivité morbide ; c'est ainsi que le mauvais état de la bouche prédispose à la stomatite. Dans d'autres cas, surtout lorsqu'ils sont généralisés ou associés, les accidents reconnaissent pour point de départ une imperméabilité plus ou moins complète des reins.

MERCURE ET PEAU

Nous allons étudier tout d'abord les accidents cutanés dus au mercure, l'**hydrargyrie**. De toutes les substances médicamenteuses, le mercure est celle qui détermine les éruptions cutanées les plus fréquentes et les plus variées : il est susceptible de provoquer, quels que soient la préparation employée et son mode d'application, de véritables exanthèmes médicamenteux dont les manifestations constituent l'*hydrargyrie de cause interne*, la seule vraie et distincte de l'acné mercurielle et des dermatites éphémères consécutives aux frictions, manifestations dues à une irritation mécanique des follicules pileux, et auxquelles on a donné le nom abusif d'*hydrargyrie de cause externe*.

Ces accidents cutanés ont été assez anciennement connus, car, dès 1793, P. Bell signalait des éruptions vésiculeuses, des taches analogues à celles de la rougeole et à l'urticaire, à la suite de l'emploi du mercure à l'intérieur.

Pearson (de Londres) a également parlé d'un *eczéma mercuriel*.

Les érythèmes mercuriels ont été décrits en 1804 et en 1810 par Alley (de Dublin) qui leur a donné le nom d'*hydrargyrie*, et étudiés dans la suite par Rayer, Briquet, Bazin surtout.

Il faut encore, à leur propos, citer les travaux plus récents de Gaucheraud (1), de Dupré (2), de Morel-Lavallée (3), de Tomasczewski (4).

Nous nous occuperons tout d'abord de l'***hydrargyrie de cause externe***. Celle-ci se rencontre presque exclusivement à la suite de frictions mercurielles, et surtout chez certains sujets prédisposés par une susceptibilité particulière de la peau.

Ce sont les pityriasiques en général, les acnéiques folliculaires, et toute cette catégorie de malades que l'on désigne par la dénomination un peu vague de « séborrhéiques » ; c'est chez eux qu'apparaîtra, dans ses différentes formes, l'hydrargyrie localisée, à la suite de quelques frictions, du contact plus ou moins prolongé d'une solution antiseptique faible à base de mercure. On pourra, en dehors de la syphilis, déterminer les mêmes accidents par l'emploi de pommades mercurielles, dans les cas de bubons, de péritonite, de tumeur blanche...

L'atteinte directe du mercure se manifeste tout d'abord par des érythèmes simples, sans trace de vésicules, seuls accidents des cas bénins ; tout rentre dans l'ordre après quelques jours ; l'éruption pâlit d'abord pour disparaître ensuite, suivie le plus souvent d'une desquamation très légère, furfuracée.

« D'ordinaire, l'hydrargyrie de cause externe se traduit par

(1) *Th. Paris*, 1886.
(2) *Th. Paris*, 1884.
(3) *Rev. de méd.*, juin 1891.
(4) Exanthèmes mercuriels et idiosyncrasie hydrargyrique. *Zeitsch. f. Klinik*, LI, 5, 6.

une éruption de vésicules miliaires, égales en volume, reposant sur une teinte érythémateuse. Cette dermatite vésiculeuse s'accompagne de vives démangeaisons. Les vésicules sont remplies d'une sérosité, d'abord limpide, puis lactescente : les unes se dessèchent sans rupture et forment comme des gouttelettes de cire concrétée, les autres sont excoriées et se couvrent de croûtes. Au bout de deux ou trois jours, la peau pâlit, la rougeur est remplacée par de la sécheresse avec desquamation furfuracée, et les petites croûtes disparaissent (1). »

Il faut remarquer que, très souvent, les éléments ne se limitent pas au point d'application des topiques ; c'est là que les lésions sont au maximum, mais il se fait une diffusion, d'ailleurs atténuée, qui peut atteindre la majeure partie du revêtement cutané ; et nous connaissons tous ces malades à la peau entièrement recouverte d'un érythème, plus marqué seulement au niveau du pubis, qui nous disent : « Cela m'est venu à la suite d'une application d'onguent napolitain. » De même, la suppuration et l'excoriation s'en tiennent ordinairement au point d'application, mais chez les prédisposés, ces « séborrhéiques » dont nous avons parlé déjà, il n'est pas rare de voir des eczématisations à distance, des placards impétigineux de la barbe et du cuir chevelu, des vésicules, voire des pustules du mollet, de la partie postérieure du bras, de la ceinture, alors que le mercure n'avait été en contact qu'avec les aines ou le pubis par exemple.

Si ces accidents, dont la gravité est si faible comparée à celle de la syphilis, ne doivent pas faire hésiter à prescrire des frictions mercurielles dans cette maladie, du moins doivent-ils faire abandonner l'emploi des pommades mercurielles fortes en dehors de la syphilis.

D'ailleurs, l'action de ces pommades sur les bubons naissants, par exemple, est plus que contestée à l'heure actuelle, et on peut les remplacer avantageusement par des préparations plus anodines.

Quant à la **véritable hydrargyrie**, celle de **cause interne**, elle est, plus que tout autre accident, affaire d'idiosyncrasie : aucun mode d'administration du mercure ne peut, en effet, en préserver le malade.

(1) J. Sottas, *Manuel de médecine*, art. Intoxication mercurielle.

L'absorption de pilules, les injections, les emplâtres et les inhalations mercurielles peuvent être suivis d'accidents cutanés, et on en a même rapporté des exemples à la suite de « simples cautérisations avec le nitrate acide de mercure ».

Ce qui prouve bien encore qu'elle est en rapport avec une absorption défectueuse ou une intolérance de certains organismes, c'est que des doses minimes suffisent à la provoquer chez certains sujets, et cela, à chaque tentative nouvelle de traitement.

Le traitement peut en devenir fort difficile ; mais heureusement, l'hydrargyrie est le plus souvent élective, et tel malade, par exemple, chez qui les frictions déterminent des accidents cutanés, pourra sans inconvénient ingérer des pilules.

L'hydrargyrie revêt l'aspect d'un **érythème polymorphe desquamatif** avec ses types divers : scarlatiniforme, morbilliforme, urticarien, hémorragique, etc.

Variant d'après leurs caractères objectifs, les hydrargyries cutanées varient surtout par l'intensité de leurs symptômes, ce qui explique qu'au point de vue clinique, on puisse leur décrire trois formes : une forme *légère*, une forme *moyenne*, une forme *grave* (1), toutes marquées par leur apparition subite et inattendue.

1° La **forme légère,** outre sa bénignité, a pour caractère de se limiter ordinairement aux régions sudoripares (aines, aisselles, régions périgénitales, poignets, mains, face interne des cuisses, etc.). C'est un simple érythème dont l'intensité varie depuis la simple rougeur de la peau jusqu'à l'infiltration séreuse des couches cutanées superficielles, avec sensation de chaleur et de prurit, donnant lieu à une desquamation épidermique ou même à la formation de bulles qui peuvent devenir le point de départ d'excoriations plus ou moins étendues.

On a ainsi des lésions rappelant l'érythème ortié, l'eczéma, les rashs précurseurs d'une variole, avec toutes leurs variétés.

2° La **forme moyenne** est la plus commune. L'éruption, ordinairement du type scarlatiniforme, apparaît au niveau des membres et du thorax ; on y voit de larges nappes, roses ou rouge vermillon, avec fond granité ; la face est ordinairement le siège d'une tuméfaction érysipélateuse, surtout au niveau des paupières,

(1) DIEULAFOY, Cliniques médicales.

dont l'œdème peut entraîner l'occlusion complète des yeux ; le cuir chevelu présente une desquamation profuse, surabondante ; aux mains et aux pieds, on observe, outre le gonflement, des craquelures de la paume et de la plante.

Les ongles et les cheveux sont aussi quelquefois atteints : ceux-ci tombent, ceux-là se fendillent, deviennent cassants et rugueux, et peuvent même finir par se détacher. Au bout de quelques jours, survient une desquamation abondante, écailleuse, en lambeaux, en doigts de gants, etc., suivant les régions : la maladie revêt à ce moment l'aspect de la dermatite exfoliatrice.

Dans certains cas, cette desquamation est précédée par l'apparition de vésicules qui deviennent purulentes, s'ouvrent et se couvrent de croûtes jaunâtres ; le prurit est alors intolérable.

3° Dans les **formes graves**, non seulement l'éruption est généralisée à tout le corps, mais encore la bouffissure des téguments est extrêmement prononcée : on peut apercevoir au niveau des plis de flexion de gros bourrelets cramoisis, et la tuméfaction du visage le rend absolument méconnaissable. La suppuration est la règle, mais ici, ce ne sont plus des vésicules, mais de larges bulles pemphigoïdes, remplies de pus lié et fétide. Lorsque les croûtes tombent, elles entraînent de grands lambeaux d'épiderme laissant à nu de larges surfaces suintantes analogues à celles qu'on observe à la suite des grandes brûlures. A cette forme appartient encore la participation de la muqueuse buccale, dont l'exanthème se traduit sous forme de petites taches, de vésicules, d'ecchymoses, de grandes plaques analogues à celles qu'on observe dans l'érythème polymorphe.

Il en est de même des conjonctives, des muqueuses du nez, du larynx, des bronches et du tube digestif.

Les **symptômes fonctionnels et généraux** sont variables suivant les diverses formes. Dans les formes légères, ils se bornent à une ardeur cutanée, à un prurit qui ne laisse point quelquefois d'être extrêmement désagréable. On observe, dans les formes un peu plus marquées, un léger état fébrile associé à des phénomènes d'embarras gastro-intestinal ; enfin, dans les formes graves, les symptômes sont ceux de tout état typhoïde et la terminaison est souvent mortelle. Parfois, l'éruption procède par poussées avec recrudescence des douleurs et des frissons. Enfin, comme conséquences indirectes des dermatites intenses, on peut observer des adénites, des abcès superficiels, des furoncles, des ulcérations gangreneuses (1).

Ces troubles de l'état général, quand on les constate, peuvent faire croire à un érythème infectieux. Tomasczewski a observé un cas d'éruption mercurielle simulant si parfaitement la rougeole, que le diagnostic ne fut possible que lorsqu'une seconde injection de salicylate de mercure eut provoqué l'apparition de manifestations identiques. Dans d'autres cas, on a confondu les exanthèmes mercuriels avec la scarlatine, l'érysipèle, l'érythème polymorphe, le purpura, l'urticaire, voire avec le pemphigus vulgaire.

Ce qui plaide le plus en faveur de l'origine mercurielle des manifestations cutanées, c'est la teinte rouge violacé des efflorescences. Mais l'on a un indice plus précieux encore si l'on sait que le malade faisait usage de préparations mercurielles au moment de l'apparition des accidents, et si ceux-ci disparaissent rapidement par la suppression du médicament ; il faut se rappeler toutefois que les hydrargyries peuvent résister assez longtemps, jusqu'à quarante ou cinquante jours. Cependant, le signe le plus caractéristique sera cette régression des accidents cutanés, à la suite de la suppression du traitement, et mieux encore, leur réapparition lors d'une reprise de mercure.

L'hydrargyrie est heureusement une complication rare, mais elle peut, chez certains sujets prédisposés, apporter une entrave absolue à la continuation d'un traitement à doses même infimes.

On aura à rechercher par tâtonnements un mode de médication qui soit toléré; on n'obtiendra que de médiocres résultats des médications adjuvantes, de l'emploi simultané de l'iodure et du mercure, par exemple.

Seule, l'accoutumance peut assez avantageusement combattre l'idiosyncrasie (Tomasczewski) ; tel sujet dont la peau ne tolère au début le mercure que sous forme de pilules, supportera plus tard les injections, et peu à peu, il en viendra à supporter de longues périodes de traitement.

(1) J. Sottas, *loc. cit.*

MERCURE ET BOUCHE. — STOMATITE MERCURIELLE

Parmi les accidents les plus fréquents dus au traitement mercuriel, il faut citer en première ligne la **stomatite**; c'est là, à la vérité, un gros reproche à faire au mercure, car, bien souvent, une stomatite est venue interrompre un traitement indispensable. Et il faut bien se pénétrer de ce principe, *qu'aucune des préparations mercurielles, aucun des procédés de traitement ne mettent à l'abri de la stomatite.*

On sait simplement que certains modes de traitement ou certains médicaments la provoquent avec une facilité plus ou moins grande ; tels sont : le *protoiodure en ingestion*, plus ptyalique, on l'a remarqué, que le bichlorure ; certaines *injections de sels solubles*, au cours d'un traitement intensif *de biiodure en solution aqueuse* par exemple ; à un degré supérieur les injections de *sels insolubles à hautes doses* ; enfin et surtout, les *frictions mercurielles*.

Il faut bien se dire toutefois que, de même qu'il existe, en vertu de prédispositions individuelles extrêmement variables, des intolérances irrémédiables pour des doses minimes, de même certains sujets peuvent supporter, sans le moindre accident buccal ou autre, des doses doubles et triples de la dose normale.

En voici un exemple : on sait que la consultation de l'hôpital Saint-Louis distribue aux syphilitiques des boîtes de quatorze pilules de protoiodure dosées à 5 centigrammes ; en prenant chaque jour une pilule, matin et soir, les malades ont ainsi leur médicament pour une semaine. Or, à la suite d'une erreur d'interprétation, ou faute d'explications suffisantes, il est arrivé à des syphilitiques de prendre en une seule journée leurs quatorze pilules, soit 70 centigrammes de protoiodure, et cela sans en être en rien incommodés.

Les **frictions** sont, avons-nous dit, de tous les modes d'administration du mercure, celui qui fait apparaître le plus rapidement la stomatite. Faut-il attribuer, dans la genèse des accidents, un rôle adjuvant à l'inhalation des vapeurs mercurielles qui se dégagent pendant le traitement? Faut-il penser que ces vapeurs de mercure, capables à elles seules de constituer un mode de traitement (1), occasionnent au niveau de la muqueuse buccale une

(1) Aubert, Fournier, Fürbringer, Zülzer, Neumann. Cf. art. Frictions mercurielles, de notre *Traité*.

irritation, capable de favoriser dans une certaine mesure le début d'une stomatite que viendra aggraver et entretenir la salivation mercurielle? On ne le sait, mais toujours est-il que dans ce mode de traitement, des doses bien minimes suffisent parfois à provoquer la stomatite.

Infiniment moins redoutables à ce point de vue, sans jouir cependant d'une bénignité absolue, sont les **injections de sels solubles.** Nous avons noté déjà l'influence ptyalique des injections de biiodure en solution aqueuse, surtout à doses élevées. Sur 350 injections environ de biiodure à doses variables, nous avons vu des accidents buccaux se produire six fois, mais dans aucun cas, la stomatite n'a été vraiment sérieuse, et tout s'est borné à quelques symptômes localisés de peu d'importance. Nous avons pu conclure avec Druelle (1) que, pour la stomatite comme pour la diarrhée, la méthode des injections quotidiennes met à l'abri de toute complication grave, l'arrêt du traitement amenant avec rapidité la guérison des phénomènes d'hydrargyrie buccale. Il nous a semblé que ces accidents étaient caractérisés surtout par de la congestion linguale avec empreintes dentaires, et exagération légère de la salivation, consécutivement à un léger agacement et à un goût métallique persistant dans la bouche. Nous devons, du reste, dire à notre décharge, que notre expérience a porté sur des malades prédisposés au point de vue de la stomatite, par suite du défaut, chez eux, du soin de propreté et de l'hygiène buccale : beaucoup d'entre eux avaient le système dentaire en très mauvais état.

En ce qui concerne les **injections massives de sels insolubles,** il faut reconnaître qu'en des mains inexpérimentées, celles-ci présentent des dangers de stomatite très supérieurs aux injections solubles. Encore faut-il établir une différence entre les deux modes les plus courants d'injections : *injections de calomel*, d'une part, *injections d'huile grise*, de l'autre ; or les faits démontrent la nocivité beaucoup plus grande du calomel au point de vue des accidents buccaux, surtout lorsque l'huile grise est maniée avec tout le tact et la circonspection voulus.

Ce n'est que bien loin derrière qu'il faut, au point de vue de

(1) Emery et Druelle, Les injections de biiodure de mercure en solution aqueuse dans le traitement de la syphilis, 1903.

leur influence sur la production de la stomatite, placer le **bichlorure** et le **protoïodure de mercure** ingérés aux doses normales.

Reste enfin la **méthode intraveineuse** (injections de cyanure, préconisées surtout dans les affections oculaires) qui, dans l'immense majorité des cas, fait parfaitement tolérer le mercure sans trace de stomatite.

Telles sont les conclusions auxquelles on est amené dans la pratique courante. Il faut toutefois ajouter que *toutes* les médications mercurielles peuvent se compliquer de stomatite, car, comme nous l'avons déjà dit à propos des accidents généraux du mercure, la stomatite, comme ces accidents en général, est subordonnée, non seulement à la nature d'un médicament et à son mode d'administration, mais beaucoup plus encore à la dose de ce sel, à la tolérance plus ou moins grande du sujet en traitement, et surtout à l'entretien de la bouche.

Le danger de la stomatite à la suite d'injections insolubles provient sans doute de l'absorption en masse du mercure, mais des observations personnelles nous ont montré là aussi l'importance de la question des doses, de la tolérance personnelle du malade, et surtout de l'état de ses émonctoires.

Pour les injections solubles, les éventualités redoutables des stomatites graves paraissent *a priori* devoir être évitées par un examen quotidien de la bouche. Nous verrons plus loin le parti qu'il faut tirer de cette comparaison dans le choix d'une méthode de traitement appropriée aux malades à dentition défectueuse.

D'après notre propre expérience toutefois, il ne faut pas tirer de déductions trop absolues de la solubilité ou de l'insolubilité de telle ou telle préparation. Avec la méthode des injections insolubles, les accidents sont plus rares que ne pourrait le faire supposer leur mode d'absorption, extrêmement rares même, lorsqu'on y a recours en connaissance de cause ; et d'autre part, nous avons, dans certains cas, été frappés par l'apparition brusque de petits accidents survenant après l'administration de doses quotidiennes de sels solubles.

Si, dans certains cas, très rares, il faut le reconnaître, nous n'avons aucun critérium susceptible de faire prévoir les accidents de stomatite, nous pouvons fort heureusement les prévoir le plus souvent, et cela par un simple examen de la bouche, antérieur à tout traitement préventif.

En effet, sauf négligence du médecin ou imprudence du malade, la stomatite mercurielle n'est plus que l'ombre d'elle-même, comparativement à ce qu'elle était aux siècles passés, lorsque la salivation était considérée comme un mal nécessaire et le traitement comme d'autant plus actif que la salivation était plus abondante. La stomatite est surtout évitée actuellement parce qu'on sait que sa cause par excellence, peut-être même sa cause unique, est le mauvais état de la bouche et de la dentition.

« Certaines causes adjuvantes ont dans l'apparition de la stomatite mercurielle et dans son intensité une importance prépondérante : ce sont les causes adjuvantes de toutes les stomatites en général, quelle qu'en soit l'origine : la malpropreté de la bouche, l'accumulation du tartre dentaire, l'abus du tabac, la présence de dents cariées ou brisées, de *chicots*.

« Il est assez intéressant de noter, à ce dernier point de vue, que la stomatite mercurielle ne s'observe ni chez le nouveau-né, ni chez les vieillards édentés, ni enfin chez les mineurs d'Almaden et d'Idria qui perdent rapidement leurs dents (1). »

Au point de vue pathogénique, la stomatite mercurielle a passé par plusieurs phases. Actuellement, la majorité des auteurs lui reconnaît une origine microbienne, et ne fait jouer au mercure qu'un rôle occasionnel provocateur.

« D'abord tomba la théorie ancienne qui attribuait la stomatite à l'action directe du mercure sur la bouche au moment de son ingestion ; l'on admit en conséquence que l'imprégnation de l'économie par le mercure amenait la salivation, et celle-ci, à son tour, la stomatite. Toutefois, contre cette nouvelle hypothèse, plaidait l'absence de parallélisme entre l'hypersécrétion salivaire et l'inflammation buccale : il fallut alors reconnaître que le mercure n'agissait que par l'intermédiaire d'une périostite alvéolo-dentaire ; il la pouvait créer de toutes pièces, mais le plus souvent, il la trouvait engendrée par une gingivite antérieure, et il l'exaltait (2). »

(1) Mosny, art. Intox. mercurielle. *Manuel de médecine* Debove et Achard.
(2) Lermoyez, Sur la pathogénie de la stomatite mercurielle (leçon clinique).

Les expériences de Bockhardt (1) montrèrent que la salive modifiée par sa teneur en mercure empêche la repousse de l'épithélium aux point où, sous l'influence de causes multiples, se sont produites des érosions de la muqueuse, et sur ces points dénudés a lieu une prolifération intense et facile des bactéries.

De Renzi (2) va plus loin : il dépossède complètement le mercure au profit des bactéries buccales, ne lui faisant jouer que le rôle de modifier la nutrition de la muqueuse, « en favorisant la décomposition des liquides qui stagnent à son niveau », et cet auteur avance comme preuve que cette stomatite peut être améliorée, guérie par des gargarismes ou des attouchements au sublimé.

De même, Galippe (3) confond la stomatite mercurielle avec toutes les autres, car elle présente les mêmes caractères cliniques : « Les stomatites toxiques, dit-il, mercurielles, bismuthiques... présentent des caractères cliniques tellement voisins des stomatites septiques, qu'on peut les considérer comme identiques. » « Et ce qui le démontre le mieux, c'est l'excellent résultat que donne indifféremment, dans toutes ces formes, le traitement antiseptique. »

« C'est donc à trois termes principaux que peuvent se ramener les arguments qui tendent à faire considérer la stomatite mercurielle comme une inflammation de la bouche banalement septique :

« 1° Pas d'étiologie spécifique ;

« 2° Pas de phénoménalité spéciale ;

« 3° Succès de l'antisepsie buccale, fût-elle mercurielle (4). »

M. Maurel a étudié dans deux ouvrages différents l'inflammation mercurielle des muqueuses (5) et a été amené à faire les conclusions que voici :

« En restant dans le domaine clinique, nous pouvons considérer toutes les inflammations des muqueuses comme de nature microbienne. Parmi ces inflammations, un certain nombre sont dues à des microbes dont le degré de virulence est tel qu'ils l'emportent sur les leucocytes. Pour ces microbes, lorsqu'ils sont amenés au

(1) Max Bockhardt, *Monats. für prakt. Dermatalogie*, août 1885.

(2) De Renzi, *Revista clinica e terapeutica*, février 1888.

(3) Galippe, *Journ. des Connaissances médicales*, 1890, p. 188, 195, 203 et suivantes.

(4) Lermoyez, *loc. cit.*

(5) Maurel, Action du bichlorure de mercure sur les éléments figurés de notre sang. *Bull. gén. de thérap.*, 15 mars 1893, p. 193. — Recherches expérimentales sur l'inflammation mercurielle des muqueuses (Doin, 1894).

contact des muqueuses, l'organisme ne trouve d'autres moyens de défense, d'abord, que l'intégrité de l'épithélium, ce qui encore ne suffit pas toujours, celui-ci pouvant lui-même être détruit par les produits des microbes, et ensuite par les propriétés microbicides du mucus et de son sérum.

« Les autres inflammations des muqueuses, celles que la clinique comprend généralement sous le nom de *simples, y compris les médicamenteuses,* sont dues le plus souvent à des microbes vivant habituellement à leur surface.

« Ces microbes, dans les conditions normales de l'organisme (température, propriétés du mucus, etc.). restent inoffensifs, surtout parce que la résistance phagocytaire, dans ces conditions, peut suffire à défendre l'organisme ; et, au contraire, ils deviennent pathogènes, c'est-à-dire provoquent l'inflammation de la muqueuse sur laquelle ils vivent, quand une influence quelconque vient, soit diminuer assez cette résistance phagocytaire, soit augmenter assez l'action pathogène de ces microbes pour changer les conditions de la lutte et donner la victoire à ces derniers. »

Or nous verrons combien le mercure est capable de diminuer la résistance leucocytaire.

Malgré cela, M. Lermoyez fait garder au mercure un rôle prépondérant dans la genèse de la stomatite. Tout en admettant « qu'une irritation buccale antérieure, que l'abus du tabac, que la présence d'un chicot, que la gingivite du tartre en soient de puissants facteurs ; que l'affaiblissement général, la fièvre, l'infection syphilitique, l'imperméabilité du rein y prédisposent », pour lui, « la fertilité de ce terrain restera latente, tant que l'arrivée de la graine ne l'aura pas sollicitée ; or, la graine, ici, c'est le mercure » (1).

Le mercure garde quand même une action spécifique, puisqu'il est le seul, parmi les médicaments, à causer des dégâts en présence de telles prédispositions. Il peut, d'autre part, occasionner des stomatites très brusques chez des sujets à dents et à bouche très saines.

Au point de vue clinique, M. Lermoyez constate une démarcation très nette entre les types francs de la stomatite mercurielle et de la stomatite ulcéro-membraneuse. Enfin, il s'appuie sur des

(1) Lermoyez, *loc. cit.*

observations personnelles pour prouver que le mercure administré dans le but de guérir une inflammation septique de la bouche, a pu occasionner de la stomatite de type nettement mercuriel.

M. Chompret, dans une communication faite le 21 mai 1901 à la Société médicale du Louvre sur le traitement de la stomatite mercurielle, dit, au sujet de la pathogénie de cette affection, qu'il la considère, lui aussi, comme une stomatite infectieuse banale telle qu'on peut en voir au cours de toute infection ou intoxication; un état de moindre résistance, dû à l'élimination du mercure, favorise le développement des microbes, hôtes habituels de la bouche. Il invoque toutefois un facteur nouveau dans la production des accidents buccaux et dit : l'exagération de l'élimination mercurielle est fort souvent en rapport avec le mauvais fonctionnement des reins ; c'est en quelque sorte un phénomène de compensation, et on voit fréquemment, en effet, la stomatite mercurielle se produire chez les syphilitiques et les femmes enceintes, prédisposées, on le sait, aux néphrites.

Pour certains auteurs, Brass et Wirth, le mauvais fonctionnement des reins amenant un surcroît de travail pour le tube digestif, y produirait une congestion, même au niveau de la bouche.

Simeray (1) a montré les rapports de la stomatite mercurielle avec l'insuffisance de la cellule hépatique.

Nous conclurons en disant que ces multiples avis peuvent s'accorder. La bouche est normalement un milieu septique : que le mercure s'oppose, en certains points attaqués par des agents divers, à la régénération de l'épithélium, et il se produit de la stomatite que viennent aggraver les microbes. C'est donc **seulement à son début que cette stomatite est mercurielle** ; bientôt devenue **septique**, elle perd son individualité ; et l'apparition de cette septicité explique l'action bienfaisante des agents microbicides, même s'ils sont de nature hydrargyrique.

Ces conclusions concordent d'ailleurs parfaitement avec les données de l'anatomie pathologique et de la physiologie : l'élimination continue du métal par la salive détermine cliniquement une sécrétion salivaire exagérée et un gonflement marqué de la parotide ; anatomiquement, on observe des lésions inflammatoires diffuses, avec dégénérescence de l'épithélium sécréteur et début

(1) Simeray, *Thèse de Lyon*, 1884

de sclérose péri-acineuse ; celle-ci reste d'ailleurs légère et n'arrive jamais à l'atrophie de la glande.

Ce sont là autant de causes d'appel pour l'infection secondaire qui déterminera d'abord la stomatite, et qui pourra, dans une marche ascendante, venir enflammer la parotide elle-même.

Quoi qu'il en soit, les stomatites graves sont devenues des raretés ; et si les formes que l'on observe peuvent présenter encore un caractère très sérieux, on ne peut cependant les comparer aux accidents qui dérivaient des mercurialisations à outrance et de l'absorption de doses destinées à produire le « flux de bouche » qu'on a cru si longtemps salutaire !

L'ensemble des accidents connus sous le nom de *salivation mercurielle*, puis de *stomatite mercurielle*, est suffisamment complexe pour qu'on ait décrit plusieurs FORMES morbides de cette affection, formes qui varient surtout en raison de l'intensité et de l'étendue des lésions. Il y a, depuis le simple « flux de bouche » jusqu'aux formes compliquées de gangrène et de tendance à la nécrose des maxillaires, de très nombreuses formes intermédiaires que nous allons nous efforcer ici de classer et de décrire.

Il faut d'ailleurs le remarquer tout d'abord, l'affection n'est *jamais* grave du jour au lendemain, et s'annonce toujours, au moins quand le mercure est donné par la bouche, par des gingivites partielles, des ***stomatites d'alarme*** dont voici, d'après le professeur Fournier (1), les quatre types principaux. Ceux-ci diffèrent les uns des autres par leurs localisations buccales, mais tous, ils restent limités, partiels.

A. C'est d'abord la **gingivite médiane inférieure** constituée par un déchaussement de la gencive au niveau du collet des incisives inférieures. La lésion de la gencive apparaît ici sous la forme d'une languette mince, effilée, rouge, flottante, parfois érodée.

B. La deuxième variété est la **gingivite périphérique** qui se manifeste autour d'un chicot ou d'une dent cariée.

C. Un troisième type est caractérisé par la **stomatite génienne.** Celle-ci se produit sur la muqueuse de la joue, au point correspondant à la dernière molaire inférieure. A ce niveau, la muqueuse est rouge, boursouflée, molle, souvent excoriée, facilement sai-

(1) A. FOURNIER, *Union médicale*, 1890, t. I, p. 841, et 1891, t. II, p. 69 à 169.

gnante, surtout dans sa partie antérieure ; les dents sont ébranlées, et, en appuyant à leur niveau, on fait sourdre de l'alvéole, le long de la racine, une gouttelette de pus jaunâtre et très fétide. Cette variété, assez souvent unilatérale, siège de préférence du côté sur lequel dort le malade.

Tandis que, dans les deux premières formes, le malade se plaint seulement d'un goût métallique, d'une sensation d'agacement, de chaleur, et de douleur à l'angle des mâchoires, il accuse ici, outre une exaspération de tous ces symptômes, une douleur vive à la mastication et une perversion du goût ; l'haleine a une odeur désagréable, aigrelette au début, puis franchement fétide. Dans ces cas, la teneur en mercure de la salive est suffisamment appréciable pour que cette salive, mise en contact avec une pièce d'or, blanchisse et ternisse le métal.

D. Le quatrième type ou **décollement rétro-molaire** est le plus commun (8 à 9 fois sur 10). Ses signes locaux, comme ses troubles fonctionnels et généraux, se confondent avec ceux de la *forme moyenne* de la stomatite, dont ils ne sont, en somme, qu'une manifestation atténuée. On note dans ce type l'inflammation du repli muqueux qui borde en arrière la dernière grosse molaire inférieure ; ce repli se détache de la dent, et forme, là encore, une languette d'un rouge foncé, verticale, tuméfiée, énorme et facilement saignante.

Il est à remarquer, d'ailleurs, que cette région est aussi le siège très fréquent d'une macération syphilitique de la muqueuse ; ce fait explique l'erreur fréquente qui consiste à se méprendre sur la nature spécifique d'accidents, nature qui ne peut être révélée que par l'apparition d'autres accidents spécifiques de voisinage. L'erreur contraire s'observe souvent aussi, entraînant les médecins à ordonner des doses massives de mercure pour des accidents de stomatite manifeste, tels que l'ulcération de la face interne des joues ou des amygdales, pris pour des syphilides ulcérées ou des plaques muqueuses.

La conclusion pratique qui se dégage de ces faits est la suivante : quand, en dehors de la salivation, de la fétidité de l'haleine, du gonflement de la langue, il n'y a que des ulcérations locales, bien circonscrites, il faut se méfier, ne poursuivre le traitement qu'avec une surveillance quotidienne rigoureuse et des soins locaux, et n'abandonner ce traitement que s'il y a aggravation.

Nous avons passé en revue les quatre types revêtus par les *stomatites d'alarme.*

Le plus souvent, si, dans ces conditions, on continue le traitement mercuriel, surtout en l'absence de soins immédiats, on voit succéder à ces stomatites localisées et bénignes, des stomatites graves, en raison de l'étendue et de la profondeur de leurs lésions. Il faut tout d'abord signaler, entre nos quatre premiers types et la stomatite extrêmement grave, une forme transitoire, moyenne, pourrait-on dire, que nous allons maintenant étudier.

Cette **forme moyenne**, la plus commune, consiste en une inflammation généralisée de la muqueuse buccale, mais conservant cependant son maximum aux trois foyers précédemment décrits, surtout aux points génien et rétro-molaire. C'est le plus souvent en ces foyers d'élection qu'elle débute, mais fréquemment aussi, on la voit commencer à l'orifice du canal de Sténon, situé, on le sait, au niveau de la dernière molaire supérieure; c'est là, tout d'abord et surtout, que se fait sentir la douleur. Ce sont maintenant les gencives tout entières qui sont le siège de gonflement et d'excoriations saignantes; tous les alvéoles sont plus ou moins béants et susceptibles de donner du pus à la pression ; dans ces alvéoles, apparaissent les dents déchaussées, mobiles au moindre ébranlement, tombant souvent sans cause. La douleur est vive, généralisée; une sensation d'allongement des dents rend la mastication extrêmement pénible.

La face interne des joues et celle des lèvres sont tuméfiées et portent l'empreinte des dents. Il en est de même de la langue, qui acquiert parfois un volume considérable ; très tuméfiée, elle garde également l'empreinte profonde des dents, et ses frottements incessants contre les arcades dentaires, dont elle ne quitte plus le contact, l'excorient rapidement, incisant ses bords devenus énormes, crénelés. Le dos de la langue prend un aspect blanchâtre, saburral ; les dents sont recouvertes d'un enduit blanc grisâtre, pultacé, limoneux, fétide, tranchant avec la coloration rouge violacé des muqueuses ; l'arrière-bouche, au contraire, est le plus souvent indemne de toute lésion.

La salive, épaisse et visqueuse, très abondante dès le début, ne tarde pas à devenir plus filante, s'écoulant nuit et jour, sans interruption, pouvant, dans certains cas, atteindre la quantité de 3 *à* 5 *litres par vingt-quatre heures.* Elle blanchit l'or et, de plus, renferme de l'albumine.

Les parotides, les glandes sous-maxillaires, les ganglions sous- et rétro-maxillaires, sont légèrement tuméfiés et sensibles à la pression. La fétidité de l'haleine est portée à son comble, surtout quand les ulcérations deviennent très nombreuses et présentent une tendance à la gangrène.

La difficulté de la mastication entrave la nutrition. On ne sait trop si c'est l'excessive douleur ou les phénomènes généraux qui suppriment l'appétit ; toujours est-il que les forces diminuent notablement. Privés de nourriture et de sommeil, les malades sont pâles, anémiés ; la diarrhée survient parfois et la débilitation peut aller jusqu'à un état adynamique très prononcé. Cependant, on ne note habituellement pas de fièvre ; elle n'apparaît que dans les cas d'ulcérations très étendues, sièges de redoutables infections secondaires. On peut parfois trouver dans les urines de l'albumine et des cylindres épithéliaux, indices de néphrite toxique, mercurielle ou infectieuse.

Cette forme moyenne de stomatite mercurielle dure en général de quinze jours à trois semaines, mais la plupart du temps, sa période vraiment aiguë ne se prolonge pas au delà d'une semaine.

A côté de ce type moyen, la stomatite mercurielle peut revêtir, comme nous l'avons dit, une ***modalité plus grave*** qui est une amplification de la précédente.

Outre la profondeur plus grande des lésions buccales, il se présente un autre danger : le sphacèle des ulcérations, la **gangrène de la bouche.** La *muqueuse* devient putrilagineuse par places; elle prend une teinte noirâtre, et tout autour des ulcérations, on voit de gros bourrelets inflammatoires. La *langue* extrêmement tuméfiée, pendant hors de la bouche, peut se sphacéler en partie. La destruction de la muqueuse des alvéoles peut entraîner, outre des hémorragies considérables, des altérations du périoste et même du tissu osseux, amenant en certains points une nécrose des maxillaires.

A ces redoutables phénomènes locaux, il faut ajouter un cortège de **symptômes généraux** extrêmement graves. La fièvre est d'abord très intense, puis, à l'excitation fébrile du début, succèdent la prostration et l'adynamie; la diarrhée devient incessante, l'amaigrissement est considérable ; c'est une véritable cachexie aiguë qui, dans certains cas, peut se terminer par la mort. Si, après un traitement prolongé, la guérison survient, les parties naguère endommagées restent en fort mauvais état ; la plupart des dents sont tombées ; il a pu se former des cicatrices entraînant la déformation persistante de la bouche et des joues. Autre danger : l'œdème inflammatoire peut gagner le pharynx et les régions sus-glottiques. Cet empâtement généralisé et le volume énorme de la langue deviennent une menace sérieuse d'asphyxie.

Hâtons-nous, d'ailleurs, de dire que cette forme redoutable ne se rencontre presque plus jamais de nos jours. On ne la connaît plus guère que par les descriptions anciennes ; aussi le professeur Fournier la dénomme-t-il *stomatite historique.*

Elle s'observait au temps où, par des doses considérables de mercure administré en frictions, on s'efforçait d'obtenir la salivation à outrance que l'on considérait comme dépurative.

Nous devons cependant rapporter ici deux cas récents de stomatites mercurielles mortelles : M. K. Fickhorst, professeur de clinique médicale à Zurich (1), a eu l'occasion de les observer.

La première de ces observations concerne un jeune homme de constitution robuste qui, travaillant dans une usine électrique, était fréquemment exposé à l'inspiration de vapeurs de mercure métallique. Un jour, il fut pris de stomatite intense, avec fétidité considérable de l'haleine et gonflement des gencives qui s'ulcérèrent et saignèrent facilement. On institua le traitement habituel en pareil cas, mais bientôt se manifesta une endocardite maligne avec insuffisance valvulaire, épanchement pleural gauche et tuméfaction du foie. L'examen bactériologique du sang décela la présence du staphylocoque pyogène à l'état de culture pure. Le malade succomba à cette infection septique à point de départ buccal.

La seconde observation se rapporte à un homme également jeune et jusque-là bien portant, qui contracta la syphilis.

Il fit une dizaine de frictions, avec chaque fois 5 grammes d'onguent gris, quand survint une stomatite mercurielle horriblement fétide et accompagnée de fièvre. On suspendit aussitôt les frictions ainsi que les pansements au calomel faits sur les

(1) *Medizinische Klinik*, 1er janvier 1905.

plaques muqueuses, et on traita énergiquement la stomatite qui commença à rétrocéder. Bientôt cependant, on vit apparaître chez le malade les signes d'une infection septique qui ne tarda pas à entraîner la mort. A l'autopsie, on trouva un foyer gangreneux dans l'épaisseur de la langue, des foyers dans les deux poumons, un épanchement purulent dans la plèvre gauche, des hémorragies multiples dans les séreuses, dure-mère, épiploon, etc., dans le myocarde, les reins et le foie.

Notre description clinique ne serait pas complète, si nous ne terminions par un mot sur la ***stomatite mercurielle chronique.***

Lorsque les symptômes de la période aiguë ont disparu, il peut persister encore du gonflement de la muqueuse, et l'on peut voir apparaître des ulcérations par périodes intermittentes ; les dents peuvent tomber une à une.

A côté de cette forme chronique après une période aiguë, il est une **forme chronique d'emblée** dans laquelle, sans période aiguë, sans ptyalisme marqué, sans même d'ulcérations accusées, on voit le périoste alvéolo-dentaire, lentement et progressivement rongé, amenant peu à peu le déchaussement et la chute des dents.

TRAITEMENT DE LA STOMATITE MERCURIELLE

Traitement préventif. — La stomatite mercurielle est, de nos jours, un accident rare, ou tout au moins très évitable, et cela grâce à notre connaissance approfondie de sa pathogénie et des moyens prophylactiques qui en peuvent facilement empêcher la production.

Aussi bien, avant de songer à guérir une stomatite mercurielle, faut-il d'abord mettre tout en œuvre pour en conjurer l'apparition. Si nous avons aussi longuement insisté sur l'étiologie et la pathogénie de la complication que nous étudions, c'était pour montrer comment on peut et doit l'éviter.

Le premier précepte à mettre en pratique est le suivant :

Ne jamais prescrire un traitement mercuriel sans avoir soigneusement examiné la bouche du malade ; et, à part les cas rares où le médecin se trouve en présence d'une dentition irréprochable, chez un malade dont la bouche est tenue avec le plus grand soin, il devra, avant tout, faire nettoyer et restaurer complètement la dentition, faire procéder, en un mot, à la mise en état complète de la bouche, avant de commencer l'administration du mercure. Le tartre sera enlevé minutieusement, les moindres caries soignées, les racines ou chicots extraits ou élimés ; toute aspérité dentaire devra disparaître ; après quoi, on cherchera à obtenir l'asepsie de la bouche par des savonnages répétés matin et soir (1).

Il faudra de plus surveiller le *fonctionnement des reins*, rechercher l'albumine dans l'urine, et dans certains cas, vérifier la perméabilité rénale ; bref, ne pas commencer le traitement avant de s'être assuré du fonctionnement normal de la diurèse.

Les malades *ictériques*, ceux même qui présentent un gros foie sont suspects.

Il est également très important de recommander les soins de *la peau* et de préparer l'excrétion des glandes sudoripares par de grands bains.

Le traitement une fois commencé, il faudra surveiller méticuleusement, chaque jour si possible, la bouche des malades, car, ainsi que nous l'avons vu, la stomatite est, dans presque tous les cas, une affection à marche progressive et assez lente.

Il faudra proscrire l'usage du tabac, de l'alcool et de tout ce qui est susceptible d'irriter la muqueuse buccale.

L'**hygiène buccale** obtenue, il faudra l'entretenir et, pour cela, on prescrira, matin et soir, un brossage des dents, avec une brosse molle, bouillie au moins une fois par jour, et plongée en permanence dans une solution antiseptique (solution faible de sublimé ; phéniquée, boriquée, etc.) ; cette brosse sera enduite d'une poudre ou d'une pâte dentifrice.

Voici quelques formules de poudres :

Poudre de charbon finement pulvérisé	ãã 15 grammes.
— quinquina	
Essence de menthe..........................	5 —

(Fournier.)

ou :

Poudre de quinquina	ãã 15 grammes.
— cachou	
— tannin	
Essence de menthe	V gouttes.

Après chaque brossage, la bouche sera rincée avec une solution boriquée, chloratée, ou d'eau oxygénée au quart.

Le malade se rincera la bouche après chaque repas, de façon

(1) J. Chompret. Gingivites infectieuses. *Thèse de Paris*, 1895. — Traitement de la stomatite mercurielle. *Soc. méd. du Louvre*, 31 mai 1901.

à la débarrasser des moindres particules alimentaires qui, outre qu'elles peuvent traumatiser la muqueuse, constituent en général d'excellents milieux de culture.

Nous ne saurions trop insister sur ce rinçage qui doit suivre chaque repas.

Quant au chlorate de potasse, il jouit, à titre préventif de la stomatite mercurielle, d'une réputation usurpée. En solution, il est, au même titre que l'eau boriquée, un entraînant mécanique aseptique ; c'est de cette façon seule qu'il agit, et il est bon de mettre les malades en garde contre cette pratique absurde qui consiste à remplacer les soins précités par l'usage de pastilles de chlorate de potasse, usage préjudiciable aux fonctions digestives, et sans aucun profit pour la muqueuse buccale.

Enfin, il faut toujours prévenir le malade de la possibilité des accidents buccaux et lui recommander très instamment de **suspendre de lui-même son traitement à la première alerte,** quitte à le reprendre après avis du médecin, consentement qui ne sera jamais accordé, en présence de la moindre trace d'irritation gingivale.

Traitement curatif. — Si, malgré ces précautions, ou en leur absence, la stomatite s'est produite, voici le traitement qu'il faudra suivre, après avoir de suite suspendu l'administration du mercure.

Il importe tout d'abord, et contrairement à l'opinion généralement admise que cette pratique est douloureuse, il importe de confier le malade à un dentiste. Si, en effet, le nettoyage préalable des dents et la mise en état de la bouche préviennent la stomatite mercurielle, il est encore plus certain que rien ne soulage mieux le malade et ne hâte davantage la guérison de la gingivite confirmée qu'un nettoyage véritable, à la curette, des bords décollés des gencives, quels que soient leur état de turgescence, leur tendance au « saignotement » et leur sensibilité douloureuse.

Ceci fait, dans les **formes légères,** il suffira de prescrire les soins d'hygiène buccale, avec quelques gargarismes boriqués ou autres, le mélange suivant, par exemple :

Acide benzoïque	3 grammes.
— thymique............................	0 gr. 10
Teinture d'eucalyptus	10 grammes.
Eau	1000 —

(Galippe.)

ou bien :

Menthol		1 gramme.
Teinture de ratanhia	ãã	50 grammes.
Alcool rectifié		

Une demi-cuillerée à café pour un verre d'eau.

(Pick.)

ou encore :

Eau oxygénée à 12 volumes.
Une cuillerée à bouche pour un verre d'eau fraîche ou mieux tiède.

L'eau oxygénée agit de façon très rapide et très heureuse contre la fétidité de l'haleine.

Nous avons tiré les meilleurs effets de l'emploi de ce mélange remarquablement astringent et que nous recommandons tout spécialement :

Liqueur d'acétate d'alumine	300 grammes.
Extrait de menthe poivrée	3 —

Une cuillerée à bouche pour un verre d'eau.

Gargarisme à répéter cinq ou six fois dans la journée, et surtout après chaque repas.

H. Chompret insiste avec beaucoup de raison sur l'effet curatif des *savons antiseptiques*. « Il faut, dit-il, employer un antiseptique fort qui puisse s'insinuer partout et aller guérir le mal dans les endroits les plus cachés » ; et pour lui, le meilleur véhicule sera certainement le savon qui débarrassera la muqueuse des détritus et des microbes qui la recouvrent et, la mettant à nu en quelque sorte, lui permettra d'absorber plus facilement le produit antiseptique.

Voici une formule de savon dentifrice au sublimé :

Savon médicinal		25 grammes.
Glycérine neutre pure		5 —
Sublimé		0 gr. 50
Essence de menthe	ãã	0 gr. 50
— de badiane		
Carmin		Q. s. pour colorer.

On pourra également utiliser des savons à l'acide salicylique ou au laurénol, etc.

Pour l'attouchement des gencives, on peut aussi se servir du mélange suivant :

Acide lactique	4 grammes.
Eau	8 —

(Tennesson.)

L'attouchement à la solution de cocaïne (1 p. 100 ou 1 p. 50) pourra également rendre quelques services.

Dans les **formes graves**, il faut, après avoir employé encore plus fréquemment les moyens dont nous venons de parler, faire pratiquer des pulvérisations prolongées avec des solutions de sublimé, badigeonner les parties malades à la teinture d'iode pure, au stérésol, pratiquer des attouchements prudents avec de l'acide chromique, soit pur, en cristaux, soit en solution alcoolique très concentrée. On peut employer également, dans le même but, le nitrate acide de mercure. On tire aussi de bons effets d'attouchements au crayon de nitrate d'argent ou au chlorure de zinc. Nous ne saurions trop répéter que tous ces caustiques doivent être maniés avec une extrême prudence, et qu'il est souvent nécessaire, dans le but d'atténuer la trop grande douleur qu'ils provoquent, de badigeonner au préalable les points enflammés avec une solution de cocaïne, et de faire rincer la bouche immédiatement après leur application, ceci surtout pour le nitrate acide de mercure.

A la période aiguë des stomatites, il faut ordonner les calmants généraux, tels que l'opium. De plus, étant donné que la complication est due à la trop lente élimination du mercure, il faut favoriser les émonctoires : donner de grands bains tièdes pour activer la sécrétion de la peau et la diurèse, ordonner les diurétiques et le lait qui est d'ailleurs, le plus souvent, le seul aliment capable d'être supporté.

On prescrira avec succès les eaux minérales diurétiques (Evian, Vittel, etc.) et surtout les eaux sulfureuses bien supportées par la muqueuse gastrique (Uriage, Challes, etc.). Ces eaux, ainsi que nous le verrons, facilitent l'élimination du mercure. Le professeur Gaucher, dans son service de l'hôpital St-Louis, donne systématiquement l'eau d'Uriage à la dose de deux ou trois verres par jour, à tous les syphilitiques soumis à un traitement énergique, dès qu'ils présentent la plus légère irritation gingivale.

Il faut éviter la constipation, à l'aide de laxatifs légers ; une excellente pratique consiste à donner du miel soufré qui agit à la fois comme purgatif et comme neutralisant du mercure contenu dans les voies digestives (Balzer).

On peut avoir recours avec succès aux injections de sérum

artificiel, ou encore au sérum marin de Quinton qui a donné à M. Queyrat à la dose de 100 gr. par jour d'excellents résultats dans les stomatites graves. L'état général des malades est vite relevé, le taux des urines remonte et la stomatite cède rapidement.

MERCURE ET TUBE DIGESTIF

Les accidents gastro-intestinaux s'observent le plus souvent à la suite de l'administration du mercure par voie buccale, mais ils n'appartiennent pas exclusivement à ce mode de traitement.

On les rencontre surtout chez des sujets dont l'intestin réagit trop facilement contre toutes les causes d'irritation : froid, changement de régime, absorption de certains aliments ou de certaines boissons. Mais il est assez exceptionnel de rencontrer des malades, en général dyspeptiques ou gastralgiques, dont l'estomac ou l'intestin se montrent absolument réfractaires au mercure, et qui, littéralement, ne le tolèrent pas.

Les **accidents digestifs** apparaissent parfois dès les premiers jours du traitement, mais, de façon ordinaire, ce n'est qu'après un temps plus ou moins long, d'habitude de trois à quatre semaines, qu'ils font leur apparition.

On note tout d'abord la perte de l'appétit, le dégoût des aliments, surtout marqué pour la viande. Puis apparaissent des douleurs rappelant celles de l'hyperchlorhydrie, des crampes d'estomac, parfois accompagnées d'un léger état saburral de la langue, des nausées fréquentes, plus rarement des vomissements qui prennent alors la forme pituitaire. Les pilules de Dupuytren et la liqueur de Van Swieten, toutes deux à base de bichlorure, sont les principaux facteurs de ces troubles gastriques.

Du côté de l'**intestin**, les symptômes consistent en coliques abdominales, en sensations de pincements, de tiraillements, en coliques, parfois sèches, mais plus fréquemment accompagnées d'une diarrhée abondante et bilieuse, et dans quelques cas, striée de sang. Ce sont ces crises de diarrhée que Diéterich a ingénieusement comparées à la salivation exagérée, en leur donnant le nom de *ptyalisme abdominal*.

Les pilules de protoiodure et les frictions sont parmi les causes les plus fréquentes des accidents de ce genre.

La constatation de ces troubles ne doit cependant pas faire renoncer au mercure. Outre qu'ils sont peu fréquents, ou, tout au moins, atteignent rarement un caractère de réelle gravité, ils s'établissent toujours d'une façon assez lente pour qu'on puisse y remédier à temps.

L'association au mercure de préparations opiacées, l'antisepsie intestinale, l'abstention de certains aliments végétaux, de boissons glacées, le changement de préparations ou de mode d'administration du mercure, et en dernier recours, la suppression du mercure, constitueront la base du traitement de ces accidents.

« Dans le même but, il sera indiqué de ne jamais prolonger au delà de quelques semaines l'administration du mercure. Car l'expérience démontre qu'au bout de ce temps, l'estomac le plus vigoureux peut fléchir, se fatiguer du remède et en éprouver quelque dommage (1). »

C'est une des raisons qui ont amené le professeur Fournier à introduire dans la thérapeutique sa *méthode des traitements successifs, ou traitement intermittent de la syphilis.*

Mais occupons-nous maintenant de l'ÉTIOLOGIE de ces accidents gastro-intestinaux. On sait la difficulté qu'il y a parfois à faire, au cours d'une néphrite, la part de l'action de la syphilis et de celle du mercure. De même, dans les cas d'entéropathies, on peut se trouver embarrassé pour attribuer les accidents à l'un ou l'autre de ces deux facteurs. L'atteinte spécifique est pourtant, il faut l'avouer, beaucoup plus rare ici que dans les lésions rénales, et la majeure partie des accidents doivent être attribués à un usage immodéré du mercure. Cependant, lorsque la syphilis frappe des sujets dont le système intestinal est prédisposé par une atteinte antérieure, la diarrhée peut acquérir une gravité singulière, et les désordres intestinaux peuvent résister à toute médication (Galliard) (2).

Et même, sans cause d'appel manifeste, les localisations de la syphilis sur l'intestin sont suffisamment fréquentes pour qu'on puisse les opposer aux accidents toxiques qui suivent parfois l'administration du mercure.

(1) A. FOURNIER, Traitement de la syphilis, p. 129.
(2) GALLIARD, Entéropathies syphilitiques. *Presse médicale*, 25 décembre 1896.

Wagner, Eiberth, Roth, Oser, Parrot, Mracek, ont relevé, au cours d'autopsies de nourrissons syphilitiques, plusieurs variétés de lésions spécifiques de l'intestin. Ils ont rencontré des altérations diverses, pouvant aller depuis la simple congestion, avec prédominance autour des plaques de Peyer, jusqu'à l'ulcération perforante, suivie ou non de gangrène ; ils ont également signalé une variété de granulations « constituées par une accumulation de cellules embryonnaires », des plaques ayant une grande tendance à la dégénérescence graisseuse et à la mortification, entourées d'une aréole congestive, enfin, des gommes siégeant dans la tunique musculeuse.

Baumgarten et Chiari firent à peu près les mêmes constatations anatomo-pathologiques.

Au point de vue clinique, les descriptions de Cullerier, Sevestre, Balzer, Darier et Feulard, Schurmmer, nous montrent des nourrissons en proie à de violentes douleurs, présentant de la diarrhée et assez souvent des hémorragies intestinales ; et *tous ces auteurs concluent dans ces cas au bien fondé du traitement mercuriel.*

Ce qui avait été constaté dans la syphilis héréditaire amena des recherches de même nature dans les syphilis acquises, secondaires et tertiaires. Hayem et Tissier pratiquèrent à l'hôpital Saint-Antoine, en 1888, l'autopsie d'une femme de trente-deux ans, qui présentait, avec tous les signes de la dothiénentérie, des syphilides secondaires. En dépit du traitement antisyphilitique, la *diarrhée*, le délire, l'état typhique s'exaspérèrent, et la malade succomba. Dans le cæcum, on trouva plusieurs ulcérations plus ou moins irrégulières, avec dénudation des fibres musculaires ; rien dans l'intestin grêle, dans le côlon ou le rectum. L'examen histologique ayant démontré qu'il ne s'agissait là ni de fièvre typhoïde, ni de dysenterie, ni de leucémie, Hayem et Tissier se virent autorisés à « admettre l'origine syphilitique des ulcérations, et à déclarer qu'à côté de la *typhose syphilitique essentielle* de Fournier, il fallait admettre une *typhose liée aux déterminations intestinales* de la vérole ».

De même, Trousseau a traité par le mercure une jeune femme chez qui la diarrhée avait résisté pendant treize mois à un nombre considérable de médicaments. Ayant été mis sur la voie du diagnostic par la céphalée nocturne, les douleurs ostéocopes, les gommes de l'humérus et du tibia, il prescrivit d'abord la liqueur de Van Swieten qui fut mal supportée ; mais les bains de sublimé, essayés ensuite, calmèrent rapidement tous les accidents.

Mais il faut arriver aux descriptions cliniques du professeur Fournier pour se faire une idée exacte des ***accidents intestinaux d'origine syphilitique***. Notre maître s'est, en effet, beaucoup préoccupé d'étendre le cadre des syphilis intestinales ; et nous pouvons, avec lui, diviser leurs accidents en deux grandes classes :

1° Ceux qui s'accompagnent d'une participation plus ou moins marquée de l'état général ;

2° Ceux qui restent à l'état de manifestations purement locales, attestant que seul, le tube digestif est atteint.

Dans ce second ordre de faits (accidents locaux avec intégrité de l'état général), la syphilis peut déterminer soit de l'*entéralgie* simple, soit de l'*entérite*.

L'entéralgie est, de ces deux formes, la plus fréquente.

Elle se rencontre surtout chez des femmes jeunes, nerveuses d'habitude, et se manifeste par des douleurs gastriques et des coliques qui surviennent par véritables « crises ». Il importe, pour mettre fin aux phénomènes douloureux et pour rétablir l'appétit, de mettre les malades au traitement spécifique, à la condition, bien entendu, d'administrer le mercure autrement que par voie buccale.

Quant à **l'entérite**, elle frappe indifféremment tous les sujets, mais surtout ceux que prédispose, comme nous l'avons dit déjà, une sensibilité particulière et habituelle du tube digestif. La diarrhée est la règle, diarrhée plus ou moins abondante et persistante, avec excrétions glaireuses et parfois même selles striées de sang ; l'abdomen est très sensible à la pression. On a mis cette entérite sur le compte d'un exanthème analogue aux exanthèmes secondaires, avec *syphilides intestinales* entraînant un catarrhe des voies digestives et biliaires (Fournier). Pour d'autres auteurs, cette diarrhée serait symptomatique de l'action du virus sur les organes lymphoïdes de l'intestin, et pour M. Jullien en particulier, cette influence du virus se produirait sur les follicules clos dont il rappelle, à ce propos, l'analogie avec les ganglions lymphatiques.

Les constatations d'Oser, montrant de nombreuses ulcérations autour des plaques de Peyer, semblent encore faire valoir cette opinion.

Il est donc parfaitement rationnel de rapporter la *typhose syphi-*

litique à un état ulcéreux de la muqueuse intestinale (Fournier).

L'entérite peut revêtir une allure grave, s'accompagner de véritables *crises de vomissements*, avec intolérance gastrique totale, même pour les liquides. L'appétit peut disparaître d'une façon absolue, soit sans cause appréciable, soit du fait de la fièvre, de l'intensité des douleurs gastro-intestinales, de la débilitation générale. Le professeur Fournier signale encore l'anorexie hystériforme, amenant une répugnance soudaine pour les aliments. Plus rarement enfin, le contraire se produit : les malades sont en proie à une véritable boulimie, s'accompagnant habituellement de diarrhée profuse. Dans tous ces cas, il faut renoncer aux médicaments habituels agissant sur l'appétit, et prescrire le traitement spécifique par voie sous-cutanée ou intraveineuse.

A côté des manifestations purement locales que nous venons d'étudier, il existe des cas où la fièvre et les troubles généraux, si fréquents à la période secondaire, viennent se joindre aux manifestations gastro-intestinales, et rappellent de façon frappante le tableau clinique de la dothiénentérie : ce sont ces cas que le professeur Fournier a groupés sous le nom de **typhose syphilitique.** Dans sa description clinique, il fait rentrer, outre l'élévation thermique, l'accélération du pouls, le malaise général, la prostration, l'asthénie, divers « troubles sympathiques » caractérisés par l'aspect grisâtre de la langue, l'état saburral, l'inappétence, et plus encore, la soif vive. Jamais on n'observe de facies vultueux, mais un visage pâle et terreux ; il n'y a pas d'agitation, mais au contraire un alanguissement, une dépression poussés à l'extrême.

Cependant, l'idée d'une fièvre typhoïde peut venir à l'esprit, et ce qui fait établir le diagnostic, c'est, avec la rareté des épistaxis, l'aspect grisâtre caractéristique de la langue, bien différente de la langue fuligineuse et sèche des typhiques ; c'est encore la parfaite conservation de l'intelligence, au lieu de la torpeur caractéristique de la dothiénentérie. Enfin, si ces syphilides ne sont pas apparentes, l'interrogatoire du malade peut aider considérablement. En tout cas, on ne rencontre au nombre des symptômes, ni le météorisme, ni le gargouillement de la fosse iliaque droite, ni les taches rosées ; de plus, il y a constipation plutôt que diarrhée. En dernier ressort, le séro-diagnostic peut sûrement trancher la question.

Cet état de typhose peut durer de douze à vingt jours ; il guérit toujours, et se trouve en général singulièrement amélioré par le traitement. Naturellement, ici encore, on évitera la voie buccale ; on aura recours aux frictions ou aux injections ; le professeur Fournier conseille aussi l'administration d'iodure de potassium par voie rectale.

Si nous avons autant insisté sur cette question des entéropathies syphilitiques, c'est que, faisant ici le « procès du mercure », nous voulons écarter de l'esprit des praticiens et des malades cette notion que, seul, le médicament doit être accusé des accidents gastro-intestinaux chez les syphilitiques.

Nous avons montré que les entéropathies spécifiques sont beaucoup plus fréquentes qu'on ne le croit généralement, et nous avons pu nous-même, en ces dernières années, en observer avec un chirurgien des hôpitaux, deux cas typiques. Dans le premier, il s'agit d'un malade chez lequel on avait posé le diagnostic de *tumeur maligne de l'intestin*, diagnostic fondé sur des symptômes d'occlusion et sur l'apparition de la cachexie cancéreuse habituelle; or ce diagnostic dut être abandonné, à la suite d'une guérison inattendue, sous l'influence de calomel donné pour une tout autre raison. L'enquête faite sur les antécédents du malade révéla chez lui une syphilis ancienne.

Le second malade, présentant des symptômes que tout autorisait à mettre sur le compte d'une **appendicite chronique**, guérit de la même façon.

Mais, si bien des accidents sont d'origine spécifique, il n'en reste pas moins établi que le mercure peut aussi déterminer des accidents gastro-intestinaux. Ces accidents, que nous avons décrits, il ne les cause guère que lorsque les ingestions de mercure le mettent en contact direct avec les muqueuses digestives, mais il peut, même administré par voie dermique ou hypodermique, causer sur le tube digestif d'autres accidents aussi sérieux.

La genèse pathogénique n'est plus la même ; ce n'est plus l'atteinte directe des muqueuses, qui est en cause, mais leur état de moindre résistance, lié soit à une altération ancienne : constipation, colite muco-membraneuse, fermentations intestinales exagérées, soit à un état précaire de l'organisme tout entier. Quelques-uns des sujets ainsi prédisposés, en dehors de troubles gastro-intestinaux nettement accusés, trahissent les défectuosités de leurs fonctions digestives par des symptômes cutanés tels que : acné abondante et récidivante, couperose de la face, séborrhée eczématiforme, congestion linguale, eczématisation péribuccale, état saburral, prurit périanal, etc.

On peut réunir en trois formes la totalité des accidents que le mercure peut amener chez de tels prédisposés : une *forme aiguë*, une *forme subaiguë*, enfin, une *forme chronique*.

La **forme aiguë** est surtout intestinale, caractérisée par du météorisme, des douleurs abdominales irradiées vers les reins et les aines, avec sensation de brûlure dans le bas ventre. La diarrhée, précédée de coliques, amène des évacuations extrêmement fréquentes, jusqu'à vingt et trente par vingt-quatre heures. Les selles, d'abord extrêmement abondantes, deviennent bientôt glaireuses, mêlées de fausses membranes, et très souvent même, sanguinolentes. On y a également signalé la présence de débris sphacélés de muqueuse, et, dans des cas très rares, où les doses de mercure avaient de beaucoup dépassé la moyenne, le processus gangreneux a pu amener la mort par perforation intestinale. Les symptômes gastriques sont moins accusés ; encore observe-t-on du hoquet et des nausées ; les vomissements sont inconstants. La face est pâle, angoissée, le pouls petit, fréquent et irrégulier, la respiration inégale et superficielle. La guérison est toujours lente, surtout s'il existe de la stomatite ; mais celle-ci peut manquer totalement dans cette forme d'intoxication mercurielle.

Dans certains cas, on voit la diarrhée exister à titre de symptôme absolument isolé. C'est ainsi que nous l'avons nous-même (1) notée parmi les rares accidents observés à la suite d'injections de biiodure, et encore à de très fortes doses (4 centigrammes en vingt-quatre heures). Cette diarrhée constitue alors le signe d'une intolérance passagère.

La **forme subaiguë** comprend des cas déjà bien atténués : les douleurs se bornent à des coliques abdominales, à des crampes gastriques, accompagnées d'un état nauséeux modéré. La diarrhée peut encore être profuse, mais les selles ne prennent jamais le caractère dysentérique. La stomatite concomitante est rare également, mais ce que l'on constate, c'est un état saburral et un gonflement de la langue dont les bords deviennent crénelés

(1) Emery et Druelle, Injections de biiodure en solution aqueuse dans le traitement de la syphilis. *Presse médicale*, 1903, n° 12.

du fait de l'empreinte des dents, et c'est aussi la fétidité de l'haleine, moins marquée toutefois qu'en cas de stomatite.

La **forme chronique** n'est guère caractérisée que par la fétidité de l'haleine, à laquelle se joint un état pâteux particulier de la bouche; la langue est constamment chargée et sale.

Il faut noter aussi l'anorexie, phénomène de grande importance, entravant l'alimentation et diminuant encore, de ce fait, la résistance de l'état général.

Telles sont les formes diverses que peuvent prendre les accidents gastro-intestinaux au cours de l'intoxication mercurielle. Mais il faut retenir qu'à côté de ces faits :

1° La syphilis peut occasionner les mêmes phénomènes ;

2° Que dans ce cas, la médication mercurielle est souveraine comme toujours ;

3° Que seules, des doses trop élevées de mercure sont dangereuses ;

4° Enfin, qu'il existe parmi les syphilitiques des prédisposés qu'il faut savoir reconnaître et chez lesquels il importe de ménager la sensibilité du tube digestif.

A côté de ces accidents intestinaux, il faut également signaler la possibilité des **congestions locales**, se développant sous l'influence du mercure, indépendamment de toute autre lésion.

C'est ainsi que l'on peut, au cours d'un traitement mercuriel, voir apparaître tout à coup, chez des sujets qui n'en avaient jamais eu auparavant, une *poussée congestive hémorroïdaire*. Ou bien on voit, sous l'influence du mercure, reparaître des hémorroïdes anciennes momentanément silencieuses. Ces poussées congestives s'accompagnent de tension, de douleurs à la défécation.

Dans d'autres cas, on observe des *hémorragies* survenant après la défécation, des écoulements de sang rutilant non mélangé aux matières, bref ayant tous les caractères des hémorragies symptomatiques des hémorroïdes internes. Et ces hémorragies surviennent sans qu'il existe de lésions du gros intestin appréciables cliniquement.

Ces poussées congestives ne semblent être ni justifiées ni provoquées par l'existence d'une entérocolite ou d'une rectite proprement dite. Elles ne s'accompagnent pas des signes qui témoignent habituellement d'une action néfaste du mercure sur le tube digestif : il n'y a pas de diarrhée, il n'y a pas de coliques. Enfin, on n'observe aucun phénomène d'intoxication générale.

Aussi le mécanisme de ces symptômes congestifs est-il assez obscur. Peut-être peuvent-ils s'expliquer par une action du mercure sur le foie. Et cette hypothèse se trouve concorder avec ce fait que ces poussées congestives se rencontrent avec une remarquable prédilection chez les fêtards, les buveurs, dont le foie se trouve sans doute en état de moindre résistance.

TRAITEMENT DES ACCIDENTS GASTRO-INTESTINAUX

On s'efforcera de combattre les accidents gastro-intestinaux que nous venons de décrire par le traitement suivant :

Chez les malades atteints d'entérite mercurielle, il faudra d'abord supprimer toute médication hydrargyrique, recommander une alimentation légère : les œufs très cuits, le riz, les pâtes alimentaires, le lait, etc., et prescrire en même temps les sédatifs de l'intestin.

L'*opium*, sous toutes ses formes, trouvera là des indications multiples.

On pourra ordonner le laudanum de Sydenham à la dose de XV gouttes par jour pour un adulte.

Nous avons fréquemment recours à la formule suivante qui, dans nombre de cas, nous a donné des résultats excellents et rapides :

Salicylate de bismuth	10	grammes.
Benzonaphtol	3	»
Elixir parégorique	30	»
Sirop de coings	70	»
Eau de tilleul	230	»

Une cuillerée à bouche toutes les heures jusqu'à disparition des phénomènes douloureux.

Ajoutons que dans les cas où on redoute la susceptibilité intestinale d'un malade, on peut, sans aucun inconvénient, administrer préventivement de l'opium, sous forme d'élixir parégorique à la dose de 5 à 15 grammes par jour. Ce médicament met l'intestin au repos et permet de poursuivre un traitement mercuriel intensif sans accident d'entérite.

MERCURE ET FOIE

Dans le domaine des accidents hépatiques, on a encore imputé au mercure bien des phénomènes qui ne sont que des manifestations syphilitiques. Non seulement on a mis sur le compte du mercure des ictères bénins, passagers, mais Hanot en était arrivé dans certains cas, chez certains sujets prédisposés, à faire du mercure, donné à doses massives, un facteur d'*ictère grave*.

Malgré cela, il nous a été impossible de relever un seul fait d'ictère, même bénin et passager, imputable au traitement hydrargyrique. Il est en effet évident qu'un traitement mercuriel normal ne saurait déterminer des accidents hépatiques semblables à ceux des intoxications aiguës, par exemple ; mais on peut comprendre aussi, qu'au cours d'un traitement intensif appliqué chez un sujet dont les fonctions hépatiques sont insuffisantes, chez un cirrhotique, un cardiaque à foie hypertrophié, un malade atteint d'hépatite chronique, on puisse retrouver certains phénomènes comparables à ceux des grandes intoxications.

Mais il faut voir, d'autre part, l'influence néfaste de la syphilis elle-même sur le foie, influence qui, s'exerçant fréquemment à la période secondaire, coïncide avec l'administration du mercure, d'où confusion facile entre ces deux facteurs.

Pour ce qui est de **l'ictère simple**, on sait qu'il peut constituer une manifestation précoce de l'infection syphilitique, et l'on peut citer à l'appui de cette opinion les travaux de Ricord (1841), de Gubler (1854), de Lancereaux (1) qui montre sa coïncidence avec la fièvre contemporaine de l'explosion des accidents secondaires, de Cornil, Mauriac, etc.

En général, ces auteurs rapprochent cet ictère des autres manifestations viscérales spécifiques (pleurésie, albuminurie, angine, laryngite), et voici comment on peut résumer leurs opinions sur la pathogénie de l'ictère.

Gubler incrimine un exanthème de l'intestin et des voies biliaires. Lancereaux et Cornil l'attribuent à la compression exercée sur les voies biliaires par les vaisseaux lymphatiques tuméfiés du système porte. Compression des voies biliaires encore,

(1) LANCEREAUX, Traité historique et pratique de la syphilis, 1866; — De l'hépatite syphilitique. *Car. méd. de Paris*, 1873; — Traité des maladies du foie et du pancréas, 1889.

mais liée à l'adénopathie des ganglions du hile, pour Engel Reimers.

Quoi qu'il en soit, c'est toujours la syphilis qui, seule, est en cause, et l'on n'en saurait trouver de meilleure preuve que dans l'action excellente du traitement mercuriel sur cet ictère, alors que les médications ordinaires restent sans effet.

La question se pose de la même façon au sujet de l'**ictère grave.** Laters, Gubler, Féréol, Andrew, Millon, Fage, Virchow, Frerich, Lacombe et bien d'autres, ont montré dans cette affection le rôle pathogénique fréquent de la syphilis.

Lancereaux en a étudié de nombreux cas dans les ouvrages que nous avons cités.

Senator (1) met l'ictère grave sur le compte d'une atteinte spécifique directe et exclusive des voies biliaires.

Talamon (2) en fait la conséquence d'une hépatite aiguë diffuse, et pour lui, *ictère simple* et *ictère grave précoce* ne sont que les deux variétés extrêmes des hépatites syphilitiques.

Roques et Devic (3), ayant constaté un de ces ictères graves, trouvèrent à l'autopsie une hépatite gommeuse généralisée.

La pathogénie des ictères graves syphilitiques est mal connue, en raison du polymorphisme des lésions prétendues causales. En tout cas, leur gravité est en rapport avec la précocité du diagnostic de syphilis, car, donné à temps, le traitement mercuriel peut arrêter leur évolution.

Hanot (4) signale encore une *hépatite syphilitique avec ictère chronique,* accompagnée de splénomégalie, mais sans leucocytose, seul symptôme négatif qui, avec son étiologie, distingue cette affection de la maladie de Hanot. Cette hépatite est, de l'avis de Hanot lui-même, favorablement influencée par le traitement mercuriel.

En somme, **l'ictère des syphilitiques est un accident spécifique,** et l'on pourra soupçonner la nature vraie de la détermination hépatique si l'apparition de l'ictère n'est pas précédée ou accompagnée de perturbations gastriques, si cet ictère coïncide avec la

(1) SENATOR, XIIe congrès de médecine interne (Wiesbaden, 1893).

(2) TALAMON, Syphilis hépatique précoce avec ictère grave et atrophie jaune aiguë. *Médecine moderne*, 1897, p. 97.

(3) ROQUES et DEVIC, Ictère grave mortel pendant la période secondaire de la syphilis. *Congrès de médecine de Lyon*, 1894, p. 158.

(4) HANOT, Hépatite syphilitique avec ictère. *Presse médicale*, 30 septembre 1896.

roséole ou tout autre accident secondaire nettement caractérisé ; si, au cours d'une nouvelle poussée secondaire, l'ictère récidive également, si on trouve un foie très sensible et quelque peu hypertrophié, enfin et surtout, si le traitement spécifique le fait disparaître.

Nous voyons donc, une fois de plus, le mercure innocent des méfaits qu'on lui a reprochés, méfaits qu'il ne commettra qu'à doses massives ou prolongées, comme dans les intoxications professionnelles, et chez des individus prédisposés.

MERCURE ET REIN

Après l'examen attentif de la bouche, antérieur à tout traitement mercuriel, un des points les plus importants est la question de la **perméabilité rénale**, question qui sera tranchée presque toujours par l'examen des urines ; cet examen, en effet, en nous montrant la présence ou l'absence d'albumine, nous permettra, dans la plupart des cas, de conclure ou non à la perméabilité rénale et à la possibilité de l'élimination du mercure.

Nous disons : dans la plupart des cas, car il en est quelques-uns, rares à la vérité, où, sans trouver d'albumine, le médecin peut, autant par l'examen des urines que par certains signes cliniques, diagnostiquer une insuffisance rénale qui pourrait transformer en effet toxique l'action thérapeutique du mercure.

Le traitement est contre-indiqué en présence des phénomènes, même frustes, d'une urémie légère, à forme nerveuse, respiratoire ou gastro-intestinale. Il faudra s'abstenir également en présence d'œdèmes, d'hydropisies, d'hypertrophie cardiaque ; au contraire, si l'on a seulement affaire à l'ensemble de symptômes classés sous le nom de *petits signes de brightisme*, on pourra, vu l'importance du traitement, le faire suivre au malade, à la condition d'une surveillance rigoureuse et quotidienne.

La quantité des urines ne fournissant que de médiocres renseignements sur la valeur sécrétoire du parenchyme rénal, il ne faut lui accorder d'importance que dans les cas extrêmes, et encore, plutôt dans les cas d'oligurie que dans ceux de polyurie.

Nous passerons sous silence les autres modes d'investigation : cryoscopie, élimination du bleu de méthylène, examen microscopique du sédiment urinaire, recherche de la toxicité de l'urine, recherches qui font saisir des nuances auxquelles ne correspondent pas des états chimiques bien définis ; et nous dirons, en résumé, avant d'aborder la question de l'albuminurie :

Nous ne donnerons pas de mercure à un malade dont la quantité d'urine n'atteint pas 500 grammes, ou dépasse régulièrement 3 litres par vingt-quatre heures ; nous n'en donnerons pas davantage en présence d'un bruit de galop accompagné de troubles fonctionnels intenses, ou s'il y a menace d'urémie ; en dehors de ces cas, devant des symptômes cliniques appelant l'attention sur le rein, fions-nous au grand et classique critérium, à la présence ou à l'absence d'albumine dans les urines.

Cependant, si ce symptôme est fondamental au point de vue du diagnostic des affections du rein, il faut avouer aussi que sa présence est loin d'impliquer l'existence d'une lésion indélébile, car l'albuminurie peut se montrer d'une façon passagère et sans aucun autre signe de néphrite. On a même pu qualifier l'albuminurie de *symptôme inconstant* (car elle peut manquer pendant des périodes parfois longues dans les scléroses rénales très prononcées) et *infidèle*, puisqu'elle se rencontre parfois alors qu'il n'existe pas de trouble profond ni durable des fonctions du rein. Elle constitue cependant un signe matériel des plus précieux dont aucun clinicien ne consentirait à se priver pour établir un diagnostic de néphrite; seulement, sa valeur n'est entière que si elle coexiste avec l'ensemble des phénomènes morbides. Hâtons-nous d'ajouter qu'en présence d'accidents d'intoxication dont la cause n'apparaît pas nettement, on est en droit d'incriminer une altération des émonctoires, et qu'il faut alors rechercher, en dehors de la présence de l'albumine, le coefficient d'élimination du rein par une analyse plus complète.

Ceci dit, ***doit-on administrer le mercure aux albuminuriques?*** Non, quand l'albuminurie est abondante et constante, ou encore quand elle est la conséquence d'un état infectieux consécutif à une pyrexie récente : rhumatisme articulaire aigu, érysipèle de la face, fièvre typhoïde, fièvres éruptives diverses, en un mot, quand elle dénote la néphrite aiguë. Dans ces différents cas, l'atteinte profonde du parenchyme rénal est indéniable, et administrer le mercure, ce serait surcharger l'organisme de toxique.

Mais l'albuminurie peut être passagère, et surtout, nous la savons curable, qu'elle soit névro-motrice, intermittente, orthostatique ou purement digestive. Nous devrons d'abord tenter de la supprimer avant d'ordonner du mercure. Si elle est légère, et que l'accident syphilitique en cours, ou même l'âge de la vérole exigent le traitement spécifique, il faut donner ce traitement en s'aidant du régime lacté, de la déchloruration, et surtout en exerçant une rigoureuse surveillance comportant de fréquents examens et dosages d'urine.

On peut également tâter le terrain, ainsi que le conseille M. Chauffard, et commencer par de faibles doses. « Il importe cependant que cette prudence ne dégénère pas en timidité, car, lorsque le cas est très grave, le salut du malade est souvent au prix d'une intervention intensive du traitement spécifique. »

M. Rénon propose encore de mettre tous les syphilitiques au régime lacté préventif durant les trois premiers mois du traitement mercuriel.

Après ces indications générales, nous voulons encore, on le devine, décharger dans ce chapitre le mercure des méfaits nombreux qu'on a mis à son compte et qui ne sont, une fois de plus, imputables qu'à la syphilis elle-même ; il est cependant indéniable qu'en dehors de toute notion diathésique, le mercure, à lui seul, peut influencer le rein et l'altérer notablement, si l'on n'en cesse pas l'administration dès l'apparition des premiers symptômes de cette altération. On sait que les premiers auteurs qui mentionnent l'albuminurie chez les syphilitiques hésitent à en faire un accident spécifique, et la considèrent comme due à l'élimination du mercure, lors du traitement hydrargyrique. Or, les travaux de Bamberger (1), Weigert (2), Burkmann (3), Hoffmann, Coladon (4), Jaccoud (5), Labadie-Lagrave (6), etc., mentionnent l'existence de néphrites syphilitiques précoces.

Plus près de nous encore, les travaux de Tommasoli (7) (1888), d'Andranacio (1890), de Boukheif (8) et de Prendergast (9),

(1) Bamberger, *Volkmann's Samml. klin. Vorstrag*, 1879, n° 173.
(2) Weigert, Maladies des reins.
(3) Burkmann, *Deutch. Med. Fak*, n° 4, 1880.
(4) Coladon, Albuminurie dans le cours des accidents secondaires de la syphilis. *Thèse de Paris*, 1882.
(5) Jaccoud, *Clin. de la Charité*, 1869, p. 713.
(6) Labadie-Lagrave, *Dict. de médecine et de chirurgie pratique*, 1881.
(7) Tommasoli, Sulla sifilide del reni. *Rev. clin.*, 1888.
(8) Boukheif, Néphrites syphilitiques précoces. *Thèse de Paris*, 1889.
(9) Prendergast, Syphilis brightique précoce. *Thèse de Paris*, 1892.

établissent de façon précise nos connaissances sur le brightisme syphilitique.

Une observation de MM. Chauffard et Gouraud (1) a trait à un cas de syphilis secondaire suraiguë terminé par la mort, malgré le traitement mercuriel. Lancereaux (2) dit : « Dans la syphilis, la néphrite se montre dans la période secondaire, rarement plus tard. »

Il serait assez facile d'en réunir des cas très nombreux en compilant les travaux de MM. Lecorché et Talamon (3).

D'ailleurs M. G. Delamare (4) a publié sur ce sujet une excellente revue générale qui ne laisse rien à désirer au point de vue de la documentation et de la bibliographie.

Les cas constatés par le professeur Jaccoud (5) lui ont permis de synthétiser sous trois formes les types morbides que peut revêtir **la néphrite syphilitique :** « Dans une première catégorie prendraient place les albuminuries simples caractérisées par la seule présence, pendant un temps plus ou moins prolongé, d'une quantité variable d'albumine sans autres modifications qualitatives ou quantitatives de l'urine.

« Dans une deuxième, on rangerait tous les cas où les caractères chimiques et microscopiques de l'urine subissent de profondes modifications, où la présence notamment de globules rouges et de cylindres affirment l'existence d'une glomérulite, légère en ce sens qu'elle ne s'accompagne ni des signes fonctionnels, ni des signes généraux de l'insuffisance urinaire.

« En troisième lieu, enfin, viendrait la glomérulite évoluant avec tous les caractères de la néphrite aiguë (œdème généralisé, épanchement des cavités séreuses, troubles gastro-intestinaux) qui affirment l'état de mal urémique.

« De toutes ces variétés, la plus redoutable est, sans contredit, la dernière. Certains faits suivis de mort après une évolution rapide, les malades ayant succombé à l'urémie gastro-intestinale ou à l'abondance des épanchements des cavités séreuses, montrent la gravité de cette forme.

(1) CHAUFFARD et GOURAUD, *Presse médicale*, 5 juillet 1902.
(2) LANCEREAUX, *Clin. de l'Hôtel-Dieu.*
(3) LECORCHÉ et TALAMON, Syphilis brightique précoce. *Méd. moderne*, 1891.
(4) G. DELAMARE, La syphilis rénale ; revue générale. *Gaz. des hôpitaux*, 12 mai 1900, n° 55.
(5) JACCOUD, *Clin de la Pitié*, 1er juin 1894.

« Ces faits vous enseignent jusqu'à quel point vos jugements devront être réservés lorsque vous aurez à apprécier le pronostic de la néphrite aiguë de la syphilis secondaire. »

Ces néphrites se traduisant par une quantité souvent considérable d'albumine et par des œdèmes, sont bien d'origine syphilitique, car un traitement mercuriel amène parfois leur guérison. Un malade de Descouts (1) atteint d'une néphrite intense deux mois après son chancre (110 grammes d'albumine par litre) guérit.

M. Dieulafoy (2) a vu une guérison après avoir constaté 23 grammes d'albumine dans les urines des vingt-quatre heures.

MM. Lecorché et Talamon virent également guérir un malade gravement atteint et pour lequel on s'était contenté du seul traitement spécifique.

Mais beaucoup de cas semblables se sont terminés par la mort, malgré le traitement. MM. Balzer et Alquier (3), discutant l'opportunité de ce traitement à la suite de trois néphrites syphilitiques secondaires mortelles, disent : « Nous croyons qu'on ne doit pas hésiter à prescrire le mercure, mais il faut le faire avec prudence en se rappelant que *son élimination par des reins atteints de néphrite est fort défectueuse,* et que, dans ces conditions, on arrive vite à l'intoxication, en particulier à la stomatite. »

Malgré cela, il faut renoncer aux opinions premières, trop entières, trop exclusives, puisqu'elles attribuaient *toutes* les atteintes du rein au mercure (Güntz, Rosenstein), mais se dire cependant que le mercure, comme tous les poisons, peut intéresser le filtre rénal. C'est une chose indéniable, surtout quand le rein se trouve déjà atteint ou prédisposé. Et tel malade bien traité peut, à l'occasion du seul refroidissement, éliminer avec peine son mercure ; de là à l'atteinte de l'élément noble, il n'y a qu'un pas que l'on franchit rapidement si une erreur d'interprétation fait augmenter ou même continuer les doses du médicament toxique.

On peut alors assister à des accidents d'autant plus sérieux que l'intolérance première est vraisemblablement due à une susceptibilité particulière du rein ou à un état morbide préalable de cet organe.

(1) Descouts, Albuminurie au cours des accidents secondaires de la syphilis. *Thèse Paris*, 1878.

(2) Dieulafoy, Traité de pathologie interne.

(3) Balzer et Alquier, Contribution à l'étude de la néphrite diffuse aiguë ou subaiguë survenant à la période secondaire de la syphilis.

Le mercure, à hautes doses, peut déterminer l'intoxication aiguë, avec urines épaisses, troubles, sanguinolentes, riches en albumine (quand il n'y a pas anurie), avec présence constante de cylindres hyalins et épithéliaux, d'hématies, de gouttelettes graisseuses et de cristaux de phosphate de chaux, tous signes qui montrent la désorganisation profonde du filtre rénal ; pourquoi donc ce mercure, donné à doses médicamenteuses mais prolongées, ne déterminerait-il pas à la longue des ravages plus atténués, mais certains cependant, surtout si une cause adjuvante ou occasionnelle vient encore influencer le rein?

Heller (26 octobre 1895) a constaté l'albuminurie chez 4 p. 100 des malades traités par les injections de sublimé ; chez 28 p. 100 des sujets traités par les frictions mercurielles ; chez 17 p. 100 de ceux qui furent soumis aux injections. « Dès que l'albuminurie fut constatée, ajoute-t-il, on cessa le traitement pour le recommencer après la disparition du trouble urinaire. »

En résumé, l'albuminurie des syphilitiques peut reconnaître deux causes, et suivant son origine, elle sera traitée différemment. C'est une surveillance méthodique et constante qui en fera faire le diagnostic étiologique ; ce sont les effets immédiats du traitement qui devront guider le médecin. Si l'albuminurie augmente avec l'administration du mercure, il faut immédiatement cesser l'emploi du médicament, prescrire le régime lacté, attendre que le sujet soit capable de supporter le mercure sans troubles urinaires.

C'est encore au régime lacté qu'on s'adressera, si l'albuminurie persiste sans augmenter au cours du traitement mercuriel, mais on devra rendre celui-ci plus intensif, car, dans ces cas, c'est la néphrite syphilitique que l'on visera.

MERCURE ET SYSTÈME NERVEUX

Une des dernières modalités sous lesquelles se traduit l'imprégnation mercurielle, consiste en des accidents nerveux très variables comme intensité.

Il en est certains, et ce sont les plus nombreux, qui n'existent que dans l'hydrargyrisme professionnel, et n'ont jamais été rencontrés à la suite d'un traitement mercuriel, même très prolongé.

C'est là un argument à opposer aux reproches qu'adressent encore au mercure bien des malades et des médecins, disposés à voir partout son influence néfaste.

Mais il est des accidents qui peuvent se rencontrer au cours d'un traitement hydrargyrique, surtout si, recourant aux méthodes intensives, l'on n'a pas eu soin de se renseigner sur les antécédents nerveux du malade, et de faire le compte des doses de mercure qu'il a absorbées déjà.

Nous ne voulons pas, dans ce chapitre, comparer aux accidents mercuriels les accidents nerveux qui relèvent de la syphilis ; ce serait une tâche trop considérable qui nous entraînerait à parler non seulement de la syphilis nerveuse, mais encore des accidents parasyphilitiques. Nous nous contenterons de parler des troubles proprement dus au mercure ; nous verrons ceux qu'il peut déterminer en tant que toxique, et nous conclurons en nous demandant si les doses moyennes peuvent occasionner de semblables accidents.

Ces troubles nerveux sont de deux ordres, selon leur bénignité ou leur gravité.

Les **accidents bénins** nous intéressent particulièrement, car ils sont liés à l'hydrargyrisme des syphilitiques plutôt qu'à l'intoxication professionnelle. On peut citer parmi eux :

Les *névralgies* ;

La *sialorrhée précoce* ;

L'*épiphora* ;

Et certains *troubles psychiques* tels que l'émotivité et l'irritabilité.

Quant aux **accidents graves**, ils sont tous imputables à l'imprégnation professionnelle ou à l'intoxication aiguë accidentelle. Nous ne les mentionnerons que pour être complet et pour montrer qu'on n'a pas à les redouter dans le traitement spécifique. Cela, malgré l'opinion de M. Heller, qui, dans une communication sur la *polynévrite mercurielle expérimentale*, montre que les animaux soumis aux injections de mercure peuvent présenter toute une série de troubles d'origine médullaire et conclut, en raison de ce fait, à la suppression du traitement mercuriel au cours du tabes et des scléroses médullaires.

M. Leyden a appuyé les conclusions de M. Heller, à savoir que chez certains syphilitiques, le mercure provoque une série de troubles nerveux, de la polynévrite avec paralysies, de l'ataxie, des troubles de la sensibilité, etc.

Quoi qu'il en soit, les accidents nerveux dus à une intoxication mercurielle grave consistent en :

Paralysies mercurielles ;

Polynévrites chroniques ;

Hystéro-épilepsie ;

Et enfin d'autres *troubles psychiques* qui arrivent à compromettre gravement l'intelligence.

Entre les deux variétés d'accidents bénins et graves, nous placerons le *tremblement*, non seulement à cause du caractère moyen de son pronostic, mais aussi parce qu'on l'a observé parfois au cours du traitement antisyphilitique.

Les **névralgies** de siège multiple (gastralgie, entéralgie, névralgie sus-orbitaire) et survenant habituellement par accès, ne peuvent avec certitude être attribuées au mercure que lorsque leur cessation coïncide nettement avec celle du traitement ; car il est facile de les confondre avec les névralgies de la syphilis, si fréquentes surtout au cours de la période secondaire. Il est plus facile de parler de la **sialorrhée précoce.**

En effet, on voit parfois une salivation intense se produire *quelques minutes après la prise du médicament* (pilules, frictions, injections), et comme on ne saurait, en raison de cette apparition rapide, incriminer l'irritation directe des cellules glandulaires par le médicament, Tomasczewski attribue cette salivation précoce, sans stomatite, à une irritabilité particulière d'origine mercurielle, de certains nerfs sécrétoires.

H. Donat (1) ayant pratiqué, pour des accidents cutanés rebelles, plusieurs séries d'injections mercurielles, les six dernières de 2 centimètres cubes d'huile biiodurée, signale chez sa malade un **larmoiement continu**, indolore, mais excessivement pénible, sans trace d'inflammation, de rougeur ou de gonflement.

L'analyse des larmes y décela des quantités notables de mercure. Il est probable que, si le traitement avait été prolongé, les symptômes ne s'en seraient pas tenus au simple épiphora et auraient constitué une dacryocystite. M. Donat rapproche avec beaucoup de raison ce stade d'épiphora non inflammatoire de la salivation simple qui précède la stomatite constituée, et dont Tomasczewski donne une interprétation si plausible.

(1) Donat, Élimination du mercure par les voies lacrymales. Épiphora mercuriel.

De tous les symptômes nerveux imputables à l'hydrargyrisme, le **tremblement** est de beaucoup le plus fréquent (1). Si de nombreux auteurs l'ont étudié dans l'intoxication professionnelle (Fernel, Mérat, Martin de Gimard, Th. Roussel, Tardieu, Küssmaul, Guéneau de Mussy, Fernet et Schoull), Louis, Colson et Vidal sont les seuls à l'avoir signalé à la suite d'un traitement par le mercure.

Le début de l'affection se produit lentement ; la tête oscille d'abord seule, puis les lèvres et la langue présentent des trémulations légères, ne se manifestant qu'au moment des paroles ; ce sont ensuite les membres supérieurs qui sont envahis. Telle est au moins l'évolution habituelle, mais dans des cas plus rares, tout débute par des troubles de la démarche dus à l'instabilité et au tremblement des membres inférieurs.

C'est toujours à propos des mouvements volontaires que le tremblement est le plus manifeste ; il est également exagéré par la fatigue, les émotions, ou même la simple attention ; enfin, il disparaît pendant le sommeil. Il n'y a pas de douleurs dans ces formes bénignes, et tous les symptômes rétrocèdent avec la suppression de la cause d'imprégnation mercurielle.

Il est des formes à la fois plus graves et plus rebelles dans lesquelles, non seulement le tremblement est beaucoup plus violent, empêchant tout mouvement précis, rendant les malades incapables de tenir convenablement un objet, mais persiste encore pendant le repos, et ne disparaît complètement que pendant le sommeil. La démarche est « incertaine, chancelante, saccadée et rapide ; le malade, penché en avant, semble plutôt courir à petits pas que marcher ; souvent, il doit faire usage de cannes. La langue est tremblante, la parole est hésitante, scandée ; de même, l'écriture est presque illisible » (2). Ce sont ces *formes convulsives* qui, à la suite de contractures dues à des mouvements violents, peuvent devenir douloureuses. Et même, chez de grands intoxiqués professionnels, l'accès a pu se terminer par la mort, à la suite de convulsions toniques d'une extrême violence.

La *forme choréique* du tremblement mercuriel est constituée par de véritables accès de mouvements involontaires, irréguliers,

(1) SOTTAS, Art. in *Manuel de médecine Debove-Achard.*
(2) ID., *Ibid.*

très fréquents, accompagnés de contractures très douloureuses. Le sommeil lui-même est entrecoupé de secousses nocturnes.

Plus l'imprégnation toxique est intense, plus longue est la durée de l'affection. Il faut souvent des mois, parfois des années de repos, loin de toute cause d'intoxication, pour que les malades retrouvent l'intégrité et la précision de leurs mouvements ; et si quelques-uns meurent à la suite d'accès, il en est d'autres, très nombreux, qui restent à jamais impropres à la profession, cause de leurs accidents.

Mais de tels accidents ne se retrouvent guère qu'au cours d'intoxications professionnelles ; on ne les rencontre pour ainsi dire jamais au cours d'un traitement mercuriel bien dirigé, et il faut commettre de grosses fautes de doses ou d'accumulation de mercure pour voir apparaître des troubles semblables.

La pathogénie des manifestations précitées est à peu près connue : on les attribue à une encéphalopathie ou à une névrose ; il n'en est plus de même dans les **paralysies** liées à une atteinte directe, primitive des nerfs périphériques, fait qui rapproche les manifestations de l'hydrargyrisme chronique de celles de l'intoxication alcoolique ou saturnine.

Destay, Mareschal, Hallopeau sont les premiers qui aient rapporté les paralysies et les névrites à une modification des nerfs périphériques.

Si aucun fait anatomique recueilli chez l'homme ne peut le démontrer, du moins peut-on invoquer les recherches expérimentales de Letulle (1), qui, chez des animaux soumis à l'intoxication mercurielle chronique (injections sous-cutanées de sublimé, inhalations de nitrate acide de mercure et de vapeurs de mercure métallique), a constaté des altérations nerveuses évoluant sous la forme de la névrite segmentaire périaxile, sans aboutir toujours à la dégénérescence wallérienne.

Il a été mentionné également que l'injection de liqueur de Van Swieten au voisinage de la gaine du sciatique du cobaye provoquait dans ce nerf des lésions profondes, sinon la destruction des fibres atteintes.

Les *accidents paralytiques* sont le plus souvent localisés à un ou deux membres, le plus fréquemment encore à un segment de

(1) Letulle, *Arch. de physiologie*, avril et mai 1887.

membre, à un groupe musculaire, par exemple, qui sera surtout celui des extenseurs. Leur atteinte ne se manifeste ni par de l'atrophie, ni par de la réaction de dégénérescence, puisque la contractilité électrique est conservée intégralement.

De même, les *réflexes tendineux* restent à peu près normaux; ce qu'il y a de plus caractéristique, ce sont des *troubles de la motricité* qui est amoindrie, imprécise, et surtout des troubles de la sensibilité. Sans qu'il y ait d'anesthésie absolue, on peut constater parfois de l'hypoesthésie circonscrite ; parfois, au contraire, de l'hyperesthésie cutanée avec fourmillements, engourdissements passagers, douleurs vives dans la continuité des membres ou dans les jointures, aberration de la sensibilité thermique.

Au nombre des *troubles sensoriels*, on a signalé l'hyperacousie ou bien l'affaiblissement de l'ouïe ou de l'odorat et l'amblyopie.

Avant de passer à d'autres formes, différentes par leur siège et leur étendue surtout, disons que le mode de début des précédents est extrêmement variable. Tantôt il se fait lentement ou brusquement, au point exact où seront constatées les modifications dont nous venons de parler ; tantôt la totalité des membres est envahie, d'emblée ou progressivement, et l'on voit ensuite rétrocéder les symptômes, sauf en certaines parties qui resteront le siège immuable des manifestations morbides.

Il existe également des *paralysies fugaces.*

Les **autres formes** sont plus graves, parce que plus étendues et plus rebelles. Tantôt il s'agit d'*hémiplégies* totales, motrices et sensitives, dont l'aspect est celui des paralysies hystériques ; tantôt l'influence de l'hydrargyrisme aigu ou chronique s'est manifestée par une paralysie généralisée à forme de paralysie ascendante, de *polynévrite aiguë.* Ici la symptomatologie devient bien complexe, suivant la topographie des lésions, la fonction des nerfs qu'elle affecte (sensitifs, moteurs, mixtes ou trophiques), l'extension et le degré des altérations. En tout cas, ce qui distingue cette forme des paralysies partielles et chroniques, c'est l'atrophie musculaire très prononcée, souvent totale ; cependant, là encore, il n'y a pas de réaction de dégénérescence, et les réflexes tendineux sont seulement diminués. On constate encore de vives douleurs à caractère fulgurant. La paralysie envahit parfois la face ou simplement les muscles de l'œil, entraînant du nystagmus ou des troubles oculo-pupillaires. Quand les troubles sensitifs dominent la scène, on a le tableau clinique des pseudo-tabes. Enfin, des cas particulièrement graves ont été marqués par une atteinte du pneumogastrique s'accompagnant de tachycardie et d'angoisse précordiale ; la mort a pu survenir de ce fait, ou consécutivement à une asphyxie progressive due à la paralysie des muscles du thorax, de l'abdomen ou du diaphragme.

A côté de ces troubles moteurs, dus, comme nous l'avons vu, à une névrite véritable, il est des **manifestations hystériques** diverses, pouvant affecter des formes variables, vertiges, hémiplégies avec anesthésie sensitivo-sensorielle, hémichorée, qui étaient autrefois attribuées à l'action *directe* du mercure sur les centres nerveux. Aujourd'hui, on ne voit plus dans ces accidents qu'un réveil de manifestations hystériques chez un individu prédisposé, sous l'influence de l'intoxication chronique.

MM. Debove et Achard ont signalé un cas d'apoplexie hystérique qu'avait provoquée le mercure.

MM. Letulle, Hischmann, Berbez ont rapporté les hémiplégies motrices et sensitives des hydrargyriques à leur véritable cause.

Enfin, des rapports indéniables existent entre l'hystérie et le tremblement mercuriel : non seulement la nature hystérique du tremblement est manifeste, mais, pour M. Letulle, dans un grand nombre de cas, « les tremblements mercuriels appartiennent à la grande névrose ».

Charcot en faisait toujours un symptôme de nature hystérique ; c'est en effet un phénomène influencé par les causes morales, souvent contagieux et guéri parfois à l'aide de la suggestion.

Mais il ne faut pas être effrayé par de pareils faits, et il faut se rappeler, comme nous l'avons dit à propos du tremblement mercuriel, que c'est seulement d'une façon à peu près exceptionnelle qu'on a pu retrouver les phénomènes décrits ci-dessus chez les intoxiqués thérapeutiques. Cependant, si les grands accidents névritiques, encéphalopathiques et autres, sont presque exclusivement imputables à l'hydrargyrie professionnelle, il est incontestable que les dernières manifestations névropathiques, hystéro-épilepsie et hystérie surtout, peuvent se retrouver dans l'intoxication thérapeutique.

Il nous paraît indubitable que l'administration du mercure aux névropathes, surtout aux femmes, est susceptible de créer ou de réveiller des accidents de nature hystérique.

Peut-être pourrait-on invoquer l'action perturbatrice, toxique du médicament ; mais, plus souvent, l'assujettissement d'un traitement, les préoccupations qu'il crée, et surtout les phénomènes douloureux qu'il peut engendrer, sont susceptibles de les réveiller. Nous avons, pour notre part, observé, à la suite d'injection de calomel chez une femme, des crises d'hystérie à forme algique et à localisations multiples, telles que : névralgies, sciatique, rachialgie, douleurs abdominales, fausse colique néphrétique, évanouissement, etc.

On devine d'ores et déjà ce qui peut découler de tels faits au point de vue des indications thérapeutiques : il faut, en présence de tels malades, donner des doses faibles pour éviter les phénomènes d'intoxication, et surtout, faire choix de substances et de méthodes non douloureuses.

Cette étude des accidents hystériques nous amène à parler des **troubles psychiques**, bien connus d'ailleurs et enregistrés de longue date.

En effet, le mercurialisme professionnel, sous quelque forme qu'il se produise, débute presque toujours par des symptômes névropathiques ; et comme la forme nerveuse de l'hydrargyrisme est propre à l'intoxication mercurielle effectuée par petites doses (vapeurs de mercure métallique, de nitrate acide, etc.), il n'est pas étonnant que l'on puisse rencontrer des manifestations chez des syphilitiques soumis au traitement mercuriel.

On voit les malades changer de caractère, devenir, du jour au lendemain, timides, émotifs, susceptibles. Bientôt, ces phénomènes s'accentuent, font place à des faiblesses passagères, accompagnées de pâleur extrême, de tendance à la syncope.

Le sommeil est troublé par des hallucinations terrifiantes, souvent d'ordre professionnel. On a noté aussi des accès de *manie aiguë*, de courte durée d'ailleurs et toujours curables.

Il ne s'agit ici que de troubles passagers, peu graves par cela même, mais on a pu mettre aussi sur le compte des intoxications mercurielles chroniques, certains troubles durables de l'intelligence qui ont été signalés et particulièrement étudiés par Th. Roussel, Riesmaul et Tardieu. Au début de l'intoxication on ne signale guère qu'un certain degré d'émotivité ou d'indécision, ou bien encore des troubles de la mémoire. Ensuite les fonctions intellectuelles s'altèrent au point que Dieterich a pu décrire une véritable *hypocondrie mercurielle* qui comprend, outre une mentalité très inférieure, des troubles somatiques tels que : céphalée, névralgies, affaiblissement musculaire, tremblement, bégaiement. Enfin les malades, minés par leurs douleurs, leur perpétuelle insomnie, leur diarrhée souvent, en arrivent à un affaiblissement général qui confine à la cachexie et au gâtisme.

Nous ne voulons pas dire, à propos de ces troubles intellectuels d'abord, et généraux ensuite, qu'ils se trouvent avec une intensité aussi marquée dans l'hydrargyrie thérapeutique.

Il y a cependant, à cette occasion, quelques remarques intéressantes à faire, touchant deux catégories de malades :

1° Ceux qui sont atteints de syphilis cérébrale; 2° ceux qui, la redoutant simplement, présentent de ce fait des phénomènes de psychopathie neurasthénique qui ont pu conduire leur médecin à l'emploi de doses thérapeutiques élevées.

En ce qui concerne les premiers, il nous a paru très nettement que dans certaines formes de démence syphilitique, de paralysie générale surtout à forme hypocondriaque et mélancolique, l'administration intensive du mercure n'aboutissait à d'autre résultat qu'à exagérer l'intensité des accès mélancoliques.

Chez les seconds, les *syphilophobes*, déjà préoccupés et assombris par l'idée de leur mal, ayant même souvent l'habitude de prendre de fortes doses de mercure, à l'insu de leur médecin, et d'une façon continue, on voit aussi les phénomènes de dépression mentale s'exagérer. Même résultat chez les neurasthéniques syphilitiques, présentant par exemple des troubles de la mémoire et un certain degré d'obnubilation de leurs facultés psychiques ; on voit plutôt s'exagérer ces phénomènes après l'administration du mercure à dose massive que ne saurait manquer de leur administrer leur médecin, redoutant d'assister aux premiers stades d'une évolution méningo-encéphalique.

Pour notre part, nous avons vu ces phénomènes de tristesse, de mélancolie, d'impuissance intellectuelle, s'atténuer chez les syphilitiques par le seul fait de la suppression du mercure, et disparaître presque complètement par la persuasion qui faisait bannir les craintes et renaître la confiance, ou encore par les agents médicamenteux, toniques ou physiques généralement employés dans le traitement de la neurasthénie banale.

En résumé, qu'il s'agisse de paralytiques généraux vrais, de syphilophobes absorbant d'eux-mêmes de grandes quantités de mercure, ou de neurasthéniques provoquant l'alarme de leur médecin, chez tous ces malades, l'administration du mercure à doses intensives ou d'une façon prolongée aggrave incontestablement les phénomènes d'hypocondrie et de déchéance mentale.

MERCURE ET SANG

Aux griefs que l'on oppose au traitement mercuriel, il faut encore ajouter la production de l'*anémie*, de l'amaigrissement par *défaut de nutrition générale*, phénomènes pouvant aller jusqu'à la cachexie et à la mort. Pour bien des malades, ce grief garde une importance capitale : on peut même dire qu'il domine encore actuellement l'opinion.

Or il faut, dans les cas d'anémie vraiment grave, se rappeler, avant d'incriminer le mercure, que *la syphilis est au premier chef une affection anémiante.*

D'autre part, il est impossible de constater cette anémie mercurielle quand le mercure est administré de façon rationnelle, et il suffirait de dépouiller avec soin les observations qu'on en a données pour relever presque toujours au cours du traitement des fautes imputables au médecin ou au malade lui-même ; ce qui nous ramène toujours à cette conclusion, que le traitement hydrargyrique trop intensif ou trop prolongé peut seul amener de semblables accidents. A ce propos, les résultats des dernières recherches hématologiques sont formels, et en accord complet avec les résultats cliniques connus depuis longtemps. Mauriac (1) écrit : « Le mercure à hautes doses exerce une action destructive sur les hématies ; le plasma sanguin renferme une certaine quantité d'oxyde de mercure en combinaison avec l'albumine et le chlorure de sodium ; les globules se détruisent rapidement. De là, des phlogoses, des hyperémies et des troubles multiples. »

Mauriac a certainement en vue dans ce cas les faits de *mercurialisation prolongée*, les traitements indéfinis, à conséquences d'autant plus graves qu'on rattachait toujours à la vérole les

(1) Mauriac, Traité de la syphilis.

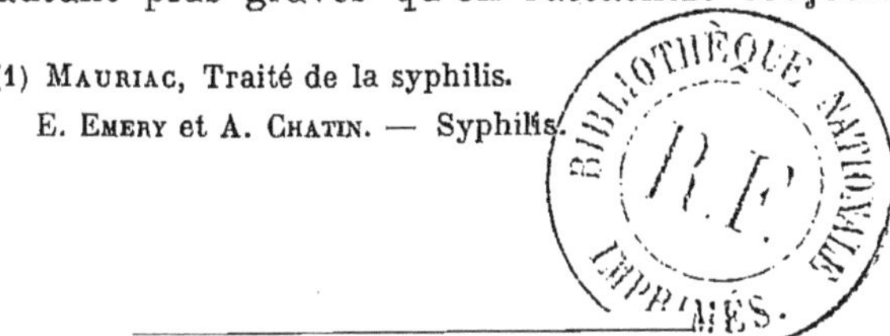

accidents qu'ils causaient, et que, avec cette idée, on aggravait le mal en prolongeant sa cause.

Le mercure est donc capable de produire l'anémie ; voyons ce que peut la syphilis dans ce sens. L'on sait que l'imprégnation syphilitique se traduit aux premiers stades par une débilitation plus ou moins marquée, accompagnée de pâleur et d'amaigrissement, souvent aussi d'une diminution très notable de l'appétit et du sommeil, que peuvent encore troubler d'abondantes sueurs nocturnes. Qu'il y ait ou non de la fièvre, les forces s'amoindrissent considérablement. Exceptionnellement, on a même pu voir la syphilis, à cette période, amener la mort à elle seule, chez les enfants en bas âge ou chez les sujets âgés, surmenés, débilités antérieurement.

J. Monod (1), s'inspirant des travaux si importants de notre savant ami Dominici (2), a consacré son excellente thèse à cette étude.

Pour lui, il se produit, au début de la syphilis, une **anémie précoce** dont l'apparition précède celle de la roséole; le type en est soit celui de l'anémie simple, soit celui de la chloro-anémie; elle s'accompagne de leucocytose. La marche de cette anémie est rigoureusement subordonnée à l'évolution des symptômes ; c'est ainsi qu'il existe une concordance absolue entre les abaissements des taux hématimétrique et hémochromométrique d'une part, et d'autre part l'éclosion des symptômes spécifiques ; de même, la corrélation subsiste encore entre l'intensité de l'infection et l'intensité de l'anémie.

La leucocytose (mononucléose) est souvent le premier phénomène caractéristique des modifications du sang ; elle est en général le dernier à rétrocéder. Plus rarement, l'anémie plus intense peut affecter des types se rapprochant soit de la leucémie, soit de l'anémie pernicieuse. Chez les enfants, en raison de l'activité du système hématopoiétique, une réaction intense se produit, et on peut constater des hématies nucléées, des myélocytes, des éosinophiles nombreux.

Enfin, à ces altérations du sang peuvent correspondre des complications secondaires dont l'hémoglobinurie paroxystique est la plus fréquente.

(1) J. Monod, L'anémie syphilitique. *Thèse de Paris*, 1900.

(2) Dominici, Les altérations du sang dans la syphilis primaire et secondaire. *Presse médicale*, 1898, n° 29.

Telles sont les conclusions que l'on peut opposer aux détracteurs du mercure, quand ils l'accusent de créer l'anémie.

Mais, que d'autres faits à citer encore !

Dans deux cas de *typhose syphilitique*, Carrière a vu une leucocytose de 15 000 se prolonger plusieurs jours avec une mononucléose de 20 p. 100 (1).

Sabrazès et Rathis signalent dans la syphilis héréditaire précoce une polynucléose avec éosinophilie.

L'*anémie splénique des nourrissons* de MM. Von Jacksch et Luzet se rencontre presque exclusivement chez les hérédo-syphilitiques.

Pour M. Marfan, enfin, la plupart des anémies infantiles avec splénomégalie sont de nature syphilitique.

Enfin, « l'anémie grave, caractérisée par une diminution énorme des hématies et de l'hémoglobine, par l'apparition des globules rouges nucléés, et une leucocytose spéciale, semble parfois sous la dépendance de la syphilis (2) ».

Si l'on mit quelque temps à admettre l'existence des anémies syphilitiques, ce n'est que beaucoup plus tard encore qu'on eut l'idée de les traiter par le mercure.

L'action de ce médicament donné dans ce but a été méthodiquement étudiée par Wilbouchewitch en 1874, à l'instigation de Malassez. Mais, avant ces auteurs, Ricord avait déjà nommé le mercure « le fer de la vérole », car, depuis longtemps, les cliniciens avaient rapproché la syphilis d'un état voisin de la chlorose (Honneret, Hardy, Bazin, Ricord, etc.).

Quoi qu'il en soit, Wilbouchewitch a remarqué que, sous l'influence du traitement, l'anémie, qui suivait une marche progressive, rétrocède rapidement si l'administration du mercure ne dépasse pas vingt et un jours.

Or Justus a démontré depuis que ce résultat favorable du mercure sur le sang ne se manifeste pas immédiatement : les globules rouges des syphilitiques sont très fragiles et particulièrement sensibles à l'action du mercure, de sorte que le traitement spécifique a pour premier résultat de provoquer une destruction globulaire qui se manifeste par de l'hémoglobinurie et par une diminution du nombre des globules rouges et de leur teneur en hémoglobine. Justus a d'ailleurs utilisé pour le dia-

(1) P. Emile Weil et A. Clerc, La leucocytose en clinique, p. 76.
(2) Id., *Ibid.*

gnostic cette réaction spéciale du sang des syphilitiques.

Au contraire, quand le traitement mercuriel trop intense, trop prolongé ou simplement mal supporté, provoque des phénomènes d'intoxication, il amène une anémie rapide.

Biegansky, avec les frictions, a obtenu cependant, durant les dix premiers jours, une augmentation du taux des globules rouges de 10 p. 100 dans 15 cas sur 17. Avec les injections de calomel, il a pu constater une augmentation de l'hémoglobine de 18 p. 100.

Reiss, avec les injections de sublimé, a constaté une augmentation de l'hémoglobine de 20 p. 100. Et même, Stoukovenkoff et Zeleneff, en employant le benzoate de mercure, signalent, sous l'influence d'un centigramme de ce sel, dès la sixième ou septième heure qui suit l'injection, une augmentation notable du pourcentage de l'hémoglobine et des globules rouges, le taux normal pouvant être atteint ainsi dès la dixième injection.

Quoi qu'il en soit, non seulement l'action curative du mercure sur l'anémie syphilitique paraît bien démontrée, mais encore elle est beaucoup plus marquée que dans les états anémiques d'autre nature. On peut donc conclure que, si l'usage immodéré ou prolongé du mercure peut amener l'anémie (Biegansky, Hayem, Lézins, Schlesinger, Jellenef), ce médicament, absorbé à doses normales, est seul capable de guérir l'anémie d'origine syphilitique.

Certains auteurs se sont d'ailleurs attachés à indiquer les limites du traitement. Pour M. Galliard, une période de mercurialisation par voie buccale ne doit pas dépasser vingt-quatre jours ; Honried limite la durée d'une cure à seize injections quotidiennes de 1 centigramme de benzoate. Lindström est à peu près du même avis pour le bichlorure et recommande de plus d'user de doses progressives.

MERCURE ET NUTRITION

Nous venons de voir l'action bienfaisante du mercure au cours des anémies d'origine syphilitique ; mais il ne borne pas son action à ces seuls cas, et M. Galliard (1), s'inspirant des données de Wilbouchewitch, de Reyas, de Robin, a amélioré, en les soumet-

(1) GALLIARD, De l'action du mercure sur le sang chez les syphilitiques et chez les anémiques. *Arch. gén. de méd.*, 1885, t. II.

tant au traitement hydrargyrique, des anémies chlorotiques ou autres, mais non syphilitiques.

Ces faits nous fournissent des arguments faciles à opposer aux théories de la dénutrition causée par le traitement hydrargyrique.

Mais ils ne sont pas les seuls, et **on ne saurait plus dire du mercure qu'il ralentit la nutrition** quand Hufelaur, Liégeri, Martineau et le professeur Fournier ont apporté des statistiques montrant que le plus grand nombre des syphilitiques soumis au traitement mercuriel ont augmenté de poids.

C'est qu'ici encore, l'erreur consiste à attribuer au mercure l'action néfaste sur la nutrition qui appartient en réalité à la syphilis.

En effet, des recherches récentes portant sur l'urine des syphilitiques ont montré *de façon presque constante* une diminution du taux de l'urée et un abaissement du rapport azoturique chez ces malades. Or l'examen de l'urine est évidemment le meilleur critérium que nous possédions de la perturbation apportée aux fonctions d'assimilation ou de désassimilation d'un organe malade.

Des recherches récentes, avons-nous dit ; et en effet, elles sont venues contredire des expériences plus anciennes : Stefanoff (1) et Radaeli (2) concluent à l'augmentation de l'urée au moins dans la syphilis récente.

Jean Sorral (3) conclut de même. Pour H. Gastou, les résultats sont variables : « Dans la syphilis à la période secondaire, dit-il, et lorsqu'il existe des lésions viscérales tertiaires, tous les éléments sont augmentés, alors que les manifestations nerveuses entraînent une diminution de tous les éléments et une augmentation des phosphates (4). »

Augmentation encore pour H. Patser (5), sauf dans l'intervalle des poussées où l'excrétion urinaire tend à redevenir normale.

Ferras (6) trouve également l'urée augmentée à la période

(1) Stefanoff. *Th. Pétersbourg*, 1875.

(2) Radaeli, *Giornale italiano delle maladie venere e della pelle*, 1900, fasc. IV, p. 412.

(3) J. Sorral, *Th. Toulouse*, 1900.

(4) H. Gastou, *Soc. de Dermatologie et de Syphiligraphie*, séance du 7 mars 1901.

(5) H. Patser, *Archives générales de médecine*, avril 1901.

(6) Ferras, *Thèse de Paris*, 1901.

secondaire, diminuée à la période tertiaire ; pour lui encore, l'azote total serait supérieur à la normale pendant la période secondaire.

Au contraire, MM. Gaucher et Crouzon (1) trouvent, au moment du chancre, l'élimination de l'urée insuffisante, et il en est de même pour eux à la période secondaire. Dans 70 p. 100 des cas, le rapport azoturique est inférieur à la normale. Il faut ajouter que, les premiers, MM. Gaucher et Crouzon ont obtenu ces résultats, en faisant pendant plusieurs jours consécutifs l'analyse des urines d'un même malade ; et l'on sait que l'excrétion de l'urine peut présenter, même chez l'individu le plus sain, des variations quotidiennes.

Moog (2) a pratiqué chez des syphilitiques à toutes les périodes des examens consécutifs, et conclut : « L'infection syphilitique se manifeste dès l'apparition de l'accident primitif, par une *diminution* considérable de l'urée excrétée. Cette diminution continue pendant la période des accidents secondaires et persiste même chez les syphilitiques ne présentant pas d'accidents en activité, chez ceux qui ont négligé tout traitement. L'azote total et l'acide phosphorique sont également éliminés en quantité inférieure à la normale. Le rapport azoturique est, dans la majorité des cas, inférieur à la normale.... Le coefficient de déminéralisation est toujours élevé. »

Et plus tard, ayant parlé de l'action du traitement mercuriel, il dit, dans les conclusions de sa thèse : « Le traitement mercuriel ramène vers leurs chiffres normaux tous les éléments que nous venons de citer, à l'exception du coefficient de déminéralisation, sur lequel il ne paraît avoir qu'une influence très minime ».

MERCURE ET CACHEXIE

Nous avons vu de quelle façon les intoxiqués professionnels pouvaient passer d'un état à peine marqué d'infériorité intellectuelle, au gâtisme et à la cachexie. Qu'on joigne, en effet, à des troubles purement psychiques, la perturbation profonde apportée dans les échanges organiques par tous les accidents de l'in-

(1) Gaucher et Crouzon, *Journal de Physiologie et de Pathol. génér.*, 1902, n° 1.

(2) Moog, Contribution à l'étude des troubles de la nutrition dans la syphilis. *Thèse de Paris*, 1904.

toxication mercurielle, et l'on comprendra aisément l'origine de cette cachexie.

Le plus souvent, tout semble débuter par de l'anémie, accompagnée ou non de troubles digestifs. Puis la face devient pâle et bouffie, les muqueuses se décolorent, l'auscultation révèle des bruits de souffle au cœur et dans les vaisseaux.

Il y a souvent de l'œdème des extrémités, de l'anasarque.

Les urines sont parfois décolorées, abondantes et légèrement albumineuses. L'appétit est perdu, les vomissements fréquents, la diarrhée incoercible. M. Letulle a noté l'athérome des artères périphériques, le développement précoce du cercle sénile périkératique, la rétraction de l'aponévrose palmaire.

On observe souvent des ulcérations rebelles de la peau avec tendance à la gangrène. Enfin, la faiblesse croissante et parfois des hémorragies répétées amènent la mort, quand elle n'est pas le fait d'une complication banale, au nombre desquelles il faut signaler en premier lieu : la pneumonie, la phtisie, l'érysipèle.

Bien des mineurs meurent de cette façon ; tandis qu'on ne peut guère expliquer la cachexie dont furent victimes certains syphilitiques que par des fautes graves au cours de leur traitement, fautes qui, d'ailleurs, ne furent jamais commises qu'à l'insu du médecin. Nous avons vu, par exemple, des syphilitiques se soumettre à une médication mercurielle intensive, et cela avec d'autant plus d'acharnement qu'ils attribuaient à leur syphilis tous les accidents ainsi provoqués. Si, dans de tels cas, une stomatite ou quelque phénomène d'intoxication gastro-intestinale ne vient pas avertir le malade, il s'achemine plus ou moins vite vers une déchéance organique qui pourra le faire succomber. Les phénomènes qui précéderont la mort n'auront pas l'intensité de ceux que nous avons signalés chez les mineurs, mais ils seront de même nature. Le début sera marqué par de l'amaigrissement, de la pâleur, de l'anorexie. Bientôt, apparaîtront des phénomènes plus graves dont les plus constants sont la diarrhée, l'émaciation progressive, les névralgies et les douleurs rhumatoïdes, les œdèmes... le tout accompagné d'asthénie et de dépression mentale.

Si la mort ne survient pas du fait de la cachexie, elle est occasionnée par des complications diverses auxquelles prédispose la déchéance organique, affections locales redoutables, telles que suppurations diffuses et gangrènes, ou maladies générales, au premier rang desquelles il faut placer la tuberculose. Nous devons même ajouter qu'il n'est pas rare d'assister à l'éclosion d'accidents syphilitiques graves, plus favorisés dans leur développement par la débilitation de l'organisme que par la mercurialisation préventive qui a, d'ailleurs, perdu toute action de par sa continuité et son mode défectueux d'administration.

MERCURE ET FIÈVRE

Il nous faut encore signaler, parmi les accidents imputables au mercure, certains états fébriles qui, bien que passagers, n'en apportent pas moins un obstacle assez sérieux à la prolongation du traitement, étant donnée surtout l'importance qu'y attachent les malades.

Actuellement, tout praticien doit être prévenu de ces faits pour attendre sans crainte les manifestations fébriles, connaissant leur durée éphémère et leur peu de gravité.

Il semble que la ***fièvre mercurielle*** ait passé inaperçue, si elle existait avant l'emploi des méthodes intensives, car elle n'est même pas mentionnée au nombre des accidents dus aux pommades et aux fumigations.

Au contraire, dès le début du traitement par injections, la fièvre est observée par Smirnoff d'abord, qui signale un « malaise passager » après les injections de calomel.

Hoffmann, Eudlitz, Hahn rapportent des faits analogues, avec élévation notable de la température (40°,2 dans un cas de Hahn).

Lewin parle, chez plusieurs malades, de vertiges et de bourdonnements d'oreille.

En 1887, Watraszewski note les mêmes accidents, et en même temps signale l'affaissement, la diarrhée, l'inappétence et l'insomnie.

En 1891, au Congrès de Leipzig, Grosbowski, Lang, Petersen, Selermo, Lœwenthal, Jadassohn déclarent avoir observé une élévation de température pouvant varier de 38° à 40°, à la suite d'injections mercurielles ; et ces auteurs discutent les causes de ces états fébriles. Les uns attribuent cette fièvre à un travail inflammatoire au niveau de la piqûre, les autres l'expliquent par un réflexe, d'autres enfin, par une action du mercure sur l'organisme analogue à celle de la tuberculine (1).

Glagoleff (2), à propos d'un cas d'intoxication aiguë occasionné chez un tabétique par une injection sous-cutanée de salicylate de mercure de 4 centigrammes, ajoute à la série des accidents habituellement relevés : la céphalée, les douleurs abdominales, la sécheresse de la bouche, la tendance aux syncopes, les nausées sans vomissements, la rapidité et la petitesse du pouls.

Petersen a noté les accidents fébriles dans 20 p. 100 des cas en moyenne.

Pour Sprecler et Allgeyer, ils n'existeraient guère que dans 10 p. 100 des cas.

En 1896, Otto publie un cas mortel dû à des injections hypodermiques de sublimé. La mort avait été précédée de phénomènes d'intoxication aiguë, avec frissons et fièvre, d'abord rémittente, atteignant un maximum de 30°, avec albuminurie et urobilinurie. Un mois après, les phénomènes s'accentuent, il y a de la diarrhée, un abattement extrême, des escarres ; la fièvre prend un caractère violent, et le malade succombe après avoir présenté tous les symptômes d'une typhoïde des plus graves.

En 1896 encore, l'attention de la *Société de Dermatologie et de Syphiligraphie* fut attirée sur cette question. M. Jullien dit avoir observé chez plusieurs malades de la céphalalgie, des vertiges, une sensation de constriction thoracique, à la suite d'injections de calomel.

Portalier présente à la même société une statistique portant sur 400 cas : dans 1,5 p. 100 de ces cas, il avait noté une très forte fièvre, avec symptômes généraux marqués ; dans 25 p. 100, tout se bornait à un *léger mouvement fébrile* ; enfin, dans 9 p. 100 des cas, il ne signala que de la lassitude, de l'inappétence et un peu d'insomnie pendant les premiers jours qui suivirent la piqûre.

Morel-Lavallée, Berdal font les mêmes constatations. Pour ce dernier, les états fébriles pourraient être mis sur le compte de petites embolies pulmonaires à symptômes atténués.

(1) Hervoit, États fébriles consécutifs aux injections de sels mercuriels. *Thèse de Paris*, 1903.

(2) Glagoleff, *Journal de médecine militaire russe*, mai 1894.

M. le professeur Fournier décrit sous le nom de **fébricule calomélique** trois types d'accidents généraux accompagnés de fièvre :

« 1° Quelquefois il s'agit, dit-il, d'une sorte d'alanguissement, de courbature, d'affaiblissement général : les malades se disent toujours las, fatigués, à bout de forces et comme fourbus ;

« 2° D'autres fois, on a un ensemble assez analogue à celui d'un embarras gastrique entrecoupé d'accès fébriles, à savoir : diminution de l'appétit, état légèrement saburral de la langue, digestions lourdes, malaise général, insomnie, et de temps à autre, *état fébrile* avec exaspérations nocturnes ;

« 3° Bien plus souvent *fébricule* se caractérisant par un état de malaise aigu, avec accélération du pouls et élévation de température ; cette fébricule se produit soit isolément, c'est-à-dire sans autres symptômes, soit plus habituellement en compagnie de phénomènes douloureux ;

« C'est une petite fièvre où le pouls ne s'élève en général qu'entre 90 et 100, avec température ne dépassant guère 38° à 38°,5. Elle survient presque toujours la nuit pour s'apaiser le matin.

« Elle n'a jamais qu'une courte durée, deux à trois ou plus rarement quatre jours (1). »

Cette description des accidents fébriles consécutifs aux injections de calomel est à rapprocher de la description que l'un de nous a donnée de la **fièvre qui suit les injections d'huile grise :**

« J'entends sous ce nom, non pas la stomatite ou la diarrhée qui sont, somme toute, rares, mais un ensemble de symptômes particuliers qu'il m'a été donné d'observer assez souvent, moins fréquemment avec le calomel qu'avec l'huile grise, et sous le tableau suivant : le soir du jour où l'injection a été faite, le malade présente une certaine agitation, un peu de *fièvre* ; il ressent un malaise général qui le tient éveillé la plus grande partie de la nuit. Le lendemain matin, il se plaint de courbatures et de douleurs articulaires, plus ou moins généralisées, de perte d'appétit, de céphalalgie d'ailleurs très passagère et sans élévation de température. Sa langue est légèrement saburrale; très fréquemment, on l'entend accuser un signe tout à fait particulier, une douleur rétro-sternale, pseudo-angineuse, exagérée par les mouvements

(1) A. Fournier, Traitement de la syphilis. Dernière édition, 1902.

respiratoires. Bref, on dirait une personne atteinte de grippe, et les malades eux-mêmes mettent tous ces symptômes sur le compte d'un coup de froid. La durée de cette intoxication est très courte, deux ou trois jours au plus. Enfin, fait très intéressant et que j'ai maintes fois remarqué, il y a une véritable corrélation inverse entre les phénomènes douloureux accompagnant les piqûres et les phénomènes d'intoxication que je viens de relater. J'en conclus, sans toutefois pouvoir l'affirmer, que l'absence de douleur et les symptômes d'intoxication tiennent vraisemblablement à une utilisation trop rapide du composé mercuriel injecté (1). »

On a donné de cette fièvre de nombreuses EXPLICATIONS PATHOGÉNIQUES, variant selon les différents auteurs. Les uns ont parlé de fièvre réflexe, les autres, d'une réaction spéciale de l'organisme des syphilitiques en présence des spécifiques de l'affection, analogue à celle que provoque l'injection de tuberculine chez les tuberculeux. Bien que rien ici ne rappelle les phénomènes de l'embolie septique, on a invoqué ce mécanisme ; or, non seulement l'embolie mercurielle serait antiseptique, mais encore, à l'inverse de la brusquerie des symptômes de l'embolie, on peut noter la lenteur avec laquelle s'établit la fièvre mercurielle. On a parlé d'une infection, d'abord localisée au niveau de l'injection, puis généralisée à la manière d'une septicémie atténuée, alors que les abcès, dont on connaît l'extrême rareté, n'ont coïncidé qu'un très petit nombre de fois avec la fièvre.

Qu'il puisse y avoir une part de vérité dans ces diverses interprétations, qu'entre autres, le mécanisme de l'embolie invoqué par M. Berdal soit réel dans un certain nombre de cas, c'est possible (et nous avons, en effet, observé des accidents à la suite d'injections intraveineuses involontaires) ; mais il n'est pas moins vrai qu'un grand nombre d'observations tendent à prouver que la pénétration directe du sel mercuriel dans une veine n'est pas indispensable pour la production des accidents.

On sait également que si, chez certains malades, l'injection de 4 à 5 divisions de la seringue de Pravaz d'huile grise détermine des phénomènes fébriles, l'injection d'une dose moindre de moitié pourra, une autre fois, donner lieu à des troubles plus

(1) ÉMERY, Traitement de la syphilis.

accusés encore. De même, des malades qui supportent parfaitement les premières injections d'une série, marqueront de l'intolérance pour les dernières.

Il nous paraît évident, d'autre part, que l'injection en deux temps (aspiration à l'aide de la seringue encore vide, une fois l'aiguille enfoncée, et injection faite seulement s'il ne vient pas de sang) ne met pas à l'abri de ces sortes d'accidents. D'abord, nous avons vu des phénomènes d'intoxication se produire en série chez le même malade ; et il est assez difficile d'invoquer une série de fautes opératoires. Puis, il est possible que la pointe de l'aiguille s'engage dans la paroi veineuse sans la traverser tout à fait ; on aspire alors avec la seringue : il ne vient pas de sang. Mais en poussant l'injection, on achève l'effraction de la paroi veineuse, ce dont on peut s'assurer en voyant l'aiguille pleine de sang quand on la retire.

Quelle explication pathogénique peut-on donc donner de ces accidents? Nous allons en proposer une, moins satisfaisante peut-être, mais plus rationnelle, cependant. La fièvre est, dans la grande majorité des cas, consécutive aux injections de sels insolubles, c'est-à-dire à l'introduction dans l'organisme de doses de mercure bien supérieures à celles des autres préparations. En présence de cette quantité anormale, exagérée de toxique, *l'organisme réagit,* surtout quand des causes prédisposantes l'y incitent telles que l'insuffisance des émonctoires, l'affaiblissement général consécutif à une affection antérieure, l'âge avancé du malade. On peut, en somme, définir la fièvre mercurielle : un *phénomène toxique plus fréquent chez les malades saturés de mercure, lié, de plus, à une insuffisance passagère des moyens d'élimination.*

De cette étude pathogénique, on peut retenir ce fait que le *traitement* par les injections mercurielles massives doit *seul* être mis en cause. Nous n'avons pu, en effet, relever, au cours de nos recherches, aucun fait pathogénique en dehors du traitement à doses intensives et par voie hypodermique.

Bien plus, à part quelques cas rares d'accidents à la suite d'injections hypodermiques de sublimé, ou d'injections intraveineuses de sels solubles, nous avons vu que l'on pouvait imputer ces accidents aux seules injections de sels insolubles.

Quels sont les sels les plus dangereux à cet égard, quelle attitude doit-on adopter en présence de la fièvre mercurielle, nous allons le montrer tout à l'heure, mais nous voulons auparavant, comme nous l'avons fait aux chapitres précédents, établir un parallèle entre la fièvre mercurielle et les **fièvres syphilitiques**, et éviter ainsi des confusions possibles.

Il faut savoir en effet que dans la longue période, de plusieurs années quelquefois, qui correspond aux manifestations secondaires, si tous les malades n'accusent pas de phénomènes généraux, *la fièvre n'est pas moins constante*, fait toujours facile à vérifier. Elle existe non seulement au cours d'accidents secondaires marqués (roséole confluente, ulcéreuse, par exemple), mais aussi dans les formes les plus bénignes ; elle peut même être la seule manifestation de l'apparition de la période secondaire quand un traitement mercuriel a effacé ou fortement atténué les accidents cutanés.

Le plus souvent, d'ailleurs, la fièvre s'accompagne de troubles généraux et fonctionnels dont les plus fréquents sont la céphalée, la lassitude, l'inappétence, l'insomnie, les nausées. On peut encore noter en les recherchant d'autres signes tels que la sécheresse de la bouche et de la langue, la pâleur du visage, et l'augmentation du nombre des pulsations.

Il existe d'ailleurs d'autres types de fièvre : d'une part, « la fièvre continue avec exacerbations ressemblant à la fièvre catarrhale, et parfois à la fièvre typhoïde, avec laquelle elle a été plus d'une fois confondue, les taches de roséole ayant été prises pour des taches rosées lenticulaires, et le chancre ayant passé inaperçu » (1) ; d'autre part, une fièvre se traduisant par accès brusques, irréguliers, que rien ne prépare, et que l'on peut mettre sur le compte, soit de la faillite passagère des moyens de défense de l'organisme, soit de l'exacerbation inexpliquée de la virulence de l'agent syphilitique.

Ce qui distingue encore ces manifestations fébriles syphilitiques, c'est qu'on les rencontre presque toujours chez des malades non traités ; en effet, dès que les syphilitiques se mettent au traitement, ces accidents s'atténuent, s'ils sont graves ; de 39° à 40°, la température vespérale tombe bientôt à 38°,5 ou 38°, et le cortège des symptômes généraux disparaît progressivement ; s'ils sont légers, ils cessent en l'espace d'une semaine et quelquefois moins.

(1) Thibierge, *Traité de médecine* Bouchard et Brissaud, t. III.

Il n'y a donc pas d'erreur possible. Tout au plus, pourrait-on voir coïncider les accès brusques et irréguliers que nous avons signalés en dernier lieu, avec des périodes de traitement par des injections de sels insolubles. Mais il est assez logique de supposer que, dans un tel cas, les sels solubles, dont nous avons vu l'effet si heureux, mettraient fin à ces accès intermittents.

De cette étude, on peut dégager ce fait, assez paradoxal en apparence, que le mercure, seul, peut produire la fièvre, et qu'il a, d'autre part, une influence très heureuse contre la fièvre syphilitique.

C'est, nous l'avons vu, les préparations insolubles qu'il faut surtout incriminer. Mais si l'on voulait y voir un motif pour écarter cette forme de traitement, nous dirions que les accès fébriles n'ont revêtu que dans un ou deux cas un caractère vraiment grave, et qu'il s'agissait alors, à proprement parler, de phénomènes d'intoxication générale. Nous pourrions ajouter que la fièvre ne prend jamais un caractère continu, mais reste passagère, qu'on peut l'arrêter facilement, en attendant quelques jours avant de faire une nouvelle injection.

Enfin, si, fait exceptionnel, la suspension du traitement mercuriel n'amenait pas la cessation de la fièvre, on pourrait avoir recours aux médications auxiliaires sur lesquelles nous reviendrons au cours de ce traité.

Pour conclure, nous pouvons dire qu'il y a chez les syphilitiques ***deux grandes causes de fièvre :***

1° En dehors du traitement, l'infection syphilitique elle-même, dont les manifestations fébriles **cèdent au mercure** ;

2° En cours du traitement, on peut, et cela, presque exclusivement **après les injections massives**, observer une fièvre accompagnée ou non de mauvais état général. Cette fièvre est ordinairement bénigne et passagère, liée à la présence d'un toxique qui sera tôt ou tard absorbé, puis éliminé.

Si cette notion doit faire suspendre, pour un temps, un traitement en cours, elle ne doit discréditer en rien le traitement si efficace, et parfois même si indispensable par les injections de sels insolubles.

Les accidents fébriles ne rebutent, en effet, jamais les malades, quand on a soin de les prévenir de leur cause.

Malgré cela, il faut surveiller la technique opératoire, injecter l'huile grise en deux temps, diminuer les doses quand elles semblent déterminer de la fièvre, enfin, en présence de symptômes d'accumulation mercurielle, faire les séries plus courtes.

Quant aux injections de calomel qui, à doses élevées, sont assez souvent un facteur de fièvre, il ne faut pas oublier qu'elles constituent un traitement d'exception réservé aux cas graves et rebelles, en face desquels les malades se soumettent avec résignation aux multiples inconvénients d'une méthode qui garde le bénéfice d'être souvent héroïque.

CHAPITRE V

LES DIVERS MODES D'ADMINISTRATION DU MERCURE

Toutes les voies de pénétration ont été utilisées pour l'administration du mercure ou de ses composés, dans le traitement de la syphilis : la peau, le poumon, le tube digestif, le tissu sous-cutané, le système veineux, le liquide céphalo-rachidien même.

A ces diverses voies correspondent des méthodes différentes. La **voie cutanée** a pour elle les frictions, la balnéation, les emplâtres et les fumigations mercurielles ; à la **voie pulmonaire,** autrefois fort en honneur avec le vieux procédé des fumigations, répond une méthode nouvelle dont l'originalité n'est pas la moindre vertu, celle des flanelles mercurielles. Le **tube digestif** est utilisé dans la méthode par ingestion, et dans la méthode des lavements et suppositoires mercuriels. Les **voies hypodermique, intra-veineuse, intra-rachidienne,** etc., ont pour tributaires les méthodes diverses de traitement par les injections.

Dans l'étude de ces nombreuses et diverses méthodes nous nous étendrons sur celles qui sont universellement admises et auxquelles le praticien devra surtout avoir recours ; nous serons au contraire d'une brièveté voulue à l'égard des autres (balnéation, emplâtres, fumigations, flanelles mercurielles, injections intra-trachéales, intra-conjonctivales, etc.). Ce sont là, en effet, de simples procédés de mercurialisation plus capables de rendre des services en tant que traitement local que comme mode de traitement général, et d'ailleurs peu employés.

MÉTHODE DES FRICTIONS MERCURIELLES

La méthode des frictions mercurielles est, avec celle des fumigations, la plus ancienne de toutes. Elle nous est parvenue à travers quatre siècles, non sans subir des modifications considérables, qui nous l'ont transmise, pour ainsi dire, complètement défigurée.

Employée contre la syphilis ou, comme on l'appelait alors en France, le mal napolitain, elle fut autrefois appliquée avec une telle rigueur et de façon si excessive, que le traitement devenait en ces conditions un véritable supplice et comportait de tels dangers, amenait de si graves stomatites qu'il en était en vérité plus redoutable que la maladie elle-même.

Le patient qui consentait à se soumettre à ces pratiques était d'abord soumis à la *préparation*. Celle-ci consistait en saignées répétées avec, comme adjuvants, une diète presque absolue, les inévitables lavements et des tisanes abondantes autant que variées. On séquestrait ensuite le malade dans ce qu'on peut appeler la *chambre de chauffe*. C'était une pièce bien fermée, chauffée à une température d'étuve, car il était indispensable que, pendant le temps des frictions, les malades évitent de s'exposer à l'air et de prendre froid. Puis, une ou deux fois par jour et quelquefois plus souvent, on plaçait le patient devant un grand feu flambant et on le frottait à tour de bras avec des onguents plus ou moins parfumés où le mercure s'associait aux produits les plus divers : camphre, mastic, myrrhe, graisse d'oie, d'ours, de blaireau, céruse, térébenthine, etc., etc. C'est ainsi que le célèbre *onguent de Vigo* renfermait jusqu'à dix-neuf substances qui, toutes, d'après son auteur Jean de Vigo, étaient indispensables.

Ce traitement, qui ne laissait point que d'être énergique — et comment en eût-il été autrement? — durait quatre à cinq semaines environ, pendant lesquelles le malade devait rester couché presque constamment, ne jamais sortir, ne jamais changer de linge ni de vêtement pour ne pas perdre une parcelle de mercure. Les frictions ne tardaient pas à déterminer chez les malades une salivation extraordinairement profuse — sans compter les autres accidents — salivation dont l'abondance même était regardée par les médecins de l'époque comme un symptôme des plus salutaires, puisque, d'après eux, c'était la maladie elle-même qui s'en allait avec la salive. Il fallait certes une robuste constitution pour sortir vivant de toutes ces tortures, et les vérolés qui les avaient subies sans trop de dommage pouvaient se dire vigoureusement trempés.

Peu à peu l'observation clinique méthodique et mieux raisonnée a fait justice de toutes ces pratiques et les a reconnues parfaitement inutiles et même nuisibles. Nous avons appris à ne plus tenter de provoquer la salivation, jugée si utile, si indispensable par Boerhaave, à tel point qu'il « voulait que la salivation séparât du corps, dans l'espace de trente jours, environ cent livres de salive ». Nous savons au contraire que son apparition nous indique un début d'intoxication mercurielle. Peu à peu le procédé des frictions s'est dépouillé de tout son cortège antique : les saignées, les lavements, la diète, la séquestration, la terreur de l'air et du moindre froid, tout cela a complètement disparu, sauf peut-être en Russie et dans les pays germaniques où l'on garde encore à la chambre et où l'on soumet souvent à des sudations répétées les malades confiés à ce mode de traitement. De même on a reconnu que les innombrables ingrédients que l'on mélangeait au mercure dans les onguents et pommades de l'ancienne pharmacopée étaient plus nuisibles qu'utiles. C'est le mercure seul qui possède une action et point n'est besoin, pour qu'il agisse, d'y joindre de l'euphorbe ou du styrax, pas plus qu'il n'est nécessaire de l'éteindre dans de la salive humaine, comme le voulait Jean de Vigo.

Voyons donc maintenant en quoi consiste, de nos jours, la méthode des frictions.

La préparation communément employée pour les frictions est l'*onguent napolitain du Codex*, et la méthode consiste simplement en une ou plusieurs séries de frictions faites sur la peau avec cet onguent dont la formule est :

Mercure métallique	āā parties égales.
Axonge benzoïnée	

C'est en effet là la préparation la plus usitée. Elle a l'avantage de se trouver partout et d'être très efficace. Elle doit être préparée depuis peu, car elle s'altère progressivement et devient à la longue plus ou moins irritante pour la peau. Malheureusement, cette pommade mercurielle double a une coloration très foncée, noirâtre, et laisse des taches sur le linge. Elle adhère à la peau et est assez difficile à enlever. Or, nous verrons que cette malpropreté répugnante et dénonciatrice, est un des principaux inconvénients reprochés à la méthode des frictions. Mais les tentatives faites pour remplacer l'onguent napolitain par d'autres préparations n'ont pas eu grand succès : telles les pommades au calomel, proposées par Ruata et Bovero, l'oléate de mercure préconisé par Smirnoff, ou encore les savons mercuriels. M. Fournier reproche avec raison à ces derniers « la longue durée qu'exige la friction pour l'épuisement d'une faible dose de savon. Une dose moyenne ou forte excéderait certes la patience de tout malade ». L'onguent napolitain reste donc seul en faveur, et c'est justice.

A Aix-la-Chapelle, on fait usage, car le traitement par les frictions y est très en faveur, d'une pommade analogue, mais ne contenant que le tiers de son poids de mercure, et qui serait plus onctueuse et plus commode à étaler que l'onguent napolitain. La formule est la suivante (1) :

Mercure métallique	100	grammes.
Lanoline anhydre	15	—
Huile d'olive	3	—
Axonge	112	—
Suif	70	—

M. Lafay conseille de préférence la formule suivante, où les proportions sont les mêmes que celles de l'onguent napolitain :

Mercure purifié	500	grammes.
Lanoline anhydre	250	—
Vaseline pure	250	—

Il nous faut étudier maintenant la manière d'employer ces pommades, autrement dit la ***pratique des frictions*** pour lesquelles les règles suivantes nous paraissent les meilleures à suivre.

1° Quelle dose de pommade employer ?

Elle est évidemment variable selon l'âge, le sexe du malade, et les indications à remplir. Chez l'homme adulte, de constitution ordinaire et sauf gravité particulière des accidents à combattre, la dose est de 4 grammes en moyenne ; mais on peut la porter à 6, 8, 10, 12 grammes même, lorsqu'on se trouve en présence de syphilis redoutables ou rebelles. Après avoir tâté la susceptibilité des malades, on peut en général, chez l'homme, employer couramment des doses de 6 ou 8 grammes.

Chez la femme, la tolérance aux frictions est d'ordinaire moindre

(1) CHIRAY, Le traitement de la syphilis à Aix-la-Chapelle. *Ann. des mal. vén.*, février 1907.

que chez l'homme, et il ne faut dépasser la dose de 6 grammes que si l'on peut surveiller attentivement et de près les malades, à moins, bien entendu, que la gravité des accidents à combattre ne soit telle qu'il soit urgent d'agir avec vigueur. En pareil cas, en effet, il faut courir au plus pressé.

Il en est tout autrement chez l'enfant en bas âge, chez le nourrisson. Celui-ci supporte au contraire très bien les frictions, et la dose de 2 grammes d'onguent n'est pas chez lui excessive, quoique énorme relativement au poids de l'enfant. Il n'y a pas ici à craindre de stomatite, puisque les dents ne sont pas encore sorties.

Nous verrons ultérieurement que dans les stations thermales d'eaux sulfureuses, à Aix-la-Chapelle, à Uriage, à Luchon, etc., les doses peuvent être impunément beaucoup plus élevées. C'est un fait remarquable, en effet, de voir combien ces eaux exagèrent la tolérance de l'organisme pour le mercure, ce qui est dû à une augmentation des échanges et à une élimination plus rapide du mercure. Telle est du moins la théorie généralement admise. N'oublions pas cependant que, d'après Cathelineau, cette tolérance ne serait que factice, et que les quantités d'onguent mercuriel (10 à 15 grammes) si bien supportées par les malades se réduisent à peu de chose, car l'hydrogène sulfuré contenu dans ces eaux transformerait, à la surface de la peau, la plus grande partie du mercure métallique en sulfure noir d'hydrargyre (1). Mais ces travaux ont actuellement perdu toute portée. Déjà contredits par les résultats cliniques, ils le sont également par les dernières et les plus récentes recherches faites sur ce sujet (Desmoulières), comme nous le verrons ailleurs.

Quelle que soit la dose prescrite, il faut que la quantité d'onguent employée soit toujours soigneusement déterminée par la *pesée*. Le professeur Fournier y insiste avec raison. Il ne faut pas oublier que les frictions constituent une méthode thérapeutique active et qui nécessite un contrôle soigneux. Dès lors il n'est pas indifférent de savoir avec exactitude et précision le poids d'onguent mercuriel employé pour chaque friction. Faute de cette précaution, le malade se frictionne ou se fait frictionner avec des doses très variables d'un jour à l'autre. Le plus simple à ce point de vue est évidemment de faire diviser d'avance l'onguent mercuriel en

(1) *Archives de médecine*, 1894.

cartouches dont chacune contient la dose nécessaire pour une friction, et de prescrire, par exemple :

Onguent mercuriel double........................ 30 grammes.
A diviser en 7 cartouches.

Chaque cartouche contient 4 grammes d'onguent, les 2 grammes de surplus représentant la perte due à la préparation des cartouches.

2° **A quel moment doit-on procéder à la friction?**

La friction peut se faire à des moments variables suivant les convenances des malades ; s'il s'agit d'un malade alité ou d'un enfant, on choisira le moment le plus commode de la journée. Lorsque, comme c'est le cas habituel, le malade vaque à ses occupations, il sera préférable de réserver la friction pour le soir, avant le coucher. A ce moment, il peut y consacrer tout le temps nécessaire et garder sans gêne, la pommade sur la peau toute la nuit, de manière à laisser au mercure tout le temps de s'absorber. Faite à un autre moment de la journée, on aura peine à obtenir du malade qu'il conserve sur la peau ce produit gras et gluant. Il faut tenir compte des préférences du patient, et la seule chose qu'il faille exiger, c'est que la friction soit faite régulièrement et autant que possible à la même heure chaque jour.

3° **Où doit être faite la friction?**

Tous les points du revêtement cutané ont été et peuvent être utilisés, sauf, bien entendu, la face. Chaque partisan des frictions avait une région qu'il affectionnait davantage, et maintenant encore il est des médecins qui conseillent plus volontiers telle ou telle région. A notre avis, les frictions peuvent se faire n'importe où. Il faut avoir soin toutefois d'*éviter les régions velues* et à peau très fine, parce que l'absorption est en ces points trop rapide. Il en est ainsi à l'aisselle, au scrotum, au pubis. A l'aisselle l'absorption est si rapide et si facile que la méthode dite *italienne* consistait en une onction pure et simple de pommade dans le creux axillaire le soir en se couchant, sans friction proprement dite. Mais cette absorption facile a pour résultat de provoquer avec une grande rapidité salivation et stomatite. Dans ces régions, en outre, la peau est très vite irritée par la pommade mercurielle, qui, dès la première application parfois, provoque l'hydrargyrie.

Cette irritation et ces symptômes d'hydrargyrie se produiraient d'ailleurs partout à la longue, et, c'est afin de prévenir dans la mesure du possible ces accidents qu'il faut *varier à chaque fois* le siège des frictions.

Les surfaces à préférer sont : les *parties latérales du thorax* et de *l'abdomen*, particulièrement recommandées par le professeur Fournier pour les deux raisons suivantes : « 1° parce que le malade peut commodément se frictionner lui-même sur ce point sans avoir besoin de recourir à un aide ; 2° parce qu'il trouve là à sa disposition une grande surface, non velue ou relativement peu velue, sur laquelle peut être étalée toute la dose d'onguent qui compose la friction. Cette considération devient d'importance majeure pour des frictions à dose plus ou moins élevée » ; — *la face interne des cuisses et des bras, les jarrets, les plis du coude.* Lorsque le malade est alité ou lorsque la friction est faite par une tierce personne, on peut également la faire sur le dos, où l'on trouve une large surface, propre à l'étalement du médicament.

4° Comment procéder à la friction ?

Ce point est extrêmement important à bien connaître. Tout le succès de la méthode, on peut le dire, dépend de la manière dont est faite la friction. Quand on constate un insuccès, une action thérapeutique moins nette que d'habitude, c'est pour ainsi dire toujours dans la pratique insuffisante et maladroite de cette méthode qu'il en faut chercher la cause. Cela s'explique d'ailleurs aisément. Il est évident *a priori* que la friction aura une action plus marquée si tout le mercure employé est absorbé et que celui-ci, quelle que soit d'ailleurs l'interprétation que l'on admette sur le mode d'action des frictions, s'absorbera d'autant mieux que la friction sera prolongée plus longtemps. Les faits vérifient nettement cette hypothèse. C'est donc dans la façon dont est pratiquée cette manœuvre que l'on trouvera le plus habituellement la cause de cette irrégularité d'action si souvent reprochée à la méthode, et qui est sans contredit un de ses principaux défauts. Certes il est possible que la peau n'ait pas chez tous les sujets la même puissance d'absorption.

Mais les différences de cet ordre ne peuvent être que minimes, comparées à celles qui résultent d'une friction mal faite par rapport à une friction bien conduite.

Le médecin devra donc y veiller avec attention et indiquer avec une scrupuleuse précision la façon dont la friction doit être faite. En cas d'insuccès, ou d'effets moindres que ceux qu'il escomptait, c'est sur ce point que doivent, nous le répétons, se porter tout d'abord ses investigations. Sans cette précaution, en effet, il pourrait être tenté d'augmenter la dose d'onguent employée pour chaque friction, ce qui déterminerait bientôt des phénomènes d'intoxication plus ou moins graves si, pour une raison quelconque, la façon d'opérer se perfectionnait ultérieurement.

Voici comment il faut procéder : On prend la cartouche contenant la dose d'onguent convenue et on étend par petites quantités cet onguent sur la région choisie. On frotte alors ce point assez fortement, et cela jusqu'à ce que la main qui frotte éprouve une sensation de rudesse très nette : autrement dit, on frotte jusqu'à *siccité.* Il faut se guider sur cette sensation spéciale bien plutôt que sur la durée de la friction. En effet, on l'obtiendra plus ou moins vite suivant la dose d'onguent employée et aussi suivant la vigueur avec laquelle on pratique la friction. En tout cas, il faut compter que celle-ci doit durer au moins une dizaine de minutes pour une dose moyenne de 4 à 5 grammes d'onguent.

La friction peut être faite par le malade lui-même, ou par une personne de l'entourage. Dans ce dernier cas, il ne faut pas oublier que les doigts de la personne qui fait la friction sont capables eux aussi d'absorber du mercure. Aussi devra-t-elle se protéger contre cette absorption par un gant de peau ou de caoutchouc. Faute de cette précaution, elle risquerait de présenter des symptômes d'intoxication hydrargyrique.

C'est en effet la main qui est le meilleur de tous les instruments pour la pratique des frictions, à cause de sa douceur et de sa souplesse qui lui permet de ne tenir aucun compte des saillies et anfractuosités des points à frictionner, et de se mouler sur ceux-ci. Aussi les frottoirs inventés dans ce but n'ont-ils pu prévaloir contre elle.

5° **Soins à prendre après la friction.**

Après la friction, il faut recouvrir la région où elle a été faite, soit d'une couche d'ouate, soit d'un linge de toile imbibé d'eau tiède. Le tout sera maintenu, suivant la région, par une bande, un bas ou un caleçon et restera en place toute la nuit si la friction a été faite le soir, huit à dix heures de toute façon. Le lendemain matin, autrement dit au bout de ces huit à dix heures, le pansement sera enlevé, la peau nettoyée, savonnée, lavée à l'eau tiède, essuyée avec soin, puis largement saupoudrée avec de l'amidon, du talc ou de l'oxyde de zinc. Toutes ces précautions ont pour but d'éviter l'irritation des régions frottées. Dans ce même but, il est bon de prescrire en outre un grand bain tous les trois jours en moyenne.

Les frictions sont en général *quotidiennes*, très exceptionnellement plus fréquentes. La susceptibilité cutanée de certains malades, chez les femmes surtout, peut forcer à ne les pratiquer que tous les deux jours. Une *cure de frictions* comprend d'ordinaire vingt et un jours de frictions quotidiennes, à la dose de 4 grammes d'onguent napolitain en moyenne. Une période de trois semaines représente en effet à peu près la limite de tolérance de l'organisme pour ce procédé. Dans certains cas et moyennant une surveillance très attentive, on peut cependant au besoin prolonger plus longtemps la cure. Mais il faut alors redouter sans cesse l'apparition de phénomènes d'intolérance qui d'ailleurs, chez certains sujets, les femmes en particulier, peuvent se montrer beaucoup plus tôt. On est alors contraint d'interrompre le traitement pendant quelques jours.

Les frictions sont, nous l'avons dit, une méthode de traitement très active. C'est la preuve que le mercure administré sous cette forme est réellement absorbé. D'ailleurs, les phénomènes d'intolérance qui se produisent au bout d'un certain temps le démontrent tout aussi nettement. En outre, nous avons vu que les urines présentent la réaction hydrargyrique, vingt-quatre à trente-six heures (Brousse) après une friction. Or on s'est demandé comment et par quel mécanisme se produisait cette absorption. Il est en effet peu de médicaments qui se puissent absorber par la peau, et la chose paraît ici d'autant plus surprenante qu'il s'agit d'un métal insoluble. Aussi, pour certains auteurs, Fleischer, Rémond, Ferrari et surtout Merget, le mercure ne serait jamais absorbé par la peau. La friction, par suite de la très facile diffusion des vapeurs mercurielles, provoquerait au niveau de la peau une volatilisation du mercure qui serait alors absorbé par les voies respiratoires. C'est de cette base qu'est parti Merget pour proposer le traitement par les flanelles mercurielles.

L'expérience suivante, due à cet auteur, est en faveur de sa théorie : Si on frictionne avec de la pommade mercurielle la peau d'un membre, en ayant soin d'envelopper ce membre dans du taffetas gommé et de faire respirer au sujet en expérience de l'air venu d'une autre pièce et pur de toute vapeur mercurielle, on ne peut en aucune façon déceler ultérieurement dans les urines la moindre trace de mercure.

Ces expériences n'ont cependant pas convaincu les partisans de l'absorption cutanée. Nous avons insisté sur l'importance qu'il y a à prolonger la friction jusqu'à siccité. Or, comme l'a fait remarquer Lépine, ces frictions prolongées ne sont en rien comparables aux frictions telles que Merget les pratiquait.

D'autre part, Furbringer a examiné au microscope de petits lambeaux de peau prélevés en des points que l'on venait de frictionner longuement et jusqu'à siccité avec de la pommade mercurielle. Il a pu constater ainsi la présence de globules de mercure dans les follicules pileux et dans les canaux excréteurs des glandes sébacées. Et ceci nous explique pourquoi l'absorption est plus rapide et plus intense dans les régions garnies de poils et riches en glandes sébacées.

Il semble donc certain que la peau est réellement capable d'absorber le mercure. En outre, ces expériences démontrent que le mercure est introduit dans la peau au moins à une certaine profondeur, et que, contrairement à l'opinion soutenue par quelques auteurs, il dépasse la couche cornée.

Une fois le mercure métallique introduit dans la peau, que devient-il? Pour les uns, il se volatilise. Pour les autres, et c'est l'hypothèse la plus répandue et la plus probable, il se transforme sur place en composés solubles encore mal connus et est ainsi absorbé. Force nous est d'avouer que cette intéressante question n'est pas encore élucidée et qu'elle appelle de nouvelles recherches, d'ailleurs délicates et difficiles.

En attendant que cette question soit définitivement résolue, il est bien établi en tout cas que l'absorption du mercure est possible par les voies respiratoires et qu'elle est même importante. Si donc on a recourt à la méthode des frictions et que l'on désire en retirer un maximum d'action, il faudra ainsi que le recommande Brocq, *conseiller au malade de tourner la tête dans la direction du point où se fait la friction et de faire de larges inspirations pour respirer autant que possible les vapeurs qui s'en dégagent*, pratique d'ailleurs inverse de celle qu'emploient les « frotteurs » d'Aix-la-Chapelle, qui opèrent avec la main nue et affirment échapper à tout accident quand ils ont soin de ne respirer que par le nez et le plus loin possible du malade qu'ils frictionnent (1).

***

MÉTHODES DE TRAITEMENT ACCESSOIRES

On peut placer, à côté de la méthode des frictions que nous venons d'étudier, quelques autres méthodes intéressantes en tant qu'essais de mercurialisation contre la syphilis, mais qui, par suite de leur action difficile à régler exactement, n'ont pu être érigées en véritables méthodes de traitement. Le dosage des quantités de mercure absorbées est en effet beaucoup plus difficile encore que par la méthode des frictions, et leur action est d'ailleurs bien moins intense et moins active.

Emplâtres mercuriels.

Proposée par le Dr Quinquaud (2), cette méthode consiste à appliquer sur la peau, préalablement savonnée et lavée, un *emplâtre au calomel* de dimensions variables suivant les cas (1 décimètre carré en moyenne). On laisse en place cet emplâtre

(1) Chiray, *Annales des mal. vén.*, février 1907.

(2) Quinquaud. Traitement de la syphilis par le sparadrap au calomel. *Annales de dermat. et de syph.*, 1890, p. 423.

adhésif pendant huit à dix jours, c'est-à-dire jusqu'à épuisement. On le remplace par un ou plusieurs autres, jusqu'à ce que l'on ait obtenu l'effet désiré.

L'emplâtre du Dr Quinquaud a la formule suivante :

Emplâtre diachylon	3 000 grammes.
Calomel à la vapeur	1 000 —
Huile de ricin	300 —

Cette méthode amène certainement l'absorption par la peau d'une certaine quantité de mercure, impossible à déterminer exactement, mais assez appréciable pour produire quelques effets thérapeutiques et même des signes d'intolérance : irritation buccale surtout. On constate en outre la réaction hydrargyrique dans l'urine. Cependant cette quantité de mercure absorbée reste faible, trop faible pour être bien puissante si l'on doit lutter contre une syphilis tant soit peu grave.

Cette méthode est une régénération de procédés autrefois mis en œuvre contre la syphilis, et l'emplâtre de Quinquaud semble vouloir atteindre le même but que l'emplâtre de Vigo, qui était également destiné à combattre la syphilis. Tous deux peuvent en effet rendre de grands services pour le traitement local de certaines syphilides. Ils ne sont ni l'un ni l'autre capables de lutter avec avantage contre la maladie même et il faut renoncer absolument à leur emploi pour le traitement de fond de la maladie.

Balnéation mercurielle.

Cette méthode a joui, il y a un certain nombre d'années, d'une grande vogue dans le traitement de la syphilis et tout spécialement dans celui de la syphilis infantile; elle est depuis tombée en discrédit, et à juste titre.

Le traitement par ce procédé comprend l'administration, dans une baignoire émaillée ou en bois, d'une série de bains tièdes tenant en solution une quantité variable (de 1 à 60 grammes et plus) de bichlorure d'hydrargyre associé au chlorhydrate d'ammoniaque.

On pourrait prescrire par exemple :

1°	Bichlorure d'hydrargyre Chlorhydrate d'ammoniaque	āā 20 grammes.
	Eau distillée	200 —

à mélanger dans 300 litres d'eau (grand bain pour adulte).

2°		
	Bichlorure d'hydrargyre	ãã 1 gramme.
	Chlorhydrate d'ammoniaque	
	Eau distillée	Q. s.

pour 10 litres d'eau (bain pour enfant).

Les effets de la balnéation mercurielle, nuls ou peu s'en faut, quand la surface cutanée est indemne, peuvent s'exagérer jusqu'à déterminer des accidents fort graves d'hydrargyrisme quand les téguments sont fissurés, excoriés ou ulcérés.

Fumigations mercurielles.

Autrefois, cette méthode associait les effets de l'absorption cutanée à ceux de l'inhalation pulmonaire ; aussi les accidents mortels, au cours ou à la suite d'une séance de fumigations, n'étaient-ils pas chose rare. Vers la fin du siècle dernier, Lalouette (1776) transforma l'ancien procédé, par l'invention de sa boîte à fumigations qui supprimait l'inhalation des vapeurs mercurielles, en laissant libre la tête du patient. Tombée peu à peu en désuétude, du moins dans notre pays, la méthode des fumigations, malgré les tentatives de réhabilitation faites par le Dr Horteloup, n'a pas repris la place qu'elle tenait autrefois à côté des frictions.

Le procédé qu'on pourrait appeler récent consiste à faire évaporer au bain-marie une dose de 1 à 4 grammes de calomel à la vapeur, sous un siège supportant le malade. Celui-ci complètement entouré, le cou et la tête exceptés, de grandes couvertures traînant jusqu'à terre, reste soumis aux vapeurs mercurielles un temps variant de vingt à trente minutes ; il est reporté ensuite dans son lit, où il reste encore une heure environ, roulé dans les mêmes couvertures.

Ce procédé de traitement a, outre les défauts de demander du temps et de nécessiter une mise en œuvre et un certain outillage, celui-ci, plus grave, d'exposer le malade aux dangers de l'inhalation, pour peu que les couvertures qui entourent le patient soient mal fixées autour du cou.

Flanelles mercurielles.

Imaginé par le Dr Merget (de Bordeaux) et fondé sur la propriété que possède le mercure de se volatiliser à la température ordinaire, ce procédé consiste à faire absorber au malade des vapeurs mercurielles à l'aide d'étoffes au préalable imprégnées de mercure métallique. On découpe un carré plus ou moins grand de l'étoffe ainsi préparée, on l'enferme dans un sac en toile et on dispose le tout, soit sous l'oreiller du malade, soit à son cou, sous ses vêtements.

L'absorption des vapeurs mercurielles par le poumon se ferait ainsi lentement et par petites quantités sans provoquer d'accidents, et serait suivie, d'après le Dr Merget, d'effets thérapeutiques très satisfaisants.

Il est nettement démontré par les expériences de Merget, par celles de Müller et de Rémond que l'absorption du mercure par les voies respiratoires est possible et réelle. Il est en outre certain que le mercure est volatil même à la température ordinaire. Le Dr Fauconnier, sur la demande du professeur Fournier, « a calculé que 1 gramme de mercure, éteint dans 2 grammes de carbonate de chaux et étendu sur une table, perd presque 2 centigrammes de son poids en vingt-quatre heures ». Le Dr Cathelineau a obtenu des résultats analogues.

Il n'en est pas moins vrai que cette méthode de traitement est forcément très lente et reste peu pratique.

***

MÉTHODE PAR INGESTION

La méthode par ingestion consiste à administrer par la voie buccale des préparations mercurielles, ordinairement présentées sous la forme pilulaire, plus rarement en solutions ou en sirops. Cette méthode a été longtemps la plus couramment employée et c'est encore à elle que nombre de syphiligraphes, et non des moindres, restent fidèles pour la pratique courante.

Un grand nombre de sels ont été tour à tour conseillés pour administrer le mercure par voie stomacale. On sait en effet combien actuellement sont nombreuses les préparations hydrargyriques. Or presque toutes ont été essayées pour cet usage. Mais la plupart d'entre elle sont été bien vite, et pour des causes diverses, abandonnées.

Le ***mercure métallique*** a été assez rarement administré par la voie buccale. Dans ces conditions, en effet, il n'agit qu'à doses relativement trèsé levées. En outre, c'est, bien entendu, un médicament insoluble et il ne peut être absorbé qu'après toute une série de transformations et de combinaisons dues aux actions chimiques exercées sur le métal par le suc gastrique et les sucs intestinaux. Il est par conséquent difficile de savoir d'avance, avec exactitude, quelle sera la quantité de mercure réellement utilisée ; d'où production d'effets tantôt notoirement insuffisants, tantôt au contraire excessifs.

Malgré ces inconvénients évidents, le mercure métallique forme la base des préparations suivantes :

Pilules bleues ou pilules mercurielles simples du Codex :

Mercure purifié	5 grammes.
Conserve de roses	7gr,50
Poudre de réglisse	2gr,50

F. S. A. pour 100 pilules.

Chaque pilule contient 0gr,05 de mercure. La dose est de 1 à 3 pilules en général.

Pilules de Belloste ou pilules mercurielles purgatives du Codex :

Mercure purifié	6 grammes.
Miel blanc	6 —
Poudre d'aloès	6 —
Poudre de poivre noir	1 gramme.
Poudre de rhubarbe	3 grammes.
Poudre de scammonée	2 —

F. S. A. pilules de 0gr,20.

Chacune de ces pilules contient 0gr,05 de mercure. Dose : 2 pilules par jour.

Pilules de Sédillot ou pilules mercurielles savonneuses du Codex :

Pommade mercurielle double	3 grammes.
Poudre de savon médicinal	2 —
Poudre de réglisse	1 gramme.

F. S. A., pilules de 0gr,20.

Chaque pilule contient 0gr,05 de mercure. Dose : 2 à 4 pilules par jour. Ces dernières pilules sont relativement bien tolérées par l'estomac ; elles ont, il est vrai, une tendance marquée à produire la salivation.

C'est également le mercure métallique qui faisait la base de **pilules de Plenck** :

Mercure .... }	āā 6 grammes.
Extrait de ciguë .... }	
Miel .... }	āā 10 —
Poudre de réglisse .... }	

Mêlez jusqu'à extinction du mercure et F. pilules de 0gr,10. 2 à 6 pilules par jour.

On recommande depuis longtemps en Angleterre l'usage d'une poudre, dite poudre grise (*grey powder*), mélange de mercure et de craie, encore appelé **mercurium cum creta.**

M. Variot (1) a récemment expérimenté à nouveau ce médicament dans le traitement de la syphilis infantile. Autrefois employé en France, ce médicament « dont on trouve le mode de préparation indiqué dans l'*Officine ou Répertoire général de pharmacie pratique* de Dorvaut, consiste en somme dans du mercure éteint avec de la craie pulvérisée. C'est l'Ethiops calcaire du XVIIe siècle ». C'est une poudre gris clair, assez difficile à préparer et qui contient 33 p. 100 de mercure et 67 p. 100 de craie.

M. Variot la mélange à du sucre de lait :

Mercurium cum creta	0gr,02
Sucre de lait	0gr,03

Pour un paquet.

On administre ces paquets à la dose de 2 à 3 centigrammes, suivant l'âge, une fois par jour, dans le biberon ou dans une cuillerée de lait, et cela pendant quinze jours consécutifs. Ce procédé serait très inoffensif et très suffisamment efficace.

Le ***calomel*** a dû être abandonné à cause de son extrême infidélité. Il formait la base des préparations suivantes :

Pilules mineures d'Hoffmann :

Calomel .... }	āā 2 grammes.
Mie de pain .... }	
Eau distillée	Q. s.

Pour 72 pilules.

(1) VARIOT, *Soc. méd. hôp.*, 17 mars 1905.

Pilules de Plummer, composées de :

Calomel	āā 2 grammes.
Soufre doré d'antimoine	
Résine de gaïac	4 —
Sirop de gomme	Q. s.

F. S. A. pilules de 0gr,30. 2 à 4 pilules par jour.

Pilules d'Obrien.

Pilules suédoises :

Calomel	6 grammes.
Sulfure noir de mercure	4 —
Kermès minéral	4 —
Mie de pain	Q. s.

F. 144 pilules. 3 à 4 pilules par jour.

Le ***cyanure de mercure*** a été recommandé par Parent-Duchatelet, mais n'est plus employé.

On a également utilisé le ***sulfure noir de mercure***, l'***acétate***, le ***protonitrate de mercure***, etc., et plus récemment le ***peptonate de mercure***, le ***tannate de mercure*** qui est souvent bien toléré par des estomacs qui sont absolument intolérants pour les autres préparations mercurielles et qui mérite, par conséquent, d'être retenu. Mais il a, comme le précédent, le très grave défaut de n'être pas un composé nettement défini au point de vue chimique.

Le Dr Silva Araujo (de Rio-de-Janeiro) a prôné l'usage du ***salicylate de mercure***, qui est un assez bon médicament et qui peut s'employer en pilules, suivant la formule suivante, par exemple :

Salicylate d'hydrargyre	0 gr, 05
Extrait thébaïque	0 gr, 01
Extrait de gentiane	0 gr, 03

Pour une pilule N° 30. Dose : 1 à 3 pilules par jour.

Chez les enfants, le professeur Gaucher emploie volontiers le ***lactate neutre de mercure***, dont la solution à 1 p. 1000 n'a pas le goût métallique désagréable de la liqueur de Van Swieten.

Les auteurs allemands recommandent volontiers une tisane qui est un type parfait de la polypharmacie ancienne et qui est connue sous le nom de décoction ou **tisane de Zittmann.** On aurait par elle obtenu un certain nombre de guérisons remarquables dans des cas où les médications habituelles n'avaient obtenu aucun succès (1).

(1) Du Castel, in *Traité de thérapeutique appliquée* de A. Robin, fasc. VI, p. 13.

Mais, au total, *la faveur du monde médical s'est limitée presqu'exclusivement à deux composés mercuriels : le bichlorure et le protoiodure d'hydrargyre.*

Le ***bichlorure d'hydrargyre*** ou sublimé corrosif est un sel qui se présente sous la forme d'une masse cristalline transparente, blanche, très lourde. Il est peu soluble dans l'eau à froid, mais sa solubilité augmente avec la température. C'est ainsi que 100 parties d'eau qui, à 15°, ne dissolvent que 7 parties environ de sublimé, en dissolvent 11,3 parties à 50° et 54 parties à 100°. Il est soluble dans 4 parties d'alcool ou d'éther, dans 14 parties de glycérine. La solubilité dans l'eau est notablement augmentée par l'addition d'une petite quantité d'acide tartrique ou de chlorure de sodium (Manquat). Il est également soluble dans les chlorures alcalins et l'acide chlorhydrique. Sa densité est 5,32. Il fond vers 265° et bout vers 295°.

Administré pour la première fois contre la syphilis par Basile Valentin à la fin du xve siècle, il était déjà en usage un peu partout en Europe quand Boerhaave et Van Swieten l'adoptèrent. La haute autorité de ces deux hommes contribua fort à lui donner la faveur dont ce sel a joui depuis ce temps jusqu'à nos jours.

Il a servi de base à un très grand nombre de préparations plus ou moins abandonnées actuellement : les pilules majeures d'Hoffmann (composées de sublimé, d'eau distillée et de mie de pain); les pilules de Chomel (sublimé et extrait gommeux d'opium, de chaque un demi-centigramme par pilule); les biscuits d'Olivier ; le sirop de Larrey ; le sirop de Cuisinier ; et bien d'autres encore.

Deux préparations sont surtout célèbres et sont restées dans la pratique courante : la liqueur de Van Swieten d'une part, les pilules de Dupuytren d'autre part (1).

La **liqueur de Van Swieten** française, inscrite au Codex, a pour formule :

Bichlorure d'hydrargyre	1 gramme.
Alcool à 90°	100 grammes.
Eau distillée..................................	Q. s.

Pour un litre.

Chaque cuillerée à soupe de cette solution contient environ

(1) Rollet, *Dictionnaire Dechambre*, Art. Syphilis.

1 centigramme et demi de sel mercuriel (exactement 16 milligrammes).

Comme le fait remarquer le professeur Fournier (1), cette liqueur diffère de celle de Van Swieten lui-même par son titrage en sublimé qui est plus élevé. Sa formule d'ailleurs varie suivant les pays : elle est plus concentrée en Angleterre qu'en France, moins concentrée en Espagne. Cette solution a une saveur métallique très désagréable et est en outre très irritante pour l'estomac, d'où l'impossibilité de l'administrer à l'état de pureté.

Les **pilules du Dupuytren** du Codex ont la formule suivante :

Bichlorure d'hydrargyre	0gr,01
Extrait thébaïque	0gr,02
Extrait de gaïac	0gr,04

F. S. A. pour une pilule.

On ne voit pas quelle est dans cette formule l'utilité de l'extrait de gaïac, dont la suppression s'impose. Quant à l'opium, sa présence se justifie pleinement par l'action caustique et irritante du sublimé sur la muqueuse stomacale. Mais cette dose de 2 centigrammes par pilule est évidemment exagérée, d'autant plus qu'elle peut devenir la source d'inconvénients appréciables, de constipation opiniâtre par exemple, quand ces pilules sont, ce qui est la règle, données au nombre de deux, trois ou même quatre dans les vingt-quatre heures (2).

On aura donc tout avantage à remplacer la formule précédente par celle-ci :

Bichlorure d'hydrargyre	0gr,01
Extrait thébaïque	0gr,01
Excipient	Q. s.

Pour une pilule.

Diday a d'ailleurs fait remarquer (3) que Dupuytren, dont il fut l'élève, était loin d'avoir mis dans ses pilules une pareille quantité d'opium. Sa formule était, en effet, la suivante :

Bichlorure d'hydrargyre	0gr,30
Extrait aqueux d'opium	0gr,10
Extrait de gaïac	3 grammes.

Pour 30 pilules.

Ce qui fait pour chaque pilule 0gr,0033 d'opium.

(1) Fournier, Traitement de la syphilis, p. 358.
(2) Fournier, *loc. cit.*, p. 379.
(3) Diday, Pratique desmaladies vénériennes, 3e édit., p. 416.

Le ***protoiodure de mercure*** ou iodure mercureux a été surtout préconisé par Ricord, dont les pilules sont restées fameuses. Biett l'essaya en 1821 à l'hôpital Saint-Louis. Mais il rapportait l'idée de ce médicament à Odier (de Genève) qui l'avait conçue en 1814 (1). C'est une poudre jaune verdâtre, s'altérant et noircissant à la lumière, insoluble dans l'eau et dans l'alcool et qui s'obtient en triturant du mercure et de l'iode avec un peu d'alcool et en lavant ensuite à l'alcool bouillant. Étant donnée son insolubilité, il ne peut, bien entendu, s'employer qu'en pilules.

Les **pilules de Ricord** ont la composition suivante :

Protoiodure d'hydrargyre	3	grammes.
Extrait thébaïque	1	—
Thridace	3	—
Conserve de roses	6	—

Pour 60 pilules.

Chaque pilule contient donc 5 centigrammes de sel mercuriel et 16 milligrammes d'extrait thébaïque.

On peut répéter ici pour la thridace ce que nous avons dit plus haut du gaïac à propos des pilules de Dupuytren. De même la quantité d'extrait thébaïque contenue dans ces pilules est trop élevée. Une moindre quantité suffit à combattre les effets intestinaux du protoiodure de mercure. La formule de Ricord peut donc avantageusement être modifiée comme il suit :

Protoiodure d'hydrargyre	0gr,05
Extrait thébaïque	0gr,01
Excipient	Q. s.

Pour une pilule.

Du reste, comme le fait remarquer le professeur Fournier, on peut à volonté, et suivant les effets produits sur chaque malade par le protoiodure, élever ou abaisser la dose d'extrait thébaïque. On peut même souvent sans inconvénient arriver à le supprimer totalement, une fois que l'on connaît la tolérance du malade pour le protoiodure.

Il est un détail de pratique sur lequel insistent avec raison tous les auteurs, car ce point est d'une importance capitale : il est indispensable, lorsqu'on emploie la forme pilulaire et quel que soit le médicament employé, qu'il s'agisse de sublimé, de protoiodure

(1) Biett, Considérations pratiques sur l'emploi du protoiodure de mercure dans le traitement des syphilides. *Bulletin thérapeutique*, t. I, 1831, p. 369.

ou de tout autre composé mercuriel, de prescrire toujours des pilules *de consistance molle*. Il faut même recommander aux malades de s'assurer que les pilules qui leur sont délivrées par le pharmacien ne sont pas dures et sèches. On arrive d'ailleurs aisément à leur conserver la consistance convenable en leur incorporant une petite quantité de glycérine.

Faute de cette précaution, les malades avalent des pilules vieillies et devenues d'une dureté extrême, pilules qui traversent parfaitement le tube digestif d'un bout à l'autre sans être aucunement altérées par les liquides et sucs gastro-intestinaux. Dès lors, on conçoit aisément qu'il ne résulte d'un pareil traitement aucune espèce de résultat thérapeutique utile. C'est ainsi que nous avons eu l'occasion d'observer un malade, voyageur de commerce, qui, ayant mal lu l'ordonnance qui lui avait été délivrée, prit, pendant un mois, pour combattre des accidents buccaux, douze pilules de protoiodure par jour au lieu de deux. Et malgré cette dose formidable, il n'eut aucune espèce d'accident, aucun phénomène d'intolérance ni gastrique, ni buccale, ni générale. Mais, en revanche, ses accidents buccaux ne s'étaient aucunement améliorés.

Dans certains cas, en constatant que la dose de mercure ordonnée ne procure aucun résultat, on pourrait être tenté d'augmenter cette dose. On s'exposerait alors à des accidents, pour peu que le pharmacien délivre à un moment donné des pilules encore récentes, molles et par conséquent absorbables. De toute façon, une pareille absence de résultats thérapeutiques peut causer au malade, de même qu'au médecin, une surprise préjudiciable à tous deux.

C'est pour éviter les inconvénients de cette forme pilulaire que M. Alex. Renault emploie de préférence des cachets qu'il formule ainsi :

Protoiodure de mercure...............	0gr,05
Poudre d'opium brut.................	0gr,01 ou 0gr,02.
Poudre de quinquina..................	Q. s.

pour remplir un petit cachet de la contenance de 25 centigrammes.

Sous cette forme et à la dose de 20 centigrammes *pro die* qu'il ordonne volontiers, M. A. Renault aurait obtenu les meilleurs résultats (1).

(1) *Société de dermat.*, séance du 8 avril 1907.

A quelles doses doit-on prescrire sublimé ou protoiodure ?

En moyenne et approximativement cette dose peut être fixée comme suit :

1° *Pour le sublimé :*

Trois centigrammes par jour chez l'homme, c'est-à-dire trois pilules de Dupuytren, ou deux cuillerées à soupe de liqueur de Van Swieten.

Deux centigrammes chez la femme, soit deux pilules ou une forte cuillerée à soupe de Van Swieten.

2° *Pour le protoiodure :*

Dix centigrammes chez l'homme, soit deux pilules de Ricord.

Cinq à sept centigrammes chez la femme, soit une pilule à une pilule et demie.

Telles sont les doses habituellement efficaces. Il faut bien se garder en effet de prescrire les sels mercuriels à des doses trop faibles, ce que font parfois des médecins qui, redoutant les dangers du mercure, ordonnent une médication timide et forcément inefficace. M. Fournier s'est élevé avec raison contre cette façon de faire qui ne peut que donner aux médecins et aux malades une fausse sécurité, en leur laissant croire qu'ils luttent contre le mal alors qu'en réalité le mercure à pareille dose est dépourvu de toute espèce d'influence curative. Et l'on s'étonne alors de voir le mal s'aggraver, on nie les effets curatifs et surtout les effets préventifs d'un traitement qui, bien manié, peut donner de si précieux résultats.

Cependant, si les doses précédentes sont d'habitude efficaces ; si dans les cas ordinaires, d'intensité faible ou moyenne, elles produisent les effets attendus, il est loin d'en être toujours ainsi. L'action thérapeutique du médicament peut être influencée par des causes diverses, parmi lesquelles les deux principales sont : 1° la gravité ou la résistance de l'accident à combattre : 2° la tolérance du malade.

Il est bien certain que, parmi les divers accidents de la vérole, tous n'ont pas la même gravité, tous ne présentent pas la même résistance au traitement. Tel d'entre eux cédera rapidement sous l'action de doses moyennes de mercure ; contre tel autre au contraire, de semblables doses n'ont et ne peuvent avoir aucune influence. C'est ainsi que la quantité de mercure qui serait suffisante pour faire disparaître une roséole ne pourrait que bien peu de chose contre une syphilide palmaire psoriasiforme qui, elle, ne cédera que sous l'influence de doses bien plus élevées. M. Fournier fait remarquer que, d'une façon générale, « les syphilides disséminées, généralisées, cèdent à des doses mercurielles qui restent absolument insuffisantes devant des syphilides circonscrites, cantonnées sur un point, régionales comme nous les appelons (1) ».

D'autre part, la dose utile pour un même accident peut varier suivant la tolérance particulière des malades, suivant l'influence que peut avoir le mercure sur leur organisme. Chaque syphilis a, pour ainsi dire, sa formule thérapeutique spéciale. Alors que chez tel sujet deux à trois pilules de Dupuytren par exemple suffiront pour produire le résultat thérapeutique cherché, chez tel autre il pourra être nécessaire d'augmenter la dose, quelquefois même de la doubler, d'ordonner quatre ou cinq pilules. C'est là une affaire de tâtonnement.

L'expérience seule apprendra au médecin qu'à tel ou tel de ses malades il doit prescrire des doses élevées ; tant il est vrai que chaque organisme a des réactions qui lui sont propres. Cela est exact pour la plupart des médicaments, mais l'est surtout pour le mercure.

Quand et comment devra-t-on prendre les médicaments ordonnés? Ce moment peut varier avec les convenances et les facilités de chacun. Mais il y a toujours avantage à les prescrire au moment des repas, soit immédiatement avant, soit même pendant, pour peu que le malade ait l'estomac délicat. Il est également utile, pour éviter toute intolérance gastro-intestinale, d'espacer les doses et quelquefois même de les fractionner, si petites soient-elles. S'il s'agit d'une femme, on pourra, par exemple, au lieu de lui prescrire une pilule de protoiodure au repas du soir, lui faire prendre une moitié au petit déjeuner du matin et l'autre moitié au dîner.

Lorsqu'on emploie le sublimé, on peut se demander **quelle est la façon la meilleure de l'administrer :** en **pilules** ou en **solution.**

Les pilules ont l'avantage d'une commodité plus grande pour le malade : faciles à emporter, elles permettent de se traiter hors de chez soi, au restaurant, en voyage, etc. ; elles se dissi-

(1) FOURNIER, *loc. cit.*, p. 390.

mulent aisément, ne nécessitent aucun apprêt, aucune précaution. C'est certainement la moins affichante des médications.

Mais, d'autre part, la solution de sublimé, qu'on la prescrive sous forme de liqueur de Van Swieten proprement dite, ou, ce que nous croyons préférable, en solution sans alcool suivant la formule que voici :

Bichlorure de mercure	1 gramme.
Eau distillée	1 litre.

présente l'avantage d'une absorption certaine. M. Brocq la préfère aux pilules en vertu du vieil axiome classique : *corpora non agunt nisi soluta*. On doit la diluer fortement, à cause de sa saveur désagréable et de son action irritante sur l'estomac. On recommandera donc de la prendre à la dose d'une cuillerée, diluée dans un verre de sirop ou d'infusion quelconque, ou mieux encore dans du lait. Dans ces conditions l'estomac la tolère en général très bien.

Lorsqu'on emploie chez les enfants la méthode par ingestion, la liqueur de Van Swieten devient la seule possible, car ils se refusent en général à prendre des pilules qu'ils ne parviennent pas à avaler.

Elle a de plus une action élective sur certains accidents, sur les affections buccales en particulier. Pour augmenter dans ces cas le contact de la solution avec les accidents à combattre et aussi pour rendre son absorption plus facile et moins pénible pour l'estomac, certains syphiligraphes recommandent de la prendre par cuillerées à café, de quatre à six fois par jour. M. Brocq donne chaque jour de 15 à 20 grammes en quatre à six fois dans la journée, avant les repas et dans leur intervalle, dans du lait ou de l'eau de Vichy. Il recommande d'ajouter à chaque prise V à X gouttes d'élixir parégorique. Quelques gouttes d'essence d'anis ajoutées au lait masquent fort bien la saveur de la liqueur de Van Swieten (1).

Il nous reste à nous demander **quel est celui des deux sels qu'il est préférable d'employer.** Auquel allons-nous réserver nos faveurs, au protoiodure ou au sublimé?

(1) Gaston Lyon, Clinique thérapeutique, 4e édit., p. 1208.

Pour se pouvoir décider en connaissance de cause, il est indispensable de savoir quels sont leurs avantages et leurs inconvénients, car ils ont tous deux leurs défauts et leurs qualités. Les idées théoriques tendraient, *à priori*, à faire rejeter le protoiodure à cause de son insolubilité, et à faire adopter le sublimé, sel soluble. Mais les succès que l'on peut inscrire chaque jour à l'actif du protoiodure montrent bien qu'il faut dans cette question s'inspirer plutôt des résultats pratiques que des notions théoriques. Il nous faut donc étudier l'*action de ces deux sels* : sur *la bouche*, sur *le tube digestif*, sur *la maladie* (effets curatifs).

1° *Action sur la bouche.* — Toute idiosyncrasie mise à part, il est reconnu que le protoiodure détermine plus facilement la stomatite que le sublimé. Tandis qu'il est très fréquent de voir des doses élevées de sublimé laisser indemne la muqueuse gingivale de malades même peu soigneux dans leur hygiène buccale, il n'est pas rare au contraire de constater, après l'administration de doses moyennes de protoiodure, une certaine irritation gingivale (stomatite d'alarme) chez les individus qui ne se conforment point exactement aux soins buccaux rigoureux destinés à prévenir la stomatite.

Fait assez particulier et assez difficile à expliquer, étant donné l'usage fréquent du tabac chez lui, l'homme est bien moins que la femme sujet à l'action ptyalique du protoiodure. La tolérance buccale vis-à-vis de ce médicament peut être évaluée approximativement : pour l'homme, à 10 centigrammes *pro die*, soit deux pilules ; pour la femme à 7 centigrammes, soit une pilule et demie, toutes réserves faites des susceptibilités individuelles et des cas où l'état et les soins de la bouche laissent à désirer.

2° *Action sur le tube digestif.* — Le sublimé et le protoiodure sont capables tous deux de déterminer des troubles du tube digestif. Mais il existe à cet égard des différences notables et curieuses entre les deux composés.

Le sublimé, toxique violent, a naturellement une action sur le tube digestif, mais il est curieux de voir que cette action semble se limiter à l'estomac. Il ne produit que rarement la diarrhée, tandis qu'au contraire il détermine fréquemment, même à doses moyennes, des troubles stomacaux. Il est à remarquer, d'ailleurs, que presque toujours on voit ces troubles survenir après quelques semaines de traitement par le sublimé, au bout de trois à quatre semaines, en général. « Le sublimé n'est pas un de ces remèdes comme l'iodure de potassium, le bromure de potassium, l'arsenic, etc., dont l'usage puisse être prolongé. Même quand il est bien accepté par l'estomac, il ne l'est que pour un temps, passé lequel il commence à devenir offensif, à faire mal, à nuire (1). »

On observe surtout des phénomènes douloureux, crampes d'estomac, pincements, tiraillements constituant une sorte de gastralgie qui disparaît en général avec la suspension du traitement et qui peut parfois être assez accentuée pour forcer à arrêter l'administration du médicament. Dans certains cas elle peut persister et se transformer en une véritable dyspepsie plus ou moins durable et qui ne cesse pas avec l'arrêt du traitement. Ajoutons enfin que cette action irritante du sublimé sur l'estomac est surtout marquée chez la femme. Celle-ci le supporte beaucoup moins bien que l'homme, même à doses inférieures, si bien que l'on peut répéter avec le professeur Fournier que « le sublimé n'est pas un remède pour les femmes ».

Quant au protoiodure, il est, de façon générale, beaucoup mieux toléré que le sublimé ; à l'inverse de celui-ci, d'autre part, s'il exerce une action nocive, c'est sur l'intestin et non sur l'estomac.

Son action sur l'intestin se traduit dès les premiers jours de son administration par des coliques plus ou moins douloureuses, de légers accès de *diarrhée.* Ces accès passent d'ailleurs très vite d'habitude et il est exceptionnel qu'on voie s'établir une diarrhée assez intense et assez persistante pour nécessiter l'arrêt de la médication. En général, la tolérance de l'intestin pour le protoiodure finit par s'établir au bout de peu de temps, et, sauf quelques reprises de diarrhée éphémère, le remède peut être longtemps supporté.

3° *Effets curatifs.* — C'est un chapitre difficile à trancher en faveur de l'un ou de l'autre. Chacun d'eux possède en effet à son actif des résultats marqués, que personne ne conteste ; chacun d'eux a pu avantageusement remplacer l'autre dans la cure de telle ou telle manifestation, et l'on peut dire que l'emploi de l'un ou de l'autre n'est souvent qu'affaire d'habitude. Le pro-

(1) Fournier, *loc. cit.*, p. 370.

fesseur Fournier, tout en s'efforçant de tenir entre les deux la balance égale, prescrit de préférence cependant le protoiodure et particulièrement « dans les étapes jeunes » de la syphilis qui, d'après son expérience personnelle, seraient plus influencées par lui que par le sublimé. Celui-ci par contre aurait, à son avis, sa place mieux marquée dans les phases plus avancées de la diathèse et s'associerait mieux aussi à l'iodure de potassium pour constituer le traitement mixte.

On peut conclure que ni le sublimé ni le protoiodure ne peuvent être systématiquement préférés l'un à l'autre et qu'avant d'ordonner l'un ou l'autre de ces composés, le praticien devra tenir compte de l'état de la bouche du malade, du fonctionnement de son tube digestif, de la phase de la maladie, et des traitements antérieurs par l'un ou par l'autre remède, s'il y en a eu.

Il est bien évident que chez des sujets souffrant antérieurement de l'estomac, il vaudra mieux employer le protoiodure, tandis qu'au contraire chez des malades ayant une mauvaise dentition, une bouche en mauvais état, l'emploi du protoiodure est contre-indiqué.

On peut donc résumer ainsi les avantages et inconvénients de chacun de ces deux sels :

Pour le sublimé : tolérance moins grande chez la femme ; impossibilité de prolonger le traitement pendant plus de trois à quatre semaines ; gastralgies et parfois dyspepsies, mais par contre : pas d'atteinte de l'intestin ; peu d'atteinte de la bouche ; action thérapeutique plus marquée dans les phases avancées de l'infection.

Pour le protoiodure : médication offensive pour la bouche et l'intestin, mais accoutumance rapide ; efficacité peu marquée, manque de puissance contre les accidents tardifs, mais aussi : médication douce, facilement acceptée par les malades, surtout active dans les syphilis jeunes.

*
* *

MERCURIALISATION PAR VOIE RECTALE

Le tube digestif offre, nous venons de le voir, une voie fréquemment utilisée pour l'absorption du mercure. On se sert le plus habituellement de la voie buccale. Cependant, l'intolérance gastrique étant relativement assez fréquente, on a eu l'idée de se servir de la voie rectale.

Le professeur Audry (de Toulouse), qui fut le promoteur de cette méthode, tenta d'abord de se servir de solutions de bichlorure, injectées dans la cavité rectale, suivant le procédé employé par Condamin et quelques auteurs pour les injections de morphine. Mais il ne tarda pas à abandonner cette façon de faire, les résultats obtenus, tant avec le bichlorure qu'avec le biodure ou l'huile grise, étant peu favorables. Il les remplaça par des suppositoires. Les suppositoires au cyanure de mercure furent bien tolérés, mais l'absorption était trop lente. C'est alors qu'il essaya les **suppositoires à l'huile grise,** qu'il considère depuis lors comme les meilleurs (1).

Ces suppositoires sont composés d'un mélange d'huile grise à 40 p. 100 et de beurre de cacao. Voici comment on procède pour leur fabrication : on prend autant de fois 4 grammes de beurre de cacao que de suppositoires à fabriquer. On le fait fondre. Au moment où, par refroidissement, il perd sa transparence et va se reprendre, on incorpore l'huile grise ; puis on coule en moules. Pour des suppositoires renfermant 1 centigramme de mercure, il faut ajouter, pour chacun, au beurre de cacao $0^{gr},025$ d'huile grise; pour des suppositoires à 2 centigrammes, $0^{gr},05$ d'huile grise, etc.

Ces suppositoires s'emploient à la dose de $0^{gr},03$ de mercure pour l'adulte ; de $0^{gr},015$ à $0^{gr},02$ pour l'enfant. On titre ses suppositoires en conséquence et on en ordonne un chaque soir.

Cette méthode de traitement, encore peu employée, aurait, d'après Audry, une efficacité comparable à celle de tout autre traitement par voie buccale, et pourrait s'y substituer avantageusement chaque fois que des troubles digestifs viennent entraver l'absorption gastrique ou les fonctions intestinales. « En particulier, il est fort possible, dit-il, que la voie rectale devienne le meilleur mode de traitement de la syphilis chez les enfants. »

Les suppositoires à l'huile grise seraient toujours parfaitement bien tolérés et ne provoqueraient ni ténesme ni épreintes, ni diarrhée.

(1) Ch. Audry, Note préliminaire sur l'administration du mercure par voie rectale. *Annales de dermat. et syph.*, t. VI, p. 793, oct. 1905. — Note complémentaire. *Annales de dermat.*, mars 1906.

Cette méthode de traitement a été jusqu'à présent trop peu employée pour qu'il soit possible de porter sur elle un jugement définitif. Il est cependant bon de la connaître, car elle paraît appelée à rendre d'incontestables services.

***

MÉTHODE DES INJECTIONS

Appliquée pour la première fois par Hebra et Hunter, d'après Zeissl, cette méthode de date relativement récente, puisque ce sont surtout les travaux de Lewin qui ont contribué à la faire entrer dans la pratique (1867), a rapidement pris une importance de tout premier ordre et tend même à l'heure actuelle à supplanter les autres modes d'administration du mercure. Sous ce nom de méthode des injections mercurielles, il faut entendre la méthode des injections sous-cutanées ou plus exactement, car, comme nous le verrons, l'injection doit se faire profondément, des injections intra-musculaires de sels mercuriels.

La voie sous-cutanée d'abord et bientôt après intra-musculaire, qui a été la première employée et qui est d'ailleurs restée la plus fréquemment usitée, n'est en effet pas la seule qui ait été mise en usage pour la pratique des injections. On a récemment conseillé la voie intra-trachéale, la voie intra-durale, la voie conjonctivale, la voie intra-veineuse surtout. Mais ces méthodes sont délicates et ne sont, par là même, à la portée que d'un nombre relativement très restreint de spécialistes exercés. La voie intra-musculaire est beaucoup plus pratique, et c'est à ses qualités de commodité et de sûreté qu'elle doit la vogue dont elle jouit de nos jours. C'est donc la méthode des injections intra-musculaires de sels mercuriels que nous avons surtout en vue d'étudier dans ce chapitre.

Suivant la nature du composé employé, elle se divise en deux méthodes secondaires :

1° ***La méthode des injections solubles ;***

2° ***La méthode des injections insolubles.***

La première consiste à introduire, *chaque jour*, sous la peau une quantité variable mais toujours petite ou moyenne d'un sel mercuriel *en solution*, le plus ordinairement aqueuse. C'est le traitement ordinaire, journalier, mais réalisé par une voie différente.

La seconde au contraire, encore appelée *méthode des injections rares ou massives*, se distingue nettement de la première et des méthodes que nous avons passées en revue jusqu'ici. Elle consiste à introduire au sein des tissus, à *intervalles* plus ou moins éloignés, d'une semaine ordinairement, des doses très supérieures à la moyenne d'un composé hydrargyrique insoluble tenu *en suspension* dans un liquide huileux. Chaque dose constitue un *approvisionnement*, une réserve, qui, résorbée peu à peu à la suite de sa transformation lente en composé soluble, au contact des humeurs de l'organisme, tient l'individu sous l'influence continue du mercure.

Nous exposerons tout d'abord les règles de technique communes à ces deux méthodes secondaires, nous réservant de signaler s'il y a lieu, en parlant des composés en usage que nous étudierons ensuite, les règles spéciales à chacun d'eux.

TECHNIQUE DES INJECTIONS MERCURIELLES.

Il n'est pas sans importance de fixer la technique des injections mercurielles ; c'est en effet d'une bonne technique que dépend le plus souvent l'innocuité d'une injection, grâce à elle que l'on évite douleurs et réactions locales. Nous allons donc indiquer ici les règles dont on ne doit jamais s'écarter dans la pratique des injections, règles qui ont trait au liquide à injecter, à l'instrumentation, au lieu de la piqûre, à l'asepsie de la région, etc.

A. — Liquide à injecter.

Le sel de mercure utilisé doit remplir les conditions suivantes :

1° *Avoir une constitution chimique bien définie ;*

2° *Être d'une conservation facile ;*

3° *Être soluble dans l'eau, ou, si l'on fait choix d'un composé insoluble, être facilement attaqué par les liquides de l'orga-*

nisme, pour donner des produits de décomposition solubles dans ces liquides ;

4° *Ne pas former de précipité au contact des substances contenues dans les liquides de l'organisme ;*

5° *Être peu toxique ;*

6° *Ne pas être douloureux ;*

7° *Ne provoquer ni abcès ni indurations.*

On peut porter le liquide de l'injection à une température de 35° ; pour cela, on le fait tiédir au bain-marie.

Le récipient qui renferme ce liquide doit être stérilisé, et nous recommandons de n'employer que des récipients de petite capacité, à large orifice, ou encore des ampoules scellées dont chacune renferme la dose nécessaire à une seule injection du produit utilisé.

On évite ainsi le contact répété de la seringue, qui peut, malgré toutes les précautions, altérer la solution, la rendre septique, ou y introduire des impuretés.

Il faut rejeter sans hésiter toute solution dont la limpidité laisse à désirer, dans laquelle on constate le moindre trouble.

Le **véhicule** à employer est différent suivant que l'on injecte un sel soluble ou insoluble.

Quel qu'il soit d'ailleurs, il doit toujours être *soigneusement stérilisé* et avoir une réaction neutre ou alcaline.

On s'efforcera de réduire sa quantité au minimum, car la douleur est d'autant moindre que la quantité de liquide injecté est moins considérable. Nos expériences sont concluantes à ce sujet. De nombreuses comparaisons, portant sur un nombre considérable de sels solubles, nous ont montré que deux ou trois centigrammes de sel par exemple sont mieux tolérés en un seul centimètre cube de liquide qu'en 2, 3 ou 5 centimètres cubes. *A dose égale de sel, l'injection est donc d'autant plus douloureuse que la solution est plus diluée ;* de plus, l'injection volumineuse ne peut être répétée tous les jours, car la région de la piqûre, distendue et ecchymotique, reste sensible beaucoup plus longtemps.

Les *sels solubles* sont généralement dissous dans l'eau distillée, ou mieux dans une solution isotonique : sérum artificiel à 7gr,50 de chlorure de sodium pour 1000 d'eau, qui rend plus facile et plus rapide l'assimilation par les tissus.

Les *préparations insolubles* se présentent sous forme d'émulsions faites avec : l'eau gommeuse ; la paraffine liquide, dont l'absorption est très lente ; la glycérine, qui est douloureuse ; les huiles végétales : huile d'olive, huile d'amande douce, huile de noix, huile d'œillette, huile de ricin, qui sont bien tolérées, mais rancissent à la longue.

Nous nous sommes presque toujours servi soit de l'huile de vaseline préconisée par Balzer, qui est moins irritante pour les tissus et plus facile à obtenir parfaitement pure et aseptique ; soit d'un mélange d'huile de vaseline et de vaseline, soit de lanoline ou graisse de laine anhydre.

B. — Instrumentation.

a. ***Seringues.*** — La seringue ordinaire de Pravaz peut suffire. Mais avec son piston de cuir, elle est difficile à aseptiser ; quant au piston de caoutchouc, il est attaqué par les solutions huileuses.

On emploiera donc une seringue à injection hypodermique, facilement démontable et stérilisable, à piston d'amiante, d'ivoire ou de verre.

Le Dr Feulard a fait construire une seringue dont le corps est en verre, mais dans laquelle la tige du piston est terminée en bas par deux ménisques, l'un en métal, l'autre, l'inférieur, celui qui, par conséquent est en contact avec les solutions mercurielles, en ivoire. De plus, la tige du piston, non filetée, ne porte ni divisions ni curseur compte-gouttes.

Cette seringue, de la contenance d'un centimètre cube, se stérilise très facilement par l'ébullition, et se nettoie très bien après l'injection.

La seringue de Mathieu, avec piston stérilisable en ivoire amolli, n'est qu'une seringue de Pravaz à monture métallique, dont le corps de pompe, en cristal, bien calibré, reçoit un piston convexe en ivoire amolli. Pour mettre ce piston en état de fonctionner, pour lui donner la souplesse et le volume nécessaires, il suffit de le stériliser en faisant bouillir la seringue entière dans l'eau pendant une demi-heure au moins.

La création d'ampoules fermées à la lampe et renfermant un ou plusieurs centimètres cubes de la solution stérilisée à injecter, provoqua l'invention d'appareils injecteurs spéciaux.

C'est ainsi que M. Barthélemy eut l'idée de munir l'une des extrémités de l'ampoule contenant le liquide à injecter, d'une aiguille. A l'autre extrémité on adapte, après avoir brisé la pointe de l'ampoule, une soufflerie en caoutchouc qui permet d'injecter directement le liquide contenu dans l'ampoule sans transfert d'un récipient dans un autre. L'appareil est très ingénieux, mais trop coûteux pour pouvoir entrer dans la pratique courante des injections hypodermiques, puisqu'une ampoule spéciale est nécessaire pour chaque injection.

Tout récemment, M. Paillard a décrit sous le nom d'*auto-injecteur d'ampoules*, un appareil qui consiste essentiellement en une pompe foulante dont la pression s'exerce sur le liquide injectable contenu dans l'ampoule. Le principal mérite de cet appareil est de ne pas exiger une forme spéciale d'ampoules, de pouvoir employer la forme courante qu'on trouve partout.

On peut faire un reproche commun à ces diverses méthodes d'injections directes : il est très difficile, pour ne pas dire impossible, à l'ouvrier qui étire les ampoules de leur donner à toutes le calibre précis d'un centimètre cube. En injectant ainsi directement et sans l'intermédiaire d'une seringue, le contenu d'une ampoule, le médecin traitant ne peut jamais être certain d'en injecter exactement un centimètre cube. Il y a là un manque de précision auquel il est à peu près impossible de remédier.

Aussi croyons-nous l'emploi de la seringue préférable.

La seringue d'un centimètre cube, entièrement en verre (fig. 1), répond à tous les besoins ; son calibrage est parfait ; son piston, de verre, inaltérable ; sa stérilisation très facilement réalisée par son maintien en permanence dans un flacon d'alcool ; elle a, il est vrai, un léger défaut : son extrême fragilité.

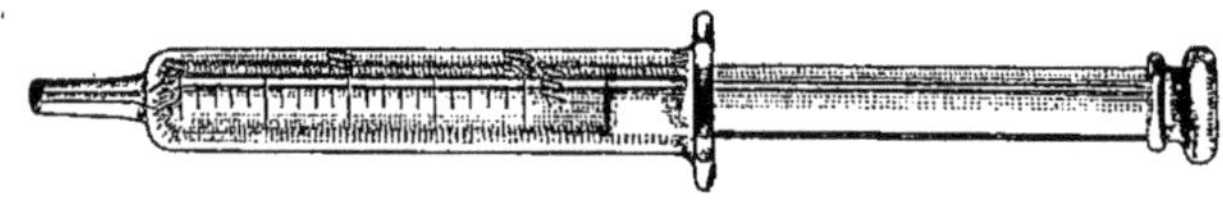

Fig. 1. — Seringue d'un centimètre cube, modèle en verre, divisée en 20 divisions.

Mais malgré cet inconvénient auquel un peu d'attention peut aisément remédier, c'est de cette seringue que nous nous servons le plus volontiers, tant elle répond bien à tous les desiderata.

Pour les injections de sels insolubles et plus spécialement

pour les injections d'huile grise, médicament actif à très faible dose et dont on ne doit injecter qu'une fraction de centimètre cube, on a conseillé l'emploi de seringues spéciales destinées à l'injection automatique, pour ainsi dire, d'une dose donnée de médicament.

La première en date est celle du Dr Barthélemy.

Cette seringue se compose d'un corps de pompe en verre de

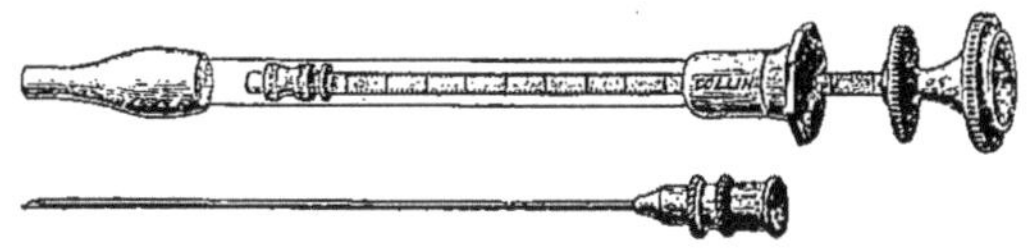

Fig. 2. — Seringue de Barthélemy, 14 divisions. Une division contient un centigramme de mercure métallique avec l'ancienne huile grise à 40 p. 100.

5 millimètres de calibre, enchâssé dans une armature métallique qui peut supporter la chaleur. Dans ce corps de pompe court un piston en cuir comprimé dont la tige est divisée en 14 portions dont chacune correspond à 1 centigramme de mercure métallique, *lorsqu'on se sert de l'ancienne huile grise à* 40 *p.* 100 *dosée à poids pour poids.*

La seringue de M. le Dr Le Pileur a été également construite pour les injections d'huile grise, et comme la précédente, elle est dosée empiriquement.

Elle se compose « d'un corps de pompe en celluloïd obtenu

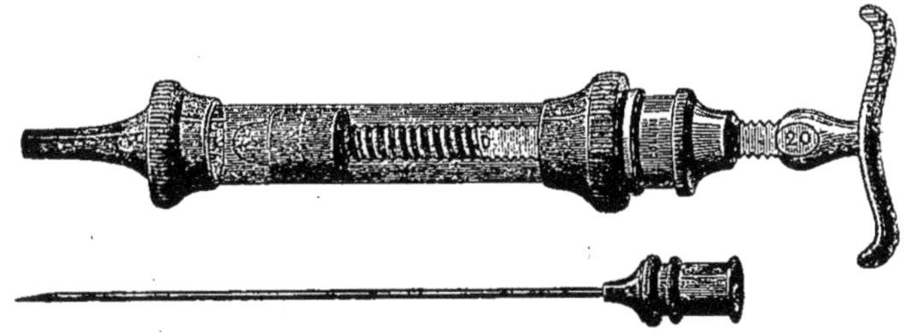

Fig. 3. — Seringue du Dr Le Pileur.

en forant sur le tour un cylindre de cette matière de façon à lui donner un diamètre rigoureusement exact et semblable dans toute son étendue. Ce corps de pompe est terminé par deux ajutages ou montures en ébonite vissés sur lui : l'inférieur ou porte-aiguille, sur lequel vient s'adapter à frottement l'embout de l'aiguille ; le supérieur, dans lequel joue librement la tige du piston, porte un pas de vis où vient se monter un écrou métallique à vis. C'est dans cet écrou que se meut et par rotation seulement la tige du piston. Celle-ci est en fer nickelé ; elle est terminée supérieurement par une barrette et inférieurement par un ménisque en ébonite sur lequel s'appuie le piston en cuir embouti. Cette tige constitue une vis micrométrique.

« Enfin l'aiguille en platine iridié est montée également en ébonite ; elle a un calibre externe de 9 dixièmes de millimètre et un calibre interne de 6 dixièmes de millimètre. La longueur, que j'avais autrefois fixée à 5 centimètres, est portée maintenant à 6 centimètres (1). »

Un tour complet du piston chasse de la seringue 26 milligrammes de mercure métallique, si l'on emploie l'huile grise à 40 p. 100 de P. Vigier dont se sert M. Le Pileur, ce qui fait 0gr,0676 d'huile grise. La dose habituelle est de 7 demi-tours, soit 0gr,237 d'huile grise ou 0gr,0948 de mercure métallique.

Ces deux seringues ainsi que celles qui sont basées sur le même principe, ont été fabriquées sur les indications de spécialistes qui employaient toujours la même préparation, l'ancienne *huile grise à 40 p. 100 dosée à poids pour poids*. Or cette huile grise, suivant les officines dont elle sort, contient de 0gr,50 à 0gr,56 de mercure métallique par centimètre cube. La graduation purement empirique de ces seringues ne tient et *ne peut donc tenir aucun compte de leur contenance exacte, calculée en fractions de centimètre cube*. Avec cette huile grise chaque division ou chaque tour de vis de la seringue correspond bien à un poids déterminé de mercure métallique, mais toute précision disparaît si l'on emploie toute autre huile grise d'une teneur mercurielle différente, leur graduation n'étant pas basée sur les divisions métriques du système décimal.

Or, ainsi que nous le verrons plus loin, la Commission chargée d'établir la posologie définitive de l'huile grise, telle qu'elle doit être inscrite au Codex français, a eu pour premier souci de donner à cette préparation une teneur mercurielle fixe et invariable, parfaitement en harmonie avec les capacités décimales des seringues usuelles.

Ce n'est plus désormais une quantité de mercure arbitraire, différente suivant les officines dont elle sort, que contiendra

(1) LE PILEUR, *Bull. et Mém. de la Soc. méd. de l'Élysée*. Séance du 12 mai 1905.

l'huile grise du Codex dosée à poids pour volume, mais bien une quantité constante, définitive et qui sera de $0^{gr},40$ par centimètre cube.

Dans ces conditions l'emploi de seringues spéciales, adaptées à ces huiles grises anciennes dont le mode de dosage va désormais disparaître, devient difficile et en tout cas inutile. Nous devrons simplement recourir à la seringue classique, à cette seringue d'un centimètre cube que nous décrivions plus haut et qui possède, entre autres, l'avantage précieux de se trouver entre les mains de tous les praticiens. Cette seringue, ordinairement graduée en vingt divisions, contiendra donc exactement $0^{gr},02$ de mercure métallique par division, soit au total 40 centigrammes.

Cependant ces seringues, surtout quand elles sont courtes et fortement calibrées, ont l'inconvénient de présenter des divisions très rapprochées les unes des autres, ce qui les rend peu distinctes aux yeux de l'opérateur.

Aussi pour plus de commodité, a-t-on fait construire (Edm. Fournier) une seringue *de petit calibre* de la contenance d'*un demi-centimètre cube*, laquelle est graduée en dix divisions assez espacées pour être parfaitement lisibles. Chacune de ces divisions, cela se comprend aisément, contiendra encore 2 centigrammes de mercure métallique, avec la préparation du Codex.

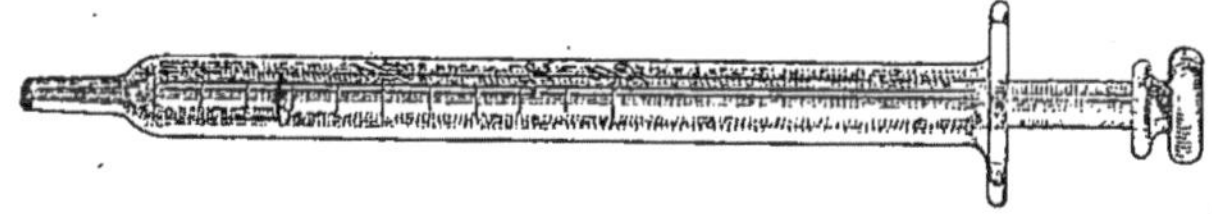

Fig. 4. — Seringue en verre d'un demi-centimètre cube à 10 divisions. Une division correspond à deux centigrammes d'huile grise du Codex.

On pourra plus aisément encore utiliser une seringue d'*un quart de centimètre cube* dont le corps de pompe, encore plus effilé, présentera également dix divisions, chacune d'elles contenant par conséquent 1 centigramme de mercure métallique, avec la même préparation.

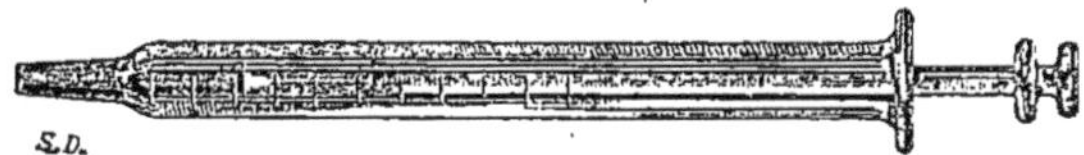

Fig. 5. — Seringue d'un quart de centimètre cube à 10 divisions. Une division correspond à un centigramme d'huile grise du Codex.

Toutes ces seringues, dont les contenances ne sont que des

subdivisions décimales les unes des autres (1 centimètre cube, 1/2 centimètre cube, 1/4 de centimètre cube), ne permettront plus de confusions. Avec elles, plus d'erreurs d'administration possibles, si l'on veut bien se rappeler que l'huile grise du Codex contient exactement 40 centigrammes de mercure métallique par centimètre cube et que, sauf en des cas exceptionnels, la dose de 10 centigrammes constitue la quantité maxima injectable hebdomadairement.

Quelle que soit la seringue choisie, la première fois qu'on s'en servira, on la stérilisera soigneusement par l'ébullition prolongée, de préférence dans l'eau distillée ; on l'asséchera ensuite à l'éther si elle est destinée à un excipient huileux ; puis on aspirera la solution à injecter. Si elle se trouble légèrement, on la rejettera aussitôt et on en reprendra autant de fois qu'il sera nécessaire pour qu'elle reste absolument limpide au contact du piston.

b. ***Aiguilles.*** — Il est nécessaire d'avoir à sa disposition un jeu d'aiguilles de différentes longueurs. L'aiguille doit avoir une longueur suffisante pour traverser tout le tissu cellulaire et arriver en plein muscle. Il faut donc que pour un adulte elle ait en moyenne 5 centimètres au moins. Plus le tissu adipeux est abondant, plus il faudra la choisir longue. Chez les gens gras, et en particulier chez certaines femmes dont les fessiers sont recouverts d'une épaisse couche adipeuse, il faut, pour arriver en plein tissu musculaire, une aiguille de 6 à 7 centimètres de longueur.

Cette longueur de l'aiguille est indispensable pour la pratique des injections insolubles. Pour les injections solubles, l'aiguille longue, sans être absolument nécessaire, est encore très utile. Notre pratique des injections nous a clairement démontré que, quelles que soient la nature des préparations injectées et la tolérance des tissus, leur peu de réaction douloureuse et inflammatoire, l'injection superficielle est toujours moins bien tolérée que l'injection profonde. En poussant profondément l'injection, on évitera la douleur, les indurations, les ecchymoses sous-cutanées, imputables non seulement à l'effraction d'un petit vaisseau, mais encore à l'irritation du tissu cellulaire par l'injection répandue à son intérieur. On évitera du même coup ces irritations, superficielles il est vrai, mais parfois fort douloureuses, caractérisées par une tuméfaction, une rougeur, une chaleur parfois fort étendues de la peau et dues à la diffusion de liquides dont le degré de nocivité dépend d'un mode de préparation contre lequel le médecin n'est jamais absolument assuré.

Les aiguilles employées peuvent être soit en platine iridié, soit en acier. On a discuté sur les avantages respectifs de ces deux ordres d'aiguilles :

Les premières peuvent impunément être flambées avant chaque injection. Elles sont moins cassantes. Mais elles s'émoussent vite, piquent moins bien que les aiguilles d'acier.

Celles-ci sont plus acérées, moins flexibles, à calibre plus fin ; elles ont le grand inconvénient de ne pouvoir être stérilisées que par l'ébullition.

Pour nous, leur stérilisation plus facile et plus sûre nous fait donner nettement la préférence aux aiguilles en *platine iridié*. On veillera à ce que l'extrémité de l'aiguille soit bien affûtée en biseau, et à ce que la monture soit conique à l'intérieur, et rejoigne progressivement la lumière de l'aiguille pour qu'il n'y ait pas entre les deux un passage brusque.

Quelle que soit l'aiguille dont on se sert, il faut, après l'avoir choisie avec grand soin, l'entretenir dans un état parfait.

C'est en effet **de ce soin dans le choix et l'entretien de l'aiguille que dépend, en partie, le succès de la méthode des injections.**

Il ne faut pas oublier, en effet, que cette méthode des injections hypodermiques, qu'il s'agisse d'injections hebdomadaires insolubles, ou à plus forte raison d'injections solubles quotidiennes, n'est applicable que si le malade n'en ressent que de légers inconvénients.

Il faut que l'appréhension du malade pour une méthode qu'il croit douloureuse soit vaincue dès la première injection, et que la répétition de cette manœuvre ne lui cause plus de soucis.

Pour cela, il faudra, dans la mesure du possible, supprimer la douleur de l'injection et ses suites immédiates ou tardives.

Or, pour atteindre ce double but, il faut avoir, non seulement un bon mode opératoire, tel que nous le décrirons plus loin, mais encore des instruments en parfait état.

Nous avons dit déjà que les aiguilles devront toujours être longues ; cette longueur, et la flexibilité qui peut en résulter, ne devront pas cependant faire hésiter à prendre ces aiguilles *aussi fines que possible*, mais cependant à calibre intérieur suffisant pour que l'écoulement des solutions huileuses se fasse bien.

Ajoutons d'ailleurs que si l'on a soin de chauffer un peu la solution huileuse, l'injection se fait aisément même avec des aiguilles très fines. Or les grosses aiguilles, qui empruntent leur rigidité à leur diamètre, ont l'inconvénient de rendre la piqûre douloureuse, et surtout de déterminer presque toujours une petite hémorragie superficielle. Celle-ci peut se produire de façon immédiate et être arrêtée alors par une compression de quelques minutes; elle peut au contraire être tardive et ne se produire que dès les premiers pas faits par le malade hors du cabinet du médecin. Dans ce cas, elle salit le linge, et peut, par sa répétition même, devenir dénonciatrice et affichante pour l'entourage immédiat du malade.

L'aiguille fine ne présente pas cet inconvénient, mais elle a le défaut d'être flexible ; cependant, ce défaut peut être aisément corrigé, grâce aux précautions suivantes : au lieu d'enfoncer brutalement, d'un seul coup, l'aiguille jusqu'à son armature, on fait pour ainsi dire la piqûre en deux temps ; dans un premier temps, on fait, selon le mode indiqué plus loin, pénétrer rapidement la pointe de l'aiguille, jusqu'à un centimètre environ ; dans un second temps, on enfonce lentement l'aiguille, de façon attentive, en veillant avec le plus grand soin à corriger ses flexuosités : cet enfoncement progressif est indolore, et peut par conséquent être lent.

Mais la finesse de l'aiguille ne suffit pas à éviter la douleur, si l'on n'apporte le plus grand soin à son entretien, si l'on ne veille à lui conserver son poli, son *état de neuf*.

Pour cela, on devra toujours éviter de la flamber avant de l'avoir soigneusement essuyée avec du coton, et avant d'avoir, en y poussant de l'éther, chassé de sa lumière toutes les impuretés, tous les résidus de l'injection précédente qu'elle peut contenir. On évitera ainsi de graver, sur son corps ou sa pointe, des particules charbonneuses ou des sels qui la rendent rugueuse et lui enlèvent son poli.

Il est surtout indispensable d'entretenir soigneusement son biseau et sa pointe. Le biseau ne doit être ni trop court, auquel cas sa pénétration produit une véritable déchirure de la peau, très douloureuse, ni trop long, car une pointe trop fine et trop allongée s'émousse et risque de se recourber sur un derme un peu dur ; elle ne pénètre ainsi dans la profondeur des muscles qu'après avoir lacéré les plans sus-jacents, peau et tissu sous-cutané. Cet inconvénient est plus appréciable encore quand l'aiguille doit traverser des plans résistants, comme une aponévrose, ou

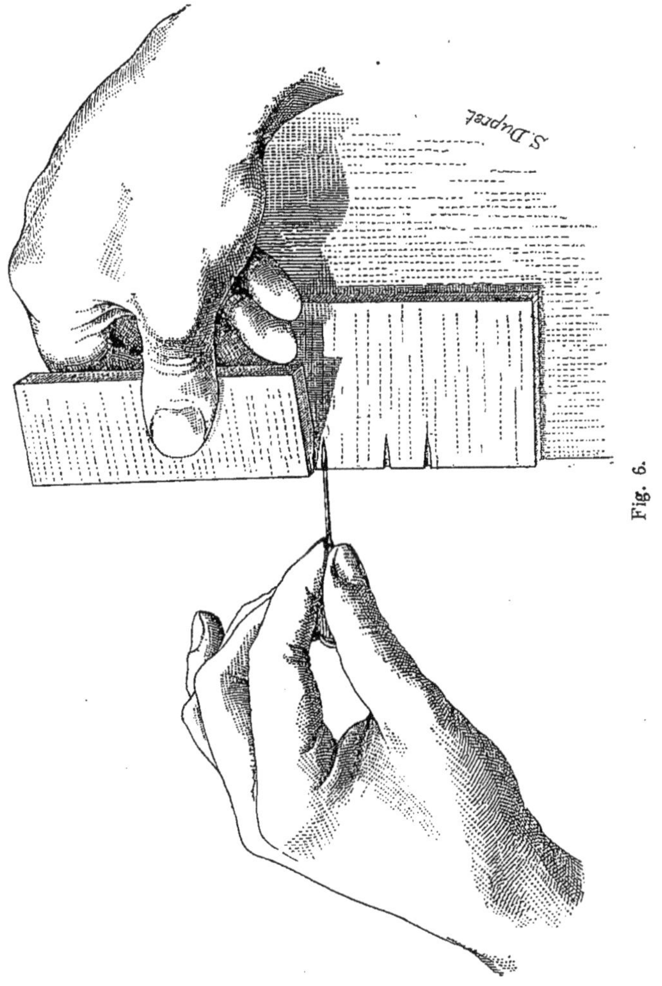

Fig. 6.

des muscles durcis et frappés de myosite par des injections antérieures.

Il y aura par conséquent un moyen terme dans la longueur du biseau, que l'expérience fera trouver bien vite. Pour réaliser cette perfection du biseau, il n'est pas besoin d'avoir recours au marchand d'instruments. Cette besogne doit être faite, de temps en temps, plus ou moins souvent, selon le nombre des injections, par le praticien lui-même. Pour cela, il lui suffira de se procurer deux petites pierres rectangulaires, en grès, du modèle ci-contre, l'une à grain ordinaire, l'autre, plus petite, à grain très fin, de la qualité des pierres dites « pierres à rasoir ». Sur un des angles de la première pierre, on découpera une série de petites encoches de longueur et de profondeur variables, destinées à recevoir la pointe de l'aiguille, et de dimensions telles que ce biseau se moule exactement sur elles. On versera une goutte d'huile sur la pointe de l'aiguille, et en passant et repassant sur elle avec précaution le petit côté de la pierre à rasoir, on l'aiguisera doucement, en lui donnant la forme et l'effilé qui lui conviennent.

On conservera les aiguilles dans de l'huile de vaseline stérilisée ou dans de l'alcool. Au moment de s'en servir, on vérifiera leur perméabilité en y faisant passer soit de l'eau bouillie, soit de l'alcool.

On flambera alors l'aiguille choisie en prenant les précautions que nous avons indiquées plus haut. Mais on évitera de la flamber toute montée sur une seringue déjà chargée. En effet, si la seringue contient une solution huileuse, par exemple, l'huile contenue dans le calibre de l'aiguille est décomposée sous l'influence de la chaleur. Il peut ainsi se déposer des particules charbonneuses qui encrassent ou bouchent la lumière de l'aiguille et qui peuvent ensuite être entraînées par le liquide de l'injection. On flambera donc l'aiguille à part, et c'est alors seulement qu'on l'ajustera sur la seringue.

C. — Points d'élection des injections.

Ils sont variables suivant que l'on emploie des sels solubles ou des sels insolubles.

Les injections de sels solubles peuvent être :

1° **Sous-cutanées.** — On peut les faire partout où le tissu cellulaire est assez abondant. Mais ces injections sous-cutanées sont très rarement usitées, car elles sont beaucoup plus fréquemment douloureuses que les injections intra-musculaires. En outre, elles laissent souvent derrière elles et pendant fort longtemps parfois, des nodosités douloureuses ;

2° **Intra-musculaires.** — C'est la méthode que nous avons

adoptée et qu'à notre avis il faut toujours employer. L'injection

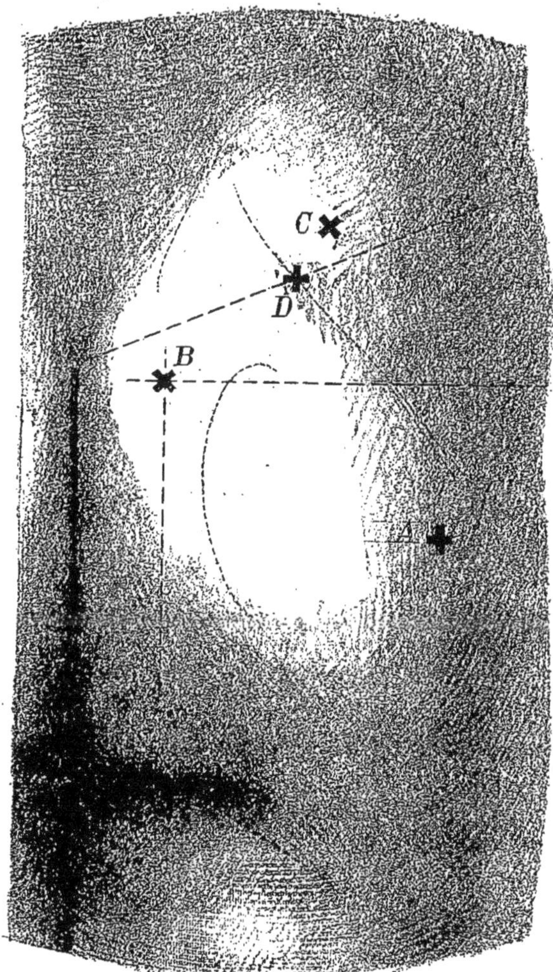

Fig. 7. — Points d'élection des injections.

A, Point de Smirnoff ; B, Point de Galliot ; C, Point de Fournier ; D, Point de Barthélemy.

Sur cette figure on voit, en pointillé, les principales saillies osseuses et musculaires qui permettent de retrouver aisément les points d'élection indiqués par les auteurs :

Bords du grand fessier ; Crête iliaque ; Grand trochanter. L'échancrure sciatique, également représentée en pointillé, montre la région à éviter.

est d'autant moins douloureuse qu'elle est plus profonde, et donne d'autant moins souvent naissance à des nodosités.

Pour les autres méthodes d'injections solubles, elles méritent d'être étudiées à part, et nous y reviendrons plus loin.

Quant aux injections de sels insolubles, elles doivent toujours être faites **en plein tissu musculaire** et très profondément. C'est une règle aujourd'hui adoptée par tout le monde.

Faites sous la peau, elles provoquent à peu près fatalement ou des abcès ou des lymphangites superficielles. L'injection sera donc poussée dans les parties les plus charnues du corps, et les fesses remplissent bien cette condition ; les médecins qui ont essayé à peu près toutes les régions ont fini par adopter cette dernière.

Il est cependant d'autres parties très tolérantes où nous avons pu souvent pratiquer des injections soit solubles, soit insolubles.

1° A l'*ensellure lombaire*, dans la masse sacro-lombaire ;

2° De *chaque côté de la colonne vertébrale*, dans les muscles des gouttières rachidiennes, à 4 centimètres en dehors de l'apophyse épineuse ;

3° Dans la *région scapulaire*, spécialement recommandée par M. Jullien dans les cas de chancre du sein.

Il ne faut jamais faire d'injections sur les membres, où elles sont toujours mal tolérées.

La *région de choix est et reste la région fessière*, et dans cette région, on a signalé bien des *points d'élection*:

α. Le **point de Smirnoff**, ou région rétro-trochantérienne ;

β. Le **point de Galliot**, situé à l'intersection d'une ligne horizontale passant à deux travers de doigt au-dessus du grand trochanter et d'une ligne perpendiculaire, qui est parallèle au pli interfessier et passe à deux travers de doigt en dehors de lui ;

γ. Le **point de Fournier**, qui correspond au tiers supérieur de la fesse ;

δ. Le **point de Barthélemy**, situé au milieu d'une ligne qui joint le sommet du pli interfessier à l'épine iliaque antéro-supérieure et qui répond à peu près exactement au bord externe du muscle grand fessier. Cette zone a la forme d'un croissant dessiné par la saillie de ce muscle.

Quel que soit le point de la fesse où l'on fait l'injection, il faut toujours avoir présent à l'esprit le trajet des vaisseaux et du nerf sciatique.

Dopter et Tauton ont étudié la zone dangereuse du sciatique,

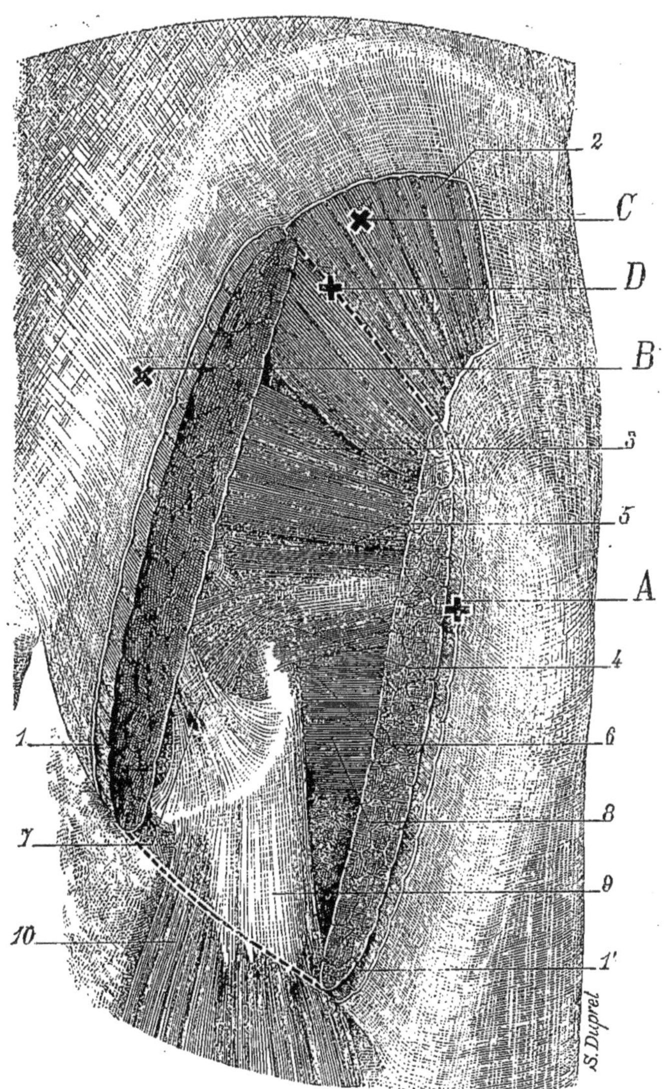

Fig. 8. — Musculature de la région fessière.

A, Point de Smirnoff ; B, Point de Galliot ; C, Point de Fournier ; D, Point de Barthélemy.

1, Grand fessier en partie sectionné pour montrer la couche musculaire profonde ; 2, Moyen fessier ; 3, Pyramidal ; 4, Obturateur interne ; 5, Jumeau supérieur ; 6, Jumeau inférieur ; 7, Grand ligament sacro-sciatique ; 8, Carré crural ; 9, Biceps ; 10, Demi-tendineux.

qui suit une ligne commençant à deux travers de doigt en dehors de l'épine iliaque postérieure et supérieure et venant aboutir au point d'intersection du pli fessier et de l'axe médian de la cuisse à sa face postérieure.

La **région à éviter** doit être circonscrite latéralement, de part et d'autre de cette ligne, par deux traits qui en sont distants d'environ 3 centimètres ; quant aux limites supérieure et inférieure de la zone dangereuse, la première correspond au point d'émergence du nerf au niveau de la grande échancrure sciatique, et la seconde se trouve marquée par le pli fessier. Toute injection pratiquée en dehors de ces points ne risque d'atteindre ni le tronc nerveux ni les tissus immédiatement environnants.

Il faudra donc ou se rapprocher beaucoup du pli interfessier, mais là l'épaisseur des muscles est moins considérable, la peau plus sensible et le nerf sciatique peu éloigné, ou s'écarter tout à fait du côté externe vers la fossette rétro-trochantérienne. On ne fera pas l'injection dans un point trop voisin de l'articulation, dont les mouvements peuvent déterminer sur la collection injectée de véritables traumatismes ; la fossette rétro-trochantérienne n'offre pas de couche musculaire bien épaisse, et elle est riche en vaisseaux et en nerfs.

A notre avis, d'ailleurs, la seule chose qui soit importante à connaître et qu'il faille retenir avec précision, c'est la description et la topographie exacte de la zone dangereuse du sciatique que nous venons de décrire.

Là devraient même, selon nous, se borner les indications générales données au praticien qui veut s'adonner à cette méthode. La précision même avec laquelle chaque auteur a décrit son point de prédilection ne démontre qu'une chose, c'est l'appréhension que lui inspirait cette méthode encore nouvelle des injections profondes, d'où son application à discerner le point qui lui semblait être le plus favorable et sa crainte de s'en écarter.

Mais la diversité même des points d'élection choisis par les auteurs démontre qu'il est presque paradoxal de décrire avec un pareil luxe de détail des zones d'injection aussi différentes.

Ce qu'il faut, c'est éviter la zone dangereuse dont les figures ci-contre donnent une idée très exacte. Toutes les autres régions *peuvent* et *doivent* être employées tour à tour. Il importe en effet

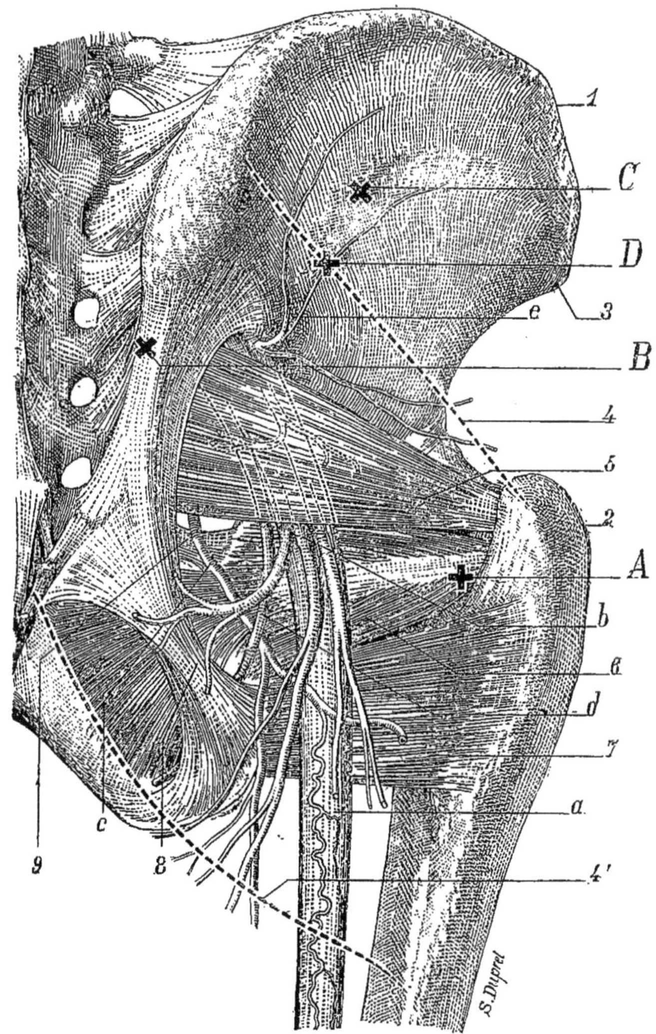

Fig. 9. — Vaisseaux et nerfs de la fesse.

A, Point de Smirnoff ; B, Point de Galliot ; C, Point de Fournier ; D, Point de Barthélemy.

1, Crête iliaque ; 2, Grand trochanter ; 3, Épine iliaque antéro-supérieure ; 4, et 4', Bords du grand fessier ; 5, Pyramidal ; 6, Obturateur interne et jumeaux ; 7, Carré crural ; 8, Grand ligament sacro-sciatique ; 9, Petit ligament sacro-sciatique.

a, N. grand sciatique ; *b*, N. petit sciatique ; *c*, Art. ischiatique ; *d*, N. honteux interne ; *e*, N. fessier supérieur,

de varier le plus possible l'emplacement des injections, car celles-ci peuvent devenir douloureuses quand plusieurs d'entre elles sont faites au même point ou dans la même zone.

Donc, la zone du sciatique mise à part, on ne doit en pratique se laisser guider, dans le choix de tel ou tel point, que par les considérations suivantes :

1° **Éviter autant que possible la partie inférieure de la fesse, sur laquelle s'assied le malade** (ischion), car le lieu de l'injection serait ainsi soumis à un traumatisme continuel et des douleurs plus ou moins vives en pourraient résulter ;

2° **Éviter d'affleurer de trop près la crête iliaque** surtout chez la femme, à cause des frottements du corset ;

3° **Éviter de pratiquer une nouvelle injection en une région préalablement indurée** (nodosités) **ou simplement endolorie ;**

4° **Enfin et surtout se conformer aux indications générales que donne le malade lui-même lorsqu'il a déjà reçu quelques injections.**

Les sensations éprouvées par les malades sont en effet essentiellement variables et individuelles. Très souvent par exemple, sur un même sujet, il n'est pas indifférent de choisir pour les injections tel ou tel côté. Plus souvent encore, après les premières piqûres les malades déclarent que les injections sont douloureuses en un point alors qu'elles sont indolores en un autre.

Tenons donc grand compte des indications fournies par les malades.

D'autre part, il ne faut pas oublier que, si bien choisi que soit le lieu d'injection, si indolentes qu'aient été les piqûres accoutumées, l'une d'elles peut être douloureuse, l'aiguille ayant lésé un petit filet nerveux quelconque, ce qu'aucune indication anatomique préalable ne saurait prévenir.

Lorsque les premières injections sont douloureuses, il ne faut point pour cela abandonner la méthode, car chez presque tous les malades il se fait bientôt une sorte d'accoutumance et les injections suivantes peuvent être parfaitement bien tolérées.

Avant d'enfoncer l'aiguille, il faut palper la fesse du malade, et se rendre compte de l'épaisseur des muscles, très variable suivant les sujets et suivant le sexe.

Nous avons déjà dit que chez certaines femmes, le tissu adipeux peut atteindre une épaisseur de 5 à 6 centimètres.

Chez d'autres malades au contraire, on ne trouve presque

point de tissu cellulaire, et une masse musculaire très peu développée ; avec une aiguille de 5 centimètres de longueur, on risquerait d'arriver au contact de l'os, ce qu'il faut éviter, car la douleur serait plus vive, et il y aurait à craindre le développement d'une périostite. Il faut donc disposer d'un jeu d'aiguilles de différentes longueurs et savoir apprécier par la palpation la profondeur à laquelle il faut parvenir.

D. — Asepsie de la région.

Il faut nettoyer soigneusement la région, avec du sublimé d'abord, puis frotter vigoureusement avec un tampon imbibé d'éther, qui a de plus l'avantage d'anesthésier un peu le point à piquer.

E. — Injection proprement dite.

Pour pratiquer l'injection, on fera coucher le malade sur un lit, sur un canapé ou sur une table spécialement disposée à cet effet, car n'importe quelle injection chez un sujet nerveux peut déterminer une défaillance, et c'est un accident à éviter surtout les premières fois, alors que l'appréhension joue un si grand rôle.

C'est là une des raisons pour lesquelles nous nous refusons à pratiquer aucune injection sur un sujet en position verticale ; il en est une autre, c'est la contraction musculaire qui accompagne toujours cette position et qu'il est préférable d'éviter ; la pénétration de l'aiguille se fait beaucoup plus facilement quand les muscles sont en pleine résolution et détendus, résultat que l'on obtient plus facilement quand le sujet est couché sur le ventre. La petite opération est également très facilitée par la position respective, dans ce cas, du praticien et du patient, ce qui n'est pas sans importance quand on se sert d'une aiguille flexible. L'une des conditions, en effet, pour la rapidité et la précision de la piqûre, est la direction bien perpendiculaire de l'aiguille sur le plan cutané ; or il est facile de comprendre que la position horizontale du sujet se prête bien à cette condition, et facilite la manœuvre en laissant une plus grande sûreté de main à l'opérateur et en permettant une plus grande précision dans le choix de la région.

La palpation de la fesse ayant été soigneusement pratiquée, le lieu d'élection choisi, la toilette faite, on applique la main gauche sur la fesse, de façon à tendre légèrement la peau entre le pouce et l'index, et à créer à ce niveau un plan parfaitement horizontal.

De la main droite, après avoir disposé la seringue armée de

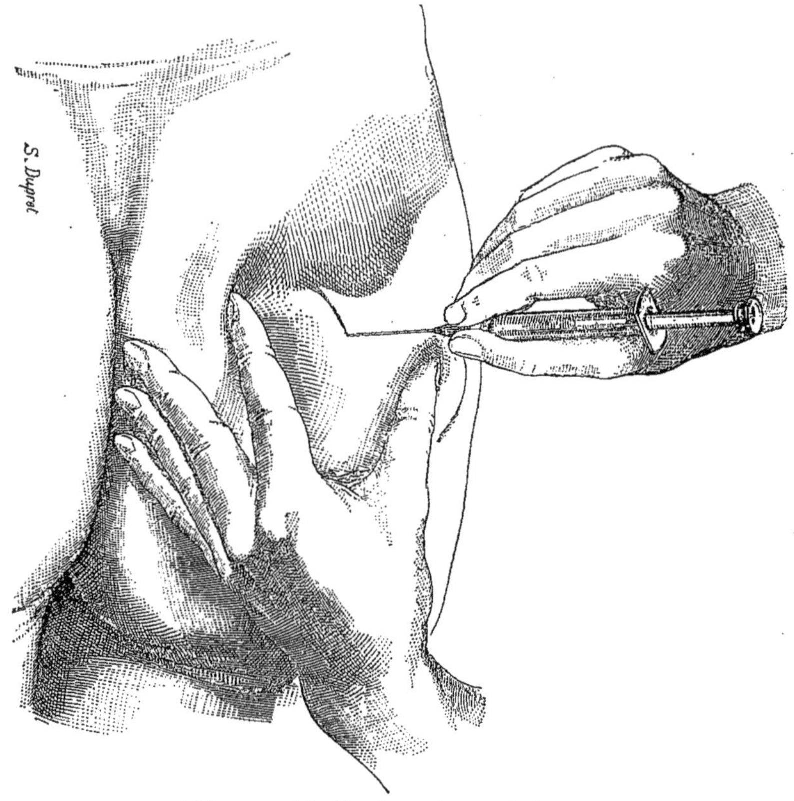

Fig. 10. — Manière de pratiquer l'injection.

l'aiguille dans une direction parfaitement perpendiculaire à la surface cutanée, on pratique la piqûre comme nous l'avons déjà indiqué, c'est-à-dire d'un petit coup sec au début, de façon à engager entièrement le biseau, ensuite lentement et progressivement, en corrigeant avec soin les fléchissements de l'aiguille de façon à ne pas la courber.

Chez certains sujets maigres, l'aplatissement de la fesse par la main gauche pourrait diminuer l'épaisseur de la masse musculaire et exposer l'opérateur à aller ébrécher son aiguille sur le plan osseux profond. Il est bon, dans un cas semblable, de prendre dans la main la masse musculaire tout entière en la faisant saillir suffisamment pour que l'aiguille puisse être sans inconvénient enfoncée jusqu'à sa monture.

On pousse alors lentement et progressivement le piston de la seringue pour faire pénétrer dans les tissus le liquide à injecter.

Tel est le procédé *en un temps* que l'on emploie pour les sels solubles en solutions aqueuses. Pour les sels solubles en solutions huileuses et pour toutes les préparations insolubles, il nous paraît indispensable d'opérer *en deux temps*. On enfonce d'abord l'aiguille séparément. Puis on attend quelques instants pour voir s'il ne vient pas de sang par l'extrémité de la monture. Pour être absolument certain de n'être pas dans un vaisseau, on ajuste sur l'armature de l'aiguille une seringue vide et on fait un peu d'aspiration. S'il ne vient pas de sang, on remplace cette seringue vide par la seringue préalablement chargée du liquide à injecter, et on pousse lentement le liquide dans les tissus. Par ce procédé on n'a pas à redouter l'embolie.

L'injection terminée, nous recommandons expressément, avant de retirer l'aiguille, de recourir à la petite manœuvre suivante préconisée par Duhot et qui a pour but de chasser dans la profondeur des tissus tout le résidu de l'injection contenu dans l'aiguille. Il nous semble très probable en effet que les indurations superficielles, douloureuses et dénonciatrices pour le malade, consécutives à des injections même faites profondément, ne sont dues qu'à une sorte d'ensemencement du liquide de l'injection, ensemencement qui se fait sur tout le trajet de l'aiguille, au moment où on retire celle-ci. Pour obvier à cet inconvénient, une fois terminée l'injection proprement dite, on arme sur l'aiguille une seringue vide, chargée uniquement d'air. On donne une brusque et courte impulsion au piston et a on très nettement dans le doigt l'impression que l'aiguille s'est complètement vidée.

On retire alors l'aiguille d'un mouvement rapide, et on obture l'orifice de la piqûre avec un peu de collodion ou bien avec une rondelle de sparadrap; on peut sans inconvénient négliger cette précaution.

Nous ne faisons pas de massage après l'injection. Si par l'orifice il vient quelques gouttes de sang, on le comprime avec un tampon de ouate pendant quelques instants.

Après l'injection, le malade peut marcher aussitôt et reprendre ses occupations. Il n'est nullement nécessaire de le garder au repos, sauf toutefois pour obvier à des inconvénients exceptionnels tels que ceux qui résultent parfois d'injections de calomel à haute dose, injections qui peuvent être chez certains sujets extrêmement douloureuses.

F. — Suites de l'injection.

Elles sont très différentes, suivant que l'on a injecté des sels solubles ou des préparations insolubles.

Quelquefois l'injection laisse à sa suite une nodosité qui disparaît plus ou moins rapidement.

Les douleurs surviennent soit aussitôt après l'injection, soit plus tardivement; elles sont très variables, comme intensité et comme durée.

Quelquefois on note des douleurs névralgiques de tout le membre inférieur qui persistent quelques jours : elles sont probablement dues à des névrites peu graves, consécutives à la blessure d'un petit filet nerveux.

Les préparations insolubles sont presque toujours plus tardivement douloureuses et pendant plus longtemps ; elles exposent plus facilement à des réactions inflammatoires.

Tous ces phénomènes seront étudiés en détail au chapitre suivant (*Avantages et inconvénients des différentes méthodes*).

G. — Fréquence des injections.

Les injections solubles sont habituellement quotidiennes, les injections insolubles hebdomadaires ou bihebdomadaires. Quant au nombre des injections, nous ne saurions ici le fixer de façon absolue.

S'il s'agit de sels solubles, on recommande de pratiquer une injection tous les jours, mais la susceptibilité du malade peut imposer une interruption d'un jour ou deux; il faut tenir compte, pour être fixé sur ce point, de l'action du médicament sur la bouche, sur le tube digestif, etc.

Ce chiffre est également très variable, suivant les périodes et la gravité de la maladie, suivant les doses injectées, suivant surtout la résistance du malade.

Une série comprend en moyenne de vingt à trente injections.

De même, pour les préparations insolubles, plutôt que de fixer invariablement le nombre des injections à une par semaine, il sera prudent de s'en rapporter à la tolérance du sujet et de suivre leur effet sur les accidents à combattre.

Une série comprend en moyenne de cinq à dix injections.

Ce que nous venons de dire de la fréquence des injections, nous pouvons le répéter de leur **dose.** On ne saurait pas non plus ici poser de règles fixes et immuables ; à chaque syphilis conviendra un traitement particulier, et ce traitement même sera variable d'un moment à l'autre de la maladie. Il appartient au praticien de juger de l'urgence du traitement d'assaut, du traitement intensif ou du traitement d'entretien, et l'on ne saurait, à cet égard, formuler de règles fixes.

Quant à la durée du traitement par les injections, elle devra être longue, comme toujours ; nous ne pouvons à ce sujet que renvoyer le lecteur au chapitre de la *Direction générale du traitement* en rappelant avec le professeur Fournier que « l'introduction des injections de préparations mercurielles solubles ou insolubles dans le traitement de la syphilis n'a guère modifié la direction générale de ce traitement ».

PRÉPARATIONS MERCURIELLES SOLUBLES

Presque tous les composés mercuriels solubles ont été essayés avec plus ou moins de succès en injections, et on préconise encore à chaque instant de nouveaux sels plus ou moins complexes. Il serait superflu de rapporter ici les formules et l'histoire de tous ces composés. Nous allons passer en revue les principaux d'entre eux, en insistant seulement sur ceux qui ont été le plus fréquemment employés et nous paraissent mériter de demeurer dans la pratique habituelle des praticiens, nous contentant de signaler ceux qui, pour une raison quelconque, ont dû être abandonnés ou sont restés peu employés, et cela sans même prétendre à les énumérer tous. Seules en effet nous paraissent importantes à connaître les préparations mercurielles qui ont su gagner la faveur des médecins et aussi, pourrions-nous ajouter, celle des malades.

Alaninate de mercure.

Hg = 53,19. (Inutilisé.)

Ce sel est très peu employé, tant à cause des douleurs intolérables qu'il provoque, qu'à cause de son action peu puissante sur les accidents en cours et de la décomposition rapide de ses solutions.

Asparaginate de mercure.

Hg = 43,29. (Inutilisé.)

Le plus insuffisant de tous les sels solubles, l'asparaginate de mercure est en outre, d'après Wolff (de Strasbourg), un sel peu stable et qui détermine aisément des phénomènes d'intoxication.

Benzoate de mercure.

Hg = 43,469.

Le benzoate de mercure est un sel blanc, cristallisé, insipide et inodore, soluble à chaud dans une solution aqueuse de chlorure et d'iodure de sodium, et même à froid quand le benzoate est récemment préparé.

Ce sel, auquel le professeur Gaucher a consacré de nombreux travaux et dont il a vulgarisé l'emploi en France, fut introduit pour la première fois dans la thérapeutique antisyphilitique par Stoukowenkoff, en 1888. La formule dont il se servait était la suivante :

Benzoate de mercure	0gr,30
Chlorure de sodium pur	0gr,10
Chlorhydrate de cocaïne	0gr,15
Eau distillée	40 grammes.

Mais au bout de quinze jours, les deux cinquièmes du mercure sont précipités par la cocaïne ; la solution doit donc être fréquemment renouvelée. La dose quotidienne injectée par lui était de un centigramme de benzoate.

En présence du chlorure de sodium et de l'eau, le benzoate de mercure donne naissance à du benzoate de soude et à du chlorure mercurique. Aussi, lorsqu'on utilise pour le dissoudre le chlorure de sodium en excès, on injecte en réalité un mélange de chloro-mercurate de sodium, de chlorure et de benzoate de sodium (1).

(1) R. Varet, Recherches sur le rôle des sels doubles de mercure. *Thèse de Paris*, 1897, p. 26.

Bretonneau proposa de remplacer l'action dissolvante du sel marin par celle du benzoate d'ammoniaque neutre, et établit la formule suivante :

Benzoate de mercure	1 gramme.
Benzoate d'ammoniaque neutre	4 grammes.
Eau distillée	100 —

et, si l'on veut ajouter de la cocaïne dont l'action anesthésique est d'ailleurs de peu de durée,

Cocaïne	0 gr, 75
Acide benzoïque	0 gr, 25

Un centimètre cube de cette solution renferme un centigramme de benzoate de mercure.

D'après son auteur, cette formule, bien exécutée et ramenée à une réaction neutre, peut être injectée sans grande douleur et généralement même sans douleur aucune si l'on prend les précautions d'usage. Elle est en outre des plus actives au point de vue thérapeutique. Mais sa supériorité serait son innocuité absolue. Le benzoate d'ammoniaque, qui est l'agent dissolvant, serait en même temps le correctif du traitement : par son action diffusante et diurétique, il active la circulation du mercure dans l'économie et favorise son élimination par le rein.

Mais cette préparation est difficile à exécuter, et surtout à conserver, car elle exige l'addition d'une petite quantité d'ammoniaque en excès. Aussi Bretonneau a-t-il lui-même indiqué une autre formule, applicable aux sujets qui supportent bien le mercure et qui est indolore :

Benzoate de mercure	1 gramme.
Chlorure de sodium	1 gr, 30
Eau distillée	100 grammes.

On peut encore dissoudre le benzoate de mercure dans le sérum chloruré isotonique, comme l'a tenté M. le professeur Gaucher :

Benzoate de mercure	1 gramme.
Chlorure de sodium chimiquement pur	0gr,75
Eau stérilisée	Q. s. p. 100 cc.

ou encore dans du sérum hypertonique. C'est ainsi que Lafay a préparé des solutions de benzoate dans du sérum chloruré ; cette solution, qui est stable, peut être ainsi formulée :

Benzoate de mercure	1 gramme.
Chlorure de sodium chimiquement pur	2gr,50
Eau stérilisée	Q. s. p. 100 cc.

Un centimètre cube contient un centigramme de benzoate.

La dissolution de benzoate de mercure s'opère ainsi très facilement et à froid, à condition qu'il soit fraîchement préparé.

Il faut prescrire au pharmacien de ne pas employer le benzoate de mercure du commerce qui est impur et très difficile à dissoudre, mais de préparer lui-même son benzoate. Divers modes de préparation ont été conseillés.

1° Traiter à chaud l'oxyde de mercure par l'acide nitrique à 1°,20; diluer cette solution dans l'eau et la mettre en présence d'une solution de benzoate de soude à 1,88 p. 40.

Cette préparation est longue, car le benzoate de mercure ainsi précipité a besoin d'être lavé avec soin pendant très longtemps à l'eau froide. Elle exige de huit à dix jours. Mais le sel ainsi préparé peut se conserver deux mois et même davantage.

2° M. Pépin conseille le mode de préparation suivant :

On triture soigneusement au mortier :

Oxyde jaune de mercure pur	20 grammes.
Acide benzoïque	40 —

Cette poudre est alors introduite dans un ballon d'un litre, muni d'un réfrigérant à reflux, et additionnée de :

Alcool à 95°	40 cent. cubes.

On porte à l'ébullition au bain-marie, et lorsque toute trace d'oxyde jaune a disparu, on ajoute par le réfrigérant :

Alcool à 95°	160 cent. cubes.
Eau distillée	100 —

puis après quelques minutes d'ébullition :

Alcool à 95°	50 cent. cubes.

On laisse encore au bain-marie pendant quelques instants et l'on filtre rapidement la solution contenue dans le ballon. L'entonnoir et le récipient doivent être chauffés au préalable.

La solution, en se refroidissant lentement, laisse déposer de beaux cristaux de benzoate qu'on recueille, qu'on essore à la trompe et lave à l'alcool à 50°. Enfin on laisse sécher à la température ordinaire ;

3° MM. Desmoulière et Lafay ont récemment communiqué à la Société de dermatologie le mode opératoire suivant :

Précipiter de l'oxyde de mercure en versant peu à peu une solution de sublimé dans une solution de potasse à l'alcool. Laver par décantation jusqu'à ce que les eaux de lavages ne précipitent plus par l'azotate d'argent. Dissoudre la bouillie d'oxyde jaune obtenue à l'aide d'acide acétique dilué. On pourrait encore dissoudre l'oxyde de mercure à l'aide d'acide lactique dilué, mais à la condition de faire bouillir au préalable pendant une demi-heure l'acide lactique étendu de dix fois son poids d'eau, afin de détruire les anhydrides, acide dilactique et lactique, toujours contenus dans l'acide concentré. De toute façon avoir soin d'éviter toute élévation de température et n'ajouter que la quantité d'acide nécessaire à la dissolution de l'oxyde ; au besoin même laisser une trace d'oxyde non dissoute de façon à être sûr de n'avoir pas un excès d'acide dans la liqueur.

Filtrer et verser peu à peu dans cette solution une solution de benzoate de soude à 5 p. 100 environ. Laver le précipité à la trompe à l'aide d'un entonnoir en porcelaine de Büchner ; pour cela, essorer d'abord soigneusement le précipité sur un disque en papier spécial placé dans l'entonnoir, puis le délayer dans de l'eau distillée *froide*. Égoutter à nouveau sur l'entonnoir et recommencer plusieurs fois l'opération. Au bout de quatre ou cinq fois, les eaux de lavage sont neutres au tournesol. Il ne reste plus dès lors qu'à achever la dessiccation dans le vide au-dessus de l'acide sulfurique en étalant le benzoate sur des plaques de verre ou des assiettes.

Cette façon d'opérer est assez rapide et n'exige aucun tour de main spécial.

4° MM. Bougourd et Gandillon préparent une solution qui répond à la formule de Lafay donnée plus haut :

Benzoate de mercure	1 gramme.
Chlorure de sodium	2 gr, 50
Eau distillée stérilisée	100 cent. cubes.

Faire dissoudre 125 grammes d'oxyde jaune lavé à l'alcool dans 4 000 grammes d'eau contenant 250 grammes d'acide azotique pur, puis ajouter à cette première solution :

Benzoate de soude pur	188 grammes.
Eau	4 000 —

Le benzoate de mercure se précipite. On le laisse déposer, puis on le lave dans le récipient même à l'aide d'un dispositif spécial : lavage à l'eau distillée pendant plusieurs mois jusqu'à constatation de la non-acidité des eaux au tournesol. Enfin on dessèche à basse température dans le vide.

De ce benzoate bien desséché, on prend 10 grammes que l'on ajoute à 1 000 centimètres cubes d'eau distillée contenant en dissolution 25 grammes de chlorure de sodium pur et stérilisé à 120°. On agite pendant dix minutes environ jusqu'à dissolution complète. Le mélange est alors filtré au filtre Chamberland et mis en flacons stérilisés ou en ampoules.

On voit donc qu'ainsi que nous le disions plus haut, on se sert surtout de solutions de benzoate de mercure dans le chlorure de sodium et l'eau. Or nous avons vu que d'après les recherches de Varet ces solutions forment en réalité un équilibre de différents sels, équilibre qui varie avec la température et peut-être avec la proportion de chlorure de sodium.

Il ne faut pas oublier non plus que ces préparations s'altèrent par la chaleur, d'où l'impossibilité le plus souvent de les stériliser à l'autoclave. Il faut dès lors de grandes précautions ; on ne doit employer que des produits et des récipients préalablement stérilisés avec soin.

M. Pépin fait remarquer qu'il faut éviter de renfermer cette préparation dans des verres contenant du plomb. Il se formerait du chlorure de plomb à la fois nocif et douloureux.

M. Vicario emploie actuellement pour la dissolution du benzoate de mercure la formule suivante :

Benzoate de mercure pur..........................	ãã 2 grammes.
Bromure de sodium anhydre....................	
Eau distillée..	Q. s. pour 100 c. c.

Cette solution, qui renferme 0gr,02 de benzoate de mercure par centimètre cube, est très stable à froid et supporte la stérilisation à 120°. Ainsi que nous l'avons pu constater nous-même, elle est remarquablement indolore parce que le pourcentage des sels solides y est très faible (4 0/0) comparativement aux solutions similaires et grâce à la formation du bromo-mercurate de sodium. Le bromure de sodium paraît donc préférable au chlorure généralement employé parce que, grâce à lui, les piqûres étant indolentes, toute addition de cocaïne à la solution devient inutile. Or, dans les solutions anciennes, l'addition de cocaïne, incompatible chimiquement avec le chloro-mercurate de sodium, obligeait à forcer la dose de chlorure de sodium. Il en résultait des solutions hypertoniques et par suite douloureuses, ce qu'on cherchait précisément à éviter par l'addition de cocaïne.

Quoi qu'il en soit, l'emploi de solutions bien préparées et stériles, injectées avec toutes les précautions de rigueur, donne d'excellents résultats.

Le benzoate de mercure est en effet très bien toléré d'ordinaire. Il ne détermine que peu de réaction inflammatoire. Quelquefois cependant il peut provoquer des indurations, des nodosités qui sont douloureuses à la pression pendant quelques jours. Jamais on n'observe de phénomènes d'intolérance, ni vomissements, ni diarrhée.

Les résultats obtenus sont bons, mais la dose journalière d'un centigramme nous paraît insuffisante dans l'immense majorité des cas. Il faut injecter 2 centigrammes au moins, ce qui correspond à 9 milligrammes de mercure environ. On fait des séries de vingt à vingt-cinq injections. Dans les cas graves on peut et on doit augmenter la dose. M. A. Robin a pu injecter pendant huit jours, à une jeune femme atteinte d'iritis, 5 centigrammes de ce sel par jour, sans qu'il en résulte aucun inconvénient, puis 3 centigrammes par jour pendant trois semaines.

Bibromure de mercure.

Hg = 55,5.

Le bibromure de mercure, découvert par Balard, est un sel blanc, cristallisé en lamelles, moins soluble que le bichlorure dans l'eau, l'alcool et l'éther. Il a été employé récemment par les Drs Dalimier (1) et de Nittis dans le traitement de la syphilis, en injections intramusculaires.

La solution dans l'eau est peu pratique. La solubilité est en effet tout à fait insuffisante.

M. Vicario (2) conseille d'employer les solutions suivantes : soit la solution dans le chlorure de sodium suivant la formule :

Bromure mercurique	1gr,80
Chlorure de sodium desséché	0gr,60
Eau distillée stérilisée	Q. s. p. 100 cc.

(1) Dalimier, *Soc. de thérapeutique*, 28 mai 1907; *Soc. méd. de l'Élysée*, 1er juillet 1907.
(2) Vicario, *Journal de pharmacie et de chimie*, 16 août 1907.

soit plutôt la solution dans le bromure de sodium qui est neutre et dont la réaction sur l'albumine est absolument négative :

Bromure mercurique	1gr,80
Bromure de sodium	1gr,03
Eau distillée stérilisée	Q. s. p. 100 cc.

Cette solution renferme 0gr,018 de bromure mercurique, c'est-à-dire 0gr, 01 de mercure métallique par centimètre cube. Grâce à sa neutralité absolue, elle est moins douloureuse que la solution chlorurée.

Il est facile, en une moindre quantité d'eau, d'obtenir des solutions plus concentrées, à 0gr,02 ou même 0gr,05 de mercure métal par centimètre cube. Mais il semble, d'après l'expérience du Dr Dalimier, que ces solutions concentrées soient nettement plus douloureuses.

Nous avons nous-même fait de cette préparation un fréquent emploi dans notre service de Saint-Lazare. Il nous a paru être très actif et très efficace et digne à cet égard d'être mis en parallèle avec le benzoate et le biiodure. La solution bromurée est en outre très stable et inaltérable, lorsqu'elle est bien préparée, avec des produits chimiquement purs. Elle supporte la stérilisation à 120° sans la moindre décomposition.

Elle est en général très bien tolérée par les tissus. Parfois cependant nous avons noté de la douleur. Elle semble même plus fréquente qu'avec le benzoate de mercure. Mais ce dernier sel est moins stable que ne l'est le bibromure.

En résumé, ce sel nous paraît mériter d'entrer largement dans la pratique courante des syphiligraphes.

Biiodure de mercure.

Hg = 44.

Le biiodure de mercure se prépare par double décomposition entre le chlorure mercurique et l'iodure de potassium.

C'est une poudre d'un rouge vif, insoluble dans l'eau, sensiblement soluble dans l'alcool surtout à chaud, très soluble dans les iodures alcalins et le sublimé corrosif. Ce sel fond à 238°, se sublime à une température plus élevée et se condense en belles lames rhomboïdales d'un jaune vif, qui deviennent d'un rouge éclatant par le refroidissement ou par le frottement. Il est volatil sans résidu.

Les matières grasses dissolvent le biiodure en proportions différentes suivant le corps gras : les huiles d'olive ou d'amandes douces, $0^{gr},40$ p. 100; l'axonge, $0^{gr},45$ p. 100 ; l'huile d'œillette, $1^{gr},20$ p. 100 ; l'huile de noix, $1^{gr},30$ p. 100; l'huile de ricin, 2^{gr} p. 100. La vaseline (qui n'est pas un corps gras) en dissout $0^{gr},25$ p. 100.

Le biiodure de mercure doit être conservé à l'abri de la lumière, qui le décompose ; cette décomposition se produit également et avec rapidité quand il est dissous dans les huiles (Lafay) ; aussi doit-on conserver soigneusement les huiles biiodurées dans des flacons jaunes, et autant que possible à l'abri de la lumière.

Le biiodure de mercure coagule les albuminoïdes, mais quand il est dissous à la faveur des iodures de potassium ou de sodium (solution aqueuse d'iodure de mercure et de sodium), il n'en est plus de même : il ne précipite ni le sérum ni l'hémoglobine. C'est là un point assez important et qui donne l'explication des différences que l'on trouvera notées plus loin, à propos des injections de ce sel, différences relatives à la douleur, à la tolérance, à la formation de nodi, etc., suivant qu'on fait usage des huiles biiodurées ou de solutions aqueuses d'iodure double de mercure et de sodium.

Avant de s'assimiler à l'économie, il se métamorphoserait en chlorure mercurique, d'après Mialhe, ou en mercure métallique, d'après Rabuteau.

On emploie le biiodure de mercure sous deux formes : solution huileuse et solution aqueuse.

Solutions aqueuses de biiodure. — A. Martin, en 1868, expérimente pour la première fois une solution aqueuse de biiodure, solubilisé par l'iodure de potassium, solution contenant également de la morphine.

La même année, Bricheteau remplace l'iodure de potassium par l'iodure de sodium, moins irritant. Dans la *Gazette des hôpitaux*, du 23 octobre 1869, Léon Labbé étudie la formule de Martin, avec laquelle il a fait quelques injections. Cotte reprend la formule de Martin qu'il modifie et injecte quotidiennement 5 milligrammes de biiodure et 1 centigramme d'iodure de potassium.

En 1880, Terrillon d'une part, Gaillard et Yvon de l'autre, font quelques essais avec une solution contenant du biiodure, de l'iodure de potassium et du phosphate de soude; les injections étaient très douloureuses. En 1885, Vacher reprend la formule de Bricheteau et injecte tous les jours un centigramme d'iodure mercurique.

Dans toutes ces préparations, ainsi qu'on le voit, le biiodure de mercure est uni à l'iodure de potassium ou de sodium et le tout est en solution dans l'eau distillée.

Par suite en effet de l'insuffisante solubilité dans l'eau du biiodure de mercure, il faut additionner ce sel d'un poids égal d'iodure de sodium desséché et purifié, et l'on injecte dès lors un iodure double de mercure et de sodium, suivant la formule :

Biiodure de mercure	1 gramme.
Iodure de sodium	1 —
Eau distillée	Q. s. p. 100 cc.

Cette solution aqueuse peut encore être additionnée de chlorure de sodium, dans la proportion de 75 centigrammes par 100 centimètres cubes de liqueur, ce qui correspond au sérum artificiel isotonique. Disons tout de suite que les deux variétés de solutions aqueuses sont cliniquement identiques.

Solutions huileuses de biiodure. — En 1888, M. Bouchard met en usage, sous forme d'injection sous-cutanée contre la fièvre typhoïde, une solution de biiodure dans l'huile, puis dans l'aniline (1).

M. Panas eut alors l'idée de dissoudre le biiodure dans l'huile et parvint à obtenir une solution stable à 4 milligrammes par centimètre cube :

Biiodure de mercure	$0^{gr},40$
Huile d'olive pure stérilisée	100 cent. cubes.

C'est cette solution à $0^{gr},004$ qui depuis a été si couramment utilisée, notamment par M. le professeur Dieulafoy. Mais la dose de $0^{gr},004$ par centimètre cube est faible et cette solution est peu active. Aussi dans les syphilis graves il peut devenir nécessaire d'en injecter 2 centimètres cubes, ce qui constitue une dose encore faible de mercure et ce qui force à injecter une quantité d'huile trop considérable.

Pour remédier à ce double inconvénient, Lafay proposa (2) une huile biiodurée centésimale (1 centigramme de biiodure de mercure, par centimètre cube) obtenue par simple dissolution

(1) Thérapeutique des maladies infectieuses : leçon du 28 juin 1888.
(2) *Société de dermat. et de syphilig.*, séance du 9 mai 1901.

à 70° du biiodure dans l'huile de noix récente, préalablement lavée à l'alcool et stérilisée. Cette préparation, malgré sa teneur en biiodure de mercure, est tout à fait stable même en hiver.

Pour agir d'une façon plus active encore, il a porté à 15 milligrammes par centimètre cube la proportion du biiodure. On arrive à ce titre en dissolvant le sel de mercure dans un mélange à parties égales d'huile de noix et d'huile de ricin.

Le manuel opératoire est le même que celui de toutes les autres injections intramusculaires. On a essayé en effet d'en faire quelques-unes sous-cutanées, mais elles provoquent une très violente douleur et produisent une nodosité qui persiste très longtemps.

Il est, par contre, très important de pratiquer cette injection en deux temps suivant la technique que nous avons exposée. On a, en effet, observé au début trois ou quatre fois, en faisant la piqûre en un seul temps, quelques petits accidents d'embolie.

Quelquefois on a observé des nodosités ne dépassant pas le volume d'une noisette. On a remarqué qu'elles se produisaient de préférence chez les femmes à fesses très grasses, alors que l'aiguille employée n'était pas suffisamment longue ; d'autres fois, même en prenant toutes les précautions, il était impossible de les éviter.

Les injections d'huile biiodurée sont, au point de vue de la douleur qu'elles peuvent provoquer, très variables ; certaines sont indolores, d'autres — et c'est la majorité — sont douloureuses, et en moyenne la douleur persiste deux à quatre heures après l'injection. L'intensité de la douleur varie suivant les malades, suivant les jours et suivant le côté.

A laquelle de ces deux préparations doit-on donner la préférence et quelle est celle qu'il vaut mieux employer?

Avec la solution huileuse de biiodure, il faut user de plus de précautions : faire l'injection en deux temps, soigneusement, car de petits accidents d'embolie se produisent facilement. Ce danger n'est pas à craindre avec la solution aqueuse.

Dans un centimètre cube de la solution huileuse, on ne peut dissoudre que 15 milligrammes de biiodure ; et si l'on veut, dans des cas graves ou urgents, injecter 3 centigrammes de biiodure, il faut introduire dans les tissus 2 centimètres cubes d'huile. Il est vrai qu'en se servant exclusivement d'huile de ricin, on peut dissoudre 2 centigrammes de biiodure par centimètre cube, mais alors le liquide est très difficile à injecter, par suite de sa viscosité. La solution aqueuse, au contraire, dissout autant de biiodure que l'on veut en employer.

La solution huileuse a un grand inconvénient, c'est précisément son excipient huileux, que le professeur Gaucher lui a déjà reproché.

Elle semble irriter les tissus bien plus que la solution aqueuse, directement miscible au sérum sanguin.

La solution huileuse est d'une préparation extrêmement délicate et difficile et exige certaines précautions pour pouvoir être conservée. La solution aqueuse est très facile à préparer, tout en demandant de grands soins d'asepsie.

L'huile biiodurée est très souvent douloureuse, à moins d'employer la solution de Panas qui est assez bien supportée mais qui est très peu active. La douleur persiste trois ou quatre heures, tandis que la solution aqueuse au même titre est beaucoup mieux supportée. Les solutions aqueuses à 2, 3 et 4 centigrammes sont le plus habituellement franchement douloureuses.

La solution huileuse, malgré toutes les précautions, donne souvent des nodosités douloureuses; la solution aqueuse en produit beaucoup moins.

Au point de vue de l'efficacité, il est difficile de comparer des malades. Il semblerait cependant que l'huile biiodurée à 15 milligrammes est plus active que la solution aqueuse au même titre. D'après M. Lafay, la solution aqueuse, qui est en réalité un iodure double de mercure et de sodium, se mêle aux liquides de l'organisme sans donner lieu à aucun coagulum; aussi son action est rapide et son élimination l'est tout autant. Au contraire, le biiodure en solution huileuse forme un coagulum emprisonnant momentanément le sel mercuriel qui devra être solubilisé à nouveau avant de pouvoir être utilisé dans l'organisme. Aussi son action est plus lente et l'élimination est plus longue. Il serait intermédiaire entre les sels solubles et les sels insolubles (1).

Ces deux solutions peuvent être employées contre tous les accidents de la syphilis : il n'y a aucune contre-indication.

Les doses courantes sont : pour la solution huileuse, 15 milligrammes de biiodure par jour, pendant vingt à vingt-cinq jours ;

(1) LAFAY, Les solutions aqueuses et huileuses de biiodure de mercure. *La Clinique*, nº 8, 1907, p. 118.

pour la solution aqueuse, 2 à 3 centigrammes de biiodure par jour, pendant le même temps. Ces doses pourront, dans les cas très graves, être doublées, mais on risque alors assez facilement des phénomènes d'intolérance.

De tous les sels solubles, le biiodure nous paraît un des meilleurs, et peut-être même le plus actif, soit qu'on l'emploie en solution huileuse, soit surtout en solution aqueuse.

Cette préparation est, entre nos mains, la médication de choix, que nous réservons de préférence, comme nous aurons l'occasion de le dire plus loin, au chapitre : *Choix du mode d'administration du mercure*, pour les formes particulièrement graves et tenaces de la syphilis. Nous lui reprochons toutefois de déterminer des douleurs beaucoup plus vives que le benzoate ou le bibromure de mercure, dont l'action est peut-être moins rapidement efficace, mais qui sont incontestablement mieux supportés dans la majorité des cas, surtout quand on emploie les préparations de choix dont nous avons parlé.

En tout cas, si la nature de la maladie commande l'emploi du biiodure, c'est aux injections intramusculaires de la solution aqueuse que l'on aura recours, à cause de leur efficacité plus grande et de leurs moindres inconvénients.

Solutions aqueuses de biiodure de mercure sous forme de cacodylate iodo-hydrargyrique.

On ne peut encore assigner à l'heure actuelle aucune formule certaine de constitution au cacodylate de mercure, qui ne serait même pas un sel de composition invariable, mais bien une simple dissolution d'oxyde de mercure dans un excès d'acide cacodylique. La teneur en mercure serait ainsi variable suivant les cas.

Presque tout le cacodylate de mercure du commerce est obtenu au cours de la préparation de l'acide cacodylique. Pour avoir cet acide, on emploie en effet comme oxydant l'oxyde de mercure. Le cacodylate de mercure se prépare de même en saturant l'acide cacodylique en solution alcoolique par l'oxyde de mercure récemment préparé.

C'est un sel blanc, hygrométrique, cristallisé, soluble dans l'eau et l'alcool, insoluble dans l'éther. Les solutions aqueuses sont instables et s'altèrent aisément sous l'influence de la chaleur.

Il est acide au tournesol. Les alcalis donnent un louche dans ses solutions.

Ce sel a été expérimenté en novembre 1900, par MM. Brocq, Civatte et Fraisse. Les douleurs provoquées par les injections, et les accidents graves survenus chez les animaux en expérience les forcèrent bientôt à y renoncer. Ils l'ont remplacé par un produit différent : le *cacodylate iodo-hydrargyrique* obtenu en neutralisant le cacodylate acide de mercure par de la soude, en présence de l'iodure de sodium. La réaction en effet ne s'arrête pas à une simple saturation de l'acidité. L'iodure de sodium donne un précipité soluble dans un excès d'iodure et la soude intervient ensuite pour saturer l'acidité due à l'acide cacodylique. Si bien qu'on obtient finalement un mélange de cacodylate de soude et de biiodure de mercure dissous dans l'iodure de sodium, avec peut-être des traces de cacodylate de mercure non transformé. Il est donc tout indiqué d'en placer l'étude immédiatement après celle du biiodure.

Pour obtenir le cacodylate iodo-hydrargyrique, on dissout 1 gramme de cacodylate de mercure et 2 grammes d'acide cacodylique dans 75 grammes d'eau distillée ; on y ajoute 1 gramme d'iodure de sodium, puis de la soude caustique pour neutraliser, et on complète avec de l'eau distillée pour obtenir 100 centimètres cubes de liqueur. Un centimètre cube de cette solution contient $4^{mg},7$ de biiodure de mercure, $4^{mg},7$ d'iodure de sodium et 3 centigrammes environ de cacodylate de soude.

Brocq, Civatte et Fraisse ont commencé le traitement par l'injection d'un centimètre cube de la solution ; puis ils ont élevé la dose à 2 centimètres cubes ; ils n'ont pas eu d'accidents, mais des douleurs qui durent une heure ou deux en moyenne et des nodosités qui disparaissent rapidement. Ils reconnaissent à l'emploi de ces injections les contre-indications suivantes : 1° la prédisposition particulière de la peau aux pigmentations ; 2° la tendance aux hémoptysies ou aux poussées congestives chez les tuberculeux ; 3° l'intolérance gastro-intestinale.

Chlorure mercurique.

Hg = 73,80.

Le bichlorure de mercure ou sublimé corrosif, ou chlorure mercurique, est, nous l'avons vu plus haut, très employé pour la méthode par ingestion. Nous avons déjà indiqué à ce propos ses caractères physiques et chimiques. Ajoutons seulement, car ceci intéresse plus directement la méthode des injections, que l'air et la lumière ne l'altèrent point quand il est sec ; mais sa solution aqueuse, exposée aux rayons solaires, devient acide et dépose du chlorure mercureux.

Il est également important de rappeler que sa solution à l'état de chlorure double de mercure et de sodium ne précipite ni le sérum, ni l'hémoglobine.

C'est avec ce sel que furent faites les premières injections sous-cutanées dans le traitement de la syphilis, tentatives auxquelles se rattachent les noms de Berkeley-Hill, Hébra, Hunter, Lewin, Liégois.

La formule de Lewin, une des plus anciennes, est restée une des meilleures :

Sublimé	0gr,50
Chlorure de sodium	1 gramme.
Eau distillée	100 grammes.

soit 0,005 de sublimé par centimètre cube,

On a essayé les injections de sublimé dans la glycérine, mais les douleurs sont extrêmement vives et il se produit des accidents locaux.

Cruyl (de Gand) a préconisé, au Congrès de Paris (1899), une injection huileuse de sublimé. Le sublimé est préalablement dissous dans de l'éther et on emploie la formule :

Sublimé	1 gramme.
Huile d'olive stérilisée	100 grammes.

Soit 0,01 par centimètre cube.

On a préconisé aussi l'injection intramusculaire de solutions de sublimé à 1 gramme, 2 grammes et même 5 grammes pour 100 : une seringue de Pravaz tous les huit jours.

Œstreicher, Lukasiewicz et Plasecki ont expérimenté avec de bons résultats cette méthode qui se rapproche de celle des injections insolubles par l'intervalle moyen de huit jours qu'on met entre les injections. Ils ont employé la formule :

Sublimé	0gr,50
Chlorure de sodium	0gr,50
Eau distillée	10 grammes.

Soit une seringue de Pravaz ou 5 centigrammes de sublimé toutes les semaines.

Puis Chéron injecte la même dose de sublimé, mais diluée dans 20 centimètres cubes de sérum suivant la formule :

Sublimé	$0^{gr},50$
Chlorure de sodium	2 grammes.
Acide phénique neigeux	2 —
Eau distillée	200 —

Dans le but de rendre l'absorption plus rapide et les phénomènes douloureux moins fréquents, on a préparé diverses solutions albumineuses de mercure, entre autres le chloro-albuminate et le peptonate.

Le ***chloro-albuminate de mercure*** (inusité), préconisé par Staub en 1872, a pour formule :

Sublimé	$1^{gr},4$
Chlorure ammonique	$1^{gr},25$
Chlorure sodique	$1^{gr},25$
Blanc d'œuf	n° 1.
Eau distillée	250 grammes.

Un gramme de cette solution contient 0,005 de sublimé.

Difficile à préparer, peu stable, ce n'est pas un composé bien défini, et il n'est plus employé.

Le ***peptonate de mercure***, préconisé par Bamberger en 1876, est surtout étudié par Martineau, qui, après avoir plusieurs fois modifié la solution, aboutit à la formule suivante préparée par Delpech :

Peptone en poudre de Catillon	ãã 9 grammes.
Chlorure d'ammonium pur	
Sublimé	6 —

on dissout dans :

Glycérine pure	72 grammes.
Eau distillée	24 —

Cinq grammes de cette solution normale filtrée contiennent 25 centigrammes de sublimé, qui, étendus de 25 grammes d'eau distillée, donnent une solution renfermant par centimètre cube, un centigramme de sublimé.

Le peptonate de mercure fut très utilisé en France pendant un certain temps, puis de nouveau abandonné, car il ne présente sur le sublimé aucun avantage ; à doses égales, il est tout aussi douloureux. De plus, la solution n'est pas stable et ce n'est pas un composé chimiquement bien défini.

La solution isotonique à 1 et 2 p. 100, employée par quelques auteurs, a pour formule :

Sublimé	0gr,10
Chlorure de sodium chimiquement pur	0gr,075
Eau distillée	10 cent. cubes.

Une seringue de 1 centimètre cube contient 1 ou 2 centigrammes de sublimé, correspondant à 0gr,0074 ou 0gr,0148 de mercure.

La diarrhée survient rapidement après la troisième ou quatrième piqûre de sublimé.

Cette diarrhée cesse immédiatement dès qu'on interrompt les piqûres, pour reprendre avec elles quelque temps après.

La dose journalière d'un centigramme est nécessaire pour obtenir un résultat thérapeutique. Si l'on veut avoir une action un peu plus intense et plus rapide, il faut injecter 2 centigrammes et faire une série de vingt piqûres ; la douleur et la réaction locale ne sont guère plus accentuées, et la diarrhée survient dans les deux cas.

Le sublimé prédispose à la stomatite ; il faut donc faire grande attention à l'état de la bouche.

Cyanure mercurique.

Hg=79,36.

On le prépare en décomposant le bleu de Prusse officinal par l'oxyde rouge de mercure.

Il se présente sous la forme de longs prismes blancs anhydres, sans odeur, d'une saveur métallique nauséeuse.

Il est soluble dans 8 parties d'eau froide, dans 2 p. 7 d'eau bouillante, dans 4 parties de glycérine et dans 20 parties d'alcool.

Sa stabilité est très grande, ses cristaux sont inaltérables à l'air et à la lumière. Il n'a pas toutes les réactions des sels de mercure ; ainsi il ne précipite pas par l'iodure de potassium,

Il forme de nombreux cyanures doubles.

Au point de vue des injections mercurielles, il convient de noter également que ce sel ne coagule pas l'albumine.

Cullingworth, le premier, emploie le cyanure en injections hypodermiques, sous forme d'une solution glycérinée, à la dose de 2 à 3 centigrammes ; mais il observe de nombreux accidents locaux et des phénomènes graves d'intoxication mercurielle.

Puis Sigmund l'utilise en solution aqueuse, à la dose de 1 centigramme par jour.

Galezowski l'introduit en France et injecte de 5 à 10 milligrammes.

Mandelbaum, pour prévenir la douleur, ajoute de la cocaïne à la solution.

Chibret, Darier, Abadie, Spillmann se servent de cette dernière formule, dont les chiffres seuls varient suivant les auteurs.

Cyanure de mercure	1 gramme.
Chlorhydrate de cocaïne	1 —
Eau distillée	100 grammes.

Une seringue de Pravaz contient un centigramme de cyanure et est injectée tous les jours ou tous les deux jours.

Si l'on ne veut pas employer la cocaïne, on peut se servir des formules suivantes :

Cyanure de mercure	0gr,20
Eau distillée stérilisée	20 grammes.

ou bien :

Cyanure de mercure	2 grammes.
Chlorure de sodium	0gr,75
Eau distillée	100 grammes.

Le cyanure semble prédisposer les malades à la stomatite plus que tout autre composé mercuriel soluble, beaucoup plus même que les injections d'huile grise ou de calomel, et cela, sans contenir pourtant une plus forte proportion de mercure.

Et non seulement la stomatite survient facilement avec le cyanure, en dépit de toutes les précautions, et se montre brusquement, mais la guérison est très longue à obtenir malgré tous les soins.

On observe aussi des diarrhées et des coliques. Cette diarrhée se montre dès le début, après la seconde ou la troisième injection ; elle dure quelques jours, puis diminue, et il se fait alors une sorte d'accoutumance. On bien, au contraire, elle persiste, et l'on est obligé d'interrompre les injections un jour ou deux.

Dans sa thèse publiée en 1901, le Dr Müller, qui n'injectait pourtant qu'un centigramme de cyanure tous les deux jours, ce qui est d'ailleurs absolument insuffisant pour un traitement de fond, est obligé de reconnaître que, même avec cette faible dose, quelques malades ont eu des coliques et de la diarrhée.

Les injections de cyanure, qu'elles soient à 1 ou 2 centigrammes, sont toujours douloureuses et cela si nettement que tous les auteurs, qui l'emploient ou l'ont employé, reconnaissent la nécessité d'y adjoindre de la cocaïne ou du gaïacol. Il est habituel d'injecter par centimètre cube 2 centigrammes de cyanure d'hydrargyre avec une dose égale de cocaïne.

M. Levy-Bing a employé la dose de 2 centigrammes qui peut paraître excessive, au premier abord, parce qu'avec les doses plus faibles, on n'obtient de résultats thérapeutiques ni suffisamment rapides, ni assez complets, ni surtout assez durables, les inconvénients restant les mêmes.

Galezowski, qui, le premier en France, a employé contre la syphilis oculaire le cyanure de mercure en injections sous-cutanées, reconnaît (1) qu'à faibles doses, 5 à 10 milligrammes, le cyanure est insuffisamment actif et expose néanmoins le malade à des phénomènes d'empoisonnement. La dose de 2 centigrammes de cyanure nous semble cependant un peu exagérée, car si on calcule l'équivalence du cyanure, et si on la compare à celle du biiodure par exemple, on voit que 2 centigrammes de cyanure correspondent, par leur teneur en mercure, à quelques milligrammes près, à 4 centigrammes de biiodure. Or cette dernière dose, en solution aqueuse, ne peut être supportée que dans des conditions exceptionnelles. Quelques observations prouvent cependant que l'on peut, dans les cas graves, tenter l'administration de semblables doses, surtout quand le malade se trouve placé dans des conditions d'hygiène parfaite.

Ces doses ne sont d'un emploi courant que dans certaines stations thermales. Encore les accidents qu'elles peuvent y déterminer (entérite aiguë ou stomatite brusque) sont-ils assez fréquents, quoique peu graves, lorsque le traitement est suspendu à temps.

Levy-Bing a signalé chez deux malades traités par des injections de cyanure, l'apparition d'érythèmes scarlatiniformes généralisés, érythèmes d'une intensité extraordinaire, accompagnés de phénomènes généraux, à début brusque et à grand fracas, sans d'ailleurs être suivis d'accidents graves. Quant à nous, nous avons été témoins de curieux phénomènes toxiques se manifestant par

(1) Galezowski, Leçons cliniques d'ophtalmologie, 1902, p. 139.

du ténesme anal et de violentes épreintes rectales. Le Dr Bellencontre nous signalait récemment sur une de ses malades de sérieux accidents syncopaux qui nous paraissent imputables à la nature même du sel employé.

Le cyanure de mercure est donc toxique, et toxique non seulement comme sel mercuriel, mais en tant que contenant un radical cyanogène.

C'est pour de semblables considérations que le professeur Gaucher a banni ces injections de sa pratique.

Formamide mercurique.

Hg=69,44. (Inutilisé.)

C'est, d'après le professeur Pouchet, un composé instable et mal défini provoquant, à la suite de l'injection, des douleurs très vives et produisant souvent des nodosités, parfois même des indurations. Conseillé par Liebreich, il est doué de peu d'énergie thérapeutique.

Hermophényl.

Hg=40.

L'hermophényl est une poudre blanche, très soluble dans l'eau (22 p. 100 à + 15°), insoluble dans l'alcool et les dissolvants organiques et qui se prépare en dissolvant l'oxyde de mercure dans le phénol disulfate de sodium. La solution aqueuse n'a pas la saveur métallique des composés mercuriels, mais plutôt la saveur saline des sels de sodium ; sa stabilité est suffisante pour qu'on puisse la chauffer à l'autoclave à 120°, pendant vingt minutes, sans l'altérer. Enfin elle précipite par l'albumine à froid avec l'acide chlorhydrique, l'acide sulfhydrique, le sulfure d'ammonium, la lessive de soude. A chaud, le sulfure d'ammonium produit un précipité de sulfure de mercure ; l'acide chlorhydrique bouillant décompose complètement cette combinaison.

Si l'on fait bouillir la solution avec l'acide chlorhydrique, on obtient, par l'hydrogène sulfuré, un abondant précipité noir. Son coefficient de toxicité est de 40 milligrammes par voie intraveineuse chez le chien et le lapin, et de 125 milligrammes par voie sous-cutanée chez le cobaye. L'hermophényl s'élimine, au moins en grande partie, sous sa forme primitive, improprement appelée organo-métallique, et pour le caractériser dans l'urine, il faut détruire la combinaison (Dr Nournand).

Les injections sont peu douloureuses. Le malade accuse un peu de souffrance pendant une heure en moyenne.

A la dose de 2 centigrammes, l'hermophényl est très bien toléré ; mais pour obtenir un effet thérapeutique, il faut recourir à des doses plus élevées, et les injections de 4 centigrammes sont plus actives, mais plus douloureuses et exposent à des nodosités. Son principal avantage serait sa faible toxicité qui permettrait de faire au malade des injections de doses relativement fortes sans craindre d'accidents (1).

Lactate de mercure.

Hg=52,91. (Inutilisé.)

Ce sel, assez bien supporté et qui donne peu ou pas de phénomènes d'intoxication, a l'inconvénient de provoquer des douleurs très vives pendant les deux ou trois heures qui suivent l'injection. De plus il a peu d'activité et à la dose de 1 centigramme son action thérapeutique est nulle. Pour obtenir un résultat il faut employer des doses de 2 à 3 centigrammes.

Oxycyanure de mercure.

Hg=85,47. (Inutilisé.)

Ce sel est beaucoup plus utilisé comme antiseptique que comme antisyphilitique ; il expose à la diarrhée et à la stomatite. Pour quelques auteurs il serait cependant peut-être préférable au cyanure en raison de son efficacité plus grande, des douleurs moindres, des indurations plus rares, des accidents cutanés moins fréquents qu'il détermine.

Salicylate mercurique neutre.

Hg=42,19.

Très bien toléré, ce composé donne, à la dose de 2 centigrammes en solution aqueuse, des résultats rapides et heureux. Bien qu'assez rarement employé, ce sel peut être compté au nombre des meilleures préparations solubles.

(1) Moutot et Petitjean, L'hermophényl dans le traitement de la syphilis. *Ann. des mal. vén.*, avril-mai 1907.

Sozoiodolate de mercure.
Hg=35,58. (Inutilisé.)

Ce sel s'emploie surtout en injections hebdomadaires de 8 centigrammes; ces injections, très douloureuses, ne provoquent pas d'inflammation locale, mais parfois des nodosités, et sont peu actives.

Succinimide mercurique.
Hg=50,50. (Inutilisé.)

Expérimenté par Vollert en 1888, à la dose de 2 à 5 milligrammes, ce sel serait, pour les Drs Jullien et Arnaud, sans inconvénients locaux et généraux. Cependant les injections semblent souvent douloureuses et, dans un cas, paraissent avoir déterminé de l'albuminurie chez une malade. D'ailleurs cette préparation paraît très peu active et avoir une faible action curative.

Tels sont les sels solubles dont l'usage a été le plus fréquemment recommandé. ***Quel est parmi eux celui ou ceux auxquels il convient de donner la préférence?*** C'est là une question difficile à résoudre. Nous essayerons cependant de le faire, en tenant compte et de l'activité thérapeutique du produit et de la somme de ses inconvénients.

Il en est tout d'abord un grand nombre — et c'est à dessein que nous n'avons pour ainsi dire fait que les citer — qui s'éliminent d'eux-mêmes, soit à cause des douleurs qu'ils déterminent, soit à cause de leur instabilité, soit à cause de leur faible efficacité, soit enfin à cause des phénomènes d'intoxication qu'ils sont capables de provoquer. Nous ne nous occuperons donc ici que des plus importants et des plus usités.

Or que voyons-nous? Le **sublimé** est une préparation très active et qu'on peut avoir aisément à sa disposition, mais il a le grave défaut d'être assez douloureux et de laisser à sa suite des nodosités assez persistantes ; quelquefois aussi on observe, au bout de cinq à six injections quotidiennes, une salivation qui nécessite la suppression des piqûres, ou au moins leur espacement.

Son dérivé le **peptonate** possède les mêmes défauts et il a en plus le tort de n'être pas un composé chimiquement défini, et par conséquent de n'être pas comparable à lui-même en toutes circonstances.

Le **cyanure de mercure**, très actif aussi et d'ordinaire assez bien toléré par les tissus, expose déjà, à la dose d'un centigramme *pro die* continuée pendant quelques jours, à des réactions intestinales, telles que coliques et diarrhée quelquefois fort pénibles.

En résumé, il est deux préparations auxquelles nous n'hésitons pas à donner la préférence : le **biiodure** d'une part, le **benzoate** *de mercure* d'autre part. Nous avons dit plus haut pourquoi le biiodure en solution aqueuse nous paraissait préférable au même sel en solution huileuse. A ces deux sels on peut, croyons-nous, en ajouter un autre, le **bibromure de mercure**. Ces trois préparations nous ont paru allier à une activité comparable à celle des préparations les plus efficaces, une tolérance aussi satisfaisante que possible de la part des tissus et de l'organisme. Ils ne produisent pas de nodosités, sont peu douloureux et les phénomènes d'intoxication sont très exceptionnels.

Quant au choix à faire entre ces trois préparations, il nous semble dépendre de la sensibilité du malade et de la gravité de la maladie à traiter, et aussi des conditions dans lesquelles on se trouve, etc. Tous trois sont parfaitement efficaces. Cependant le benzoate paraît avoir une action un peu moins décisive et régulière que le biiodure, ainsi d'ailleurs que le bibromure, très comparable, à cet égard, au benzoate. En revanche, le biiodure est moins bien toléré, provoque plus souvent des phénomènes douloureux, des nodosités, que le benzoate. Le bibromure, bien que mieux toléré que le biiodure, est cependant lui aussi un peu plus douloureux que le benzoate, mais il a sur ce dernier l'avantage d'être plus stable et mieux défini.

PRÉPARATIONS MERCURIELLES INSOLUBLES

Les préparations mercurielles insolubles mises en usage contre la syphilis sont moins nombreuses que les préparations solubles. Nous allons les étudier tour à tour, mais, comme nous venons de le faire pour les sels solubles, nous n'insisterons que sur les principales d'entre elles.

Chlorures mercureux.

Hg = 84,92.

Il existe deux combinaisons répondant à la formule du protochlorure de mercure : l'une est obtenue par la volatilisation, l'autre par la précipitation.

1° ***Protochlorure de mercure par volatilisation.*** — *Calomel, calomelas, mercure doux, calomel à la vapeur.*

On le prépare par voie sèche, en combinant l'équivalent de mercure au chlorure mercurique.

C'est une poudre blanche, présentant au microscope une apparence cristalline, sans odeur ni saveur.

Le calomel est à peu près insoluble dans l'eau froide, complètement insoluble dans l'alcool et dans l'éther.

Avant d'être employé pour l'usage médical, qu'il s'agisse d'injection ou d'ingestion, on doit toujours essayer le calomel pour s'assurer qu'il ne contient ni sublimé corrosif, ni corps étrangers.

Il faut le conserver à l'abri de la lumière. Quand il est destiné aux injections hypodermiques, sa texture cristalline nécessite une porphyrisation préalable pour l'amener au dernier degré de ténuité possible.

Il doit également être lavé avec le plus grand soin pour le débarrasser du sublimé corrosif qu'il contient et qui contribue puissamment à l'apparition des phénomènes douloureux.

2° ***Protochlorure de mercure par précipitation.*** — *Précipité blanc.*

On l'obtient en décomposant le nitrate mercureux par l'acide chlorhydrique officinal.

Le précipité blanc constitue une poudre blanche, très dense, amorphe, fine, onctueuse au toucher et adhérant fortement au papier sur lequel on l'étend avec le doigt.

On doit s'assurer de sa pureté comme pour le calomel.

Le précipité blanc, beaucoup plus divisé que le calomel, devrait lui être préféré dans la plupart des cas. Il est au calomel ce que l'oxyde jaune de mercure est à l'oxyde rouge.

Nous ne ferons pas ici l'HISTORIQUE des injections de calomel, auxquelles se rattachent les noms de Scarenzio, Smirnoff, Jullien et Barthélemy. Pour nous, nous n'avons jamais employé les **quan-**

tités excessives de 15 ou de 20 centigrammes qui, au début, ont donné lieu à tant d'accidents, ni dépassé la dose de 10 centigrammes de calomel par injection, nos injections étant distantes d'au moins huit jours. Habituellement, **l'injection est de 5 centigrammes** ; mais on ne saurait formuler de règle fixe ni pour la dose, ni pour la fréquence des injections ; il est bon, lors de la première injection, de tâter la susceptibilité du malade et de n'injecter que 3 centigrammes, surtout si l'on a affaire à un sujet petit et de faible complexion.

« Le désir de la simplification à outrance, dit M. Jullien, dans un article remarquable sur les injections mercurielles, a poussé quelques-uns de nos confrères à préconiser de façon générale l'injection de 5 centigrammes. Je ne partage pas leur manière de voir et je crois m'inspirer de données plus scientifiques, en faisant dépendre les doses de l'examen des conditions individuelles.

« Le poids du corps guide sûrement ; l'expérience m'a appris qu'il suffit de 5 centigrammes pour agir efficacement sur les sujets dont le poids n'excède pas 50 kilogrammes, et d'autre part, j'ai toujours vu les hommes de 80 kilogrammes supporter sans inconvénient une dose double.

« Entre ces deux points extrêmes, on graduera. Quant à la répétition des injections, je me refuse à rien formuler d'absolu. Chaque injection est une opération dont les indications et les contre-indications doivent être pesées et discutées. »

On pourra faire les deux premières injections à huit jours d'intervalle, puis à mesure que le nombre des injections augmente, on laissera s'écouler entre elles dix, douze et quinze jours, pour éviter les accidents qui peuvent résulter de l'accumulation du mercure dans l'organisme.

Le calomel donne d'excellents résultats ; particulièrement énergique et rapide, il réalise parfois des effets tout à fait surprenants et peut rendre les services les plus précieux. Mais comme toutes les méthodes thérapeutiques, il comporte des échecs, rares il est vrai, et des inconvénients, plus fréquents, parmi lesquels nous notons surtout la douleur, les nodi et parfois une tuméfaction de la fesse qui gêne la marche et peut même immobiliser les malades pendant plusieurs jours (1).

(1) Voy. Avantages et inconvénients du calomel, p. 250.

Aussi, bien qu'admirables au point de vue thérapeutique, les injections de calomel, à cause de leurs multiples inconvénients, ne sauraient constituer la base unique du traitement de la syphilis.

On a employé différentes formules de préparation, dans l'espoir d'en trouver une qui fût moins douloureuse que les autres. Nous allons étudier, parmi ces diverses formules, le calomel en suspension huileuse, puis le calomel en suspension aqueuse et enfin quelques autres modifications apportées à la préparation.

A. Calomels huileux.

La formule proposée par le Dr Balzer nous a paru préférable à toutes les autres huiles au calomel jusqu'à ce jour proposées. Elle est d'ailleurs aujourd'hui devenue classique et elle a été adoptée par Scarenzio lui-même :

Calomel à la vapeur	0gr,50
Huile de vaseline liquide	10 grammes.

Il est indispensable de n'employer que du calomel lavé soigneusement à l'alcool bouillant et séché ensuite à l'étuve. L'huile de vaseline doit être strictement purifiée.

Il est nécessaire de bien agiter la préparation avant de s'en servir pour opérer un mélange aussi complet et aussi régulier que possible du calomel et de l'huile.

Le nombre d'injections nécessaires pour une cure mercurielle est de quatre à six suivant les indications ; l'intervalle entre deux cures sera de deux mois en général.

M. Dumesnil a récemment, à la Société de Pharmacie (1), préconisé l'emploi de la graisse de laine pour la préparation de l'huile au calomel :

Chlorure mercureux	5 grammes.
Graisse de laine	16 —
Huile de vaseline médicinale	Q. s. p. 100 cc.

Cette formule présente le grand avantage d'être très stable et de ne laisser déposer le calomel qu'avec une extrême lenteur. Il conseille en outre, pour obtenir un chlorure mercureux très ténu, ce qui en facilite la diffusion, d'en effectuer la préparation à une température très basse, à — 20° par exemple.

(1) Décembre 1907.

Pour essayer d'éviter la douleur, Levy-Bing a soumis quelques malades au traitement par le calomel à doses fractionnées, en injectant **tous les jours** un centigramme de calomel en suspension dans un centimètre cube d'huile de vaseline.

Scarenzio, d'ailleurs, avait déjà utilisé ces injections minimes, car, comme le dit si bien le Dr Jullien, « Scarenzio, qui d'un trait de génie créa cette admirable méthode, semble n'avoir rien laissé à faire aux autres syphiligraphes en tout ce qui la concerne. »

Mais si les douleurs sont moins violentes, elles sont répétées tous les jours ; on arrive ainsi à joindre aux inconvénients des injections insolubles, ceux des injections solubles, sans profiter de leurs avantages.

Avec ces très faibles doses, en effet, on n'évite pas la douleur et les abcès ne sont guère plus rares qu'avec les doses classiques mais espacées. En effet, Koop et Chotzen, qui injectèrent à leurs malades tous les jours 25 milligrammes de calomel pendant quinze jours, eurent, sur un total de 429 injections, 11 abcès, soit 2,5 p. 100.

D'autre part, MM. Eudlitz, Lafay et Levy-Bing ont proposé récemment (1) une huile au calomel **très concentrée**. Voyant que les huiles grises à 40 p. 100 de mercure sont beaucoup mieux tolérées que les huiles à bas titre, ils ont essayé de faire une huile au calomel à 40 centigrammes par centimètre cube, dont on n'injecterait qu'un quart ou un huitième de centimètre cube.

La préparation qu'ils proposent a pour formule :

Calomel porphyrisé et lavé	0gr,40
Lanoline anhydre camphrée au 1/20e, 3 p. 100..........	Q. s. p. 100.
Huile de vaseline medicinale camphrée au 1/20e, 7 p. 100.	

Cette huile s'injecte à l'aide d'une seringue spéciale analogue à la seringue de Barthélemy.

D'après leurs observations, cette huile au calomel serait moins souvent douloureuse que les anciennes formules et les douleurs ne seraient jamais extrêmement violentes.

Il semble en effet que diminuer la quantité d'excipient ne puisse être qu'une excellente chose. L'infiltration des tissus étant ainsi diminuée, la douleur peut en être dans une certaine mesure amoindrie. En outre, avec cette huile concentrée, le reflux du liquide injecté vers le tissu cellulaire sous-cutané, cause fréquente des

(1) *Société de Dermat. et de Syph.*, 7 nov. 1907.

accidents consécutifs à ces injections, nous paraît devoir être moins fréquent.

Il n'en est pas moins vrai que cette formule apporte une complication nouvelle « dans l'arsenal déjà si compliqué des préparations mercurielles » (Milian). L'emploi de ces formules multiples et de titre très variable avait, comme nous le verrons, rendu singulièrement dangereux l'usage de l'huile grise et nous dirons plus loin tous les multiples inconvénients qui en ont résulté. Peut-être vaudrait-il mieux au moment où, après de multiples efforts, on réalise enfin l'unification des formules d'huile grise, ne pas introduire dans le titrage des huiles au calomel cette complexité si justement reprochée à la préparation précédente.

En résumé, d'une façon générale, le plus grand nombre des injections faites avec le calomel en suspension huileuse, soit à la dose de 5 à 10 centigrammes, soit à une plus forte ou à une plus faible dose, sont douloureuses. Quelques-unes même peuvent l'être au point d'entraver la marche et d'obliger les malades à garder le lit. En outre elles produisent assez souvent des empâtements de la fesse, une réaction inflammatoire violente, des indurations, quelquefois des abcès.

B. Calomels aqueux.

« Le calomel, dit le professeur Pétrini (de Galatz), reste aussi bien en suspension dans un liquide aqueux que dans un véhicule huileux. Seulement il faut bien agiter le liquide et ne pas trop attendre pour pratiquer l'injection. »

Mais le calomel à véhicule purement aqueux nous a paru inutilisable : même agité pendant fort longtemps, il tombe immédiatement au fond du récipient, pendant le temps très court nécessaire à l'aspiration du liquide avec la seringue, et une fois dans la seringue, il se précipite en masse dans la tubulure de l'aiguille, qu'il obstrue souvent.

Malgré ses avantages considérables vantés par l'auteur, il est impossible, avec cette préparation, de connaître exactement la quantité de calomel injectée, en raison même de la précipitation du calomel au fond du récipient.

a. Neisser emploie la formule suivante :

Calomel à la vapeur	1 gramme.
NaCl	0gr,25
Eau	10 grammes.

Le calomel en suspension dans l'eau chlorurée sodique semble moins bien supporté que le calomel en suspension dans l'huile de vaseline.

D'ailleurs le mélange est très difficile à faire ; il n'est pas lié en quelque sorte, car le calomel n'est « pas mouillé par l'eau ».

Il se forme par l'agitation une sorte de mousse et les particules de calomel, lourdes, ne sont pas émulsionnées.

Un grand nombre de ces parcelles restent attachées aux parois de la seringue, au piston et à la tubulure de l'aiguille qu'elles obstruent souvent.

Il se perd donc une certaine quantité de substance active ; et d'autre part ces particules de calomel constituent un sérieux danger d'embolies.

Les injections de 10 centigrammes ne sont généralement pas plus douloureuses et ne causent pas de réaction locale plus considérable que les injections de 5 centigrammes.

b. Hoop et Chotzen ont employé le calomel en suspension dans l'eau chlorurée sodique avec du mucilage de gomme arabique ; cette préparation est plus stable que la précédente, et le mélange se fait d'une façon plus intime.

Calomel à la vapeur	1 gramme.
NaCl	0gr,25
Mucilage de gomme arabique	0gr,50
Eau	10 grammes.

Scarenzio et Smirnoff ont fait usage d'une solution analogue mais sans chlorure de sodium (1).

Mais quelle que soit la solution employée, la douleur est le plus souvent inévitable.

Aussi a-t-on proposé d'ajouter à la solution de calomel de l'orthoforme, et M. Danlos a donné la formule suivante :

Huile de vaseline	10 cent. cubes.
Calomel à la vapeur	0gr,50
Orthoforme	0gr,80

Mais l'adjonction d'orthoforme ne diminue pas la douleur des injections de calomel, et la réaction locale reste la même.

Sprecher, qui a traité comparativement des malades, par le calomel pur, et par le calomel mélangé à l'orthoforme, ne reconnaît

(1) JULLIEN, *Annales de Dermat.*, 1884, p. 73.

aucun avantage à cette dernière préparation, qui même n'est pas exempte d'inconvénients : chez quelques malades, en effet, survinrent des frissons, de la céphalée, un malaise général et de l'hyperthermie, et chez quatre malades cette injection provoqua des abcès.

C. Modifications aux préparations de calomel.

a. **Calomel camphré.** — Certains calomels, préparés par Zambeletti (de Turin), sont incontestablement beaucoup moins douloureux que les autres ; malheureusement leur formule n'est pas divulguée.

Cependant, M. Lafay a constaté, en analysant ces produits, que l'huile de vaseline servant à leur préparation était camphrée. Pensant trouver là le secret de la supériorité de ces calomels italiens, nous nous sommes servis d'une préparation ainsi composée :

Huile d'olive purifiée et stérilisée	1 cent. cube.
Calomel	5 centigrammes.
Gaïacol	ãã 10 centigrammes.
Camphre	

Nous en avons obtenu de bons résultats, se rapprochant, sans toutefois les égaler complètement, de ceux que nous a fournis l'excellente préparation de Zambeletti. La douleur locale avec cette dernière a été insignifiante chez beaucoup de nos malades. D'après Zambeletti lui-même, avec qui M. Lafay, dont nous tenons ce propos, est en relations suivies, la supériorité de sa préparation tiendrait uniquement à une huile de vaseline de *densité spéciale* et camphrée. Son calomel n'est pas un précipité blanc comme l'ont cru Danlos et Griffon, mais un calomel ordinaire soigneusement lavé et porphyrisé.

Danlos a essayé aussi une préparation calomélique au sirop de sucre.

b. **Précipité blanc.** — M. Levy-Bing s'est servi d'une suspension de précipité blanc dans de l'huile de vaseline suivant la formule :

Précipité blanc	1 gramme.
Huile de vaseline	10 cent. cubes.

Ce dernier est au calomel ce que l'oxyde jaune de mercure est à l'oxyde rouge, c'est-à-dire qu'il est en particules impalpables, et, par le seul fait de son mode de préparation, constitue une poudre beaucoup plus ténue que le calomel, même quand ce dernier a subi une porphyrisation prolongée.

Aussi l'émulsion est-elle beaucoup plus homogène et plus durable qu'avec le calomel, à tel point qu'après une agitation vigoureuse il ne se forme pas le moindre dépôt, même après un temps relativement assez long.

Mais à cela semble se borner l'avantage de cette substitution, car les piqûres, même avec l'huile préalablement camphrée, ont été aussi douloureuses, sinon plus, qu'avec le calomel ordinaire.

Le calomel est de tous les sels de mercure le plus douloureux et celui qui expose le plus aux réactions inflammatoires.

Les injections sont moins douloureuses, généralement, à la dose de 5 centigrammes qu'à une plus forte dose, mais là encore tout est variable ; car certaines injections de 10 centigrammes sont relativement peu douloureuses, tandis que d'autres à 5 centigrammes sont véritablement intolérables.

On le voit, l'injection de calomel ne va pas sans entraîner des inconvénients nombreux et souvent graves, sur lesquels nous reviendrons au chapitre des *Inconvénients et avantages des divers modes d'administration du mercure*: douleurs, abcès, phlegmons, fièvre. Mais un point sur lequel nous voulons dès maintenant attirer l'attention, c'est l'**inégalité des effets nocifs** de ce sel. Il y a inégalité d'abord suivant la préparation employée, et nous avons indiqué déjà la supériorité, au point de vue de la tolérance, de la formule de Zambeletti sur les formules ordinaires. Mais cette variabilité des effets du calomel s'observe encore chez un même sujet, et la douleur est bien différente suivant le siège de l'injection ou suivant sa profondeur, suivant qu'elle est faite à un moment plutôt qu'à un autre, suivant les occupations du malade, suivant son nervosisme et son degré plus ou moins marqué de sensibilité !

Il n'est qu'une catégorie de malades chez lesquels on puisse, avec une quasi-certitude d'innocuité, pratiquer des injections de calomel : ce sont les **tabétiques**. C'est un fait bien remarquable, et d'apparence paradoxale, que la tolérance de ces malades pour cette médication.

Signalons aussi dès à présent la bonne influence du repos au lit pendant deux ou trois jours à la suite de l'injection. Ce repos évite tout froissement de la région injectée et permet souvent d'éviter, en grande partie du moins, les inconvénients du calomel.

Huile grise.

On désigne sous le nom d'*huile grise* une préparation mercurielle dans laquelle le mercure métallique est à l'état de division parfaite et tenu en suspension dans un corps gras.

Préconisée par Lang en 1886 sous le nom d'*oleum cinereum*, l'huile grise ne tarda pas à rallier de nouveaux partisans : Neisser, Brousse, Gay, Rangé, Barthélemy, Jullien, etc.

De très nombreuses **formules d'huile grise** ont été proposées et l'on peut presque dire que chaque spécialiste eut la sienne.

La formule primitive de Lang était la suivante :

Mercure	3 parties.
Lanoline	3 —
Huile d'olive	4 —

soit, en poids, 30 p. 100 de mercure.

Mais cette huile était très épaisse et difficile à injecter. Elle rancissait en outre très vite par suite de la présence d'huile d'olive.

Pour remédier à ce double inconvénient, Neisser proposa de remplacer l'huile et la lanoline par de la vaseline qui ne rancit pas. Pour faciliter la division du mercure, il conseillait en outre l'emploi de la teinture éthérée de benjoin. Sa formule était :

Mercure métallique	10 grammes.
Vaseline liquide	80 —
Teinture étherée de benjoin	5 cent. cubes.

soit 11,11 p. 100 de mercure.

En même temps que lui, Balzer modifiait dans le même sens la formule de Lang :

Mercure purifié	20 grammes.
Teinture éthérée de benjoin	5 —
Vaseline liquide	40 —

soit 30 p. 100 de mercure.

Mais ces préparations avaient le grand inconvénient d'être difficiles à exécuter, et de plus la teinture éthérée de benjoin est non seulement inutile, mais peut être nuisible.

En 1889, Vigier communiquait à la Société de thérapeutique une formule nouvelle dont la préparation était relativement plus facile :

Vaseline blanche liquide	5	grammes.
Onguent napolitain	2	—
Mercure	39	—

Triturez un quart d'heure et ajoutez :

Vaseline blanche solide	14	grammes.
Vaseline liquide	40	—

Il obtenait ainsi un produit qui renfermait exactement 40 p. 100 de mercure. Mais son huile grise, comme celle qu'avait tout d'abord proposée Lang, rancissait vite par suite de la présence d'onguent napolitain. Cet onguent, destiné à faciliter l'extinction du mercure, est déjà rance et ne peut que continuer encore à rancir.

Gay et Brousse (de Montpellier), trouvant l'huile grise benzoïnée de Balzer trop difficile à bien préparer et celle de Vigier trop épaisse, proposèrent la formule suivante :

Mercure purifié	20	grammes.
Lanoline	5	—
Vaseline liquide	35	—

soit 33,33 p. 100 de mercure.

Le titre de la formule de Vigier, huile grise à 40 p. 100, est celui qui a prévalu. Mais comme il était indispensable de rejeter absolument de la préparation tout corps gras susceptible de rancir, les pharmaciens spécialistes n'utilisèrent bientôt plus, comme l'avait fait Gay, que la vaseline ou l'huile de vaseline avec ou sans lanoline.

On peut prendre comme type de ces huiles grises celle dont la formule est :

Mercure purifié	40	grammes.
Lanoline anhydre stérilisée	12	—
Vaseline blanche stérilisée	13	—
Huile de vaseline médicinale stérilisée	35	—

soit 40 p. 100 de mercure poids pour poids.

Ceci revient à dire que dans une telle huile grise 20 grammes de mercure sont unis à 60 grammes d'excipient. Un gramme de cette préparation renferme donc 40 centigrammes de mercure. Or, l'unité de volume, le centimètre cube d'huile grise qui pèse $1^{gr},25$, contient non pas 40 mais bien 50 centigrammes de mercure. Si donc on injecte cette préparation à l'aide de la seringue ordinaire d'un centimètre cube, graduée en 20 divisions, chaque division contiendra $0^{gr},50 : 20 = 0^{gr},025$ de mercure métallique et non point 0gr,020 comme le pourrait faire croire cette dénomination d'huile grise à 40 p. 100.

D'ailleurs à côté des huiles grises titrées à 40 p. 100, on continua à en fabriquer de très diverses.

Edmond Fournier, pour obtenir à l'aide de la seringue de Pravaz un dosage plus facile de l'injection, fit préparer par M. Lafay une huile grise diluée à 16 p. 100, soit deux fois et demie plus faible que la précédente.

Dans cette préparation, chaque centimètre cube contenait donc 0gr,50 : 2,5 = 0gr,20 de mercure et chaque division de la seringue de Pravaz renfermait par conséquent *un centigramme* de mercure. Ce dosage spécial avait donc l'avantage de permettre l'emploi de la seringue ordinaire d'un centimètre cube en rendant plus facile une appréciation exacte de la dose injectée.

Outre cette première variété à laquelle nous ne reprochions, pour notre part, que l'inconvénient très réel d'introduire dans les tissus une quantité plus que double de véhicule huileux, on pouvait trouver dans le commerce des huiles grises titrées à 0,08, à 0,10, à 0,20, à 0,50 p. 100 ou davantage.

Cette multiplicité des huiles grises a été, nous pouvons l'affirmer, une des causes habituelles des quelques accidents reprochés à ce médicament.

Il en résultait des erreurs dont nous avons pu voir de trop fréquents exemples, certains médecins, faute de connaissances spéciales à ce sujet et faute d'avertissement suffisant, utilisant les préparations les plus concentrées sous le même volume que les préparations les plus diluées.

L'usage universel de l'excellente précaution prise par quelques pharmaciens d'inscrire sur les étiquettes des flacons d'huile grise la dose maxima à injecter eût peut-être conjuré les fâcheux effets d'une pareille ignorance, laquelle, il faut bien l'avouer, n'est pas sans excuse.

En effet, la fantaisie et l'arbitraire présidaient seuls à la posologie de ce médicament qui ne doit être employé qu'à faibles doses et qu'il est, par conséquent, indispensable de préparer avec le plus grand soin et de titrer avec la plus extrême rigueur.

Cette diversité des formules n'était d'ailleurs pas le seul inconvénient des huiles grises préparées jusqu'à ce jour.

Leur *consistance* et leur *homogénéité* laissaient également à désirer.

Presque toutes, pour ne pas dire toutes, avaient une **consistance** telle qu'il était impossible de les injecter sans les faire chauffer au préalable pour les rendre suffisamment liquides. Il fallait ensuite les agiter fortement jusqu'à ce qu'il n'y ait plus aucun dépôt au fond du flacon, de manière à rendre la préparation aussi homogène que possible. Mais cette agitation était rarement aussi énergique, aussi prolongée qu'elle eût dû l'être, car un des effets immédiats de ce chauffage de l'huile grise est de précipiter au fond du flacon des particules de mercure conglomérées sous cette influence et de détruire par ce mécanisme toutes les qualités d'une huile grise bien faite et homogène. Le mercure, en effet, se sépare immédiatement des corps gras fondus (Lafay).

L'homogénéité des huiles grises, même bien préparées, est d'ailleurs peu durable. Au bout de quelques mois, de quelques semaines même dans les préparations imparfaites, les particules mercurielles tombent peu à peu vers le fond du flacon. On est donc exposé à injecter des doses très variables de mercure suivant que l'on puise le médicament dans les couches superficielles, moyennes ou profondes du flacon, et cela même indépendamment du chauffage qui, nous le répétons, rend plus complète et plus rapide cette descente du métal au fond du récipient.

Si tous ces inconvénients divers pouvaient être compensés par les précautions minutieuses prises par les spécialistes familiers de l'huile grise, ils n'en rendaient pas moins l'usage de ce précieux médicament compliqué, et dangereux même, pour les praticiens inexpérimentés.

Il devenait indispensable on le voit, et nous avons récemment insisté sur cette nécessité (1), de mettre un peu d'ordre dans cette confusion et de déterminer très exactement le mode de préparation et le titrage définitif, universel, de l'huile grise. C'est à quoi on va enfin aboutir, puisque ce médicament sera désormais inscrit au Codex.

(1) *Société de dermat. et de syphiligr.*, séance du 26 mars 1907.

Quelles sont donc les qualités que doit posséder une huile grise pour être vraiment satisfaisante ?

Tout d'abord **elle doit être fluide et stable** à la température ordinaire, et de teinte noirâtre. Nous venons de dire en effet qu'il est indispensable de n'être pas obligé de chauffer l'huile grise. M. Dumesnil a démontré les inconvénients du chauffage par des examens microscopiques : l'examen au microscope d'une huile grise chauffée à deux reprises différentes vers 60 à 70° et de la même huile non chauffée montre que dans la première le mercure

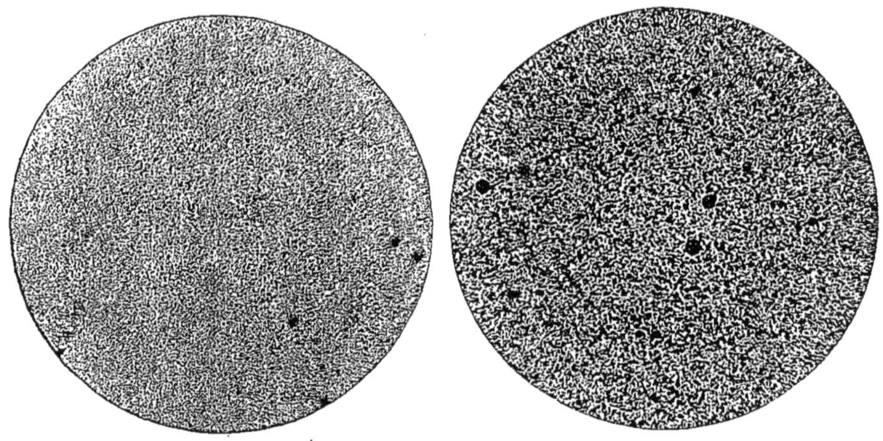

Fig. 11. — Huile grise vue au microscope (G = 150), montrant le degré maximum d'extinction du mercure.

Fig. 12. — La même chauffée à 60-70°. G = 150 d.

préalablement bien divisé se sépare, que les globules métalliques se réunissent peu à peu pour gagner le fond du flacon. Si l'on fait chauffer trois à quatre fois une huile grise, on voit que la préparation prend, au fond du flacon, « une teinte gris clair, caractéristique du métal imparfaitement éteint ».

Or il faut, pour qu'une huile grise reste homogène, que le mercure soit parfaitement bien divisé, et il ne restera tel que s'il est inutile de chauffer l'huile pour l'injection. Une huile grise fluide aurait en outre l'avantage, au cas où avec le temps elle laisserait dans une certaine mesure déposer le mercure, de *pouvoir être aisément ramenée par l'agitation à son homogénéité antérieure.*

Cette **homogénéité** est en effet une des qualités les plus indispensables à obtenir. Ainsi que nous le disions plus haut, des expériences nombreuses nous ont prouvé qu'une huile même de consistance épaisse laisse au bout d'un certain temps déposer partiellement les particules métalliques qu'elle contient. Il est donc toujours indispensable de lui rendre son homogénéité au moment de s'en servir par une agitation longue et vigoureuse. Cette manœuvre nécessite un léger chauffage des huiles épaisses. Celui-ci sera inutile avec les huiles semi-fluides comme celle du Codex. Nous ne saurions trop insister sur le danger qu'il peut y avoir à négliger ces précautions préalables. A notre avis, les accidents qui surviennent parfois dans les hôpitaux, cliniques, consultations externes ou dispensaires résultent aussi souvent de l'emploi d'une huile grise insuffisamment émulsionnée et sans homogénéité que d'une erreur dans les doses à administrer. En effet, comme nous l'avons dit plus haut, suivant que la seringue aspire la préparation au niveau de ses couches superficielles ou profondes, elle se charge d'un poids de mercure très inférieur ou très supérieur à celui qu'elle devrait contenir au gré de l'opérateur.

Le titrage de l'huile grise doit être assez concentré. Il n'est pas indifférent, en effet, au point de vue de la réaction locale, d'introduire dans les tissus une quantité plus ou moins considérable de véhicule huileux. Notre propre expérience nous a, en effet, montré que les phénomènes douloureux, presque nuls lorsqu'on injecte sous un faible volume des préparations concentrées, sont bien plus fréquents et plus marqués si l'on se sert de préparations très diluées dont la quantité administrée est forcément assez considérable. De même, les nodosités sont incontestablement plus fréquentes lorsqu'on injecte, par exemple, un centimètre cube d'une huile titrée à 8 ou 10 p. 100 que si l'on injecte 1/4 ou 1/5 de centimètre cube d'une huile à 40 p. 100 contenant cependant la même quantité de mercure métallique.

Mais *ce titrage doit avoir une base fixe, nettement définie, comprise de tous ; autrement dit*, **il doit être basé sur le système décimal.** *En outre*, **l'huile doit être dosée à poids pour volume.**

Nous avons eu nous-même l'occasion d'insister avec Pépin sur les inconvénients des huiles grises qui ne sont pas préparées conformément à ces données. Alors, disions-nous encore tout récemment à la Société de dermatologie, qu'avec une huile grise dosée à poids pour volume une même quantité d'huile grise injectée contiendra toujours une même dose de mercure, quelle que soit la seringue et quelle que soit l'huile employée, au contraire, « avec une huile grise dosée à poids pour poids, toute variation de la densité entraînera une variation de la dose de mercure injectée, puisqu'en terme final, c'est un volume, c'est une division de seringue qu'on injecte même avec les seringues les plus spéciales. Une même division de seringue ne contiendra pas la même quantité de mercure avec des huiles grises de préparateurs différents,

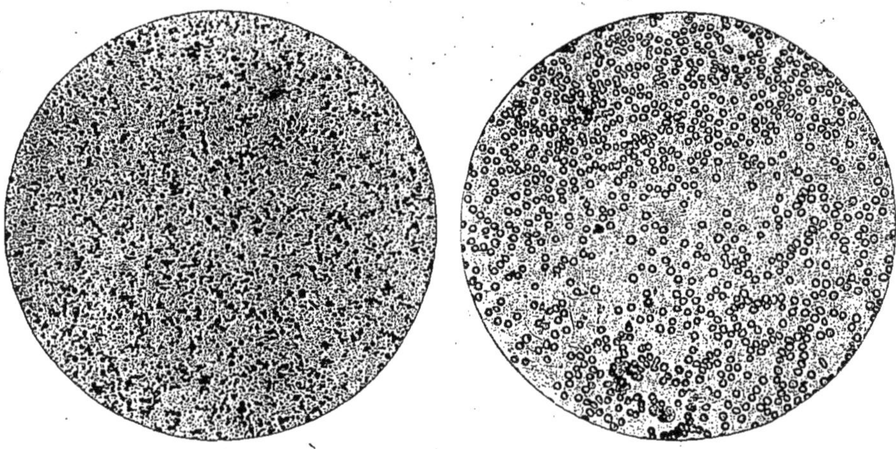

Fig. 13. — Huile grise vue au microscope, montrant le degré minimum d'extinction du mercure. G = 150 d.

Fig. 14. — Hématies au même grossissement. G = 150 d.

attendu que la densité des produits employés et celle des préparations ne seront pas les mêmes. « Toute formule d'huile grise dosée à poids pour poids est donc illogique.

Il faudrait en outre que le dosage adopté fût basé sur le système décimal. L'emploi de ce système aurait en effet sur tous les autres l'avantage de la simplicité, de l'universelle compréhension.

« Le titre adopté doit en outre être suffisamment concentré et l'huile grise à 40 centigrammes par centimètre cube nous paraît à tous les points de vue la meilleure.

« Tout médecin qui, en raison de certains emplois thérapeutiques (syphilis infantile par exemple), désirerait une huile plus diluée que l'huile grise à 40 centigrammes par centimètre cube, pourrait aisément dédoubler le titre auquel nous nous sommes arrêtés. Mais il est évident que cette prescription est affaire entre le médecin et le pharmacien, et qu'en aucun cas cette huile nouvelle ne doit pouvoir être appelée huile grise *sans autre épithète*.

« Avec une huile grise dont le dosage est conforme à ces desiderata, il est possible de se servir au besoin, et à défaut de seringue spéciale, de la seringue de Pravaz qui est entre toutes les mains. On perdrait aussi bien vite l'habitude de définir la quantité d'huile grise administrée ou à administrer par un terme aussi imprécis que le mót *goutte*, sur les inconvénients multiples duquel nous aurons l'occasion de revenir plus loin, et l'on ne se servirait plus que d'une unité de mesure universellement comprise : *la division de centimètre cube* (1) ».

L'**excipient** doit être choisi avec soin, car, il est loin d'être indifférent. Il doit permettre une conservation prolongée de l'huile grise, et c'est pour cela que l'on a renoncé à l'emploi des huiles végétales susceptibles de rancir. On se servira donc d'*huile de vaseline* qui, d'après les expériences de Guinard et Bouret, permet une absorption rapide et facile du médicament. On y ajoute une certaine quantité de *graisse de laine*, qui, « mieux que tout autre produit, donne à l'émulsion qu'est l'huile grise, une tension superficielle qui assure l'homogénéité de la préparation même liquide ». L'absorption de l'huile grise est facilitée en outre par cette graisse de laine, car il est reconnu qu'elle est supérieure aux corps gras au point de vue de l'absorption par les tissus des médicaments qui lui sont incorporés.

Pour toutes ces raisons il faut employer, pour éteindre le mercure, la graisse de laine plutôt que la teinture éthérée de benjoin employée par Neisser et par Balzer qui, d'une part, donne de moins bons résultats au point de vue de la division du mercure, et qui, d'autre part, semble devoir être plutôt un obstacle à la diffusion du métal dans l'économie.

L'**état de division du mercure** est, d'après les recherches de M. Dumesnil et les expériences que nous avons pu faire à ce sujet, très important à considérer tant au point de vue pharmaceutique qu'au point de vue thérapeutique.

Les expériences multiples que nous avons faites sur toute une

(1) *Société de dermat. et de syphiligr.*, séance du 26 mars 1907.

série d'huiles grises à extinction contrôlée par le microscope suivant le procédé de M. Dumesnil, nous ont démontré que, pour apprécier à sa vraie valeur l'influence curative et toxique de ce médicament, il faut considérer non seulement sa richesse en mercure métallique, mais encore le degré d'extinction de ce mercure.

Dans les huiles grises à mercure insuffisamment éteint, les globules métalliques, très volumineux, se volatilisent trop lentement ; ils peuvent s'enkyster, donnant ces nodules inflammatoires si souvent décrits, formant au sein des tissus ces réserves métalliques qui, par leur absorption parfois brutale et soudaine, constituent un tel danger, peuvent provoquer des accidents si graves que c'est là le principal et le meilleur argument des médecins opposés à l'emploi de l'huile grise.

Mais d'autre part, si par une trituration très prolongée on pousse à l'extrême l'extinction du mercure, qui se trouve ainsi réduit en une poussière à ce point ténue que les particules métalliques en deviennent invisibles sous le champ du microscope, on obtient une préparation qui perd en partie les qualités précieuses de l'huile grise.

1° *Elle est plus douloureuse* pour le malade. Cette douleur n'est pas immédiate ; elle apparaît deux jours après l'injection ; elle est assez régulière dans son intensité, gêne le malade dans ses mouvements, entrave la marche, la flexion de la cuisse. La moindre pression au niveau de la piqûre provoque un réel malaise, ce qui rend difficile la station assise et le repos au lit sur le côté de l'injection.

On n'observe pas de nodule profond au niveau de la piqûre, mais parfois un empâtement léger et diffus, de courte durée, comparable en un mot à celui que l'on observe après certaines injections de sels solubles.

2° *Elle est plus toxique.* Même à doses moindres, elle provoque plus souvent que les anciennes huiles grises ces petits accidents d'intoxication connus sous le nom de grippe mercurielle et que l'on trouvera décrits plus loin. Elle détermine même assez fréquemment de petites stomatites bénignes.

3° *Son action curative est plus énergique* et comparable à celle des injections quotidiennes de sels solubles.

C'est à l'extrême ténuité des particules métalliques qu'il faut attribuer cette exagération des propriétés tant salutaires que nuisibles de l'huile grise. En effet, suivant un principe mathématique bien connu, la surface totale d'un corps est d'autant plus grande que ce corps est à l'état de particules plus fines. Donc, plus on fragmente le mercure, plus on augmente sa surface de contact avec les tissus au sein desquels on l'injecte et plus on le rend irritant pour ces mêmes tissus.

D'autre part, si, comme on le suppose, la volatilisation des globules métalliques est le procédé habituel d'absorption de l'huile grise, celle-ci doit être beaucoup plus rapide lorsqu'on augmente ainsi à l'infini la surface d'évaporation du mercure. Cette absorption rapide a pour conséquence immédiate une action curative puissante, mais elle entraîne du même coup l'apparition facile et rapide de phénomènes d'intoxication.

Accroître ainsi l'influence curative de l'huile grise au prix de douleurs constantes et d'accidents d'intoxication possibles serait aller à l'encontre du résultat cherché par les partisans de ce médicament. Cette préparation, si merveilleusement appropriée au traitement de fond de la syphilis, doit précisément son succès à sa tolérance parfaite par l'organisme, à son innocuité générale et locale, à son action thérapeutique lente, il est vrai, mais persistante et tenace.

Il y aurait donc le plus grand intérêt à fixer de façon précise et définitive le *degré d'extinction qu'il faut atteindre et ne pas dépasser*. C'est à ce moyen terme que devra s'arrêter le préparateur soucieux de donner au praticien l'huile grise indolore, non toxique, lentement mais complètement absorbable, douée en un mot de toutes les qualités qu'on lui désire.

Il est malheureusement impossible de fixer de façon précise le temps qu'il faudrait consacrer à la trituration de l'huile grise pour obtenir l'extinction nécessaire et suffisante du mercure. Suivant en effet que la trituration est faite avec énergie et rapidité ou bien au contraire avec lenteur et mollesse, suivant aussi la quantité de préparation, ce temps variera beaucoup.

Il faudra donc que le préparateur en détermine lui-même la durée *en contrôlant à plusieurs reprises à l'aide du microscope* l'état de division du mercure dans sa préparation.

L'examen des meilleures huiles grises, de celles qui nous ont donné les résultats les plus constants, nous montre que dans une huile grise, pour qu'elle soit parfaite, *les dimensions des particules métalliques doivent aller de celles qui sont représentées sur la figure 11 à celles de la figure 13.* Leur diamètre maximum doit, comme le montre la figure 14, être un peu inférieur à celui des hématies. Leur diamètre minimum doit être à peu près celui des staphylocoques.

L'huile grise doit enfin, et il est à peine besoin de le dire, **être parfaitement stérile.** Or, pour cela, il faut qu'elle le soit dès le début, puisque le chauffage, nous l'avons vu, l'altère sensiblement et que par conséquent il faut rejeter la stérilisation de l'huile grise par la chaleur. Il faut se servir pour sa fabrication de produits préalablement stérilisés avec soin et opérer dans des ustensiles également stérilisés; en un mot, il faut la fabriquer dans des conditions d'asepsie rigoureuse. L'huile grise ainsi préparée reste longtemps aseptique et ne détermine pas d'accidents.

L'huile grise, quelle qu'elle soit, doit toujours être conservée en de petits flacons stérilisés, d'une contenance de 2 centimètres cubes environ (car les manipulations nécessaires pour chaque injection pourraient, si on les répétait trop souvent, rendre à la longue la préparation plus ou moins septique). Ces flacons doivent avoir les angles aussi arrondis que possible et une large ouverture de façon à pouvoir y plonger sans peine aucune la seringue.

Telles sont les conditions que l'on peut exiger d'une huile grise pour qu'on la puisse considérer comme vraiment satisfaisante. La Société de dermatologie avait nommé une commission dans le but de rechercher la meilleure formule d'huile grise, conformément à la proposition que nous lui en avions faite. **Cette commission a adopté définitivement la formule suivante, proposée par M. Dumesnil, adoptée également par la Société de pharmacie et par la Commission du Codex.** Elle figurera donc dans la prochaine édition de la Pharmacopée française.

Mercure purifié	40	grammes.
Graisse de laine stérilisée	26	—
Huile de vaseline médicinale stérilisée	Q. s. p. 100 cc.	

(soit 60 grammes à peu de chose près).

Opérer l'extinction du mercure à l'aide de la graisse de laine dans un mortier préalablement flambé en même temps que son pilon. Contrôler l'extinction de temps en temps par 'examen microscopique; incorporer ensuite par petites parties l'huile de vaseline. Faire la préparation dans des conditions d'asepsie aussi rigoureuse que possible. L'opération dure de dix à douze heures pour les quantités ci-dessus. Le produit obtenu est de consistance fluide et d'aspect très homogène ; il contient 40 centigrammes de mercure par centimètre cube. Conserver pour l'usage en flacons bouchés à l'émeri stérilisés, qu'au moment de l'emploi le médecin agitera fortement.

Cette formule satisfait à tous les desiderata que nous exposions plus haut. On pourra, si on le désire, ajouter à cette préparation soit du camphre, soit du gaïacol.

Quand l'injection est bien faite, elle n'est pas du tout ou fort peu douloureuse. Nous avons vu plus haut quelle est la manière dont il faut procéder.

Des publications récentes ont mis en relief des accidents graves, mortels même, attribués à l'huile grise. M. le professeur Gaucher, en particulier, a été amené, par les observations qu'il a faites, à cette conclusion que l'emploi des sels insolubles, et particulièrement de l'huile grise, exigeait des connaissances et une éducation spéciales. Il est certain que l'huile grise, comme tous les médicaments concentrés et actifs, ne doit être employée qu'avec une connaissance exacte de sa posologie et de la technique opératoire qu'elle nécessite. Mais cet apprentissage, dont nous reconnaissons volontiers l'indispensable utilité, est en réalité bien vite terminé. L'instruction médicale pourrait être aisément complétée sur ce point par la lecture attentive des techniques si souvent exposées par les auteurs et dont nous avons repris plus haut la description. Nous demeurons persuadés en effet que lorsque les injections sont bien faites suivant les règles que nous avons indiquées, lorsque les préceptes de l'antisepsie sont correctement appliqués et surtout lorsqu'on ne les emploie que chez des sujets qu'un examen soigneux, complet, attentif, fait au préalable, a démontré être capables de les supporter, nous demeurons persuadés que, dans ces conditions, il n'en peut résulter aucune espèce d'inconvénient. C'est là ce que nous a nettement prouvé notre pratique personnelle et cette opinion est absolument conforme à celles qui ont été exprimées par les très nombreux spécialistes qui ont depuis longtemps recours à cette préparation.

Mais il faut, à notre avis, **rejeter résolument cette méthode** toutes les fois qu'il s'agit de traiter soit un idiosyncrasique, soit un sujet taré quelconque ou débilité : diabétiques, albuminuriques, hépatiques, cachectiques, convalescents, sujets âgés ou atteints de misère physiologique, voire même les hystériques

(Jullien). Beaucoup des accidents graves que l'on a pu observer sont, sans aucun doute, dus à l'oubli de ces principes essentiels. Nous aurons d'ailleurs l'occasion d'insister à nouveau sur ces points et ne voulons point ici nous y attarder plus longtemps.

Doses. — L'huile grise à 40 p. 100 ancienne contenait 0,gr50 de mercure par centimètre cube, c'est-à-dire 0gr,025 de mercure métallique par vingtième de centimètre cube ou par division de seringue de Pravaz.

L'huile nouvelle conforme à la formule ci-dessus contient 0gr,40 de mercure par centimètre cube, c'est-à-dire 0gr,02 centigrammes de mercure par vingtième de centimètre cube ou par division de seringue de Pravaz.

La dose moyenne active à injecter par semaine varie entre 4 à 10 centigrammes de métal, ce qui fait de deux à cinq divisions de la seringue d'un centimètre cube ou d'un demi-centimètre cube et de quatre à dix divisions de la seringue d'un quart de centimètre cube, seringues graduées suivant les modèles que nous décrivions plus haut (Voy. fig. 1 et fig. 4).

Chez la femme on injecte de 4 à 8 centigrammes;

Chez l'homme de 6 à 10 centigrammes.

Un excellent moyen d'apprécier la quantité d'huile grise qui convient à chaque individu consiste à s'en rapporter à son poids : on administre un centigramme de mercure métallique par dix kilogrammes, soit 8 centigrammes pour une personne pesant 80 kilos.

La quantité à injecter est donc minime, et c'est pour cette raison que nous préférons à la seringue ordinaire, dont les divisions sont très rapprochées l'une de l'autre, les seringues spéciales ci-dessus décrites (seringue d'un demi ou d'un quart de centimètre cube).

Oxydes mercuriques.

Hg = 92,6. (Inutilisé.)

Il y a deux sels connus sous ce nom : l'oxyde jaune et l'oxyde rouge ; le premier seul est employé en raison de son extrême division.

Les injections, hebdomadaires, sont modérément douloureuses, ne provoquent ni abcès ni réaction inflammatoire ; mais elles sont moins actives que les injections de calomel.

Phénate de mercure.

Hg = 51,81. (Inutilisé.)

Produit mal défini et variable ; peu douloureux, mais peu actif.

Protoiodure de mercure.

Hg = 51,16. (Inutilisé.)

Si fréquemment usité par voie buccale, ce sel est peu utilisé en injections ; pourtant, s'il est assez douloureux, il a une action nette et rapide, et ne détermine pas de phénomènes d'intoxication (Levy-Bing).

Salicylate de mercure basique.

Hg = 59,52.

Nous laisserons de côté les salicylates mercureux, et ne nous occuperons ici que des salicylates mercuriques, salicylate neutre et salicylate basique, les seuls employés en thérapeutique.

On prépare le salicylate basique par combinaison directe de l'acide salicylique et de l'oxyde mercurique jaune.

Granval et Lajoux recommandent d'opérer de la façon suivante :

On met l'acide salicylique dans l'eau bouillante ; sans interrompre l'ébullition, et en agitant continuellement, on y ajoute l'oxyde mercurique, récemment précipité et bien lavé, en proportion strictement correspondante à celle de l'acide. On n'ajoute une nouvelle quantité d'oxyde que lorsque la précédente est entrée en combinaison, ce dont on est averti par la disparition de la teinte jaune du mélange.

Le précipité obtenu est exempt d'acide salicylique en excès, ce qui évite les lavages.

Dans le sel ainsi préparé, le mercure est complètement dissimulé ; les réactifs ordinaires du mercure sont en effet impuissants à déceler sa présence.

Le salicylate basique se dissout dans la potasse, sans donner de précipité ; le sulfure d'ammonium le dissout aussi intégralement sans se colorer, tandis que le salicylate mercurique neutre possède les réactions des sels mercuriques.

Le salicylate basique est le plus stable des deux sels. Il se présente sous forme d'une poudre blanche, amorphe, insoluble dans l'eau, l'alcool, l'éther, le chloroforme.

Le salicylate basique insoluble fut introduit dans le traitement de la syphilis par Silva Araujo, et les premiers essais en France ont été faits par Balzer, en 1899, à l'hôpital de Lourcine.

L'injection employée par Balzer se prépare selon la formule :

Salicylate de mercure	1 gramme.
Huile de vaseline..............................	10 cent. cubes.

On fait une injection tous les huit jours.

On peut encore, à l'exemple de Tarnowsky, Petersen, Hallopeau, faire par semaine deux injections de 6 ou 7 centigrammes; les séries dans ce cas sont de douze injections.

M. Hallopeau emploie la formule suivante :

Salicylate de mercure	4 grammes.
Huile de vaseline..............................	30 —

13 centigrammes de sel par centimètre cube. Un demi-centimètre cube, soit 6 centigrammes et demi par semaine.

Le salicylate doit être bien porphyrisé, pour qu'il n'y ait pas obstruction de l'aiguille pendant l'injection ; lavé à l'alcool bouillant, puis séché à l'étuve, il est trituré dans un mortier stérilisé avec la quantité déterminée d'huile de vaseline.

Ces injections, même à la dose de 10 centigrammes, sont bien supportées, ne provoquent aucune réaction inflammatoire et ne laissent jamais d'induration, quelquefois seulement un petit nodus sensible à la pression pendant quelques jours.

La douleur, parfois nulle, est toujours très supportable, et nullement comparable à celle que provoque le calomel ou l'oxyde jaune. Elle dure tout au plus vingt-quatre heures, et ne gêne jamais le malade dans ses occupations.

Par contre, la douleur est un peu plus fréquente et plus intense qu'avec l'huile grise.

On n'observe pas d'accidents gastro-intestinaux. Le salicylate peut être employé longtemps sans qu'aucun effet d'intolérance se produise.

Mais si ce sel est moins douloureux, il est aussi moins efficace que le calomel : il donne cependant de très bons résultats, et nous le rangeons, au point de vue des effets thérapeutiques, immédiatement après l'huile grise.

Cependant il n'y a aucun avantage à substituer le salicylate soit au calomel quand une action énergique est nécessaire, soit à l'huile grise dans le traitement courant de la syphilis, puisqu'il est moins actif et exige, pour n'être pas plus douloureux, deux injections par semaine.

Sa seule supériorité sur l'huile grise serait, d'après Hallopeau, une absorption plus régulière et plus rapide.

Les accidents primitifs et secondaires, chancre, roséole, syphilides et papules érosives, ont toujours disparu après la deuxième ou troisième injection.

Le salicylate de mercure est très usité à l'étranger et il est remarquable, dit M. Jullien, « par la façon dont les tissus musculaire et cellulaire le supportent : aucune réaction n'est à craindre et les nodi sont exceptionnels ; pas de stomatite ; son action est très sûre, mais un peu lente. J'en fais habituellement deux piqûres par semaine de 6 centigrammes. C'est un médicament que je dirais volontiers « de tout repos », car il entretient une mercurialisation modérée, et il peut être employé longtemps sans qu'un effet d'intolérance quelconque se déclare. Après une rude campagne de traitements intenses, pour venir à bout d'accidents graves, le salicylate m'apparaît comme un agent providentiel pour en prolonger les effets et assurer la continuation de la bonne influence thérapeutique ».

Tannate de mercure.

Hg variable. (Inutilisé.)

Composé mal défini, variable, dont la teneur en mercure peut varier entre 23 et 56 p. 100 !

Ses injections, très douloureuses, sont de plus difficiles ; l'aiguille est obstruée par des particules de mercure, sources possibles d'embolies.

Son instabilité doit le faire rejeter.

Thymolacétate de mercure.

Hg = 55,10. (Inutilisé.)

A doses hebdomadaires de 5 à 10 centigrammes, ce sel a une

action assez marquée à la période secondaire et dans les phagédénismes tertiaires.

Il est peu douloureux et ne provoque ni réaction inflammatoire, ni nodosités.

Urate de mercure.

Hg = 54,34. (Inutilisé.)

Ses injections sont très douloureuses et laissent en général des indurations.

***

En résumé, on voit que parmi les préparations de sels insolubles deux seulement semblent devoir entrer couramment dans la pratique : **le calomel à cause de son efficacité remarquable** contre des accidents menaçants ou immédiatement graves contre les accidents rebelles de la syphilis, et **l'huile grise à cause de sa parfaite commodité**.

A défaut, on recourrait au salicylate, moins utile puisqu'il n'a ni l'efficacité remarquable de l'un, ni l'indolence de l'autre, mais qui cependant peut rendre de grands services.

***

Il nous reste enfin à parler de quelques préparations mercurielles spéciales qui ne font pas à proprement parler partie des groupes précédents et que l'on a tenté dans ces dernières années, avec plus ou moins de succès, d'introduire dans la thérapeutique antisyphilitique. Nous voulons parler du *mercure colloïdal* et des sels à *mercure dissimulé.*

Mercure colloïdal.

L'étude thérapeutique des métaux à l'état colloïdal est de date relativement récente.

C'est en étudiant la diffusibilité des corps en solution que Graham, vers 1805, a caractérisé et défini les substances qu'il a appelées colloïdales ou colloïdes, à raison des analogies de leur apparence physique avec la colle de gélatine.

Ce sont, en effet, des matières amorphes, incristallisables, formant à l'état desséché des masses cornées plus ou moins translucides, se dissociant dans l'eau en donnant des liquides opalescents tenant le milieu entre les véritables solutions et les suspensions de matières pulvérulentes.

A l'inverse des corps cristallins ou cristalloïdes, les colloïdes ne sont pas susceptibles de prendre la forme cristallisée et, mis en solution dans l'eau, ils ne peuvent traverser les membranes animales ni le papier parchemin ; ils ne *dialysent* pas, et cette propriété est mise à profit pour la préparation d'un certain nombre d'entre eux (fer dialysé, or colloïdal).

La plupart forment des solutions extrêmement instables, précipitant sous des influences très variées et parfois à peine appréciables.

Il suffit de conserver pendant quelque temps leur solution, ou de la chauffer ou bien encore de l'additionner d'eau ou d'un acide, ou d'un sel neutre soluble pour amener leur précipitation. Suivant l'agent qui a déterminé ce phénomène, le précipité formé peut rester soluble dans l'eau ou bien au contraire devenir tout à fait insoluble.

Mais l'aspect et les propriétés du précipité formé ne dépendent pas seulement de la nature de l'agent qui a déterminé la précipitation, ils dépendent aussi de la nature du colloïde considéré. Avec le fer dialysé, la silice colloïdale, le précipité est toujours gélatineux ; avec les métaux colloïdaux au contraire, il est toujours pulvérulent et presque toujours insoluble dans l'eau.

C'est par la méthode dite de précipitation que l'on obtient le produit vendu dans le commerce sous le nom de *mercure colloïdal.*

Ainsi qu'il a été dit déjà, ces composés ne sont pas des métaux purs ; ce sont, ainsi que l'a montré M. Hanriot (1) pour le collargol ou argent colloïdal, des sortes de combinaisons colloïdales renfermant des proportions variables de métal et des divers composés présents dans la liqueur où s'est produite la précipitation.

Le mercure colloïdal se prépare aujourd'hui par précipitation, en suivant la méthode de Lottermoser (2).

Dans une solution diluée d'azotate stanneux, on verse une

(1) Hanriot, *Comptes rendus de l'Académie des sciences*, t. CXXXVI, p. 681.
(2) *Journal für pracktische Chemie*, t. LVII, p. 484.

solution d'azotate de mercure, fortement étendue et très légèrement acide. L'azotate stanneux, en passant à l'état d'azotate stannique, réduit le sel de mercure, et le métal, mis en liberté, prend la forme colloïdale en donnant une solution brun foncé. Pour l'isoler, on ajoute une solution concentrée de citrate d'ammonium et l'on neutralise exactement par l'ammoniaque; on voit alors se précipiter le mercure colloïdal, que l'on recueille, que l'on essore sur la porcelaine poreuse et que l'on dessèche à basse température au-dessus de l'acide sulfurique.

Le mercure colloïdal se présente en petits fragments irréguliers ayant un peu l'éclat de l'argent, solubles dans l'eau en donnant un liquide brun foncé.

Comme le collargol, le mercure colloïdal n'est pas exclusivement métallique; il renferme, avec le mercure, différents corps en proportions variables avec les conditions dans lesquelles il a été obtenu (température, dilution, réaction des liqueurs).

D'après Hochnel (1) qui a soumis à l'analyse un certain nombre d'échantillons provenant des meilleures maisons d'Allemagne, le mercure colloïdal du commerce renferme 72 à 79 p. 100 de mercure, 6,8 à 7,6 p. 100 d'étain, 1,69 à 2,85 p. 100 d'ammoniaque, enfin une petite quantité d'acide citrique et d'acide azotique.

Donc, non seulement le mercure colloïdal du commerce n'est pas du mercure pur, mais encore ce n'est pas une combinaison définie et il renferme des proportions assez variables de ce métal. Ce fait ne doit pas d'ailleurs nous étonner, puisque M. Hanriot a trouvé aussi dans l'argent colloïdal du commerce des proportions variables d'ammoniaque, de fer et d'acide citrique.

Pour obtenir la dissolution du mercure colloïdal du commerce, il suffit de le délayer dans l'eau; il faut bien se garder de le triturer avant dans un mortier, cette simple opération ayant pour résultat de le rendre partiellement insoluble. Il faut bien dire d'ailleurs qu'il est très rare de trouver dans le commerce du mercure colloïdal complètement soluble dans l'eau.

La dissolution brun foncé obtenue est particulièrement instable; elle laisse déposer après quelques heures un précipité gris terne de mercure devenu complètement insoluble.

M. Hochnel (2) a étudié les conditions de cette instabilité; il a

(1) *Pharmaceutische Zeitung*, t. XLIII, p. 868.

(2) *Loc. cit.*

pu constater qu'après vingt-quatre heures de repos à la température ordinaire, une solution de mercure colloïdal à 1 gramme p. 100 ne contient plus que 0gr,61 de métal.

Si l'expérience porte sur des solutions plus concentrées, on constate que la proportion de mercure devenu insoluble est beaucoup plus considérable. Avec le temps, la quantité de mercure dissous devient de plus en plus faible et le précipité de plus en plus abondant.

Si l'on chauffe la dissolution de mercure colloïdal ou qu'on l'additionne d'un acide ou d'un sel neutre soluble comme le sel marin, on voit immédiatement le métal se précipiter et la précipitation devient totale si la proportion du sel ajouté est suffisante. Le précipité ainsi formé devient complètement insoluble dans l'eau pour peu que le contact avec la solution se prolonge quelques minutes.

Cette propriété est particulièrement intéressante à considérer, car elle rend compte des transformations qui s'opèrent en présence du chlorure de sodium de l'organisme aussitôt après l'introduction du mercure colloïdal.

Barthélemy et Levy-Bing ont employé la solution suivante :

Mercure colloïdal	0gr,10
Eau distillée stérilisée	10 cent. cubes.

Une seringue de Pravaz de 1 centimètre cube contient 1 centigramme de mercure colloïdal, correspondant à 7 à 8 milligrammes de mercure, ainsi qu'on l'a vu précédemment.

Ils ont commencé par la dose de 1 centigramme pour augmenter ensuite et monter à 2 centigrammes. Ils ont injecté ces doses en un seul centimètre cube d'eau distillée, car elles ont paru ainsi moins douloureuses que diluées en 2 ou 3 centimètres cubes.

Pour ces auteurs, cette préparation serait à la fois douloureuse et médiocrement efficace.

Mais à côté des résultats peu encourageants qu'ils ont obtenus, il convient de citer les conclusions très différentes qu'ont pu tirer de leurs observations MM. Galup et Stodel (1). Ces auteurs ont expérimenté un mercure colloïdal obtenu par la méthode élec-

(1) *Société de dermat. et de syph.*, séance du 9 janvier 1908.

tirque, c'est-à-dire en faisant jaillir l'arc voltaïque entre deux électrodes de mercure métal. La solution est stabilisée et rendue isotonique. Ils ont pu pratiquer sans accident ni douleur plus de douze cents injections et ils ont communiqué récemment à la Société de dermatologie l'observation d'une malade atteinte de syphilide tuberculo-ulcéreuse grave du sein qui a été guérie par onze injections de 3 centimètres cubes de la solution isotonique à $0^{gr},50$ par litre, ce qui correspond à une dose totale de *seize milligrammes* de mercure.

On serait donc en droit, d'après ces auteurs, de fonder de sérieux espoirs sur l'emploi du mercure colloïdal dans le traitement de la syphilis.

Sels à mercure dissimulé. Cacodyl-hydrargyre. Chlorhydrargyre. Levurargyre. Salicylarsinate de mercure.

Ces sels, dans lesquels le mercure ne répond pas à ses caractères analytiques habituels, sont d'un emploi assez peu satisfaisant, Plus ou moins douloureux selon la préparation, ils le sont cependant toujours ; et les douleurs des injections persistent assez longtemps.

De plus, ils déterminent assez fréquemment des phénomènes d'intolérance, stomatite ou accidents gastro-intestinaux.

Enfin leurs résultats, assez variables d'ailleurs, sont cependant, d'une façon générale, tout à fait insuffisants, et à doses égales, ils sont de beaucoup inférieurs au biiodure.

Nous avons vu, en parlant de l'action du mercure sur l'économie, que tout composé mercuriel introduit dans l'organisme se réduit en définitive en **mercure libre**, et que c'est sous cette forme seule qu'il peut agir sur la syphilis.

On pourrait donc croire que la valeur curative d'un sel dépend uniquement de sa teneur en mercure, et est en rapport direct avec la proportion de métal qu'il contient.

Nous avons vu que les faits et l'expérience quotidienne viennent infirmer cette manière de voir; il suffit, pour sentir le peu de valeur de cette théorie, d'établir une comparaison entre le calomel et l'huile grise, entre le benzoate et le biiodure, sels dont l'action, pour être inégale, est loin d'être en proportion avec les quantités de mercure qu'ils renferment.

On est amené ainsi à conclure à l'importance du radical acide : benzoate, lactate, iodure, du sel employé, au point de vue de sa valeur thérapeutique, soit qu'il s'agisse d'une action particulière de ce radical sur les éléments anatomiques, soit plutôt qu'on ait affaire à des combinaisons plus ou moins stables de mercure, à des sels qui dégagent leur mercure et en imprègnent l'organisme avec plus ou moins de facilité.

Quoi qu'il en soit, il peut être intéressant de connaître l'équivalence des divers sels de mercure entre eux ; aussi donnons-nous dans le tableau qui suit la **teneur en mercure** des principaux sels employés en thérapeutique.

	Hg p. 100 de sel.
Acétamide mercurique	63,25
Acétate mercureux	77,20
— mercurique	62,88
Alaninate de mercure	53,19
Asparaginate	43,29
Azotate mercureux	71,44
Benzoate de mercure cristallisé	43,469
Bibromure de mercure	55,5
Cacodylate (acide mercurique)	variable.
Cacodylhydrargyre	56
Chlorhydrargyre	53
Chlorure mercureux	84,925
— mercurique	73,80
Cyanure	79,36
— (oxy)	85,47
Fluorure	84,03
Formamide	69,44
Gallate	37,17
Glycocolate	54,64
Hermophényl	40
Huile grise (classique)	40
Iodure mercureux	61,16
— mercurique	44,05
Lactate mercureux	67,11
Lactate mercurique	52,91
Levurargyre	30,46
Mercure colloïdal	72 à 79
Oxyde mercurique	92,6
Phénate (formule théorique)	51,81
Phosphure	90,60
Pyroborate	56,17
Salicylarsinate	38,46
Salicylate mercurique soluble (neutre)	42,19
— insoluble (basique)	59,52
Sozoiodolate	35,58

Succinimide	50,50
Sulfate mercurique	67,90
Sulfure	86,20
Tannate	variable.
Thymol-acétate	55,10
Urate	54,34
Iodantipyrine et $HgCl^2$	34,19
— et HgI^2	18,48
— et $HgCl^2$, HgI^2 et HCl	19,47
— et HgI^2, HCl	17,87
β. naphtolate	41,15
— et acétate	49,75
— et chlorure	52,84
Phénolate (C^6H^5HgCl)	64
— (hydroxy)	64,51
— et acétate	56,81
— et chlorure	60,97
Résorcino-acétate	69
Peptonate (formule Martineau)	7,38 de mercure par centimètre cube.

*
* *

AUTRES MÉTHODES D'INJECTIONS MERCURIELLES

Les injections intramusculaires sont les plus communément employées. Mais cette voie n'est pas la seule qui ait été tentée. On a cherché par les injections intraveineuses à réaliser une absorption plus rapide et plus complète et aussi à rendre les injections parfaitement indolores. D'autre part on a voulu dans certains cas porter le sel mercuriel dans le voisinage des organes atteints pour tenter d'agir plus rapidement contre la marche des lésions. Il en est résulté un certain nombre de méthodes d'injections que nous ne saurions passer sous silence. Une d'elles surtout a pris ces dernières années une importance assez considérable, et elle a été si vantée par ceux qui en faisaient usage que nous y insisterons un peu plus pour en décrire avec soin la technique assez délicate : nous voulons parler des injections intraveineuses. Toutes ces méthodes d'injections emploient uniquement les préparations solubles.

INJECTIONS INTRAVEINEUSES

Ces injections, au dire de ceux qui les préconisent (de M. Abadie notamment, qui le premier, et depuis longtemps, les emploie dans le traitement de la syphilis oculaire), ces injections auraient, en plus d'une action curative immédiate, un pouvoir préventif très marqué.

Mais, si l'habileté de l'opérateur permet d'éviter les douleurs et les nodosités, leur technique ne va pas sans quelque difficulté, et demande de la part du médecin un tour de main assez délicat à acquérir, de la part du malade une confiance qu'il n'est pas toujours facile d'obtenir. C'est pour cette raison qu'il est bon d'en décrire minutieusement la technique, bien que cette méthode un peu exceptionnelle ne soit, à notre avis, indiquée que dans des cas bien déterminés. La difficulté même de ces injections rend indispensable une connaissance très précise de leur technique, car la moindre faute peut entraîner des accidents plus ou moins graves.

Ces injections, surtout préconisées par les oculistes, sont entrées dans la pratique depuis 1894.

Les sels qui ont été surtout employés en injections intraveineuses sont :

Le sublimé, le premier en date ;

Le cyanure ;

Le benzoate ;

L'hermophényl ;

L'oxycyanure ;

Le biiodure en solution aqueuse proposé par Barthélemy.

Le sublimé a l'inconvénient de coaguler le sérum sanguin. Le cyanure et l'oxycyanure provoquent très souvent des accidents diarrhéiques et dysentériformes.

Pour être injecté directement dans le sang, un sel mercuriel doit remplir les conditions suivantes :

1° *Être soluble ;*

2° *Ne pas coaguler les albuminoïdes ;*

3° *Être stable ;*

4° *Être peu toxique ;*

5° *Avoir une teneur mercurielle fixe et connue ;*

6° *Être d'une préparation facile et facilement stérilisable.*

Le **biiodure en solution aqueuse** semble être celui qui satisfait le mieux à ces conditions. Le **benzoate** peut être employé aussi, mais il est d'une préparation plus difficile.

Siège de l'injection. — L'injection peut se faire indifféremment dans toutes les veines sous-cutanées, mais on utilise presque toujours celles des membres supérieurs : bras, pli du coude, face antérieure de l'avant-bras et du poignet, dos de la main ; quelquefois celles des membres inférieurs.

Il faut que la veine ait un calibre suffisant : l'injection devient alors extrêmement facile, ce qui est le cas chez les hommes maigres bien musclés. Chez les hommes gras, la veine est difficilement accessible et parfois à peine visible. Chez les femmes, les veines souvent petites ne se distinguent sous la peau que par une légère traînée bleuâtre et sont cachées dans le tissu cellulaire, où il est très difficile de les trouver. Un certain embonpoint les rend encore plus inaccessibles.

L'injection intraveineuse devient alors chez la femme une petite opération fort délicate, et cela dans plus de la moitié des cas.

Chez l'enfant, le calibre des veines, encore plus petit, rend l'injection intraveineuse presque impossible.

Chez l'homme, comme chez la femme, l'injection peut être absolument impraticable ; M. Jules Renault, dont on connaît la grande compétence en cette question, évalue lui-même les cas où l'injection est impossible à la proportion de 1 sur 20.

Instrumentation. — On se sert pour les injections de la seringue en verre, facilement stérilisable par l'ébullition.

L'aiguille, en platine iridié pour pouvoir être flambée à chaque injection, a une longueur de 2 à 3 centimètres. Son calibre doit être extrêmement fin, de façon à ne blesser que très légèrement la veine. Le biseau, bien affilé, doit être aussi court que possible.

J. Renault emploie des aiguilles très courtes qu'il a fait construire spécialement par Galante. D'autres préfèrent l'aiguille de 2 à 3 centimètres qui permet de pénétrer plus avant dans la veine, de pousser l'injection plus loin de la petite plaie veineuse occasionnée par le biseau, et d'éviter ainsi tout reflux du liquide dans le tissu cellulaire périveineux.

La solution employée doit être parfaitement stérilisée et, avant de l'injecter, on la fait tiédir au bain-marie à une température de 38 à 39°. Les solutions doivent être préparées dans des flacons de très petite contenance ou dans des ampoules, de façon à avoir un liquide toujours aseptique.

Manuel opératoire. — Pour pratiquer l'injection on fait asseoir

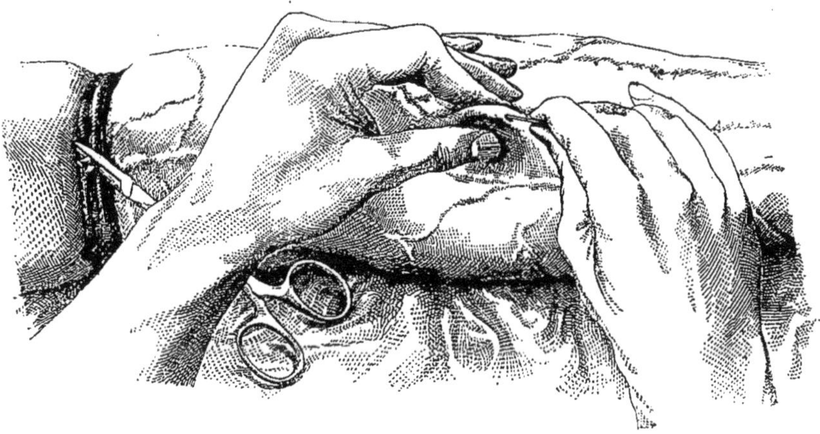

Fig. 15.

le malade en face de soi, et quand il s'agit d'une injection dans l'une des veines du pli du coude (cas le plus fréquent), on laisse reposer l'avant-bras sur une table. Pour bien faire saillir les veines du bras, on emploie une bande de caoutchouc mince et large que l'on place à quatre ou cinq travers de doigt au-dessus du pli du coude et dont on fixe les deux chefs avec une pince à forcipressure. On lave l'endroit choisi avec deux tampons de ouate, imbibés l'un de sublimé au millième et l'autre d'éther.

Après avoir flambé l'aiguille, on peut soit l'enfoncer directement dans la veine, soit l'ajuster sur la seringue et la faire pénétrer ainsi toute montée dans le vaisseau : dans ce dernier cas, il faut éviter de remplir la seringue complètement pour que l'aspiration puisse faire sourdre le sang dans le corps de pompe.

Que l'on introduise l'aiguille séparément ou ajustée sur la seringue, la conduite à tenir est la même.

On saisit la base de l'aiguille de la main droite, entre le pouce et l'index, pendant que la main gauche tend bien les tissus et immobilise autant que possible la portion de veine choisie ; on donne à l'aiguille une direction très oblique, presque parallèle à la veine, et on la fait pénétrer très lentement. Une fois la peau et la paroi antérieure de la veine traversées, on a la sensation d'un ressaut brusque et d'une certaine liberté de l'aiguille. On continue à faire pénétrer l'aiguille dans l'axe du vaisseau sur une longueur d'un centimètre au moins. Pour être sûr alors que l'aiguille est bien dans la lumière du vaisseau, on fait un peu d'aspiration et le sang vient remplir le corps de pompe ; si l'aiguille a été enfoncée seule, le sang s'écoule régulièrement par la lumière du vaisseau, sans aucune aspiration.

Lorsque l'aiguille est bien dans la veine, on enlève la bande de caoutchouc en ouvrant de la main gauche la pince à forcipressure, et de la main droite, qui tient la seringue, on pousse doucement le piston.

Une fois l'injection finie, on saisit l'aiguille et on retire rapidemenc et d'un seul coup seringue et aiguille.

Avec un tampon d'ouate, on exerce une légère compression et on prie le malade d'élever le bras verticalement pendant une minute. Puis on applique sur le point piqué une goutte de collodion, qui a le double avantage de faire de l'occlusion et d'indiquer très exactement l'endroit de la dernière injection.

Accidents et complications. — Nous avons déjà vu les difficultés générales de la méthode, résultant soit de l'embonpoint des malades, soit de la petitesse des veines, surtout chez la femme et l'enfant.

Au cours d'une injection intraveineuse, on peut rencontrer encore bien d'autres difficultés.

Souvent la veine choisie pour l'injection est parfaitement visible et saillante, on introduit l'aiguille un peu rapidement et on traverse, non seulement la paroi antérieure de la veine, mais encore la paroi postérieure; tout est alors à recommencer. D'autres fois, on fait pénétrer l'aiguille très doucement, trop doucement même, et elle reste dans l'épaisseur de la paroi veineuse antérieure.

Il est des cas enfin, où l'aiguille glisse sur la tunique veineuse et vient se loger dans le tissu cellulaire périveineux : il faut encore la retirer.

Dans certains cas, la veine, très mobile, fuit devant l'aiguille et il faut s'y reprendre à deux ou trois reprises avant de pouvoir pénétrer dans le vaisseau qui se déplace continuellement. Ce fait est fréquent chez les vieillards artérioscléreux. Quand la veine est peu visible et peu volumineuse, ces difficultés s'accentuent.

Quelquefois un mouvement brusque du malade, la bande qui se détache trop rapidement, impriment à l'aiguille un déplacement qui oblige à tout recommencer.

Parfois enfin, surtout quand l'on emploie une aiguille extrêmement fine, une gouttelette de sang peut se coaguler dans l'aiguille, et l'on hésite à pousser l'injection, l'on retire même l'aiguille alors qu'elle était réellement dans la veine.

L'injection intraveineuse bien faite **doit être absolument indolore** *et ne produire aucun phénomène local inflammatoire ou autre.*

Si, dès les premières gouttes de l'injection, **le malade se plaint d'une douleur vive,** *d'une sensation de cuisson, de brûlure ou de déchirement,* **il faut immédiatement arrêter l'injection** *et retirer rapidement l'aiguille,* **car la solution mercurielle a pénétré non pas dans la veine, mais dans le tissu cellulaire ou dans la paroi veineuse même.**

La douleur est en pareil cas constante, quel que soit le liquide employé : cyanure, oxycyanure, sublimé ou biiodure.

Un autre symptôme, de non moins grande importance, est le gonflement qui se produit au point d'injection, dès que le liquide, au lieu de pénétrer dans la veine, se répand dans le tissu cellulaire.

Il faut alors immédiatement retirer l'aiguille, car si l'on continue l'injection, le gonflement va en augmentant et donne lieu plus tard à des accidents locaux. Cette bosselure affecte une forme hémisphérique ou oblongue, suivant la disposition des travées cellulaires; quelquefois elle dessine un relief mince et long parallèle à la veine ; cette bosselure disparaît généralement au bout de douze heures, mais les douleurs, très violentes au début, subsistent encore pendant quelques jours.

La douleur dès les premières gouttes de l'injection, et le gonflement au point de la piqûre doivent donc faire arrêter immédiatement l'injection, car ces signes prouvent avec évidence que l'aiguille n'est pas dans la veine.

Il faut retirer seringue et aiguille d'un seul coup, le plus rapidement possible, et recommencer l'injection en un autre point.

Mais il arrive souvent que le malade n'accuse pas la douleur au moment précis où il la ressent, ou bien que l'injection soit poussée trop vite ; le gonflement périveineux n'est perçu que lorsqu'une certaine quantité de liquide a déjà pénétré dans le tissu cellulaire et il est trop tard alors pour éviter les accidents dus à cette faute opératoire, accidents que nous étudierons plus loin.

Nous avons insisté sur tous les détails de cette technique et sur les inconvénients qu'il pouvait y avoir à la mal appliquer, pour éviter au praticien tout mécompte.

Ce n'est pas que nous considérions cette méthode comme impraticable ni même comme d'un emploi vraiment délicat et difficile. Loin de là ! Après les tâtonnements et les hésitations du début, l'expérience nécessaire sera vite acquise. Si l'on applique scrupuleusement les règles que nous venons d'exposer, ce mode de traitement pourra devenir d'usage courant entre les mains de médecins attentifs et soigneux.

Ces injections présentent d'ailleurs de réels avantages tant par leur indolence que par leur efficacité. Leur action curative est comparable à celle des méthodes les plus actives, sinon même parfois supérieure. Aussi ses adeptes dans le monde des spécialistes se font-ils chaque jour de plus en plus nombreux.

INJECTIONS MERCURIELLES LOCALES

A. **Injections sous-conjonctivales.**

C'est un procédé qui répond à des indications tout à fait particulières et qui est surtout préconisé par M. Darier et par un certain nombre d'oculistes, contre les accidents spécifiques des yeux. On injecte dans le cul-de-sac conjonctival, tous les deux ou trois jours, une demi-seringue de la solution de cyanure au 5000e par exemple.

Cette thérapeutique locale est indiquée toutes les fois qu'il faut agir avec rapidité : dans les gommes de l'iris, les choriorétinites, etc. Même dans ces cas, il faut, à ce traitement local, associer le traitement général par les injections intramusculaires. Aussi cette intervention, parfois énergique mais toujours très douloureuse et quelquefois aléatoire, doit-elle être réservée à certains cas tout à fait spéciaux.

B. Injections intra-trachéales.

Préconisées par le Dr P. Carnot, ces injections exigent un outillage spécial, présentent de nombreux inconvénients et sont déjà abandonnées.

C. Injections intra-rachidiennes.

Les injections intra-rachidiennes sont d'une application toute récente et ont paru être bien supportées par les malades. Cette méthode peut avoir des indications dans les maladies de la moelle dont on soupçonne l'origine syphilitique, car il semble qu'on puisse obtenir par cette voie une mercurialisation plus rapide, plus intime et plus efficace du système nerveux central.

D. Injections sous-cutanées locales.

Certaines manifestations cutanées de la syphilis sont particulièrement rebelles au traitement général. Ces lésions tenaces, bien qu'elles se puissent observer à tous les âges de la syphilis, appartiennent plus volontiers aux stades avancés du mal. Ce sont pour la plupart des accidents papuleux hypertrophiques, papuleux cornés, — des kératoses syphilitiques de tout ordre, — ou bien des accidents ulcéreux : gommes atones, ulcères de jambe sans tendance cicatricielle, — voire même des syphilides érosives très superficielles.

Toutes ces lésions apparaissent d'habitude en des territoires cutanés **mal vascularisés**. Tantôt en effet le germe spécifique paraît s'être cantonné dans les couches dermiques les plus superficielles ; tantôt il s'agit d'accidents développés sur des tissus néoformés, sur du *tissu de cicatrice* par exemple, ou sur un membre dont la peau est sillonnée d'innombrables *varicosités*, atteinte de troubles trophiques divers.

Or c'est précisément à cette insuffisance de la vascularisation, voie d'apport du mercure, qu'il convient, croyons-nous, d'attribuer l'action lente, insuffisante ou même nulle du traitement général sur ces lésions, quel que soit le mode de mercurialisation adopté : frictions, ingestion ou injections. A ces manifestations si tenaces, il faut opposer des doses assez fortes du médicament spécifique. Mais tenter par une mercurialisation générale de l'organisme d'apporter à leur niveau la quantité de mercure nécessaire à leur disparition serait s'exposer presque à coup sûr à des accidents d'intoxication.

Cette hypothèse est parfaitement vérifiée par l'expérience clinique, car le mercure porté directement au contact de ces lésions a sur elles une action incontestablement curative.

M. Darier a obtenu d'excellents résultats par cette méthode des injections locales de sels mercuriels, et nous l'avons nous-mêmes expérimentée avec le plus grand succès.

Voici quelle est notre façon de procéder : On prend une seringue de Pravaz, ou mieux une seringue en verre d'un centimètre cube, plus aisément stérilisable, et une aiguille courte, bien acérée et très fine, analogue à celles que l'on emploie d'ordinaire pour la pratique des injections intradermiques de cocaïne. Après avoir pris toutes les précautions d'asepsie d'usage, on remplit cette seringue d'une solution de biiodure ou de benzoate de mercure *au millième* et on injecte alors cette solution, goutte par goutte, dans l'aire même de la lésion et tout autour d'elle, de manière à répartir sur toute son étendue le contenu de la seringue, soit un centimètre cube, ce qui fait un milligramme de sel mercuriel.

Ces injections multiples doivent être faites en partie dans le derme même, en partie dans l'hypoderme, et on pourra les répéter une fois, deux fois par semaine suivant les réactions inflammatoires de la région et la gravité de la lésion.

Cette thérapeutique locale, qui n'exclut pas l'emploi d'une mercurialisation générale parallèlement ordonnée, nous a permis dans bien des cas d'obtenir l'effacement rapide d'accidents jusque-là rebelles à tout traitement.

CHAPITRE VI

AVANTAGES ET INCONVÉNIENTS DES DIFFÉRENTS MODES D'ADMINISTRATION DU MERCURE

Après avoir passé en revue les différents modes d'administration du mercure et indiqué leur technique, nous voulons montrer ici les avantages et les inconvénients plus spécialement propres à chacun d'eux, d'une façon générale au moins, car chaque mode de mercurialisation peut être particulièrement commandé par une affection donnée, ainsi que nous le verrons au cours des divers chapitres traitant des principales localisations de la syphilis et de leur traitement.

Le médecin ne doit pas, séduit par les avantages de telle ou telle méthode ou effrayé au contraire par les inconvénients qu'elle peut présenter, l'adopter exclusivement ou la repousser sans appel. Il doit se rappeler que « cet absolutisme, ces préférences exclusives pour tel ou tel mode d'administration du mercure, sont aussi contraires que possible au véritable esprit médical. Le bon sens, en effet, et l'expérience s'accordent sur ce point qu'il n'est pas de règle à formuler en pareille matière et qu'il ne saurait y avoir rien d'absolu dans la préférence à donner à telle ou telle méthode. Et cela pour la très simple et excellente raison qu'*il n'est pas de méthode qui soit bonne à tout*, qu'il n'est pas de méthode qui s'applique également et indistinctement à tous les cas » (1).

Il faut se garder aussi de conclure à l'innocuité d'une méthode quelconque de traitement. Il faut se rappeler toujours qu'aucun mode de mercurialisation n'est inoffensif, si le malade n'est soumis à une hygiène rigoureuse et à une surveillance suffisante. La méthode la moins active, la plus anodine peut amener de graves accidents si le malade est laissé à lui-même, et, inverse-

(1) A. Fournier, Traitement de la syphilis.

ment, la méthode réputée la plus dangereuse peut, en dehors d'une idiosyncrasie particulière du patient, être parfaitement tolérée, et pendant un temps parfois très long, si elle est pratiquée par un médecin consciencieux et expérimenté, sur un malade docile et intelligent.

Donc, répétons-le encore avant d'étudier chaque méthode en particulier, la mercurialisation n'est dangereuse ou sûre, et nous pourrions ajouter active ou inefficace, qu'en raison du plus ou moins de soin, des précautions plus ou moins bien prises d'hygiène générale, apportés à sa réalisation.

Nous n'avons retenu comme méthodes pratiques d'administration du mercure que les frictions, l'ingestion et les divers modes d'injections, solubles ou insolubles, intramusculaires ou intraveineuses. Nous allons voir maintenant quels arguments on peut invoquer en faveur ou contre chacune d'elles.

I. — FRICTIONS MERCURIELLES.

Le procédé des frictions se recommande par divers avantages :

1° Par sa ***simplicité***, par ce fait qu'il ne demande aucun outillage spécial, que le produit pharmaceutique employé se trouve dans la plus modeste officine, qu'il peut et doit même être pratiqué par le malade lui-même ;

2° Par son ***activité*** : c'est en effet un traitement puissant comme effets thérapeutiques, capable d'influencer de la façon la plus heureuse les lésions rebelles aux autres procédés ;

3° Parce qu'elle ***laisse indemnes et libres les voies digestives***. Elle respecte en effet, à l'inverse de la méthode par ingestion, les fonctions de l'estomac et de l'intestin, avantage considérable lorsqu'on a à traiter des malades dont l'appétit et la tolérance stomacale sont réduits à leur plus simple expression : dyspeptiques, gastralgiques ou entéritiques, et plus encore quand on soigne un nouveau-né chez lequel l'intégrité du tube digestif est une condition *sine qua non* de l'existence. Les frictions sont souvent le salut d'un enfant qui ne tolère par la bouche que des doses « suffisantes pour le laisser mourir » (Fournier). Elle laisse libres les voies digestives, et ce fait a aussi son importance puisque l'on peut, sans surcharge pour l'estomac, faire ingérer d'autres remèdes, si souvent nécessaires, iodure de potassium surtout, mais fréquemment aussi ferrugineux, toniques, huile de foie de morue, nervins, etc., etc.

Activité, simplicité, innocuité pour le tube digestif, tels sont donc les gros avantages pratiques de la méthode des frictions.

Mais l'une de ces qualités même, la plus importante, l'action énergique des frictions, devient la source d'un certain nombre d'inconvénients, voire même d'accidents sérieux, assez graves parfois pour obliger à renoncer à leur emploi.

Il nous faut envisager tout d'abord les ***considérations morales*** qui peuvent en rendre l'usage difficile. Les frictions, en effet, constituent un traitement **fastidieux, ennuyeux** et **fatigant** puisqu'il demande au malade la perte d'une heure de son temps au moins, chaque jour ; un traitement **sale**, répugnant même, qui déplaît fort au malade, qu'il finit par prendre en horreur et qui peut enfin parfois, fait autrement grave, lui enlever jusqu'à la bonne volonté de se traiter. Enfin, c'est un traitement **compromettant**, inadmissible dans certaines conditions sociales, parce qu'il *ne peut être dissimulé*. En effet, l'onguent mercuriel laisse sur le linge des taches caractéristiques, livrant le secret de la maladie à toutes les personnes de son entourage auxquelles le malade peut désirer le cacher.

Mais ces considérations, valables seulement dans certains cas de la pratique, ne seraient pas suffisantes pour contre-balancer les heureux effets du traitement par les frictions, si celui-ci ne comportait d'autres inconvénients beaucoup plus sérieux, dus aux effets de l'**intoxication mercurielle.**

Certes, on ne saurait faire aux frictions un grief spécial des accidents que comporte, comme nous l'avons dit déjà, tout traitement mercuriel. Mais il faut reconnaître que, plus qu'aucun autre mode de traitement, elles exposent à ces accidents, et particulièrement à deux d'entre eux, l'*hydrargyrie* et surtout la *stomatite.*

L'hydrargyrie due aux frictions peut affecter le type intense que nous avons décrit ailleurs et sur la gravité duquel nous ne reviendrons pas ; mais le plus souvent elle ne se traduit que par une dermite plus ou moins localisée à la région frictionnée.

Revêtant l'aspect tantôt *érythémateux* pur, tantôt *eczémateux*, elle comporte, au total, un pronostic bénin puisque quelques bains émollients en viennent d'habitude rapidement à bout. Cependant elle peut par sa répétition devenir un véritable ennui, exigeant quelquefois la suppression définitive de ce mode de traitement.

La **stomatite** est un accident beaucoup plus sérieux. Elle est, comme l'a dit le professeur Fournier, la « pierre d'achoppement » de la méthode qui est, en effet, « de toutes les méthodes thérapeutiques en usage contre la syphilis... celle qui *expose le plus à l'éventualité des phlegmasies buccales* ».

De plus, cette stomatite consécutive aux frictions présente quelques caractères qui l'aggravent singulièrement :

1° Elle apparaît ordinairement sans prodromes, du jour au lendemain ;

2° Elle est d'emblée généralisée ou tout au moins étendue à une grande portion de la muqueuse buccale. « Dès qu'elle a paru, il n'est plus temps de la limiter ; elle existe déjà sur plusieurs points » (Fournier) ;

3° Elle prend, dès son apparition, une intensité inaccoutumée, constituant ainsi, presque à son début, la forme moyenne ou la forme grave de la stomatite ;

4° Elle se produit sans qu'on puisse la prévenir de façon certaine, quelle que soit la surveillance exercée par le médecin sur la bouche du malade, si bien que l'on a pu dire avec M. Fournier qu'avec les frictions « on n'est jamais à l'abri, quoi qu'on fasse, du danger de la stomatite ».

A côté de la stomatite et de l'hydrargyrie, on peut observer, plus rarement il est vrai, quelques autres manifestations de l'intoxication mercurielle : *diarrhée* dans certains cas, et chez quelques sujets une sorte de fatigue musculaire que le professeur Fournier désigne sous le nom de *courbature mercurielle*.

Enfin, dernier grief, mais grave lui aussi, à invoquer contre les frictions : elles ***ne constituent pas une méthode douée d'une exactitude rigoureuse***. Aussi leur « rendement utile » vis-à-vis des cas à peu près identiques est-il très inégal. Leurs effets, parfois très marqués, peuvent dans d'autres cas être nuls ou incomplets. Si l'on peut dire, à la décharge de la méthode, que cette inégalité tient, pour une grande part, à la manière dont les frictions sont faites, il n'en est pas moins vrai qu'au point de vue pratique, le reproche reste entier et d'une importance capitale.

On voit, en résumé, que ces multiples inconvénients peuvent amener à restreindre dans de grandes proportions l'emploi des frictions comme méthode courante de traitement. Mais, en raison de leur grande activité et des autres avantages que nous leur avons reconnus, elles constitueront souvent un adjuvant précieux à une méthode en cours, et c'est ainsi que l'on sera amené à les prescrire dans un certain nombre d'éventualités telles que :

1° Cas graves et compromettant quelque organe important ;

2° Cas à manifestations rebelles et réfractaires aux autres médications ;

3° Cas où l'on veut épargner ou laisser libre la voie gastrique ;

4° Syphilis du jeune âge.

Dans les trois premiers cas cependant, les indications seront aussi bien remplies par les injections qui, nous l'allons voir, présentent sur les frictions de multiples avantages.

C'est seulement **dans les cas de syphilis du jeune âge que le traitement par les frictions garde toute sa valeur;** d'autant que l'absence des dents chez le nouveau-né prévient le plus grave des inconvénients des frictions, la stomatite mercurielle.

II. — MÉTHODE PAR INGESTION.

La méthode buccale se recommande surtout par sa *simplicité*. C'est une méthode *pratique*, courante, qui, bien dirigée, donne lieu à un minimum d'accidents mercuriels, qui peut être en partie laissée à la discrétion du malade lui-même et doit, comme telle, être très utile dans certaines professions, chez certains sujets astreints à des déplacements continuels, incapables de venir voir le médecin chaque jour ou chaque semaine, incapables encore de distraire de leur temps une heure par jour pour la consacrer à une friction par exemple.

Elle présente de plus l'avantage de ne donner lieu que rarement, à moins d'idiosyncrasies particulières, à des accidents d'intoxication mercurielle. On ne lui voit guère occasionner que quelques troubles légers de la nutrition, ou quelques désordres locaux, stomatites ou accidents gastro-intestinaux. Il faut faire remarquer d'ailleurs que cette stomatite est loin d'avoir la gravité de celle que déterminent les frictions ou les injections insolubles; elle est toujours lente et progressive dans son apparition; on n'observe, au début, que les formes dites *stomatites d'alarme*, si bien que la suppression du traitement et des soins rigoureux de la bouche suffisent en général à arrêter son évolution.

De plus, un choix judicieux des doses convenables, des changements de préparations, des arrêts plus ou moins prolongés et plus ou moins fréquents dans l'administration des pilules, l'addition de correctifs divers enfin peuvent amener une tolérance qui, en définitive « s'établit presque toujours ; ce n'est là qu'affaire de surveillance, de mesure et de sagesse thérapeutique ».

En somme, méthode exposant le malade à un *minimum* d'accidents mercuriels, ne risquant pas de provoquer comme la méthode des injections des douleurs plus ou moins vives ou des réactions locales plus ou moins graves, méthode commode, facile, pratique en un mot, et le fait a bien son importance au cours d'une maladie nécessitant un traitement aussi prolongé que celui de la syphilis.

Mais cette méthode ne pourra pourtant pas être appliquée indistinctement à tous les cas ; elle sera contre-indiquée toujours chez les malades affectés d'un état morbide préalable des voies digestives (dyspepsie, gastrite, entérite, etc.), ou chez ceux dont le tube digestif présente une susceptibilité particulière pour le mercure. Il en sera de même des cachectiques chez lesquels l'indication essentielle est de respecter ce qui reste des voies digestives. De même encore dans tous les cas où on aura besoin, en vue d'un traitement adjuvant ou accessoire, de laisser libre le tube digestif.

En outre, nous avons vu au chapitre précédent que cette méthode n'était guère applicable chez les enfants en bas âge.

Les préparations mercurielles destinées à l'absorption, tout au moins les pilules, demandent certaines *minuties de préparation.* Pour peu qu'elles soient vieillies et desséchées, elles deviennent dures, inattaquables par les sucs gastro-intestinaux. Dès lors elles traversent sans être absorbées le tube digestif et ne peuvent par suite produire aucune action thérapeutique.

D'ailleurs cette commodité même que nous venons de signaler peut devenir la source de quelques inconvénients. Il faut, pour l'emploi de cette méthode, que les malades s'y soumettent **de plein gré** et aient le ferme désir de se traiter, puisque le traitement est laissé à leur propre initiative. Or, sinon dans la clientèle de ville au moins à l'hôpital, dans les dispensaires, on rencontre fréquemment des malades qui, soit par scepticisme, soit par suite d'une prévention stupide contre le mercure, soit même, quoique plus rarement, par désir d'éterniser le mal qui leur procure l'hospitalisation, dissimulent sans les avaler les médicaments qu'on leur remet. Et toute surveillance est, en pareil cas, illusoire.

Enfin, et c'est, à nos yeux, le plus grave reproche que l'on puisse faire à la méthode, elle sera **totalement insuffisante** en présence de manifestations graves ou rebelles, en face d'un cas urgent dont la malignité nécessite une pénétration rapide de grandes quantités de mercure dans l'organisme. Bien plus, elle risquera de mithridatiser le malade et de diminuer sa sensibilité à l'action curative des doses mercurielles intensives.

En somme, méthode douce et commode, mais peu active ; procédé acceptable pour un traitement de fond, mais totalement insuffisant en face d'accidents graves ou tenaces, le traitement par voie buccale doit, dans ces derniers cas, faire place aux méthodes plus actives, frictions et surtout injections.

III. — MÉTHODE DES INJECTIONS MERCURIELLES.

Cette méthode, qui a pris une importance de premier ordre, tend à l'heure actuelle à supplanter les autres modes d'administration du mercure. Il est en effet séduisant d'introduire le mercure dans l'organisme, sans le faire passer par les voies digestives et sans recourir à la voie cutanée, si peu acceptable pour les multiples raisons que nous avons dites. On a, dans cette introduction directe, une garantie de la rapidité et de l'efficacité d'action du médicament. On a même été plus loin dans cette voie et, pour amener une imprégnation plus rapide encore, instantanée pour ainsi dire, de l'organisme, plusieurs médecins, des oculistes en particulier, ont préconisé et employé l'injection intraveineuse qui fait pénétrer directement le mercure dans le torrent circulatoire. Une telle pratique, séduisante *a priori*, n'est cependant pas sans présenter quelques inconvénients, comme nous le verrons, et les petites difficultés d'application qu'elle comporte restreignent forcément son emploi.

Nous nous occuperons tout d'abord du mode d'injections le plus couramment usité, universellement adopté à l'heure actuelle, nous voulons dire les injections intramusculaires de préparations mercurielles. Toutefois ces injections mercurielles sont très diverses et on ne saurait les considérer toutes en une vue d'ensemble. Il faut faire, en effet, tant au point de vue de leur action qu'à celui qui nous occupe ici de leurs avantages ou de leurs inconvénients respectifs, une distinction bien nette entre les deux sortes d'injections, solubles et insolubles. Aussi aurons-nous à examiner séparément chacun de ces deux modes de mercurialisation, et à discuter les raisons qui peuvent amener, selon les cas, à adopter ou à rejeter l'un de préférence à l'autre.

Il est cependant un certain nombre d'avantages et d'inconvénients qui sont communs à ces deux modes d'injections. Ce sont eux que nous étudierons tout d'abord.

I. — Avantages des injections mercurielles.

En faveur des injections mercurielles, en général, et ceci peut aussi bien s'appliquer aux injections intraveineuses qu'aux injections intramusculaires, on peut invoquer divers avantages.

Tout d'abord ce mode de traitement **exclut toute espèce de supercherie** de la part des malades, avantage précieux surtout en clientèle hospitalière. Ceci peut avoir, au point de vue social, une grande importance, car les sujets qu'il est possible de garder sous la main (soldats, prostituées, etc.) sont ainsi soumis à un traitement forcé auquel il leur est impossible de se soustraire, puisque par ce moyen la mercurialisation des malades ne dépend en aucune façon de leur initiative personnelle. On peut alors obtenir la disparition rapide des accidents contagieux et, sans qu'il soit besoin d'y insister plus longuement, on comprend sans peine les avantages sociaux qui en peuvent résulter.

Les injections suppriment l'effet nocif du mercure porté directement au contact des muqueuses digestives. Aussi sont-elles rarement la cause de complications gastriques ou intestinales, à l'inverse des ingestions de sels mercuriels, et présentent-elles sur ces dernières le gros avantage de laisser la voie stomacale ouverte aux médications adjuvantes. Cet avantage, les injections le partagent avec les frictions ; mais beaucoup moins que celles-ci elles exposent le malade aux accidents d'hydrargyrie ou de stomatite, tout en lui épargnant, d'autre part, les ennuis multiples : perte de temps, malpropreté, etc., sur lesquels nous insistions précédemment.

Elles n'exposent pas non plus à ce gros inconvénient des frictions : l'imprécision du dosage, d'où découle l'inégalité curative de deux frictions consécutives ; **nulle méthode, en effet, ne permet un dosage plus rigoureux, ne donne une certitude plus absolue des quantités de mercure administrées que la méthode sous-cutanée,** et un tel avantage fût-il le seul à être invoqué en faveur des injections, qu'il serait déjà suffisant pour leur assurer une place importante dans le traitement de la syphilis.

Les injections mercurielles présentent d'autres supériorités encore, et **la principale, la plus certaine aussi, c'est la puissance jointe à la rapidité et à la constance de leur action thérapeutique.** Aucun autre mode de mercurialisation ne peut sur ce terrain rivaliser avec elles. Telle est la raison principale qui les doit faire adopter de préférence à toute autre méthode.

Par la rapidité et la puissance de leur action, les injections abrègent singulièrement la période contagieuse de la syphilis. Elles effacent rapidement les manifestations secondaires et acquièrent de ce fait un rôle social de premier ordre en réduisant le nombre des contaminations syphilitiques. Enfin en inspirant aux malades plus de confiance dans leur médecin et dans les soins qu'ils en reçoivent, elles exercent une **action morale** tranquillisante qui peut avoir une influence capitale sur l'évolution ultérieure de la maladie.

Si l'action thérapeutique des injections n'est pas toujours supérieure à celle des frictions, elle est du moins plus constante et plus régulière ; et cette régularité est précieuse, lorsqu'elle apporte la certitude d'agir efficacement et vite en présence d'accidents révélateurs de la face ou des mains et, plus encore, lorsqu'il s'agit de combattre des lésions mutilantes et envahissantes, telles que gommes du nez ou du voile du palais, certaines lésions oculaires, les phagédénismes tertiaires, etc.

Cette supériorité des injections mercurielles découle de leurs **avantages physiologiques** : le mercure porté directement dans le torrent circulatoire est absorbé de façon plus rapide, plus sûre et plus complète qu'avec tout autre mode d'administration. On ne saurait en trouver de meilleure preuve que celle qui résulte des analyses multiples de l'urine et des diverses humeurs, faites à la suite d'injections mercurielles variées.

Tandis qu'avec la méthode gastrique, la réaction hydrargyrique de l'urine n'apparaît en moyenne qu'au bout de trois à cinq jours, avec les frictions que de vingt à vingt-quatre heures après l'absorption, cette réaction s'observe, notablement plus marquée, de *deux à quatre heures* après une injection de mercure, et cela aussi bien avec les injections insolubles qu'avec les injections solubles.

Pour le calomel, en particulier, Nicolich, Scarenzio, Jullien, ont établi que l'on pouvait déceler le mercure dans l'urine deux ou trois heures après l'injection, dans la salive et dans le lait quatre à cinq heures après.

Il en est de même avec l'huile grise : Gagnière a trouvé des traces de métal dans l'urine une heure après l'injection, et dans la salive cinq à six heures après.

Linden, à la suite d'injections de 10 centigrammes de salicylate, a décelé le mercure dans les urines au bout de deux heures et toujours en assez forte quantité. Wélander a trouvé du mercure dans les urines quelques heures après une injection de 10 centigrammes de thymol-acétate.

A la suite d'une injection de sublimé de 2 centigrammes, Byosson a retrouvé du mercure dans les urines deux heures après, et dans la salive quatre heures après l'injection. Armand a retrouvé du mercure dans l'urine six heures après la première injection de succinimide, Cathelineau de la troisième à la quatrième heure après l'injection de 4 centigrammes de sozoiodolate.

On peut juger d'après ces quelques chiffres de la rapidité considérable avec laquelle s'effectue la diffusion et l'élimination du mercure à la suite des injections de ce médicament, rapidité beaucoup plus grande qu'avec toutes les autres méthodes, et l'on peut assez légitimement conclure du même coup à la supériorité de leur action.

Enfin, ne passant pas par la circulation hépatique comme à la suite des ingestions, le **mercure ne risque pas d'altérer le foie,** et le fait a bien son importance lorsque l'état général du malade, et surtout celui de ses voies digestives, est en souffrance, plus encore peut-être lorsque, du fait de la syphilis ou de toute autre affection préexistante, le parenchyme hépatique est déjà plus ou moins altéré et en état de moindre résistance.

Les injections présentent encore un autre avantage dont on ne saurait trop souligner l'importance. Elles permettent au médecin de **surveiller plus rigoureusement ses malades**, en les soumettant tous les jours ou à des intervalles rapprochés à son examen. Elles lui procurent ainsi la possibilité de contrôler l'action du traitement institué et de l'arrêter à temps si quelque phénomène d'intoxication vient à se produire. Elles lui permettent également de suivre la marche de la maladie et de surprendre dès leur apparition toutes complications de nature à entraîner une nouvelle orientation thérapeutique.

II. — Inconvénients des injections.

A ces avantages considérables, il faut cependant opposer un certain nombre d'inconvénients dont quelques-uns, on doit le reconnaître, sont importants.

Tout d'abord, on peut, et cela au même titre qu'à tous les autres modes de traitement, leur reprocher quelques intoxications qui se traduisent par des stomatites ou tout autre accident. Il n'y a là rien qui leur soit particulier. Il ne nous semble d'ailleurs pas douteux à l'heure actuelle, et cela d'après notre expérience personnelle aussi bien que d'après celle de nombreux syphiligraphes, que ces accidents, sauf quelques rares cas d'idiosyncrasie, sont imputables soit à des défauts de technique, soit à des erreurs de dosage ayant occasionné l'introduction dans l'organisme de quantités vraiment exagérées de mercure.

A côté de ces accidents qui, nous le répétons, n'ont rien qui soit spécial à la méthode des injections, celle-ci présente quelques inconvénients qui lui sont propres.

Ces phénomènes sont de deux ordres : les uns sont des phénomènes inflammatoires, les autres sont des phénomènes douloureux.

1° ***Phénomènes inflammatoires.*** — Ces phénomènes sont d'intensité très variable. Leur apparition comme leur gravité dépend soit de la méthode employée, suivant qu'on utilise les sels solubles ou les sels insolubles, soit même de la nature du composé injecté, soit enfin du mode opératoire, suivant que l'injection a été faite superficielle ou profonde, aseptiquement ou non. Ces accidents inflammatoires, hâtons-nous de le dire, sont, à l'heure actuelle, devenus très rares. Nous tenons cependant à les décrire minutieusement, car il peut arriver à tout médecin de les voir apparaître à un moment donné chez un de ses malades, en dépit de toutes précautions et quelque habitude qu'il ait de la technique opératoire.

Nous allons donc passer en revue ces phénomènes en allant de l'accident bénin à l'accident grave, de la simple et légère inflammation superficielle à la forme profonde et grave.

Il s'agit tantôt d'un **simple petit érythème**, d'une rougeur de la peau plus ou moins diffuse, mais restant en général très circonscrite. Cet érythème s'accompagne d'une légère sensation de chaleur, d'un peu de douleur à la pression.

Ou bien il y a une **légère participation du tissu cellulaire souscutané** à l'inflammation. Outre la rougeur ou trouve alors un peu d'induration de la région, un peu d'œdème qui reste encore à peine appréciable. La douleur à la pression est un peu plus vive que dans le cas précédent.

Dans une forme plus grave bien qu'encore superficielle, **le simple érythème devient hémorragique**. Une ecchymose paraît, qui peut s'élargir, s'entourer d'un large placard d'érythème. A la palpation, la peau de la région paraît chaude, dure, comme cartonneuse. Le malade accuse un peu de douleur, de cuisson ; la marche est un peu gênée ; une légère réaction fébrile complète parfois ce tableau clinique.

Si l'inflammation est plus profonde, on peut ici encore assister à des phénomènes de gravité variable.

C'est tout d'abord le simple **petit nodule inflammatoire**, tantôt nettement circonscrit, comme après une injection d'huile grise par exemple, tantôt plus diffus, comme après une injection de sels solubles. Ces petits nodules inflammatoires de volume variable, allant de celui d'un pois à celui d'une noix, ne sont pas douloureux spontanément, mais ils le sont à la pression et à l'occasion de certains mouvements. Ils peuvent entraîner une certaine gêne de la marche, de la difficulté à s'asseoir et à se coucher. Un nouveau nodule inflammatoire peut être la conséquence de chaque nouvelle injection, aussi la répétition et la confluence de ces éléments peut-elle entraîner l'apparition d'une myosite diffuse. Cette myosite, souvent peu appréciable au palper, donne parfois une sensation de dureté spéciale dans la profondeur des tissus. En tous les cas elle est toujours nettement perceptible au moment de l'injection. L'aiguille en effet pénètre avec peine dans ces tissus fibrosés, s'y ébrèche même parfois, tant les muscles deviennent durs, presque ligneux. Cela se voit surtout lorsque l'on pratique chez des sujets peu musclés des séries d'injections trop répétées et intéressant toujours la même région.

Dans ces formes, la réaction inflammatoire est relativement peu prononcée, elle évolue chroniquement pour ainsi dire, reste froide et torpide. Un pas encore et nous nous trouvons en présence de véritables inflammations, et d'inflammations aiguës. Ceci, il faut l'avouer, ne se voit que dans les cas d'injections de sels insolubles. Encore ces accidents n'existent-ils guère avec l'huile grise, qui ne provoque que de faibles phénomènes réactionnels, à moins cependant que l'injection n'ait été poussée dans les couches les plus superficielles d'un muscle ou même dans le pannicule adipeux lorsqu'il est particulièrement épais, comme cela se rencontre presque toujours chez la femme. Mais les injections de calomel, même faites en plein muscle, peuvent donner naissance à des accidents assez graves.

La forme la plus simple est celle du **petit abcès sous-cutané**, dû à l'acheminement progressif vers la peau de la petite collection inflammatoire profonde. C'est un simple nodule inflammatoire qui, au lieu de régresser, de diminuer, devient au contraire de plus en plus douloureux, de plus en plus appréciable à la palpation, de plus en plus superficiel. La peau rougit bientôt, adhère aux plans profonds et devient dure, difficile à plisser. Puis elle prend une coloration violacée, s'amincit, de la fluctuation se montre.

Tout se termine par évacuation spontanée, ou à la suite d'une incision au bistouri, d'une infime quantité de pus brunâtre ayant l'apparence de sang décomposé et d'ailleurs aseptique. Cette évacuation laisse à sa suite une petite cicatrice plus ou moins persistante, parfois très tenace, indélébile, accompagnée dans certains cas d'une pigmentation accentuée de la peau qui peut, elle aussi, se prolonger fort longtemps, au grand désespoir de certaines femmes.

Cependant l'évacuation purulente n'est pas la terminaison fatale. L'abcès peut se résorber. La rougeur de la peau alors s'efface rapidement lorsqu'il est resté profond. Ou bien, lorsqu'il s'est déjà rapproché de la surface avant de se résorber, la peau se pigmente plus ou moins dans la région correspondante.

Ces phénomènes peuvent être la conséquence d'une injection d'huile grise restée trop superficielle.

Les injections de calomel peuvent donner naissance à des accidents plus graves : au lieu d'une petite nodosité qui amène la production d'un abcès dont le volume ne dépasse pas celui d'une noisette, on voit évoluer des **abcès du volume d'une noix**, d'une mandarine, d'une orange. Ces abcès s'accompagnent de fièvre légère, de douleurs vives, pulsatiles, de gêne fonctionnelle accentuée. Leur marche est d'ailleurs analogue à celle des précédents ; et ils se terminent comme eux par évacuation suivie des mêmes cicatrices et de la même pigmentation, mais plus étendues et plus accentuées.

Plus grave encore est la **forme phlegmoneuse** avec ou sans évacuation de pus.

Quelques jours après l'injection on voit apparaître une tumeur inflammatoire mal limitée, augmentant rapidement de dimensions, et qui envahit la moitié de la fesse ou même toute la fesse et une partie de la cuisse. Toute la région est tuméfiée, dure, œdémateuse, prend une coloration rouge violacé. La peau est chaude et luisante. Bref, ce sont tous les signes locaux d'un phlegmon profond menaçant. Les symptômes fonctionnels et généraux ne sont pas moins accusés : douleur violente exaspérée par les frottements, la pression de la région ; douleur pulsatile avec très pénible sensation de tension ; le moindre mouvement est douloureux, la marche est impossible.

La fièvre est vive, la température monte à 39° et au delà. L'anorexie est complète. On peut même observer du délire. Parfois l'apparition de taches ecchymotiques réparties sur toute la région semble venir compliquer encore un tableau clinique déjà si menaçant. Et cependant le traitement antiphlogistique amène rapidement la résolution de ces symptômes si graves, résolution surprenante, inattendue et inespérée de tous ceux qui, ne connaissant pas la physionomie toute spéciale de ces accidents, entrevoyaient déjà l'urgente nécessité de larges débridements de la région. Parfois quelques jours seulement de cette médication suffisent à tout faire rentrer dans l'ordre.

Il n'en est cependant pas toujours ainsi et il peut se produire parfois un **véritable phlegmon avec production de pus**. Le tableau clinique est assez analogue au précédent, mais plus inquiétant encore. La fièvre est plus vive, le malade a des frissons, des douleurs intenses. La tuméfaction est énorme. Puis au centre même de cette région indurée, tuméfiée, rouge, on sent un point un peu dépressible ; de la fluctuation apparaît, très circonscrite d'ailleurs et bientôt en ce point la peau s'amincit, bombe davantage, et prend une teinte vineuse.

Bientôt, si l'on n'intervient pas, elle s'ulcère en son milieu et par cet orifice s'écoule une quantité de pus relativement insignifiante, une cuillerée, parfois même un dé à coudre d'un pus brunâtre, chocolat. Et la suppuration se borne à cela !

On se croyait en présence d'un énorme phlegmon, on pensait devoir exister en ce point une abondante collection, très septique, avec décollements profonds et étendus, avec sphacèle des muscles et aponévroses. On pensait avoir ultérieurement à combattre une suppuration interminable, et tout se borne à une petite cuillerée de pus : cette inquiétante montagne accouche d'une souris ; car une fois ce pus évacué tous les phénomènes inflammatoires s'apaisent avec une rapidité vraiment stupéfiante. L'état général redevient bon, la fièvre tombe, l'appétit reparaît. En même temps la tuméfaction, la rougeur locale diminuent et disparaissent et il n'en résulte qu'une cicatrice minime.

On comprend combien la connaissance de pareils faits est utile. Tout dans le tableau clinique semble pousser le médecin à préconiser l'intervention précoce. Et cependant *il faut se garder d'y avoir recours*. Il n'est aucun besoin, pour donner jour au pus, des vastes débridements, des larges et nombreuses incisions que ferait sans hésiter le chirurgien non prévenu, persuadé, d'après l'apparence phlegmoneuse typique de la région, qu'il se trouve en présence d'une suppuration étendue, profonde, sous-aponévrotique, nécessitant une intervention aussi large que rapide. Et cependant il ne trouverait qu'une minime quantité de pus et les incisions ne serviraient qu'à déterminer une hémorragie assez vive, étant donné que tous les tissus sont violemment congestionnés.

Il faut attendre que le pus se fasse jour vers la peau et c'est alors, au moment où se perçoit aisément la fluctuation centrale, qu'une minime incision, ou même une simple ponction suffiront à évacuer le pus et à provoquer une guérison rapide sans grand dommage pour le malade.

A côté de ces accidents il convient de faire une place à la description d'un autre ordre de phénomènes qui peuvent se présenter sous deux aspects suivant qu'ils sont simples ou compliqués. Nous voulons parler de l'***hémorragie***, de l'épanchement sanguin sous-cutané ou profond qui peut être la conséquence de la perforation par l'aiguille d'une artère plus ou moins importante.

Si rare que soit cet accident, il est bon d'être prévenu de son apparition possible, car le médecin le plus expérimenté, quelles que soient les précautions prises, peut le voir se produire chez un quelconque de ses malades. Il est en effet impossible de le prévenir et de le prévoir.

Dans certains cas on peut n'être pas très surpris de son apparition parce que le malade a, au moment de la piqûre, éprouvé une sensation douloureuse spéciale et inaccoutumée. Certains même accusent une sensation de chaleur diffuse dans la profondeur des tissus, sensation qui leur donne l'impression de *quelque chose qui saigne* profondément.

Quoi qu'il en soit, quelques heures après l'injection, la région se tuméfie, se déforme, augmente plus ou moins de volume. Elle devient le siège d'une sorte de tension pénible et douloureuse ; cette douleur n'est pas aiguë, elle est diffuse, mal localisée ; bien qu'elle puisse être plus ou moins forte suivant les cas, elle n'atteint jamais l'intensité que l'on observe dans les vives réactions inflammatoires que nous décrivions précédemment. C'est plutôt une sensation de lourdeur, de pesanteur douloureuse. La marche est vite gênée et devient impossible. Le sang afflue enfin sous la peau et s'étale dans le tissu cellulaire sous-cutané, fusant parfois à de grandes distances, le long de la cuisse, jusqu'au creux poplité même. Il détermine ainsi l'apparition soit d'une large ecchymose unique, soit d'une série de taches ecchymotiques plus ou moins étendues, séparées par des intervalles de peau saine.

Si dramatique que soit à son début cette complication inattendue, les conséquences en sont, en général, bénignes. Le sang se résorbe d'ordinaire assez vite ; seules les taches ecchymotiques persistent un certain temps, mais disparaissent elles aussi peu à peu, laissant au membre atteint et à la région une intégrité absolue.

Il n'en est cependant pas toujours ainsi. Le tableau se complique en effet lorsqu'**à l'hémorragie viennent s'ajouter les phénomènes d'irritation chimique** dus au liquide injecté. Les phénomènes que nous venons de décrire sont aggravés d'autant. La douleur est plus vive, devient aiguë, lancinante; l'impotence fonctionnelle est plus complète. On trouve de la chaleur locale, de l'hyperesthésie cutanée ; le thermomètre montre qu'il y a de la fièvre. Mais en quelques jours tout se calme, tout rentre dans l'ordre sans évacuation de pus.

A la suite d'une injection maladroitement faite dans la peau même, on peut voir se produire du **sphacèle superficiel**. Quant aux **vastes accidents gangreneux** avec décollement plus ou moins étendu de la peau, larges escarres noirâtres, et autres phénomènes graves qui ont été parfois signalés, ils sont d'une extrême rareté. Pour qu'ils se puissent produire, il faut en effet l'action combinée d'une vive irritation due à l'injection d'une mauvaise préparation faite beaucoup trop superficiellement et d'une violente hémorragie sous-cutanée. Ces désordres graves sont donc exclusivement imputables à une mauvaise technique jointe à un mauvais discernement dans le choix du traitement.

2° ***Phénomènes douloureux.*** — Les phénomènes douloureux peuvent se diviser en trois groupes : suivant qu'ils sont immédiats, médiats ou tardifs.

a. **Douleur immédiate.** — C'est la douleur produite par la piqûre même et par l'injection. La douleur due à la pénétration de l'aiguille dans le derme doit être nulle, si l'on ne se sert que d'aiguilles fines, acérées, rigoureusement polies et soigneusement entretenues. Quant à l'injection, elle n'est douloureuse que si l'aiguille n'est pas suffisamment longue ou suffisamment enfoncée pour pénétrer en plein muscle.

Cette précaution ne devra pas cependant porter à l'excès contraire, car chez des sujets maigres on pourrait porter aiguille et injection au contact même de l'os, ce qui serait également douloureux et déterminerait plus tard un foyer d'irritation locale.

Il est bon d'ajouter d'ailleurs que certains liquides ont une causticité particulière et que leur injection provoque des douleurs plus ou moins vives. Certains sels solubles, par exemple, constituent à cet égard des préparations particulièrement défectueuses.

b. **Douleur médiate.** — Certains sels mercuriels ne déterminent aucune douleur au moment où l'injection est poussée dans les tissus. Mais au bout d'une demi-heure, une heure ou davantage, au bout d'un jour parfois, le malade ressent au niveau de l'injection une douleur plus ou moins forte, analogue à la douleur d'une brûlure ou bien à celle d'une meurtrissure.

Cette douleur s'accompagne d'un certain engourdissement du membre. Elle dure quelques heures et peut présenter son apogée dans la nuit pour s'atténuer et disparaître progressivement. Cela se voit parfois, avec le biiodure de mercure par exemple. Hâtons-nous de dire que cette douleur est loin d'être constante. Elle tient vraisemblablement à des causes multiples : nature de l'injection, disposition anatomique de la région, car les injections sont plus douloureuses en certains points qu'en d'autres, et peut-être surtout nervosisme du sujet. Ne voit-on pas bien souvent en effet des malades se plaindre de douleurs vives à la suite des premières injections qui leur sont faites, et s'y accoutumer peu à peu et si bien qu'ils n'éprouvent plus aucun malaise à la suite des piqûres ?

c. **Douleur tardive.** — Celle-ci survient vingt-quatre, trente-six heures ou même trois ou quatre jours après une injection. On a même vu des phénomènes douloureux, accompagnés d'ailleurs de phénomènes inflammatoires, survenir après une longue période de tolérance parfaite et consécutifs à une malaxation, à un massage, un traumatisme de la région où les injections avaient été faites — après une course en bicyclette, en automobile, à cheval par exemple.

Qu'il s'agisse de douleurs immédiates ou tardives, leur intensité est très variable suivant les cas : tantôt c'est une cuisson légère, une tension douloureuse très passagère, plutôt sensation agaçante, énervante que douleur vraie ; ou bien celle-ci est plus vive, détermine de la gêne de la marche, rend la position assise difficile, empêche le malade de se coucher du côté où l'injection a été faite ; plus vive encore, elle oblige le malade à l'immobilité, provoque de l'insomnie. Elle atteint enfin son maximum dans ces formes atroces, lancinantes, térébrantes, intolérables, arrachant au malade des gémissements et des cris, pouvant déterminer des syncopes, des crises nerveuses, dans ces douleurs terribles qui accompagnent parfois les grandes réactions inflammatoires.

Nous en aurons fini avec les accidents imputables à la méthode des injections en général quand nous aurons ajouté que parfois **certains accidents nerveux peuvent être favorisés, rappelés ou entretenus par les piqûres :** accès épileptiformes, hystériques, vertiges, etc. Elles peuvent aussi, chez des sujets prédisposés, provoquer des troubles circulatoires tels que palpitations, syncopes, etc.

Nous avons tenu, pour ne laisser aucune lacune à combler, à donner une description aussi complète et aussi détaillée que possible des accidents qui ont été observés, si rares, si exceptionnels, on pourrait presque dire si introuvables qu'ils soient dans la pratique actuelle des médecins expérimentés. Qu'il s'agisse de sels solubles ou insolubles, **nous ne saurions trop répéter que le praticien prudent, sûr de sa technique, connaissant bien les médicaments qu'il emploie et la tolérance de ses malades, est pour ainsi dire à l'abri de tout accident vraiment grave. Quant aux petits inconvénients de la méthode, il saura également les éviter pour la plupart.**

Voyons maintenant quels sont les avantages et inconvénients plus spécialement propres à chacune de deux méthodes sous-cutanées : injections de sels solubles et injections de sels insolubles.

INJECTIONS DE SELS SOLUBLES

AVANTAGES. — La méthode des injections solubles constitue un excellent mode d'administration du mercure. Elle présente en effet de nombreux et indiscutables avantages. Ce sont tout d'abord les avantages de la méthode des injections en général : elle exclut toute supercherie, elle ménage le tube digestif, elle assure un dosage exact du composé mercuriel administré.

Mais il est en outre une qualité qui leur est spéciale : **la rapidité de leur action thérapeutique et la rapidité égale de leur élimination.** Cette qualité, qui peut devenir un défaut dans certains cas rebelles, est précieuse dans bien des circonstances. Par exemple, lorsque l'on veut tâter la tolérance d'un malade que l'on ne connaît pas encore, ou bien lorsque l'on a affaire à un organisme affaibli par la syphilis et chez lequel on doit craindre l'intoxication que pourrait déterminer l'accumulation de mercure. C'est le cas aussi lorsque les émonctoires, les reins en particulier sont plus ou moins lésés. L'introduction en une seule fois dans un semblable organisme d'une quantité de mercure assez forte, ce que réaliserait l'injection d'une préparation insoluble, entraînerait presque fatalement des accidents d'intoxication aiguë. L'injection soluble, ne contenant que la dose quotidienne de mercure facilement assimilable et rapidement éliminée, fait courir au malade des dangers bien moindres d'hydrargyrisme, l'administration du mercure pouvant être immédiatement suspendue à la moindre alerte.

Dans certains cas les injections solubles présentent encore un autre avantage.

L'injection quotidienne place le malade chaque jour sous les yeux du médecin et cette surveillance continue peut être souvent précieuse. Nous avons eu déjà l'occasion de dire combien il était essentiel que le médecin ne perde pas le contact de ses clients lorsque ceux-ci ont de la syphilis une crainte exagérée. Nous avons montré en détail l'influence néfaste de ces terreurs sur la marche de la maladie et la nécessité de rasséréner ces malades affolés. Or le médecin n'y parvient souvent que péniblement, et la condition essentielle pour qu'il puisse enfin faire renaître chez eux la confiance et l'espoir, est qu'il les voie souvent, et tous les jours si possible, au moins au début. **Les injections solubles ont**

entre autres avantages celui de provoquer ce contact permanent entre le malade et le médecin.

Ailleurs c'est la marche même de la syphilis qui rend utile la surveillance quotidienne du médecin, notamment dans certains cas difficiles, dans les véroles graves où l'on épie sans cesse l'apparition d'accidents nouveaux justifiables d'une nouvelle orientation thérapeutique. Ou bien enfin le malade tolère assez mal le mercure et un examen de chaque jour est indispensable, car lui seul permet de découvrir à temps les premiers signes d'intoxication, de reconnaître, par exemple, l'apparition d'une stomatite d'alarme.

Malheureusement ces avantages, si précieux dans certains cas, constituent dans d'autres un grave défaut, comme nous allons le voir.

Inconvénients. — On peut reprocher aux injections solubles les inconvénients communs aux injections mercurielles quelles qu'elles soient :

Des **accidents d'intoxication,** qui sont, il faut le dire, extrêmement rares si l'on s'en tient aux doses moyennes, qui sont d'ailleurs suffisantes dans la grande majorité des cas ;

Des **accidents dus à des fautes de technique :** abcès, sphacèle, lymphangite ;

Des **douleurs** précoces ou tardives ;

Des **nodules inflammatoires** avec peu ou pas de douleurs, parfois cependant capables de déterminer de l'hyperesthésie de la région, de la gêne de la marche ou de la station assise, capables surtout par leur confluence de provoquer de la myosite fibreuse, accident qui ne se voit guère qu'avec les injections souvent répétées et pratiquées trop près les unes des autres.

Tous ces accidents, nous n'avons pas à y revenir ; une technique attentive et rigoureuse, une asepsie parfaite, un choix judicieux des diverses préparations, une habile alternance des régions où il est possible de pratiquer des injections, permettront au praticien de les éviter presque à coup sûr.

En réalité, le plus grave défaut des injections solubles c'est précisément cette qualité que nous vantions plus haut : leur **répétition quotidienne.** Cette méthode oblige en effet le malade à subir chaque jour une opération, non douloureuse certes lorsqu'elle est bien faite, mais ennuyeuse par sa répétition même. Elle enchaîne le malade à son médecin, lui prend chaque jour une partie de son temps et devient bientôt et forcément très coûteuse. Pour toutes ces raisons la méthode des injections solubles n'est applicable qu'à une certaine catégorie de malades, ou du moins n'est applicable que pendant un temps relativement court.

Bien que moins affichante que les frictions par exemple, cette visite quotidienne du malade au médecin peut éveiller l'attention : autre inconvénient qui peut pousser bien des malades à refuser un mode de traitement qui devient ainsi **révélateur**.

On a conseillé de pallier à cet inconvénient soit en instituant un traitement mixte, c'est-à-dire en faisant une injection tous les deux ou trois jours seulement et en donnant les jours intercalaires du mercure par la bouche ; mais on perd ainsi la plupart des avantages de la méthode ; — soit encore en confiant le soin de la piqûre au malade lui-même ou à quelque personne de son entourage.

Nous avons, en ce qui nous concerne, complètement renoncé à abandonner ainsi aux malades ou à leur entourage le soin des injections, et cela pour de nombreuses raisons.

Examinons tout d'abord le cas où le malade se fait lui-même ses piqûres. Pour que les injections soient bien tolérées, même lorsqu'il s'agit de sels solubles, il faut : 1° que l'on pratique la piqûre en une région appropriée ; 2° que l'injection soit poussée profondément, en plein muscle. Or il est matériellement impossible au malade d'atteindre les zones de prédilection de la région fessière. A peine pourrait-il, d'une main malhabile et sans pouvoir s'aider de l'autre main, atteindre la région trochantérienne ou rétro-trochantérienne. Aussi choisit-il en général les faces latérales de la cuisse, région bien moins favorable.

En second lieu, le malade ne peut guère se servir des longues aiguilles que nous préconisons. Son inexpérience, la gêne apportée dans ses mouvements, la crainte de la douleur, tout cela l'empêcherait de manier avec certitude les aiguilles longues et flexibles qu'emploie le médecin. Il se sert donc forcément d'aiguilles courtes, d'où injection superficielle avec tous les inconvénients qui en résultent et que nous décrivons ailleurs.

Et il en est absolument de même dans le cas où l'on confie les injections à une personne de l'entourage. Nous supposons, bien entendu, qu'il s'agit d'un individu quelconque, non médecin, sans aucune habitude de ces injections spéciales. Ici encore, s'il est possible d'indiquer avec précision les régions les plus favorables aux piqûres, on aura à craindre des manœuvres plus ou moins maladroites, surtout avec les aiguilles longues et flexibles : *douleur à la piqûre, rupture de l'aiguille, piqûre des os ou du périoste.* On peut affirmer qu'en général l'injection profonde est impossible à pratiquer pour des personnes inexpérimentées. Aussi en revient-on toujours en pareil cas à l'emploi des aiguilles courtes avec tous les inconvénients qui en résultent.

En dehors de ces raisons opératoires, il en est d'autres plus importantes peut-être et d'un ordre plus général, qui nous semblent interdire au médecin de se libérer ainsi de l'obligation des injections quotidiennes. La méthode de traitement par les sels solubles nécessite en effet cette surveillance quotidienne. C'est une méthode intensive, surtout à hautes doses, et elle peut présenter tous les inconvénients des traitements intensifs tels que l'intolérance au mercure et l'apparition de phénomènes d'intoxication. Rien de plus fréquent en effet que la nécessité de modifier brusquement les doses injectées ou même de suspendre momentanément le traitement. L'apparition d'une stomatite d'alarme, d'une crise d'entéralgie ou d'entérite mercurielle donnent au médecin de précieuses indications que seul peut percevoir un clinicien expérimenté et qui permettent de conserver à cette méthode de traitement toute sa valeur, qui est précisément de s'adapter pour ainsi dire au jour le jour aux éventualités que subit le malade du fait de la maladie ou comme conséquence du traitement qui lui est opposé.

Et ce que nous venons de dire au sujet de la diminution parfois nécessaire des doses employées, on peut le répéter en ce qui concerne leur renforcement : certains accidents exigent pour disparaître des doses supérieures à la moyenne ou même parfois progressivement croissantes, sous peine de porter une atteinte grave à un organe ou à la vie du malade. On comprend aisément que semblable décision ne saurait être prise par un individu non exercé.

En résumé, la méthode des injections solubles nous paraît surtout convenir dans trois cas :

1° **Lorsque l'on veut obtenir une action curative intensive et surtout rapide,** c'est-à-dire lorsqu'on cherche à atteindre sans risques la limite de tolérance au mercure de son malade ;

2° **Lorsque les malades que l'on veut traiter n'ont pas encore**

été mercurialisés, comme méthode de début, par exemple;

3° **Quand un défaut quelconque de l'intégrité organique : albuminurie, sénilité, etc., etc., fait craindre un certain degré d'intolérance mercurielle.** C'est en effet la méthode de prudence par excellence.

Dans ces conditions, et en raison du rôle prépondérant qu'elles sont appelées à jouer à ces titres divers, les injections de sels solubles ne sauraient être assimilées aux injections de préparations banales et inoffensives, telles que sérums, cacodylate de soude, etc., dont l'action thérapeutique est peu rapide et peut être lente ou même nulle sans qu'il en résulte un réel dommage pour le malade et qui, en tout cas, par leur innocuité, par la simplicité de la technique qu'elles nécessitent, peuvent sans grand inconvénient, et après une courte démonstration, être confiées au malade ou à une personne de son entourage.

INJECTIONS INSOLUBLES

Avantages. — On peut, en faveur des injections insolubles, faire valoir un certain nombre d'avantages qui leur sont propres.

C'est en premier lieu la **rareté des injections.** Une seule injection par semaine suffit à réaliser une action thérapeutique marquée. Par là, les injections insolubles constituent un traitement vraiment commode, tant pour le malade que pour le médecin, et non enchaînant. C'est en outre et pour la même raison un mode de traitement peu coûteux.

En second lieu les injections insolubles permettent, mieux que la méthode des frictions ou que la méthode par ingestion, de **surveiller les malades.** Toutes les semaines le médecin peut les examiner, et se tenir ainsi parfaitement au courant de la marche du mal. Cette surveillance, intermittente il est vrai, mais régulière, est, à notre avis, d'une importance capitale.

D'autre part, les injections insolubles présentent une **action thérapeutique** qui, quoique variable d'intensité suivant la préparation employée, reste cependant indéniablement active. Cliniquement, cette intensité d'action ne fait de doute pour personne et elle a été démontrée scientifiquement, l'élimination du mercure par l'urine atteignant son maximum à la suite des injections insolubles massives.

Tels sont les avantages qui leur sont propres ; voyons maintenant quels sont leurs inconvénients.

INCONVÉNIENTS. — On peut les diviser en deux catégories :

1° Inconvénients de dose et d'absorption ;

2° Inconvénients de nature.

1° *Inconvénients de dose et d'absorption.* — Ceux de cette première catégorie sont dus, à la fois, à la forte dose de sel mercuriel injectée d'un seul coup et à l'état insoluble de ce même composé. On peut les ranger sous les quatres chefs suivants :

A. **Impossibilité d'apprécier la quantité de sel mercuriel qui sera absorbée et la rapidité de l'absorption**, rapidité très variable suivant les individus, suivant le mode opératoire et la qualité des préparations.

B. **Impossibilité ou, tout au moins, très grande difficulté à pronostiquer la tolérance générale du malade et la résistance de ses divers organes** en face de ce traitement intensif.

C. **Difficulté non moins grande de savoir comment se comportera la bouche du malade soumis à une injection massive**, surtout s'il existe en cette région, à la langue par exemple, des accidents ulcéreux tels que des gommes. Le professeur Fournier a maintes fois insisté en effet sur l'intolérance aux préparations mercurielles que présente une bouche ainsi affectée.

D. Enfin **impossibilité ou tout au moins difficulté de supprimer en cas d'urgence les effets du mercure**, s'il survient par exemple des accidents d'hydrargyrisme.

Il est bon toutefois de dire que les accidents très graves et quelquefois suivis de mort (stomatite phlegmoneuse, hydrargyrisme aigu avec vomissements, diarrhée sanguinolente, collapsus, etc.), qui ont été signalés comme complications possibles des injections insolubles, sont tous imputables à l'administration de doses médicamenteuses très exagérées et à l'usage d'huiles grises de préparation et d'homogénéité défectueuses. Aujourd'hui, en s'en tenant aux doses modérées et néanmoins suffisantes qui sont devenues classiques, de pareils accidents ne sauraient être redoutés, à moins qu'on ait affaire à des sujets débilités, cachectiques ou atteints d'une tare viscérale grave.

2° *Inconvénients de nature.* — Nous entendons par inconvénients de nature ceux qui dépendent de l'état dans lequel se trouve la matière injectée (poudre ou mercure divisé en suspension dans un corps gras).

Ces inconvénients sont les **phénomènes douloureux** tardifs ou médiats, les **phénomènes inflammatoires** non septiques et les indurations consécutives, tels que nous les avons décrits plus haut.

Ce sont enfin les **embolies cardio-pulmonaires** : celles-ci sont un accident d'une extrême rareté. Elles ont été signalées surtout avec l'huile grise, ce qui est facilement compréhensible, étant donnée l'extrême division du mercure dans cette préparation, mais non exclusivement avec son emploi. Pour apprécier la valeur réelle du reproche qu'on n'a pas manqué d'exagérer pour combattre la méthode des injections insolubles, il faudrait savoir avec quelle prudence les piqûres ont été faites dans ces cas malheureux. En se conformant à la technique de l'injection en deux temps, on doit se mettre à l'abri de cette complication. L'embolie est telle qu'on la décrit d'ordinaire, déterminant un point de côté avec dyspnée vive et subite, avec angoisse, expectoration sanglante, etc., le tout accompagné de phénomènes perceptibles à la percussion et surtout à l'auscultation. Mais ces phénomènes sont, nous le répétons, d'une telle rareté que, pour notre part, nous ne les avons jamais constatés. En revanche ce que l'on pourra observer, ce sont des accidents d'intoxication suraiguë, d'allure dramatique il est vrai, mais sans aucune gravité, dont on trouvera plus loin la description (v. p. 261).

Tels sont les avantages et inconvénients des injections insolubles envisagées dans leur ensemble. Mais les différents produits injectés sont si dissemblables tant au point de vue thérapeutique qu'à celui de leurs effets locaux ou généraux sur l'organisme, qu'il est indispensable de considérer séparément chacun d'eux. Le calomel et l'huile grise, pour ne parler que des deux principaux, doivent être étudiés séparément si l'on veut bien connaître leurs avantages et leurs inconvénients.

Voyons donc quels sont les avantages et inconvénients inhérents à chacun de ces médicaments.

A. — Calomel.

Avantages. — Le calomel en injection constitue un des plus puissants moyens connus de mercurialisation et même, dans certains cas, une *médication héroïque*. Nous verrons, quand nous étudierons le traitement intensif, que le calomel rend à cet égard des services considérables par son action puissante.

Il a en outre, dans ces cas, l'avantage de ne nécessiter qu'une injection par semaine, ce qui est important lorsqu'il y a des récidives continuelles. On n'a pas à craindre enfin l'accoutumance, qui est un des défauts des sels solubles employés à doses intensives dans les cas graves.

Le calomel constituera donc un traitement précieux des gommes étendues, des accidents de phagédénisme menaçants et rebelles, des accidents nerveux graves, des iritis, etc. Nous verrons d'ailleurs, en d'autres chapitres, les cas où il peut devenir nécessaire de recourir à ce merveilleux médicament.

Ces cas sont malheureusement assez rares, car, à côté de ses avantages si précieux, le calomel présente des inconvénients qui restreignent forcément son emploi dans la pratique courante.

INCONVÉNIENTS. — Ce sont tout d'abord les **phénomènes douloureux**, médiats ou tardifs, qui accompagnent les injections de calomel. La douleur n'est pas immédiate. Elle débute du soir au surlendemain. Elle dure le plus habituellement de cinq à six jours; elle atteint son maximum les deuxième et troisième jours, puis va en diminuant. Son intensité est loin d'être toujours la même et voici, d'après une statistique du professeur Fournier, les variations qu'elle peut subir sous ce rapport :

Douleur insupportable, immobilisant le malade au lit ...	3	p. 100
— très vive ou vive	18	—
— moyenne, assez facilement tolérable	39	—
— légère	37	—
Aucune douleur	3	—

Au total, une fois sur 4 ou 5 injections il faut s'attendre à des phénomènes douloureux qui constituent une véritable complication. Mais chez un même individu une première injection peut être fort douloureuse alors qu'une deuxième sera parfaitement tolérée, et inversement. Ou bien la piqûre est douloureuse dans un membre et ne l'est point à l'autre. La dose injectée influe peu sur l'intensité de la douleur, car certaines injections de 10 centigrammes sont relativement peu pénibles alors que d'autres de 5 centigrammes déterminent des douleurs intolérables.

Si elle est variable dans son intensité d'une injection à l'autre, elle est variable aussi dans son étendue, restant tantôt localisée à la fesse, tantôt au contraire irradiant dans tous le membre inférieur Elle varie surtout d'un malade à l'autre.

Quant aux **réactions inflammatoires**, elles sont liées plus ou moins, mais non absolument, à la douleur. D'après la même statistique que précédemment, elles apparaissent dans les proportions suivantes :

Très violentes, simulant un phlegmon	2.5	p. 100
Fortes	14	—
Moyennes	45	—
Légères	38	—
Nulles	5	—

Cette réaction apparaît rarement tout de suite. Plus habituellement elle se montre vers le deuxième jour après l'injection. Il est rare qu'elle apparaisse seulement le cinquième ou sixième jour. Sa durée est, bien entendu, très variable suivant la gravité même de la réaction, mais en général elle est de quatre à cinq jours et se termine tantôt sans laisser de traces, tantôt et plus souvent en donnant lieu à un nodule d'empâtement plus ou moins douloureux et gênant qui dure de quinze jours à trois semaines. Signalons en passant que dans certains cas ce nodule éteint a pu se réchauffer.

Le traitement consiste, comme nous l'avons déjà dit, en de larges pansements humides, en applications de cataplasmes émollients, avec le repos absolu au lit.

Les **abcès aseptiques** dont nous avons donné plus haut la description, et qui ont été signalés par Balzer, sont peu fréquents.

Quant aux **phénomènes toxiques**, ils sont, somme toute, rares : la stomatite se voit moins souvent qu'après des injections d'huile grise. Quant aux phénomènes d'entérite ils sont moins fréquents qu'après les injections de biiodure à haute dose par exemple. On peut observer de temps à autre des phénomènes de *grippe mercurielle* que nous décrirons à propos de l'huile grise, car ils sont plus fréquents quand on emploie ce dernier médicament. Nous avons souvent remarqué qu'il y a une véritable corrélation inverse entre les phénomènes douloureux accompagnant les piqûres et ces phénomènes d'intoxication un peu spéciaux. Il semblerait donc, sans qu'on puisse l'affirmer, que l'absence de douleur et les symptômes d'intoxication tiennent à une absorption trop rapide du composé mercuriel injecté. Nous y reviendrons plus loin.

Notre expérience nous a montré, d'autre part, que ces phénomènes douloureux et inflammatoires consécutifs aux injections de calomel paraissent beaucoup plus fréquents et beaucoup plus marqués *quand la région de l'injection est froissée*, malaxée, traumatisée d'une façon quelconque, ne serait-ce que par la marche. Les phénomènes de réaction inflammatoire, superficielle, en nappe nous paraissent causés, dans ce cas, par un reflux du liquide sous la peau, reflux provoqué par la contraction musculaire. Aussi nous n'hésitons pas, chaque fois que la chose est possible, à prescrire au malade auquel nous avons cru devoir faire une injection de calomel, un *repos au lit* d'au moins quelques heures après l'injection ; cette précaution nous a paru toujours être suivie d'heureux effets, et, bien souvent, elle nous a permis d'éviter ou tout au moins d'atténuer dans une grande mesure les complications ordinaires de l'injection de calomel.

Il est bon de rappeler aussi, en terminant ce chapitre, que certains calomels, préparés par Zambeletti (de Turin), sont tout à fait inoffensifs et nous ont permis une utilisation de plus en plus fréquente de ce précieux médicament. Malheureusement leur formule, nous l'avons déjà dit, est inconnue. Quant aux anesthésiques ajoutés au calomel pour le rendre indolore, leur emploi paraît plutôt inutile et même nuisible pour l'un d'eux du moins, l'orthoforme. Quoi qu'il en soit, de l'étude de ces accidents il résulte une indication urgente pour le praticien : la nécessité, avant de faire une injection de calomel, de prévenir le malade de leur apparition possible.

B. — Huile grise.

Avantages. — Avec l'huile grise nous abordons l'étude d'un médicament de choix, d'un médicament qui n'est plus, comme le calomel, destiné à des cas exceptionnels, mais qui doit au contraire, selon nous, être à la base de tout traitement bien conduit, constituer le véritable *traitement de fond* de la syphilis, et cela tant en raison de ses vertus curatives qu'en raison du peu d'inconvénients qu'il comporte.

Les injections d'huile grise sont, en effet, toujours bien supportées. La **douleur**, dans la majorité des cas, **est nulle** ; quelques malades accusent seulement un peu d'engourdissement de la région pendant un ou deux jours, ou bien encore ils sentent, suivant leur propre expression, leur fesse un peu lourde. Mais aucun n'a jamais été obligé d'interrompre ses occupations, la marche n'a jamais été gênée, ni le sommeil suspendu. C'est généralement à la suite des premières piqûres seulement que le malade « sent sa fesse » ; les suivantes sont indolores.

Dans certains cas cependant à une première injection presque indolente en succède une seconde ou une troisième un peu douloureuse. Cette variabilité, dans les impressions ressenties par le malade, dépend de causes multiples (choix de la région, atteinte d'un filet nerveux, proximité d'un ancien foyer, reflux de l'injection vers la peau, etc.).

Les **abcès** ne se voient pour ainsi dire jamais depuis que la technique de ces injections s'est perfectionnée. L'huile grise ne détermine un abcès que si les précautions les plus élémentaires d'asepsie ont été négligées, ou si l'injection a été pratiquée trop superficiellement.

Le petit foyer d'huile grise consécutif à une injection serait d'ailleurs très rapidement résorbé, d'après les expériences de MM. Oudin, Barthélemy et Gagnière. Ces auteurs ont eu l'idée de recourir aux rayons X pour se rendre compte de la manière dont se comporte l'huile grise au sein du tissu musculaire. Une photographie de la région injectée montre que celle-ci ne se collecte pas, mais fuse immédiatement entre les fibrilles musculaires. Quarante-huit heures après l'injection, sa masse a presque complètement disparu et le quatrième jour on ne trouve plus trace du métal.

Nous n'avons donc à craindre ni l'enkystement, ni l'inflammation des tissus circonvoisins, précisément à cause de cette diffusion et de cette absorption rapide.

Aussi les **réactions locales** sont-elles presque nulles à la suite des injections d'huile grise et nous avons pu en pratiquer un nombre considérable sans constater jamais d'empâtement, de gonflement ou de tuméfaction quelconque de la fesse, comme cela se produit si souvent avec les injections de calomel, même bien tolérées. Les indurations nodulaires sont plutôt rares, et les plus volumineuses n'ont jamais dépassé le volume d'une noisette. Comme nous l'avons vu plus haut, on ne pourra obtenir ces excellents résultats qu'avec des huiles grises préparées avec un soin particulier et au sein desquelles les particules métalliques n'ont ni l'extrême ténuité qui les rend caustiques, ni le volume exagéré qui provoque l'enkystement.

Nous verrons plus loin que les doses moyennes d'huile grise varient entre 5 et 10 centigrammes de mercure métallique par semaine, selon l'âge, le sexe, le poids du malade, selon l'époque et la nature de la maladie. Mais on a pu, soit dans un but thérapeutique, soit par erreur, en injecter des doses beaucoup plus considérables sans provoquer d'accidents graves. Dans quelques cas même où la dose injectée par erreur fut véritablement telle qu'elle aurait pu faire craindre des accidents toxiques dangereux, tout s'est bien terminé et on n'a eu à enregistrer ni stomatite, ni entéro-colite, ni albumine.

Le premier cas de ce genre a été rapporté par M. Le Pileur qui injecta 20 centigrammes d'huile grise à une malade de Saint-Lazare dont c'était la quatrième piqûre. La malade fut gardée en observation pendant un mois, et il ne survint aucun accident, ni local, ni général.

Dans un autre cas, le Dr M... injecta à une jeune femme, pesant à peu près 50 kilogrammes, 25 centigrammes de mercure : cette malade fut également suivie très longtemps et ne présenta pas le moindre phénomène d'intolérance.

Et de tels faits sont loin d'être, comme on pourrait le croire, isolés et exceptionnels! Nous avons en effet, dans notre pratique personnelle, constaté maintes fois de pareilles erreurs d'administration, erreurs imputables à l'ignorance dans laquelle reste trop souvent le médecin, relativement à la dose thérapeutique de l'huile grise, imputables aussi, et nous ne saurions trop y insister, aux confusions inévitables trop souvent provoquées par la multiplicité des préparations et la variabilité arbitraire de leur dosage avant que la formule définitive de l'huile grise fût inscrite au Codex.

Lorsqu'il n'est pas familiarisé avec la pratique de l'huile grise, le praticien qui veut avoir recours à ce médicament prescrit, sans même en spécifier la teneur mercurielle, un flacon d'huile grise qui lui est apporté dans son cabinet par le malade lui-même. Il injecte alors un demi ou même un centimètre cube de la préparation, croyant pouvoir en user comme de celles dont il se sert habituellement dans sa pratique courante des injections hypodermiques. Et pareille erreur ne se renouvelle que trop souvent, aussi bien dans les services hospitaliers où le soin des injections est parfois laissé à des élèves nouveau venus et encore ignorants des précautions qu'exige cette méthode.

Il s'en faut que semblables fautes entraînent nécessairement des conséquences graves, surtout quand leurs victimes sont des sujets jeunes, vigoureux et sains, car l'huile grise est une médication débonnaire et clémente aux praticiens inexpérimentés. **Cependant il faudrait se garder de généraliser de semblables conclusions et d'en inférer l'innocuité absolue de l'huile grise administrée inconsidérément à de semblables doses.** Les injections massives peuvent être la cause d'accidents graves, funestes, et c'est à elles que l'on doit ces stomatites terribles, et ces quelques cas de mort même, rapportés à grand bruit au sein des sociétés savantes. Dans des cas semblables une enquête minutieuse révélera presque invariablement une exagération considérable des doses médicamenteuses administrées, l'usage d'une huile mal émulsionnée et sans homogénéité ou encore un mépris absolu des règles édictées pour recourir impunément à cette méthode. Nous en pourrions citer de nombreux exemples observés par nous-même. Dans l'un d'eux, il s'agissait d'un malade auquel on avait injecté pendant trois semaines consécutives une pleine seringue d'huile grise. Une autre fois, à un tabétique déjà cachectisé, on avait pendant quinze jours injecté deux fois par semaine une demi-seringue de cette préparation!

Combien de fois aussi, à l'occasion de malades frappés d'idiosyncrasie mercurielle, a-t-on dû regretter que le médecin se soit abstenu d'éprouver, ainsi que nous ne cessons de le recommander, la susceptibilité de son patient au mercure, par **l'injection préalable de sels solubles administrés à petites doses!**

En résumé, dans la presque totalité des cas graves, on peut incriminer soit l'incurie extraordinaire des malades, soit une préparation défectueuse, soit une erreur dans l'administration du médicament, soit un mauvais choix des malades justifiables de cette méthode. On peut affirmer qu'en se mettant à l'abri de ces causes d'erreur, on met aussi le malade à l'abri des accidents. C'est pourquoi les syphiligraphes qui, depuis de longues années, font un emploi quotidien de l'huile grise suivant les règles précises que leur expérience leur a dictées, n'en éprouvent, pour ainsi dire jamais, d'inconvénients.

Mais cette absence d'accidents, de douleurs, d'abcès, d'hydrargyrisme, ne serait pas suffisante pour assurer à l'huile grise la faveur dont elle jouit à l'heure actuelle. Ce qui lui a rallié le plus grand nombre de suffrages, ce qui lui a ménagé des sympathies même chez quelques-uns des adversaires des injections insolubles, c'est l'**efficacité, l'intensité**, la **sûreté** et, enfin, la **nature même de son action.**

Des recherches récentes ont montré les heureux effets du médicament dans l'*anémie* des syphilitiques par exemple : on voit, à la suite d'injections d'huile grise, augmenter rapidement le nombre des hématies, remonter même à la normale le taux de l'hémoglobine. On voit par la ponction lombaire la lymphocytose diminuer et disparaître ; on constate son absence si l'huile grise a été administrée assez tôt. Les malades ainsi traités augmentent de poids, et cette augmentation a pu atteindre jusqu'à 3 kilogrammes en l'espace de six semaines.

Ces résultats, déjà remarquables en eux-mêmes, le sont plus encore par leur rapidité : en général, c'est de sept à huit jours après la première injection que l'on voit augmenter le nombre des globules et le taux de l'hémoglobine — nombre et taux qui vont augmenter parallèlement à la suite des injections suivantes. Cependant après la cinquième injection le nombre des globules diminue généralement, et c'est alors qu'il faut rechercher l'hémoglobine : si elle reste à un chiffre élevé, on peut continuer l'administration du mercure ; si elle diminue en même temps que le nombre des globules, il faut arrêter le traitement.

Ce sont ces données, reposant sur de nombreux examens de sang faits chez des syphilitiques avant et après le traitement par l'huile grise, qui ont conduit à instituer pour un traitement de fond les séries de six injections espacées de huit en huit jours.

Partant de cette efficacité physiologique de l'huile grise, il est facile de conclure à son efficacité thérapeutique, — efficacité que viennent confirmer les faits cliniques. L'huile grise, en effet, s'attaque avec succès à toutes les manifestations de la syphilis à ses diverses périodes. Son action n'a pas, il est vrai, la puissance héroïque (Fournier, Jullien) de celle du calomel, mais elle n'en a pas non plus la brutalité douloureuse ; moins rapide aussi que les injections de sels solubles, elle paraît avoir une action préventive plus soutenue. Elle n'évite pas, bien entendu, toutes les récidives ; aucun sel mercuriel ne saurait avoir cette prétention ; mais elle protège l'organisme atteint grâce à son action un peu lente, il est vrai, mais prolongée. En somme, elle met à l'abri des accidents graves du tertiarisme : c'est là son évidente supériorité.

Admirablement tolérée par l'organisme, presque indolore, **l'huile grise est le médicament de choix pour le traitement prolongé de la syphilis**, et c'est avec des observations de longue durée que nous pouvons démontrer non seulement son efficacité sur les accidents actuels, mais encore son action préventive sur les suites lointaines de l'infection. Nous possédons déjà de nombreuses observations de malades traités uniquement par le calomel ou l'huile grise et qui au bout de huit, dix, douze et quatorze ans n'ont encore présenté aucun des accidents pourtant fréquents du tertiarisme.

L'huile grise est également indiquée et donne les meilleurs résultats dans le traitement de la syphilis pendant la grossesse, comme dans celui de la syphilis infantile.

Elle présente donc, on le voit, de grands et nombreux avantages. Elle constitue un traitement commode, peu coûteux, facilement accepté par le malade, non enchaînant, d'un maniement aisé pour qui veut s'instruire minutieusement de sa technique. Indolore, régulière dans son action, elle permet, sans rebuter le malade, « de réaliser dans la pratique le traitement intensif et même abortif de la syphilis » (Duhot).

Admirablement tolérée par l'organisme, elle est, pour ces multiples raisons, le plus vanté des composés mercuriels et nous ne saurions mieux faire que de donner ici l'opinion de quelques-uns de nos plus éminents syphiligraphes :

« La palme, écrit le professeur Fournier, revient au traitement par les injections, surtout les injections insolubles, et notamment les injections d'huile grise à la dose de 0gr,07 à 0gr,10 par semaine et pendant cinq à six semaines. L'injection d'huile grise a conquis la faveur du public médical, et vraiment elle le mérite (1). »

« C'est, dit Brocq, un traitement qui permet de soigner avec *efficacité*, *sûreté* et *sans douleur*, des syphilitiques qui, sans cela, ne se traiteraient qu'incomplètement ou même pas du tout. C'est la méthode usuelle de traitement chez les ouvriers et les personnes trop occupées (2). »

« C'est, dit Thibierge (3), le mode de traitement *optimum* dans les services spéciaux de syphilitiques. »

(1) A. Fournier, Syphilis secondaire tardive.
(2) Brocq, *Bull. et Mém. de la Soc. méd. des hôp.*, 3e série, n° 1, p. 13.
(3) Thibierge, *Ibid.*, p. 15.

« C'est, écrit Queyrat, une méthode de traitement qui a fait des milliers de fois ses preuves, et qui est une des meilleures et des plus pratiques que l'on puisse employer contre la syphilis (1). »

Cette méthode est donc précieuse tant par ses effets thérapeutiques très satisfaisants qu'en raison de sa tolérance parfaite et des nombreuses commodités qu'elle présente pour le malade. Mais à notre avis, **si l'huile grise est un bon curatif, elle est surtout un excellent préventif**. On peut lui reprocher d'une part sa lenteur relative d'action en présence d'accidents bénins et son efficacité modérée en présence d'accidents graves. Son utilisation est parfois lente, en revanche, elle est régulière et prolongée. Son élimination n'est pas aussi rapide que celle des sels solubles, d'où son action à longue portée sur l'organisme. Aussi nous paraît-elle surtout précieuse pour le traitement de fond, alors que les injections de sels solubles, par leur efficacité curative extraordinaire, et surtout par leur action presque instantanée, restent la médication de choix pour l'effacement rapide sinon définitif des accidents de la syphilis à toutes ses périodes.

Cette conclusion, à laquelle nous ont conduit depuis longtemps déjà nos observations, est d'ailleurs partagée par plusieurs syphiligraphes, en particulier par Bodin (2).

INCONVÉNIENTS. — En regard de ses nombreux et très grands avantages, il faut cependant dire quelques mots de ses défauts.

Nous venons de signaler des **erreurs de dosage** que nous avons eu maintes fois l'occasion d'observer. Il est malheureusement trop vrai que ces erreurs sont fréquentes, et si beaucoup sont dues à une ignorance fâcheuse du médecin, toutes ne sont cependant pas imputables à cette cause exclusive. Tout d'abord on ne s'est pas toujours assez préoccupé de procéder à une extinction convenable du mercure et d'assurer le maintien prolongé ou le rétablissement extemporané de l'homogénéité de l'huile grise, afin de n'être pas exposé à injecter des doses très variables de mercure suivant que l'on puise le médicament dans les couches superficielles, moyennes ou profondes du flacon.

Mais, sans insister sur ce point, il est facile de voir en outre que la posologie de l'huile grise a jusqu'à présent été tellement

(1) QUEYRAT, *Bull. et Mém. de la Soc. méd. des hôp.*, 3e série, n° 1, p. 16.

(2) BODIN, Indications des injections d'huile grise dans le traitement de la syphilis, *La Clinique*, 1907.

bizarre, compliquée, variable suivant les diverses officines d'où sortaient les médicaments, que les erreurs étaient presque inévitables de la part des médecins qui n'ont pas fait de cette préparation une étude spéciale et de son emploi un usage habituel. L'arbitraire et la fantaisie régnaient en maîtres et sous le nom d'*huile grise,* les pharmaciens préparaient à leur gré des médicaments de densité très diverse.

Si l'on demandait de l'huile grise à plusieurs d'entre eux sans spécifier plus exactement la préparation désirée, l'un vous donnait de l'huile titrée à 40 p. 100, l'autre une huile à 16 p. 100, ou même un poids indéterminé de mercure contenu dans un centimètre cube de véhicule quelconque. Bien plus, si même on prenait le soin d'indiquer le titrage voulu, en demandant par exemple, de l'huile grise à 40 p. 100, ici encore le médicament variait suivant le laboratoire dont il sortait, les calculs et les appréciations des meilleurs préparateurs ne concordant pas exactement. Sous le nom d'huile grise à 40 p. 100, l'un délivrait une huile contenant, d'après lui, 0gr,50 de mercure métallique par centimètre cube, l'autre une huile qui contenait 0gr,55 de mercure par centimètre cube, le troisième une huile à 0gr,40 de mercure par centimètre cube. Toutes ces divergences, bien que minimes, enlevaient à la méthode la précision mathématique à laquelle elle nous semble avoir droit.

L'existence de seringues spéciales venait encore compliquer la question, par leur adaptation exclusive à une préparation déterminée et par la confusion que leur graduation spéciale créait avec celle des seringues hypodermiques ordinaires.

Il convient enfin de signaler comme une aggravation de la confusion créée par la diversité des huiles et des seringues, la fâcheuse habitude que l'on a gardée pendant longtemps de se servir du mot *goutte* pour désigner les doses employées. La goutte, en effet, n'est une unité de mesure que lorsqu'il s'agit d'eau pure, car elle représente alors exactement un vingtième de centimètre cube et correspond à une des vingt divisions habituellement gravées sur les seringues d'une contenance d'un centimètre cube. Mais il n'en est plus de même dès qu'il s'agit de préparations médicinales n'ayant plus la même densité. En effet, en ce qui concerne l'huile grise, une goutte de cette préparation mesurée au compte-gouttes étalon, et une goutte considérée comme l'équivalent en volume de la goutte d'eau, c'est-à-dire un vingtième de centimètre cube, sont deux quantités essentiellement différentes. Dans ce dernier cas, naturellement, le centimètre cube ne contient que 20 gouttes d'huile grise, tandis qu'il en contient 56, comptées au compte-gouttes. Donc une goutte d'huile grise considérée comme un vingtième de centimètre cube renferme exactement 0gr,025 de mercure métallique, tandis que la goutte de ce même médicament comptée au compte-gouttes renferme seulement 0gr,007 de mercure métallique. On voit combien est défectueux un terme qui peut, au gré de chacun, s'appliquer à des dosages aussi différents. On voit, par là même, combien il était utile de définir la quantité d'huile grise à injecter ou injectée, à l'aide d'une unité de mesure universellement et uniformément comprise, telle qu'une division de centimètre cube.

En résumé, toute cette confusion, née tant de la diversité des huiles grises et de l'instrumentation que d'une terminologie défectueuse, rendait indispensable **l'œuvre d'unification réalisée par la Commission du Codex** en fixant un type définitif d'huile grise dont la posologie est en harmonie parfaite avec les seringues d'un volume décimal déterminé, qui ont en outre l'avantage de se trouver entre les mains de tous les médecins.

Il est donc permis d'espérer qu'à l'avenir les inconvénients résultant de toutes les causes d'erreur que nous venons d'énumérer vont disparaître.

Il en subsiste néanmoins quelques-uns. Ce sont d'abord ceux que nous signalions à propos des injections insolubles en général. L'huile grise peut même donner naissance à des **phénomènes d'intoxication** un peu spéciaux et impossibles à prévoir comme à éviter. Cette intoxication peut se montrer sous une forme aiguë, subaiguë ou chronique.

La ***forme aiguë***, qui a été pour la première fois signalée et décrite par l'un de nous en 1898 (1), se présente sous le tableau suivant :

Le soir du jour où l'injection a été faite, le malade présente une certaine agitation, un peu de fièvre ; il ressent un malaise général qui le tient éveillé la plus grande partie de la nuit. Le lendemain matin il se plaint de courbatures et de douleurs articu-

(1) Emery, Traitement de la syphilis, Baillière, Paris.

laires plus ou moins généralisées, de perte d'appétit, de céphalalgie, d'ailleurs très passagère et sans élévation de température. La langue est légèrement saburrale ; très fréquemment le malade accuse un signe tout à fait particulier, une douleur rétro-sternale, pseudo-angineuse, exaspérée par les mouvements inspiratoires. Bref, on dirait une personne atteinte de *grippe*, et les malades eux-mêmes mettent tous ces symptômes sur le compte d'un coup de froid.

La durée de cette intoxication est très courte, deux ou trois jours au plus. Nous avons vu plus haut (Voy. p. 107) comment peuvent être interprétés ces phénomènes et les explications diverses qu'on en a données.

La ***forme subaiguë*** de l'intoxication se traduit par l'apparition de maux de tête, des courbatures, accompagnés d'un état fébrile à peine marqué et d'une légère accélération du pouls. Le malade perd l'appétit, maigrit et s'émacie assez rapidement. Ces accidents se rencontrent surtout chez les idiosyncrasiques et chez une catégorie de malades que l'on peut considérer comme des idiosyncrasiques partiels. Ce sont des sujets qui peuvent supporter le mercure à petite dose, mais n'ont pas une tolérance suffisante pour le supporter à dose massive.

Tous les sujets porteurs d'une tare quelconque ou débilités entrent dans cette catégorie : diabétiques, albuminuriques, hépatiques, cachectiques, convalescents, sujets âgés ou atteints de misère physiologique. De même les sujets tuberculeux ou prétuberculeux, les névropathes d'après Jullien et Balzer, les grandes hystériques. C'est la fréquence de ces accidents chez ces individus qui nous a fait **rejeter résolument** l'application de la méthode des injections d'huile grise en pareils cas.

La ***forme chronique*** d'intoxication est en général due à l'administration prolongée du mercure, bien que les doses normales soient à chaque fois parfaitement bien supportées. Elle se rencontre chez des malades sans cesse assaillis par des accidents nouveaux qui ne permettent pas la suspension des injections pendant un temps suffisant pour permettre à l'organisme de se reposer ; ou bien encore chez des syphiliphobes qui ne peuvent supporter l'idée d'une intermittence de traitement, sous l'obsession constante de nouveaux accidents.

Certains médecins ont dit, avec quelque raison selon nous,

que la fixation *a priori* des doses de médicament et du nombre des injections ne reposait sur aucune donnée physiologique sérieuse et qu'il importait au contraire de baser l'estimation d'un traitement sur le poids, l'âge, la vigueur du malade et sur sa tolérance au mercure. **Pour eux, le but à atteindre est le maximum de mercurialisation compatible avec la résistance du malade.** Il conviendrait donc de ne s'arrêter qu'à l'apparition de certains phénomènes attestant une saturation de l'organisme telle qu'une mercurialisation prolongée deviendrait nuisible et même dangereuse.

Il est donc important de **bien connaître ces accidents pour suspendre la médication hydrargyrique dès leur apparition.** Or ils sont le plus souvent méconnus. Ils consistent en un état de dépression neurasthénique, avec pâleur, amaigrissement, céphalée sourde, insomnie et agitation nocturne, diminution ou perte de l'appétit, état saburral de la langue ne s'accompagnant d'aucun phénomène de stomatite proprement dite. Celle-ci est légèrement tuméfiée et porte l'empreinte marginale des dents. On note des crises alternatives de diarrhée et de constipation. Souvent le malade se plaint de douleurs articulaires d'allures rhumatismales, de rhumatismes musculaires, de courbatures.

Si réels que soient les inconvénients de l'huile grise (et quel est le médicament qui n'en présente aucun ?), sont-ils suffisants pour contre-balancer ses multiples avantages et faire renoncer à son emploi? Nous sommes bien loin de le penser, et si nous avons insisté si longuement sur la description de tous ces accidents, c'est qu'il est nécessaire de les bien connaître pour ne s'en point effrayer, pour savoir les éviter ou les pallier au besoin.

Les accidents aigus d'intoxication, tout dramatique que puisse être leur apparition, sont toujours anodins, à la surprise du médecin traitant lorsqu'il n'en est point averti. Nous avons dit que les accidents subaigus ne se rencontraient que chez des catégories spéciales de malades pour lesquels il vaut beaucoup mieux, à notre avis, employer les sels solubles.

Quant aux accidents chroniques, leur apparition montre qu'il est temps de cesser le traitement, soit qu'ils apparaissent à l'occasion d'un traitement de fond administré suivant les règles ordinaires du traitement chronique intermittent avec séries d'injections et repos fixés *a priori*, soit qu'ils se manifestent dans les cas où, poussé par le désir d'obtenir une action thérapeutique intensive aussi soutenue que possible, le médecin ait tenté d'atteindre la limite de tolérance du malade. Et par là nous entendons non pas la tolérance à une dose mercurielle injectée en une fois, mais bien la tolérance habituelle à une mercurialisation active et prolongée.

INJECTIONS INTRAVEINEUSES

Il nous reste, pour terminer ce chapitre, à dire quelques mots des avantages et inconvénients de la méthode des injections intraveineuses de sels mercuriels.

Avantages. — Les injections intraveineuses présentent les avantages généraux de la méthode des injections. Mais elles présentent sur les injections intramusculaires les avantages suivants :

Tout d'abord leur **rapidité d'absorption**. Le sel mercuriel étant introduit dans le torrent circulatoire est presque immédiatement utilisé par l'organisme. Ceci est surtout précieux dans les deux ou trois premiers mois de la syphilis, alors que le sang est virulent et contagieux. L'injection intraveineuse constitue en pareil cas un véritable pansement local du sang (Barthélemy et Levy-Bing). D'autre part, elles ne présentent aucun danger, puisqu'elles n'exercent aucune action nocive sur la composition du sang, comme l'ont démontré récemment MM. J. Renault et Pagniez.

Lorsque les injections sont bien faites et pratiquées par des mains expérimentées, elles sont en outre absolument **indolores** et ne peuvent, la chose est évidente, donner la moindre nodosité ou réaction inflammatoire locale.

D'après Tommasoli, les injections intraveineuses, faites d'une façon intense et précoce, pourraient guérir radicalement la syphilis. En réalité, elles n'ont pas à cet égard plus d'efficacité que les autres méthodes. Elles peuvent, comme tout traitement précoce et intensif, empêcher l'apparition de la roséole et retarder ou réduire à un minimum à peine perceptible les accidents secondaires, mais elles ne constituent pas un traitement abortif dans le sens absolu du mot.

Elles semblent avoir une influence plus nette que toute autre méthode contre les *céphalées secondaires*. Une ou deux injections intraveineuses suffisent à faire disparaître les céphalées les plus terribles et même certaines céphalées rebelles qui ont résisté à l'iodure de potassium.

Préconisées surtout par les oculistes, elles ont été considérées par ces derniers, qui en font encore un très fréquent usage, comme le mode de traitement le meilleur des affections syphilitiques de l'œil. A notre avis, un des principaux éléments de leur supériorité réside dans leur indolence qui permet de soumettre le malade à de très longues séries d'injections. Il n'est pas très rare en effet de rencontrer des malades qui ont reçu 150 à 200 injections intraveineuses en moins d'une année.

Les injections intramusculaires, soit solubles, soit insolubles, pratiquées souvent à haute dose, donnent des résultats tout aussi satisfaisants. Mais il faut reconnaître que dans certains cas particulièrement rebelles où celles-ci obtiennent des effets incertains ou trop lents, les injections intraveineuses peuvent les remplacer avantageusement.

INCONVÉNIENTS. — Cependant cette méthode présente plusieurs inconvénients, très atténués, il est vrai, entre des mains expérimentées, mais qui doivent néanmoins, nous semble-t-il, la faire réserver pour le traitement d'accidents exceptionnels.

C'est d'abord son ***application délicate et parfois difficile***; ces injections nécessitent une certaine adresse opératoire, et même quand le médecin a acquis le « tour de main » nécessaire, elles peuvent être pour lui d'une application malaisée.

La méthode expose en outre à un certain nombre d'autres accidents qui sont de deux ordres, les uns locaux, les autres généraux.

Ces derniers sont ceux auxquels expose toute mercurialisation : salivation, stomatite ; quelquefois de la diarrhée, des vertiges, des vomissements. L'entéro-colite serait particulièrement fréquente d'après Gravagna.

Plus intéressants, parce qu'ils sont spéciaux aux injections intraveineuses, sont les ***accidents locaux***. Les partisans les plus convaincus de cette méthode n'en ont pas toujours été à l'abri. Cependant Tommasoli a publié un important travail où il dit avoir traité quarante-quatre malades par des injections intraveineuses de sublimé. Or il ne mentionne pas le moindre accident local ; il est vrai que ces quarante-quatre observations ne comprennent qu'une seule femme, et nous savons déjà combien l'injection chez cette dernière est plus difficile. En revanche, il cite quelques accidents généraux survenus chez ses malades.

Les accidents locaux qu'il est possible d'observer à la suite des injections intraveineuses sont :

1° Des ecchymoses;

2° Des œdèmes sous-cutanés;

3° Des nodosités locales ;

4° Des nodosités veineuses (périphlébites);

5° Des escarres.

Les **ecchymoses** varient de la dimension d'une pièce de 50 centimes à celle d'une pièce de 5 francs. Elles apparaissent le lendemain d'une injection, ont une durée moyenne de cinq à six jours et ne laissent à leur suite aucune trace. Un peu douloureuses les deux premiers jours, elles sont dues probablement à un petit épanchement sanguin facilité par la laxité du tissu cellulaire et consécutif à la piqûre de la veine.

Les **œdèmes sous-cutanés** surviennent immédiatement après une injection intraveineuse. C'est un œdème blanc, douloureux, qui occupe le tissu cellulaire sous-cutané sur un assez grand espace et qui disparaît au bout de douze ou vingt-quatre heures au maximum.

Les **nodosités sous-cutanées** varient de la dimension d'un pois à celle d'une petite noisette ; ces nodosités siègent au point où a été faite l'injection et surviennent toujours après une manœuvre défectueuse, c'est-à-dire lorsque quelques gouttes du liquide injecté ont fusé dans le tissu cellulaire. Elles apparaissent un ou deux jours après l'injection et persistent assez longtemps, souvent pendant huit à quinze jours ; elles sont douloureuses, surtout les premiers jours. Ces nodosités peuvent survenir même lorsque l'injection a été pratiquée dans la lumière de la veine : il suffit pour cela que par la petite plaie veineuse il reflue une goutte de liquide. Aussi conseillons-nous de faire pénétrer l'aiguille dans la lumière du vaisseau assez loin pour que ce reflux ne puisse se produire.

Les **indurations périveineuses,** qui ne sont autre chose que de la périphlébite, ont la même cause que les nodosités sous-cutanées que nous venons d'étudier. Au moment de l'injection, une certaine quantité de liquide fuse dans le tissu cellulaire périveineux suivant un trajet plus ou moins long, et la veine prend, un ou deux jours après, la consistance dure d'un tuyau de pipe, sur une longueur variant de un à plusieurs centimètres.

Cette nodosité périphlébitique est douloureuse et rend les mouvements de flexion et d'extension (quand il s'agit des veines du pli du coude) très pénibles. Elle persiste assez longtemps : quinze jours en moyenne.

Tous ces accidents que nous venons d'énumérer s'accompagnent donc en général de douleurs plus ou moins vives et durant un temps variable suivant les cas. Quelquefois aussi, à la suite d'injections qui n'ont provoqué aucun phénomène local, on observe cependant des douleurs dans le bras correspondant, douleurs qui peuvent obliger à arrêter le traitement.

Mais l'accident le plus grave auquel puisse donner lieu une injection intraveineuse, c'est l'escarre cutanée.

L'**escarre** a toujours pour cause la pénétration du liquide de l'injection ou de quelques gouttes seulement de ce liquide dans le tissu cellulaire sous-cutané ou dans le derme.

Le début, la marche et l'évolution de cet accident sont toujours les mêmes dans tous les cas et il suffit d'en observer un pour les connaître tous. Seule la grandeur de l'escarre diffère suivant la quantité plus ou moins grande de liquide injecté dans le derme. Son diamètre peut aller de celui d'un pois à celui d'une pièce de 5 francs et davantage.

Après une injection qui a été douloureuse, ou qui a provoqué du gonflement, ou qui s'est accompagnée de ces deux accidents à la fois, on remarque dans les douze heures qui suivent que le point où a été faite l'injection s'est enflammé.

Il se forme le jour suivant un placard légèrement induré. L'orifice de la piqûre occupe le centre de ce placard et prend une teinte variant du brun au noir. Autour de ce point central brunâtre existe une zone périphérique rouge, à bords très irrégulièrement découpés.

Les jours suivants, le point central brunâtre s'agrandit et s'entoure d'un liséré jaunâtre de 1 à 2 millimètres de largeur qui tranche d'une façon très nette sur la zone périphérique rouge beaucoup plus large. Dans l'escarre ainsi constituée on trouve donc trois zones très distinctes : une première zone centrale, brunâtre ou noirâtre ; une zone intermédiaire jaunâtre; et une zone périphérique rouge, à contours très irréguliers.

Peu à peu la zone centrale se creuse et il se forme une ulcération, de forme plus ou moins régulière, à bords taillés à pic, à fond sanieux et grisâtre.

L'ulcération est quelquefois masquée par une petite croûtelle qui persiste longtemps et sous laquelle se fait la réparation.

Cette période d'état dure environ trois semaines; puis, l'ulcération se rétrécit et se comble petit à petit. Mais la cicatrisation complète ne se fait que très lentement des bords vers la périphérie, et s'accompagne souvent de violentes douleurs. L'escarre laisse toujours après elle une cicatrice plus ou moins pigmentée.

Outre ces accidents spéciaux aux injections intraveineuses, elles présentent les mêmes inconvénients que les injections solubles : comme celles-ci elles doivent être répétées tous les jours, et cet inconvénient ne se peut ici aucunement pallier, car il est impossible de confier ces injections à une personne de l'entourage.

En résumé, si l'injection intraveineuse nous paraît indiquée dans certains cas, contre des manifestations graves et rebelles de la syphilis où il faut agir très rapidement et très activement, si elle est une médication de choix pour les malades auxquels on veut éviter la plus petite douleur, si elle est précieuse encore quand les injections intramusculaires sont impuissantes ou inutilisables pour une raison quelconque, cependant, il faut reconnaître que dans la très grande majorité des cas, les injections intramusculaires remplissent les mêmes indications, donnent les mêmes résultats thérapeutiques et ont l'avantage d'être à la portée de tous les praticiens.

Il ne faut donc pas vouloir de parti pris et en toutes circonstances substituer les injections intraveineuses aux autres, mais il faut savoir les utiliser à propos, car elles peuvent offrir dans la thérapeutique hypodermique de la syphilis un adjuvant utile et un précieux moyen de mercurialisation.

CHAPITRE VII

CHOIX DU MODE D'ADMINISTRATION DU MERCURE

Toutes les voies ont été utilisées pour l'administration du mercure ou de ses composés dans le traitement de la syphilis : la peau, le poumon, l'estomac, les tissus sous-cutané et musculaire, le système veineux lui-même ; et ces multiples voies correspondent à des indications et à des besoins très nombreux.

Il existe, en effet, une foule de considérations dont le médecin doit tenir compte avant de s'adresser à l'un ou l'autre des modes d'administration du mercure. Il doit envisager d'abord l'accident à traiter, puis l'état des organes de son malade, proposer enfin à ce dernier un traitement en rapport avec ses conditions d'existence.

C'est dire que, des divers modes d'administration du mercure, il n'en est pas un qui soit, à tous égards, supérieur aux autres, et auquel on doive donner la préférence exclusive ; car, comme le dit le professeur Fournier, « il n'est pas de méthode qui soit bonne à tout,... qui s'applique également et indistinctement à tous les cas...

« L'absolutisme n'est pas de mise en l'espèce, et le médecin abordera le traitement de la maladie sans idée préconçue, sans plan invariablement déterminé à l'avance ; il l'abordera, tout prêt à sacrifier ses préférences aux indications du cas particulier, tout prêt à abandonner sa méthode favorite pour telle autre qui pourra sembler mieux appropriée. »

Quelles sont donc les conditions qui pourront guider le praticien dans le choix du procédé de traitement? C'est là une question fort complexe à résoudre, si on envisage tous les cas qui peuvent se présenter.

Les diverses conditions qui permettront au médecin de préférer, dans le traitement d'un cas donné, telle méthode à telle autre, peuvent être relatives au malade et à la maladie, tantôt à l'une ou à l'autre séparément, tantôt aux deux à la fois.

Elles sont *subordonnées aux conditions de la maladie elle-même*, au moins pour un certain nombre de cas urgents ou simplement graves, où la vie du malade peut être en danger, où la destruction d'un organe peut être imminente. Il n'y a pas d'hésitation possible en présence d'accidents de syphilis cérébrale par exemple, ou de myélite syphilitique. De même, il faudrait bien se garder de temporiser si la vue était gravement compromise (iritis, rétinite), si une ulcération phagédénique ravageait le nez, la verge, ou une partie de la face. Ici, en effet, le traitement le plus rapidement actif et le plus intense devient d'une nécessité absolue.

Quant aux accidents ordinaires, de beaucoup les plus nombreux, nous nous proposons de les étudier dans un chapitre ultérieur et d'examiner, à propos de chacun d'eux, le mode de traitement qui lui convient en particulier.

Conditions relatives aux malades.

Au point de vue pratique, ce qu'il faut retenir tout d'abord, c'est que c'est surtout *l'expérience de traitements antérieurs qui peut renseigner le médecin sur la méthode à suivre.* Les modes de réaction sont extrêmement variables ; et avant tout, il existe des différences très notables entre les sujets qui n'ont jamais absorbé de mercure et ceux qui ont été traités antérieurement.

Dans l'immense majorité des cas, l'action du mercure est immédiate chez un sujet non encore mercurialisé, et cela quel que soit son mode d'administration ; à plus forte raison si on a recours à des procédés rapides, tels que les injections de sels solubles par exemple. Au contraire, lorsqu'un malade déjà soumis au mercure est remis, après un temps plus ou moins long, au traitement, pour de nouveaux accidents même atténués, l'efficacité du médicament est beaucoup moindre, et le travail de réparation des lésions beaucoup plus long. Ce fait se présente avec toute sa netteté lorsque l'interruption du traitement a été courte ou lorsque, dans l'intervalle de deux poussées, le malade a absorbé du mercure, même à très petites doses.

Cela tient à la lenteur de l'élimination du mercure, opposée à son absorption rapide; ce fait explique non seulement la prolongation de ses effets, mais encore son inutilité, lorsque l'organisme, chargé, saturé en quelque sorte, du médicament, ne peut plus en absorber. Michalowsky, qui a spécialement étudié cette question, a pu établir la courbe de l'élimination du mercure : elle atteint son maximum vers le *vingtième* ou le *vingt-cinquième* jour en moyenne, reste quelque temps stationnaire, puis, après cessation du traitement, devient régulièrement descendante.

Or que peut-il y avoir de plus variable suivant les individus, que la rétention et l'élimination d'un produit étranger à l'organisme? Un ensemble de conditions, dépendant en même temps de chacun des organes pris en particulier, et de leur fonctionnement simultané, ne peut se retrouver absolument semblable d'un sujet à l'autre. Et encore n'avons-nous fait entrer en considération ni la question des doses, pourtant si variables, ni l'étendue, ni l'ancienneté des accidents en cours, qui utilisent vraisemblablement, pour leur propre compte, des quantités plus ou moins grandes de médicament.

Ceci dit, il nous faut revenir à notre véritable sujet, et nous demander *dans quelles circonstances et chez quels malades le mercure peut être mal supporté et nuisible.*

1° *Idiosyncrasies.* — Or il existe tout d'abord un fait bien net, c'est l'extrême variabilité de l'action du médicament chez les différents malades : chez les uns, il détermine, dès son absorption, et sous quelque forme qu'on l'administre, des accidents plus ou moins graves ; chez d'autres, on n'assiste qu'à une intolérance spéciale, élective pour ainsi dire, et marquée seulement pour certains modes d'administration. Ce sont là des faits dont il faut tenir le plus grand compte, d'abord pour éviter des accidents consécutifs à la médication, puis pour tirer du traitement tout le profit possible.

Dans la grande majorité des cas, à la vérité, on arrive facilement à faire absorber le mercure sans inconvénients pour le malade, et bien vite à constater ses effets salutaires, mais parfois pourtant, le médecin peut se trouver fort embarrassé soit par des accidents hydrargyriques, soit, fait beaucoup plus rare d'ailleurs, par l'inutilité même du traitement.

Tel syphilitique sera très rapidement victime d'accidents plus ou moins graves, sans que rien chez lui ait pu faire prévoir cette intolérance ; on peut voir survenir ainsi des stomatites, des diarrhées accompagnées de vives douleurs abdominales, des éruptions, de la fièvre, de l'anémie, de l'albuminurie. Il faut éviter de mettre de pareils accidents sur le compte de la syphilis, fait qui se produit surtout chez des malades non surveillés ; ceux-ci poussent d'autant plus la médication mercurielle et peuvent ainsi faire naître des manifestations très graves.

Le médecin, prévenu à temps, suspendra provisoirement l'administration du mercure, pour chercher, une fois l'orage passé, à le donner à plus faibles doses ou sous une autre forme, à remplacer par exemple des pilules par des frictions ou des injections ; dans ces conditions, les accidents pourront, selon les cas, reparaître avec la même intensité, ou, au contraire, ne pas se reproduire.

2° ***État et mode de réaction des divers organes.*** — Il existe donc des intolérances générales ou des intolérances partielles pour le mercure. Dans le premier cas, il s'agit presque toujours de l'état défectueux de certains appareils, qui ne leur permet pas de supporter le contact du mercure ; c'est ainsi qu'on peut avoir affaire à une dentition défectueuse, à un rein préalablement adultéré, à un intestin dont la muqueuse est trop sensible. Si au contraire tous les appareils sont en parfait état, l'attention doit se porter sur les doses, probablement trop élevées ; il faudra les diminuer, lors de la reprise du traitement, pour ne les augmenter que progressivement et sous le contrôle d'une surveillance rigoureuse et quotidienne.

Dans le second cas, alors qu'il s'agit d'intolérances électives, c'est encore par tâtonnements qu'il faudra procéder, mais le traitement sera ici plus facile, car l'intolérance n'existe que pour une ou plusieurs méthodes données.

Au cours de la longue étude que nous avons faite des divers accidents dus au mercure, nous nous sommes attachés à déterminer les indications que l'on peut tirer de l'état de chacun des organes en particulier. Sans revenir ici sur les précautions multiples que l'on ne saurait négliger, nous rappellerons que s'il existe des contre-indications formelles à l'institution immédiate du traitement, elles sont du moins très rares, et, ajoutons-le, presque toutes transitoires.

Cependant, il faut ici encore établir une distinction entre les diverses catégories de malades que l'on peut avoir à soigner. Si, en effet, on peut admettre, par exemple, que dans la clientèle de ville, l'**état dentaire** ne constitue jamais une contre-indication, en raison des soins habituellement donnés aux dents et à la bouche ; si une infection gingivale, même chronique, due à des dents de mauvaise qualité, des chicots ou des racines, peut perdre complètement son action nocive après une réparation pratiquée par un dentiste habile, il en est tout autrement d'ordinaire dans un hôpital ou une clinique, où l'on traite des gens du peuple qui n'ont que peu ou pas de souci de l'hygiène buccale et qui écoutent d'une oreille distraite les recommandations. Chez de semblables malades, il faut renoncer formellement à l'emploi des frictions mercurielles et des injections de sels insolubles.

Nous avons vu qu'il est des modes d'administration sous lesquels le mercure touche plus volontiers certains organes. En général les **dyspepsies**, les **entérites chroniques**, la **colite muco-membraneuse**, la **prédisposition à la diarrhée** doivent faire écarter la méthode de l'ingestion, non seulement en raison de l'intolérance gastro-intestinale, mais aussi parce que de pareils états rendent l'absorption du remède difficile, incomplète, peut-être nulle. Il faudra encore rejeter la voie stomacale, lorsqu'il y aura intérêt à ménager les fonctions digestives. C'est le cas, par exemple, des nourrissons dont la vie dépend de l'intégrité de ces fonctions, et c'est encore celui de tous les malades chez qui il faut éviter une surcharge médicamenteuse de l'estomac ou de l'intestin.

Si l'âge du malade, si l'examen de ses urines, qu'elles renferment ou non de l'albumine, permettent de diagnostiquer ou seulement de craindre une **insuffisance rénale**, il faudra, évidemment, proscrire la méthode des injections massives, et on aura recours aux méthodes qui permettent, d'un moment à l'autre, la suppression du médicament. Le gros danger, chez un malade dont les reins n'éliminent pas suffisamment, réside dans les *doses massives*, et nous sommes persuadés que les accidents proviennent, pour la plupart, d'une accumulation exagérée de mercure dans l'organisme, du fait de l'insuffisance de la dépuration rénale. C'est à ce point de vue que l'on observe les plus grandes différences entre les malades : une dose considérable n'influencera en rien tel individu dont le filtre rénal fonctionne normalement, alors que chez tel autre, dont l'épithélium rénal est atteint, une dose infime pourra provoquer les accidents les plus graves.

Ces accidents sont à redouter encore en cas d'**insuffisance**

hépatique, car le foie fixe en grande partie la plupart des toxiques qui traversent l'économie. L'expérimentation a cependant démontré qu'il faut des doses très variables pour empoisonner un animal, suivant qu'on fait ingérer la substance toxique ou qu'on l'injecte sous la peau : tel poison sera plus actif si, ne venant pas de la veine porte, c'est-à-dire de l'intestin, il ne traverse pas le foie. Cela revient à dire, pour les injections mercurielles, non seulement qu'elles seront plus actives, mais aussi que leur effet sur la cellule hépatique sera moins nocif que celui du mercure absorbé par voie intestinale, et apporté au foie par la veine porte.

Chez les **diabétiques** aussi, on peut se poser la question de la possibilité du traitement, et surtout des injections mercurielles, comme on pose chez eux la question d'une intervention chirurgicale. Il est indéniable que leur état général les prédispose aux suppurations, et qu'une faute de technique, négligeable chez un sujet sain, occasionne avec la plus grande facilité un abcès chez un diabétique. Le tout est ici de multiplier les précautions, mais aucune contre-indication vraie n'existe de ce fait. Cependant, en cas de diabète, si rien ne presse du côté de la syphilis, il est plus prudent de chercher d'abord à restaurer l'état général, car : « les accidents infectieux et les manifestations suppuratives sont extrêmement nombreux au cours du diabète sucré, qui se rapproche beaucoup d'une intoxication ; or on sait parfaitement que les substances toxiques sont favorables à l'infection, et cela, en faisant fléchir un des modes de destruction des bactéries : la phagocytose (1) ». Les phénomènes morbides du diabète une fois disparus, rien ne s'oppose à la mise en œuvre du traitement mercuriel, même intensif, mais toujours surveillé de près.

Dans certains cas, il faut aussi faire entrer en ligne de compte le **nervosisme** et la **pusillanimité** de certains malades, qui pourraient empêcher chez eux l'emploi des piqûres. Dans ces cas, si la situation réclame vraiment un traitement énergique, il faut surtout user de patience, ne pas se lasser de prodiguer conseils et encouragements, assurer les malades de l'innocuité absolue de la petite opération, de l'absence totale de douleur d'une piqûre habilement pratiquée, avec le tour de main nécessaire, citer des exemples.

(1) CHARRIN, Traité de Pathologie générale de Bouchard, Art. *Infection.*

Une fois la conviction établie sur ce point, on répondra victorieusement aux arguments que ne manquent pas d'opposer les intéressés : fréquence des abcès, tension de la jambe amenant de la claudication, et, s'il s'agit de calomel, douleurs atroces, etc., etc... Pour cela, on insistera sur les précautions antiseptiques préalables, sur le flambage des aiguilles, le nettoyage de la peau, l'asepsie absolue des préparations, et l'on fera comprendre qu'il ne peut survenir d'abcès là où un liquide qui a passé par l'étuve est porté par un instrument parfaitement aseptique.

En quelques séances on abolira cette défense instinctive des malades, mais il ne faut pas seulement envisager chez eux l'atteinte portée à leur sensibilité par la brutalité apparente de la méthode, mais bien les phénomènes de réaction douloureuse, immédiats ou tardifs, conséquences de certaines injections de sels solubles ou insolubles, tels que le biiodure ou le calomel.

Aussi faut-il dire que, malgré les précautions oratoires et tout le talent de persuasion du médecin, il est certains névropathes, certaines femmes surtout, dont l'appréhension instinctive continuera à se manifester de façon à faire abandonner la méthode des injections.

De plus, chez les sujets dont la sensibilité est particulièrement exaspérée, et qui redoutent par-dessus tout la douleur, il ne faudra guère songer à l'emploi de sels douloureux, tels que le biiodure et le calomel.

3° ***Considérations extra-médicales.*** — Les considérations de cet ordre ont, dans la pratique, une importance considérable, au point de commander parfois, à elles seules, l'exclusion de telle ou telle méthode. Elles peuvent tenir à un certain nombre de circonstances, ayant trait soit *au milieu* dans lequel vit le malade, soit à ses *occupations*, à sa *profession*, ou encore à sa *situation pécuniaire*.

Premier exemple. — Un individu contracte la syphilis et veut se soigner à l'insu de sa femme, de ses parents, de ses domestiques ; naturellement la méthode des frictions ne saurait lui convenir. Il sera en effet dans l'impossibilité de s'en cacher longtemps. S'il n'est pas surpris au moment de sa friction, des pots de la pommade bien connue pourront être découverts, ou bien ce seront des linges tachés, des pansements. De plus, la friction exige un laps de temps qu'il faut trouver chaque jour. Il ne faut pas songer davantage à une série d'injections de calomel exigeant quelquefois le repos au lit pendant un jour ou deux et faisant éprouver au malade des douleurs qu'il ne peut dissimuler. Une piqûre se fait facilement dans ces conditions ; l'on invoque une grippe, un rhumatisme, etc., mais que dira l'entourage d'une récidive régulière du mal?

Deuxième exemple. — Un malade est astreint par sa profession à voyager du matin au soir, à changer presque quotidiennement de résidence. Peut-on lui imposer des frictions qui lui demandent chaque jour au moins une heure de son temps? Peut-on lui proposer des injections quotidiennes qui l'obligeront à un dérangement considérable, ou, s'il les pratique lui-même, l'exposeront aux divers accidents de la méthode?

Ou bien, peut-on exposer certains syphilitiques, qui, de par leur profession, ont besoin d'une liberté absolue de mouvements (escrimeurs, coureurs, gymnastes, officiers montant chaque jour à cheval), aux douleurs qu'occasionne le calomel et qui persistent parfois pendant des semaines, quand encore elles ne s'accompagnent pas de phénomènes réactionnels généraux ? Ceux-ci peuvent empêcher ou interrompre un voyage, un rendez-vous important ; dans d'autres cas, ils peuvent, comme les frictions, devenir dénonciateurs.

Troisième exemple. — Voici un ouvrier qui gagne péniblement sa vie ; quel médecin oserait, pour traiter sa syphilis, lui proposer la méthode onéreuse des injections quotidiennes? Au contraire, il sera facile de faire admettre un traitement de fond par les injections d'huile grise, de voir le malade toutes les semaines à heure fixe, de le garder un laps de temps très court, de lui faire une opération d'une innocuité absolue, qui le laisse libre de retourner chez lui, sans douleurs, sans troubles de la marche. Mais s'il s'agit d'accidents pour lesquels il faut user de sels solubles, le sacrifice sera plus difficile à obtenir, car c'est tous les deux jours, souvent même tous les jours, que le malade devra revenir chez son médecin ou recevoir sa visite.

Conditions relatives à la maladie.

Ces conditions constituent les véritables indications de telle méthode ou de tel procédé.

Pour les étudier nous admettrons deux divisions principales, suivant que le traitement est dirigé contre la diathèse, en dehors de tout accident, ou qu'il est institué à l'occasion d'un ou de plusieurs accidents et contre eux.

1° **En dehors de tout accident.** — Nous ne saurions mieux faire que citer à ce sujet les paroles de M. le professeur Fournier : « Il s'agit seulement d'instituer un traitement courant, un traitement de *longue haleine*, un traitement « par extinction » destiné à épurer une diathèse qui ne s'accuse actuellement par aucune manifestation sérieuse, qui même reste latente. Ne serait-ce pas un contresens pratique que d'aller faire choix, en telle situation, d'un traitement gênant, fastidieux, insupportable, exposant aux dangers de la stomatite, telle la méthode par les ***frictions*** ? A quoi aboutirait une pratique aussi malencontreuse, si ce n'est à dégoûter, à fatiguer le malade qui bientôt n'aspirera qu'à se débarrasser d'une médication aussi importune (1) ? »

Ce que dit notre éminent maître des frictions, on peut le dire, dans un certain nombre de cas, des ***injections solubles***, ennuyeuses par leur répétition, douloureuses, coûteuses. Il est cependant des cas où l'on peut instituer un traitement à l'aide de cette méthode. En effet, en dehors de toute considération de rapidité et d'énergie d'action, on doit y avoir recours, quand, par exemple, un malade qui aura antérieurement fait l'expérience de son action merveilleuse, gardera pour cette méthode une confiance telle que, consentant à passer sur ses inconvénients, il en demande lui-même l'application.

Il faudra l'employer encore dans les cas où le malade, atteint d'une tare quelconque (sensibilité dentaire et buccale, apparition facile de troubles gastro-intestinaux, albuminurie), devra, pendant le traitement, être soumis à une surveillance quotidienne du médecin. La même indication se pose dans les cas où les injections insolubles, en raison d'une certaine idiosyncrasie, déterminent des manifestations pour ainsi dire fatales : phénomènes très douloureux ou réaction fébrile.

Nous devons ajouter, à l'appui de notre opinion, que certains inconvénients des injections solubles, qui nous en avaient fait autrefois considérer les applications comme exceptionnelles,

(1) A. Fournier, Traitement de la syphilis, p. 180.

ont disparu à nos yeux. Il s'agissait surtout de phénomènes douloureux incessamment répétés, intolérables à la longue, et qui ne se produisent plus avec des préparations de plus en plus perfectionnées très efficaces et relativement peu douloureuses. De même la méthode qui consiste dans des injections très profondes qui épargnent les nodosités, le choix de zones différentes et de régions nouvelles, toutes très musclées, qui ménage la sensibilité locale, en rendent la répétition plus facile, et l'emploi plus pratique ; il n'y a presque plus d'inconvénients à agir par séries répétées et séparées d'un intervalle de quelques semaines ou de quelques mois.

Néanmoins, comme il est impossible, dans le plus grand nombre des cas, de confier les injections au malade, en raison des accidents multiples qui ne manqueraient pas de se produire, cette méthode restera coûteuse, et cette considération est très importante. Les injections solubles peuvent devenir aussi un sujet d'ennui, de par leurs répétitions, souvent incompatibles avec certaines professions et certains genres d'existence. Enfin, si, au début, elles laissent aux muscles fessiers leur souplesse, leur facilité de pénétration et d'absorption, elles peuvent, à la longue, déterminer une sorte de myosite fibreuse qui les rendra encore plus difficiles et plus douloureuses.

Pour ces multiples raisons, on devra, malgré ses avantages, *réserver la méthode des injections solubles pour combattre un ou plusieurs accidents*, surtout en raison de la prédominance de son action curative sur son action préventive. Cette méthode ne nous paraît constituer qu'une garantie insuffisante contre l'éventualité d'accidents ultérieurs ; rapide et énergique, son action paraît être aussi transitoire et passagère, et il nous semble qu'en vue d'une action prolongée, il sera préférable d'avoir recours aux injections insolubles. Mais, nous le répétons, les sels solubles trouveront leur emploi et leur maximum d'utilité dans les premiers mois de la maladie, en présence des accidents presque incessants, et subintrants chez certains sujets, de la période secondaire.

Toutes ces circonstances mises à part, les véritables procédés pratiques de traitement restent.

1° La *méthode buccale ;*

2° Les *injections hebdomadaires* de préparations insolubles.

a. **Méthode buccale.** — Nous n'avons plus à répéter ici ce que nous avons dit des avantages de la méthode par ingestion : prix minime, dissimulation facile, simplicité. Nous n'avons par non plus à insister sur ses causes d'infériorité : imprécision du dosage, inefficacité relative, altération des voies digestives. Nous ne voulons envisager que l'utilité de cette méthode comme traitement de fond.

Or, la lenteur, l'inutilité même de son action en présence de certains accidents graves peuvent faire douter de l'action des pilules en tant que méthode préventive. Mais, en dehors de la persistance de certains accidents, aucun critérium ne permet de juger de cette insuffisance préventive, jusqu'au jour où se montrent des manifestations tardives, souvent irréparables. Et cette sécurité trompeuse dans laquelle vivent malade et médecin est encore un des inconvénients de la méthode : elle encourage le malade à diminuer de plus en plus la dose de mercure, à se traiter bien souvent lui-même et au petit bonheur. Il y a là une grosse source de danger, et ces raisons multiples nous amènent à rejeter la méthode buccale, au moins en tant que méthode préventive.

b. **Méthode des injections hebdomadaires.** — La méthode des injections hebdomadaires de préparations insolubles est à la fois pratique, peu coûteuse, commode pour le malade comme pour le médecin. A ces avantages qui sont précisément ceux auxquels la méthode par ingestion a dû son succès, elle joint une précision parfaite et une activité suffisante pour être vraiment préventive.

Toutes ces qualités la doivent faire choisir de préférence à toute autre pour un traitement de longue haleine.

Mais cette méthode n'est pas une, et comme nous l'avons dit plus haut (Voy. chapitre VI, p. 250) une distinction très nette s'impose à cet égard entre le calomel et l'huile grise.

Les **injections de calomel**, par suite des douleurs qu'elles peuvent provoquer, du repos forcé qu'elles imposeraient trop souvent aux malades, sont *inutilisables pour un traitement de longue durée.* Elles ont d'ailleurs une action si puissamment curative qu'*elles doivent être réservées*, et nous y reviendrons dans le chapitre suivant (Voy. *Traitement intensif*), *aux cas où un traitement énergique devient indispensable.*

L'**huile grise** au contraire, et nous avons déjà eu l'occasion d'y insister (Voy. p. 257), est en général parfaitement bien tolérée par les tissus. Par *son efficacité curative*, par *son action, lente il est vrai, mais prolongée, l'huile grise est*, à la dose moyenne de 6 à 10 centigrammes de mercure par semaine (1 centigramme de mercure par 10 kilogrammes de poids du malade), **le médicament préventif par excellence.** *Cette qualité, jointe à sa tolérance parfaite, à son innocuité générale et locale, en fait* **le médicament de choix pour qui veut instituer un traitement prolongé de la syphilis.**

C'est donc à cette préparation que l'on aura recours de préférence pour le traitement de la syphilis en dehors de tout accident, pour le traitement de fond dont nous exposerons plus loin en détail les règles précises (Voy. *Traitement de fond*, p. 348).

2° **Contre un ou plusieurs accidents.** — Au point de vue thérapeutique comme au point de vue clinique, on est tout naturellement porté à distinguer les accidents bénins des accidents graves.

a. ***Accidents bénins et fugaces.*** — Les premiers sont *légers, discrets, fugaces* : ce sont la plupart des manifestations secondaires, et certains accidents secondo-tertiaires, ou même franchement tertiaires des téguments (syphilides tuberculeuses circonscrites, gommes cutanées, discrètes, etc.).

Dans ces cas, il n'y a rien de menaçant, rien de grave pour le malade, et les manifestations sont de celles qui cèdent facilement aux méthodes ordinaires. En pareille occurrence, les convenances du malade, et les considérations de temps, de dépense, etc., pourront nous amener à préconiser l'emploi d'un traitement de faible ou de moyenne intensité (pilules de protoiodure ou de bichlorure, injections d'huile grise à raison de 8 ou 10 centigrammes de mercure par semaine). Il n'en est pas moins vrai que si les méthodes intensives ne trouvent pas dans ces cas leurs principales indications, elles gardent cependant de nombreux avantages, qui doivent, dans la mesure du possible, leur assurer la prépondérance. Grâce à elles, on obtiendra dès l'abord une résolution plus rapide, plus complète, plus définitive des accidents en cours, et cela pour le plus grand bien du moral du malade, qui, atterré au moment de l'accident primitif, reprend confiance, et commence à voir l'avenir sous un jour moins sombre. De plus, un traitement intensif administré à une période précoce de la maladie présente le plus souvent, au point de vue prophylactique, de très grands avantages. Bien des syphilis, énergiquement traitées au début, restent muettes, même à des périodes très reculées, et à ce point de vue nous partageons pleinement l'opinion de M. Jullien et celle de M. Duhot, sinon absolument dans l'emploi qu'ils font du calomel ou de l'huile grise, au moins dans leur idée qu'un traitement intense et précoce peut, dans un grand nombre de cas, *supprimer* véritablement la syphilis.

Mais, nous le répétons une fois de plus, il peut arriver que le bénéfice retiré des méthodes intensives ne soit pas proportionné à leurs inconvénients. Aussi, en présence de manifestations bénignes, pourra-t-on être autorisé à avoir recours aux pilules ou aux injections d'huile grise.

b. **Accidents graves et rebelles.** — Mais, *en présence d'accidents graves*, il en doit être tout autrement. Le tableau est ici assombri par la tendance destructive, mutilante des accidents, et aussi par leur ténacité habituelle et leur résistance insolite au traitement. Comme l'a dit le professeur Fournier, ce sont des « syphilis secondaires d'allure moins posée mais qui se différencient par cela des types usuels à tel point qu'il est impossible de les assimiler à n'importe lequel d'entre eux... Les accidents s'accompagnent alors de troubles généraux intenses, voire alarmants, et qui témoignent évidemment d'une gravité morbide précoce, d'une malignité initiale de la maladie ».

Les **syphilides secondaires malignes** peuvent revêtir le type *papulo-ulcéreux*, *impétigineux* ou *ecthymateux* ; elles deviennent dans leurs localisations cutanées comme dans leurs localisations muqueuses, ulcéreuses, hémorragiques ou végétantes. Il n'est pas rare de constater des troubles trophiques des ongles, des hydarthroses, des synovites ou des myosites.

Les **accidents oculaires**, dont on a fait avec raison les indices de la gravité de la vérole, apparaissent sous forme de *kératite* ponctuée ou interstitielle, d'*iritis*, simple ou double.

Du côté du **larynx**, on n'observe plus les plaques muqueuses ou l'érythème des syphilis habituelles, mais la *lyryngite hypertrophique ou ulcéreuse*. Ce sont encore les **otites**, les **épididymites**, les **phlébites**, la **néphrite** et l'**ictère** secondaires, parfois même l'**ictère grave**.

Enfin, les **troubles généraux** qui accompagnent généralement le début de toute syphilis revêtent, dans ces formes, des allures extrêmement graves, se traduisent par la *dénutrition*, l'*anémie intense*, par de violents *accès de fièvre*.

Mais la malignité de la syphilis se traduit plus fréquemment encore au cours de la période tertiaire. C'est à ce moment surtout que la syphilis devient un fléau, du fait de l'étendue, de la profondeur, de la tendance toujours extensive et térébrante de ses lésions. Ces syphilis graves se manifestent souvent par un **tertiarisme précoce malin**, annoncé déjà par un chancre ulcéreux, souvent phagédénique, suivi à bref délai d'une période secondaire marquée par des phénomènes généraux aussi intenses que ceux des infections les plus graves. De bonne heure se produit le tertiarisme, terrible dans ses manifestations. C'est tantôt l'existence même du malade qui se trouve menacée à brève échéance (*syphilis cérébrale*, *myélite aiguë syphilitique*), tantôt une fonction ou un organe important que la lésion rapidement extensive (*syphilide tuberculo-ulcéreuse du nez*, *syphilis laryngée grave*, *chancre ou gomme phagédénique de la verge*, *iritis double*) va détruire si l'on ne frappe vite et ferme, si l'on n'institue pas un *traitement d'assaut* (Charcot).

Dans ces différents cas, il faudra à tout prix rejeter la méthode stomacale, trop lente dans son action, insuffisamment intense dans ses effets, même avec des doses supérieures à la moyenne. D'ailleurs, l'état du malade (coma, affection gastro-intestinale) peut être à lui seul un obstacle absolu à cette voie.

Mais on peut se trouver encore en présence de **manifestations tenaces**, qui ne cèdent qu'à une mercurialisation en bloc, à un véritable bain de mercure; telles les *syphilides lichénoïdes*, *les syphilides tuberculeuses diffuses ou en placards*, *les syphilides leucoplasiformes*, *les syphilomes buccaux*, *les glossites scléreuses*, *le psoriasis palmaire spécifique l'onyxis*, etc. Il n'y a pas ici à proprement parler d'indication d'urgence, mais on ne saurait cependant demander à la voie buccale les doses curatives nécessaires, sans provoquer d'intolérance gastro-intestinale.

C'est encore pour les mêmes raisons qu'il faudra rejeter l'ingestion du mercure dans le cas de *plaques muqueuses rebelles*, de *syphilides récidivantes de la langue et de la bouche* qui augmentent et prolongent la période contagieuse de la maladie. Enfin, dans un certain nombre de cas où l'intérêt du malade exige un **diagnostic rapide** (*hésitation entre un cancer ou une gommme ulcérée par exemple*), cette méthode serait encore notoirement insuffisante.

Dans tous ces cas, et bien d'autres encore, il faudra, sans hésitation, avoir recours au **traitement intensif**, et nous allons montrer, dans le chapitre réservé à ce traitement, ses modes d'application, et les raisons qui nous font préférer à toutes les autres méthodes, les *injections* de préparations solubles ou insolubles employées à des doses qui nous paraissent justifier suffisamment ce titre sans nous exposer aux dangers d'une mercurialisation outrancière.

CHAPITRE VIII

TRAITEMENT MERCURIEL INTENSIF

Action comparative des préparations solubles et insolubles.

Le traitement intensif consiste dans l'emploi de méthodes fournissant aux syphilitiques des doses de mercure maxima, c'est-à-dire telles que, si elles étaient quelque peu dépassées, les phénomènes d'intolérance, dus au défaut d'élimination du mercure, risqueraient de faire leur apparition.

Il est né vraisemblablement de cette idée que la syphilis est une affection redoutable, à laquelle on ne saurait opposer des moyens trop puissants, à condition que l'organisme ne souffre pas de cet excès de précautions.

Or les méthodes courantes, malgré la très longue durée du traitement parfois, donnent encore trop d'échecs, trop de défaites imprévues, trop d'accidents enfin; on s'aperçoit que la prolongation indéfinie de doses médicamenteuses faibles ou moyennes ne peut rien contre certaines manifestations; et on arrive à cette conclusion que : **ce qu'il faut, c'est agir fortement d'emblée, c'est frapper un grand coup.**

Attaquer et guérir les accidents rebelles aux méthodes usuelles, rendre leur réapparition à peu près impossible, telle est la prétention du traitement intensif.

Les bénéfices qu'on en retire sont presque toujours considérables ; il n'est presque pas de lésions syphilitiques cutanées ou muqueuses qui aient pu résister au traitement intensif. La mise en œuvre de doses exceptionnellement fortes, en présence de lésions viscérales, a entraîné de véritables succès.

Il faut en dire autant de leur merveilleuse action sur les accidents cérébraux ou médullaires, pour l'évolution desquels une question d'heures présente souvent de l'importance : c'est là surtout que la rapidité d'action se fait sentir.

L'impulsion fut donc excellente, et il convient, dans la mesure du possible, de continuer dans la même voie ; mais, s'il faut tenir grand compte de ces succès, il importe également de savoir s'arrêter au principe même la méthode : **donner le maximum de traitement sans que l'organisme en puisse souffrir.**

Somme toute, nous admettons donc parfaitement le principe, nous le mettons en pratique toutes les fois que nous le pouvons, mais il est cependant des doses que l'on dit avoir couramment employées comme intensives, et que nous nous refusons à admettre, faisant à leur sujet, tant pour leur emploi courant que pour leur innocuité, les plus expresses réserves.

C'est ainsi que les frictions ont été comprises au nombre des méthodes intensives, et que, pour des lésions très graves du système nerveux, nombre d'auteurs ont convenu qu'il fallait les employer à une dose variant entre 5 et 20 grammes d'onguent napolitain *pro die*. En présence de cet écart considérable, il faut bien convenir qu'on reste dans un doute absolu. La même indécision subsiste quand on préconise pour les mêmes accidents, l'injection de calomel sans plus de précision : l'injection doit-elle être de 5 ou de 10 centigrammes, renouvelée tous les quatre ou tous les huit jours ? on ne le sait.

Pour Leredde (1), un adulte masculin, en l'absence de troubles rénaux et de sensibilité particulière pour le mercure, peut supporter par jour $0^{gr},035$ de mercure métallique ; mais en raison des différences tenant au poids, à l'âge, au sexe, il s'arrête à la dose de $0^{gr},02$ de mercure pour les adultes, et fait de cette quantité la dose minima d'un traitement intensif. Traduisant cette dose de mercure métallique en doses diverses selon les différents sels, il conclut à des doses de $0^{gr},03$ à $0^{gr},04$ de *sels forts* (cyanure ou sublimé) et de $0^{gr},06$ à $0^{gr},08$ de *sels faibles* (benzoate ou biiodure), ceci sous la réserve qu'on utilisera peut-être dans l'avenir des doses encore plus énergiques !!

Les partisans du traitement intensif ont eu encore un autre but, c'est d'appliquer, suivant une ancienne idée de nos maîtres, leur traitement à certains cas déterminés seulement. Nous savons par exemple que, depuis de longues années, le professeur Fournier met en œuvre, en présence de cas graves ou rebelles, des méthodes

(1) Leredde, Rapport présenté en 1902 à la Société de thérapeutique (Question des injections mercurielles).

exceptionnelles, et qu'il a eu le mérite, tout en faisant ressortir les inconvénients de cette méthode, d'employer dans son service les injections de calomel à fortes doses. De même, le professeur Gaucher a recours depuis longtemps aux injections de sels solubles à des doses très supérieures à celles qui étaient primitivement employées. Dans les deux cas les résultats, excellents, ont dépassé de beaucoup ceux que donnaient les traitements antérieurs, et l'extension, la généralisation des méthodes intensives à tous les accidents syphilitiques, voire à toutes les syphilis, ont été envisagées comme désirables par un nombre toujours croissant de syphiligraphes. On a recherché si les doses préconisées aux premiers temps de la méthode dite intensive ne pourraient être dépassées sans provoquer de phénomènes d'intolérance, tant pour les frictions que pour les injections. Puis, le champ des études s'est limité aux injections qu'on a reconnues plus pratiques et plus sûres. Enfin, des discussions se sont élevées sur la valeur comparative des injections de sels solubles et insolubles. A ce propos, il n'est pas sans intérêt de rappeler l'une de ces discussions, qui eut lieu à la Société de dermatologie et de syphiligraphie, et à laquelle prirent surtout part le Dr Barthélemy et le professeur Gaucher (1).

Pour celui-ci, les sels solubles sont plus facilement maniables, peuvent être gradués à volonté, et « le petit inconvénient qu'il y a à faire les injections tous les jours n'est pas à mettre en balance avec les accidents graves que peuvent produire les sels insolubles ».

Pour M. Barthélemy au contraire, les injections insolubles constituent une « médication des plus sûres, des plus puissantes, donnent des résultats merveilleux,... sont capables de guérir et par conséquent de protéger mieux que tout autre moyen, car leur bienfaisante action se prolonge très longtemps ».

A l'heure actuelle la question est loin d'être résolue d'un consentement unanime ; mais sans s'attacher à discuter la valeur relative des préparations solubles ou insolubles, il nous faut ici tout d'abord proclamer ceci : **l'indication absolue d'un traitement intensif dirigé non seulement contre les accidents graves, mais encore contre toutes les syphilis et surtout à leur période de début.**

Ce traitement intensif repose actuellement sur la méthode des injections. Nous avons vu qu'il est difficile à l'heure ac-

(1) *Bulletin de la Société de dermatologie et de syphiligraphie* du 15 avril 1901.

tuelle d'opter de façon absolue entre les sels solubles et les préparations insolubles. D'ailleurs l'exclusion absolue de telle ou telle méthode serait excessive, car il semble que chacune d'elles puisse s'appliquer plus particulièrement à certains cas déterminés. Quelle que soit la nature des préparations mercurielles employées, il importe surtout de s'en servir **à doses intensives.**

Mais sur cette question des *doses* encore on est loin de s'entendre.

Au dernier Congrès de médecine, M. Balzer, résumant, en sa qualité de rapporteur, les travaux de nombreux syphiligraphes, concluait, à propos des injections de sels solubles, à une dose maxima de 0gr,03 de sel par jour ; encore ajoutait-il qu'une telle dose ne saurait trouver son usage que dans des cas exceptionnels, alors qu'il s'agit d'accidents très graves ou très rebelles, survenant chez un malade dont on connaît bien la tolérance pour le mercure, et lorsqu'on veut instituer un *traitement d'assaut.* Avec les sels insolubles, il ne faudrait pas dépasser la dose de 0gr,10 par semaine.

Or M. Robin (1), dans un cas d'iritis des plus graves, et qui avait résisté à une injection de 0gr,10 de calomel, obtint la guérison après huit injections quotidiennes de 0gr,05 de benzoate de mercure, et quinze injections de 0gr,03. M. Lemoine (2) a déclaré, au Congrès de Toulouse, avoir guéri des tabétiques et des paralytiques généraux, en leur injectant chaque jour, soit 0gr,06, soit 0gr,08 de benzoate de mercure.

Tommasoli (3) préconise également des doses élevées. Comme l'a fait M. Jullien en prescrivant au début de la maladie des doses massives de calomel, cet auteur prétend que le traitement doit être commencé le plus tôt possible et doit être extrêmement énergique ; ensuite, cette intensité du traitement doit être diminuée graduellement jusqu'à la cinquième ou la sixième année de l'infection. Dans ce but, quand le diagnostic est manifestement posé, et sans dépasser, s'il le peut, les quarante ou cinquante jours qui suivent le coït infectant, Tommasoli traite ses malades par des injections intraveineuses de sublimé à des doses qui atteignent dès le début 6 à 8 milligrammes par jour. Ces doses sont portées rapidement jusqu'à 18, 20 milligrammes et continuées ainsi le plus long-

(1) Robin, *Bull. et Mém. de la Société de thérapeutique*, 18 déc. 1901, p. 568.
(2) Lemoine, *Semaine médicale*, 1902, p. 127.
(3) Tommasoli, *Annales de dermatologie et de syphiligraphie*, 1902, p. 1073.

temps possible. Il met fin à cette première cure quand tous les accidents en cours ont disparu complètement, et les résultats sont d'autant meilleurs que les doses sont plus élevées. Dans l'intervalle des périodes de ce traitement, le mercure peut être donné aux doses ordinaires et par les méthodes usuelles. La communication de Tommasoli porte sur 44 observations dont trente rapportent un succès tel que chez les malades suivis pendant plus d'une année l'on n'a plus constaté trace d'accidents ultérieurs.

Le professeur Lépine (Lyon) a pu également injecter chaque jour et sans accidents 6 centigrammes de biiodure. Duhot (1) est partisan d'injecter 10 à 12 centigrammes de calomel tous les huit jours ; il considère de plus que, pour une cure, quatre ou six injections sont insuffisantes, et porte leur nombre à dix et douze. Et il ajoute : « Lorsque le calomel n'est pas bien supporté, j'ai recours à l'huile grise... J'ai porté, dans ma pratique, la dose d'huile grise à 15 centigrammes tous les quatre jours et quelquefois même tous les trois jours, et je continue la cure, surtout la première, aussi longtemps que l'état du malade le permet. Ce qui fait que je ne reste jamais au-dessous de quinze injections, et que je vais jusqu'à vingt-cinq. »

Enfin, depuis quelques années, Prokhorow a recours, dans le traitement de la syphilis, à des injections de biiodure de mercure à la dose de 3 milligrammes par kilogramme de poids du malade chez l'adulte, et de 15 décimilligrammes chez les enfants, injectant par exemple 24 centigrammes de biiodure chez un malade de 80 kilogrammes. Ces doses, ordinairement considérées comme très toxiques, auraient toujours été bien supportées et leur action curative serait remarquablement rapide. Prokhorow, à la suite de très nombreuses expériences, affirme que le mercure qui, administré en quantité relativement faible, peut produire des accidents, est d'ordinaire bien supporté lorsqu'on l'emploie à des doses massives suffisamment espacées.

Il est évident que les doses préconisées au début de la méthode des injections ont pu, sans le moindre accident dans la plupart des cas, être doublées, triplées ou quadruplées. Nous sommes loin, par exemple, des 4 milligrammes de biiodure par centimètre cube de la solution de Panas. Il est certain aussi que c'est

(1) Duhot, Traitement intensif immédiat et abortif de la syphilis. *Annales de la polyclinique centrale de Bruxelles*, sept. 1901.

cette augmentation même des doses qui a démontré l'efficacité merveilleuse du traitement intensif.

Cependant, il faut le reconnaître, l'exagération et l'abus de ce traitement peuvent devenir néfastes. Les cas d'intoxication par le biiodure que nous avons cités avec Druelle nous permettent d'affirmer le danger certain des doses formidables de sels solubles que nous venons de citer, en dehors des cas particuliers où l'on connaît la résistance exceptionnelle du malade à la médication mercurielle. Nous pensons également qu'il faut faire un choix judicieux des malades capables de supporter les doses d'huile grise préconisées par Duhot, et que seule une très grande expérience de la médication mercurielle permet de pressentir à temps les phénomènes d'intoxication imminents. On ne saurait donc, d'après nous, généraliser l'usage de semblables doses médicamenteuses. Il faut tout au moins qu'elles ne soient employées que par des spécialistes avertis et prudents.

Nous ne prétendons pas apporter ici la formule définitive du traitement intensif; mais ce traitement, tel qu'il est conçu par la plupart des auteurs que nous venons de citer, nous paraît cependant souvent **exagéré et dangereux.** Sans essayer de trancher d'une façon définitive et irréfutable une question qui soulèvera encore de nombreuses controverses, nous nous contenterons donc d'exposer les résultats très sincères de notre expérience personnelle, et l'opinion des syphiligraphes qui nous ont paru les plus avertis et les plus prudents.

Maintenant que nous avons exposé la genèse du traitement intensif, et la façon dont l'ont compris les différents auteurs, nous allons exposer les méthodes qui le constituent, les comparer entre elles, et chercher qu'elles sont leurs applications particulières en face de tel ou tel accident, grave ou bénin, rebelle ou facilement curable.

Le traitement intensif se compose surtout de deux méthodes : la *méthode des frictions à hautes doses*, et la *méthode des injections* également *à hautes doses*.

I. **Méthode des frictions.** — Nous avons déjà parlé de la *méthode des frictions*, montré la rapidité de leur action, leur énergie curative, la facilité de leur emploi, mais nous avons fait valoir en même temps les raisons qui nous empêchent de leur accorder une entière confiance ; elles ont un rendement trop inégal et la façon dont elles sont faites joue un trop grand rôle dans leur action. Nous ajouterons, considération accessoire, mais parfois nécessaire, que les frictions ont un rôle parfaitement révélateur, et qu'il peut être urgent de dissimuler un traitement mercuriel.

Ces considérations diverses nous font donc rejeter la méthode des frictions au second plan, et nous restons en présence de la méthode la plus pratique des traitements intensifs, la *méthode des injections*.

II. ***Méthode des injections***. — Avant toute discussion, et de prime abord, nous *éliminerons les injections d'***huile grise.** Elles ne sauraient en effet convenir à un traitement intensif, en raison de la faiblesse de leur action en face d'accidents tenaces, de sa lenteur en face d'accidents à marche rapide. Il est évident que la puissance curative de l'huile grise augmente si on l'administre à des doses considérables, le traitement de Duhot en est une preuve, mais peut-on être sûr de l'innocuité de ces fortes doses? Dans nombre de cas elles ont pu être supportées sans aucun dommage, mais sommes-nous en droit de compter toujours sur des résultats aussi heureux? Certes on peut n'arriver que progressivement aux doses élevées, et tâter ainsi la susceptibilité de son malade, mais n'est-ce pas risquer une accumulation considérable de mercure dans l'organisme, si, pour une raison impossible à prévoir et à prévenir, la dépuration rénale devenait brusquement insuffisante ?

Ce sont là autant de raisons péremptoires à nos yeux pour renoncer à l'huile grise, et, parallèlement à l'emploi de l'iodure, il ne nous restera plus à choisir qu'entre les **injections solubles** quotidiennes (benzoate, bibromure et biiodure en solution aqueuse), et le **calomel.**

Nous voici donc en présence de deux méthodes, toutes deux éminemment curatives, mais entre lesquelles il n'est pas impossible de fixer judicieusement son choix.

En effet, chacune d'elles présente des avantages particuliers ; et nous avons déjà assez insisté sur ceux du calomel : modicité de prix, commodité dans certaines situations sociales d'une seule injection par semaine, efficacité puissante et prolongée.

Mais nombreux sont aussi les faits qui plaident en faveur des injections solubles quotidiennes : surveillance rigoureuse du malade, absence relative de phénomènes douloureux, absence de réactions inflammatoires, absence d'accumulation mercurielle.

Et l'indécision subsiste en présence des résultats ; car si l'on accordait au calomel, il y a quelques années, une action prépondérante, comme rapidité, et comme intensité, il n'en est plus absolument de même de nos jours, depuis qu'on ne craint plus d'augmenter les doses de sels solubles.

Cette discussion pourrait s'étendre à l'infini, et nous avons vu les médecins les plus consciencieux et les plus compétents apporter des arguments et des chiffres également probants à l'appui des deux méthodes.

En somme, les deux modes d'injection constituent des méthodes de choix, et il ne saurait être question, selon nous, de choisir l'une en bloc pour rejeter délibérément l'autre.

Au contraire, il faut savoir être éclectique et se guider sur les circonstances; aussi nous baserons nous sur les constatations purement cliniques pour apprécier impartialement la valeur comparative des deux méthodes.

Or voici ce que la clinique nous dit des sels solubles : action en général très rapide, surtout sur un organisme vierge de mercure ; mais aussi action moins prolongée, plus transitoire que celle du calomel ; effet préventif moins marqué par conséquent, et récidives plus fréquentes. De plus (et c'est là un fait très important), mithridatisation facile, et par là même amoindrissement de l'effet thérapeutique en face de récidives à bref délai, d'accidents plus graves ou simplement de même gravité. Il devient nécessaire par là même d'augmenter les doses dans des proportions notables, au point de provoquer des désordres locaux plus ou moins graves, ou même des phénomènes d'intoxication mercurielle.

Avec le calomel, on a une action plus lente peut-être, mais plus durable aussi, de moindres chances de récidives, l'absence de mithridatisation et par conséquent de diminution de l'effet thérapeutique. De plus, son efficacité paraît plus nette, non seulement contre les formes les plus tenaces, les plus indéracinables, mais surtout contre certains cas pathologiques déterminés, spéciaux, tels que certaines glossopathies, le phagédénisme rebelle et les affections parasyphilitiques. L'action immédiate du calomel semble cependant incertaine, car, si l'influence curative pour ainsi dire foudroyante de ce médicament tient, comme l'a pensé Leredde, à une absorption massive, cette absorption ne se fait pas toujours au gré du médecin, à l'heure et au moment précis où il en a besoin : elle peut être immédiate, parfois médiate (quelques jours après l'injection), parfois même tardive, après un enkystement plus ou moins prolongé.

Malgré cela, l'action du calomel nous paraît non seulement plus élective, mais encore plus curative.

Est-ce à dire qu'il doive supplanter les injections solubles dans les cas où une récidive et la lenteur de guérison peuvent faire douter de leur efficacité? Non certes, car le calomel garde tous les inconvénients (douleur, nodosités, suppurations rares mais possibles) qui en font une médication parfois périlleuse pour la réputation du médecin et le moral du malade ; et d'autre part, le maniement exercé des injections solubles (le renforcement des doses, le changement de sel mercuriel, les interruptions de traitement bien calculées, l'association à l'huile grise) pourra donner le moyen de remédier à certaines des défectuosités dont nous avons parlé.

Pour nous, le calomel reste donc une *médication d'exception*, à réserver pour le cas d'échec des sels solubles, quand des récidives incessantes empêchent l'emploi trop répété d'injections qui risquent, à la longue, d'occasionner des altérations dégénératives des tissus (myosite fibreuse), — lorsqu'on vise certaines affections pour lesquelles il a une efficacité spéciale, telles certaines glossopathies scléreuses, les ulcérations du nez et du pharynx, les syphilides psoriasiformes invétérées, les onyxis, etc., — et aussi dans certaines affections où les doses véritablement intensives doivent, pour ainsi dire, être désespérément appliquées, les accidents parasyphilitiques par exemple.

Telles sont les données de l'expérience clinique, les plus importantes pour le praticien.

Pour essayer de justifier par la théorie ces conclusions purement pratiques, nous pouvons nous reporter à la discussion que nous avons citée dans un chapitre précédent, du mode d'absorption, et de la valeur du pourcentage en mercure des principaux sels.

Nous avons vu que pour Mialhe les sels de mercure ne deviendraient actifs qu'en se combinant aux liquides de l'organisme, sous forme de chloro-albuminates, oxychloro-albuminates, etc. Pour Merget, il y aurait une série de décompositions, de métamorphoses, aboutissant à la production de mercure libre, et pendant lesquelles les sels mercuriels exerceraient leur maximum d'action sur les éléments anatomiques.

Pour d'autres syphiligraphes enfin, qui s'autorisent de l'opinion du professeur Pouchet, la forme de mercure métallique infiniment divisé serait la seule sous laquelle pourrait agir le médicament.

Si l'on admet la théorie des *composés secondaires*, il est évident que l'action du mercure ne sera que *transitoire*, puisque le maximum de cette action correspond à un temps de transformation, lui-même assez bref ; or cela paraît être le résultat obtenu avec les sels solubles.

Au contraire, le mercure en nature des sels insolubles, intransformable et persistant dans l'organisme, aura naturellement une action plus durable.

Cette différence de l'action des divers sels, plus rapide et transitoire pour les sels solubles, plus durable pour les sels insolubles, nous est encore démontrée par la chimie physiologique ; les sels solubles, que différents modes de préparation rendent plus facilement assimilables, forment, au contact des éléments de l'organisme, des combinaisons *instables*, et agissent avec énergie au moment de cette formation, mais à ce moment seulement ; les préparations insolubles, au contraire, fournissant avec de l'huile grise du mercure métallique, avec le calomel du mercure dégagé à l'état naissant, ont une valeur thérapeutique à la fois intense et durable.

L'action du calomel, supérieure à celle d'autres composés plus riches en mercure, montre bien que l'efficacité d'un sel ne dépend pas uniquement de la quantité de mercure introduite dans l'organisme. Il faut voir moins la quantité que la qualité du métal ainsi mis en liberté. Ainsi l'huile grise, plus riche en mercure que le calomel, est moins active que lui. C'est que, d'après M. le professeur Pouchet, qui a bien voulu nous fournir sur ce sujet d'amples explications, il n'y a d'utilisé dans l'huile grise qu'une très petite partie du mercure qu'elle contient. Il faut aux molécules de mercure, pour pouvoir être utilisées par l'organisme, une infinie petitesse qu'est loin de réaliser dans toutes ses parties l'émulsion la plus parfaite ; et la majeure partie du métal provenant d'une injection d'huile grise est rejetée avant d'avoir pu rendre le moindre service (1).

De ces faits, on peut tirer des ***conclusions*** capables de mettre d'accord tous les auteurs : du côté des sels solubles, absorption instantanée, action rapide, absence d'accumulation; mais par cela même faible efficacité d'une dose invariable contre un accident qui ne rétrocède pas du premier coup, et nécessité d'augmenter progressivement cette dose, au risque de provoquer des phénomènes d'intoxication ; en somme, difficulté à frapper un grand coup avec les sels solubles.

Avec le calomel au contraire, absorption plus irrégulière, massive avec réaction fébrile parfois, ou plus lente et amenant de l'accumulation dans d'autres cas ; mais aussi efficacité curative plus profonde et plus durable qu'avec les doses moyennes de sels solubles, du fait même de l'absorption massive ou de l'accumulation.

Mais si la **qualité** du mercure injecté est importante à considérer, il est évident aussi que la **quantité** injectée est un facteur important d'efficacité thérapeutique, à la condition, bien entendu, que l'on considère toujours la dose *utilisée*, et non la dose *injectée*.

Quoi qu'il en soit, voulant ici faire œuvre pratique et non un traité critique, nous ne nous guiderons que sur les données cliniques pour fixer les règles de notre pratique du traitement intensif et nous dirons :

Il faut donner **le maximum de mercure, sous sa forme la plus active,** *mais sans perdre de vue le principe même de la méthode intensive :* **donner la dose la plus forte qui soit tolérée sans danger.**

Pour nous conformer à cette conclusion, nous nous adresserons à deux méthodes :

Les ***injections solubles quotidiennes*** ;

Les ***injections de calomel hebdomadaires***.

Parmi les premières nous ne préconiserons que trois préparations : les solutions aqueuses de biiodure, de benzoate et de bibromure de mercure.

La teneur en mercure des deux premiers étant presque égale,

(1) Cette opinion exprimée par le professeur Pouchet bien avant les recherches que M. Dumesnil et nous avons faites sur les différents degrés d'émulsion d'huile grise, se trouve pleinement confirmée par les résultats comparatifs que nous avons pu établir (V. p. 201).

les doses à employer dans les deux cas seront à peu près les mêmes.

Ces doses moyennes seront, chez l'adulte, de 2 à 3 centigrammes par injection et par jour. Si une récidive se produit peu de temps après la dernière injection d'une série, nous forçons la dose, l'élevant de 2 à 3 centigrammes et même de 3 à 4 centigrammes. Mais plus que jamais, si l'on atteint une telle dose, il faudra avec soin surveiller son malade, et guetter les réactions locales et générales qui peuvent se produire, surtout la stomatite et les troubles gastro-intestinaux.

Le bibromure de mercure étant plus riche en mercure que les précédents, la dose moyenne sera, chez l'adulte, d'un centimètre cube de la solution bromurée (de Vicario), ce qui correspond à 0gr,01 de mercure métallique. Cette dose équivaut à 2 centigrammes au moins de biiodure ou de benzoate. En cas de besoin, on pourra ici encore, en surveillant avec le même soin son malade, augmenter la dose et injecter par exemple 2 centimètres cubes de la solution.

Si, en face d'accidents graves et rebelles, ces doses paraissent être insuffisantes, il faudra, *non pas les augmenter*, ce qui selon nous pourrait être dangereux, mais leur associer une méthode adjuvante, autant que possible efficace et inoffensive, des injections d'huile grise par exemple. C'est ainsi qu'après six injections quotidiennes de benzote ou de biiodure, on pourra faire le septième jour une injection d'huile grise à faible dose au début, à doses moyennes ensuite, ce qui n'empêchera pas de recommencer le lendemain une nouvelle série d'injections solubles qui devront être immédiatement interrompues au premier signe d'intolérance mercurielle.

Quant au calomel, nous l'employons sous forme de solution huileuse dosée à 5 centigrammes par centimètre cube, et nous injectons un centimètre cube de la solution par semaine. C'est là une dose moyenne, suffisante dans la plupart des cas, mais qui peut, s'il est nécessaire et chez des sujets offrant des garanties suffisantes de vigueur et d'intégrité physique, être dépassée et même doublée.

Nous avons longuement parlé de ce sel ; nous savons que la technique de l'injection et surtout celle de sa préparation ont une grande importance. L'introduction dans l'arsenal thérapeutique du calomel de Zambeletti a singulièrement facilité l'emploi de ce médicament par l'extraordinaire tolérance de l'organisme à son égard.

CHAPITRE IX

TRAITEMENT IODURÉ

Il convient tout d'abord, en tête de ce chapitre, de mettre en évidence qu'une évolution semble se faire depuis ces dernières années sur l'importance du rôle de l'iodure de potassium et de ses succédanés dans le traitement de la syphilis.

Il était jusqu'ici de notion courante, voire même universellement admis, que la syphilis, suivant ses périodes, devait être combattue et traitée par deux médicaments d'importance presque égale : le mercure au début, pendant les deux ou trois premières années de l'infection, et ensuite l'iodure de potassium et rien que l'iodure de potassium. Cependant, comme l'a écrit Bizard (1), « il est temps d'aller courageusement à l'encontre de cette opinion depuis trop longtemps admise que le mercure est le médicament de la période secondaire, et l'iodure de potassium celui de la période tertiaire de la syphilis ».

Sans aller jusqu'à prétendre, comme l'ont fait certains auteurs, que l'iodure est inutile, qu'il n'est qu'un agent d'exception, qu'il n'est employé que par routine, on doit envisager la question avec moins d'intransigeance et d'une façon plus conforme à la réalité des faits en disant que c'est le mercure seul qui doit constituer le médicament de fond de la syphilis à toutes ses périodes ; il en est le seul remède indispensable tant comme curatif que comme préventif.

Tout au contraire : « l'iodure n'est pas indispensable au traitement de la syphilis » (2). S'il est quelquefois d'une incontestable utilité, s'il doit même encore dans certains cas — il est vrai de plus en plus rares — devenir agent principal de traitement, il ne doit plus être considéré comme un médicament véritablement

(1) L. Bizard, Rôle secondaire de l'iodure de potassium dans le traitement de la syphilis à toutes ses périodes. *La Syphilis*, nov. 1903.

(2) A. Fournier, Traitement de la syphilis, p. 441.

antisyphilitique, mais bien comme un agent thérapeutique répondant à des indications particulières et qui ne peuvent du reste être fixées immuablement par des règles précises et identiques pour tous les cas.

HISTORIQUE

L'iode, qui doit son nom à Gay-Lussac, a été isolé en 1812 par un manufacturier appelé Courtois.

L'iodure de potassium fut découvert par J.-B. Dumas sur les indications du Dr Coindet (de Genève), qui regardait l'iode comme un spécifique contre le goitre.

Les premiers travaux sur l'emploi de l'iodure de potassium dans le traitement de la syphilis datent de 1832, et sont dus à Wallace (de Dublin), qui publia en 1836 dans la *Lancette* anglaise ses premières observations sur les résultats qu'il avait obtenus ; à la même époque, un médecin de Toulon, J.-J. Raynaud, prescrivait ce sel à petites doses contre les maladies vénériennes qui résistaient au traitement mercuriel et estimait n'avoir qu'à se louer de cette méthode.

L'usage de l'iodure dans les périodes avancées de la syphilis se généralisa rapidement en Angleterre et en Allemagne ; en France on n'y avait recours qu'avec une certaine timidité et on ne l'administrait que dans certains cas exceptionnels, comme adjuvant du traitement hydrargyrique.

Il fallut les travaux de Ricord, qui expérimenta l'iodure sur une vaste échelle, pour en vulgariser l'emploi en France. Pourtant, au début, Ricord n'insiste que sur l'action particulièrement antiscrofuleuse des iodiques, ce qui permettait d'expliquer les bons effets de l'iode dans le traitement des accidents syphilitiques tertiaires envisagés par lui comme une sorte de prolongement de la syphilis, dépourvu de spécificité, assimilable ou identique à la scrofule. Les idées de Ricord ne tardèrent pas du reste à se modifier à tel point qu'en 1846 il écrivait : « L'iode ne guérit plus les scrofules, il ne guérit que la vérole. »

La fortune de l'iodure fut rapide et jusqu'à ces dernières années peu de critiques s'élevèrent contre lui.

« L'histoire de l'iodure de potassium, écrit Mauriac (1), est infiniment moins compliquée et dramatique que celle du mercure ; elle est simple comme celle des peuples heureux et des femmes honnêtes. C'est que l'iodure de potassium a l'immense avantage d'être moins toxique que le mercure. Il déploie ses moyens curatifs sans produire aucun dommage fâcheux dans l'organisme : l'iodure n'atteint pas autant que l'hydrargyrisme les forces vives de l'organisme. »

Depuis les travaux de Ricord, dit encore le professeur Fournier, « l'iodure est resté dans la thérapeutique de la syphilis et il y est resté à l'état d'agent incontesté. Plus heureux, cent fois plus heureux que le mercure, il n'a pas eu à connaître ces contradictions multiples, ces oppositions formidables, ces haines féroces qu'a subies ce dernier » (2).

Enfin, dans un livre récent, L. Jacquet et M. Ferrand (3) remarquent : « L'emploi de l'iodure ne subit pas les vicissitudes qu'éprouva le traitement mercuriel ; il ne donna lieu ni à un engouement excessif ni à des oppositions acharnées. »

Nous avons vu cependant que ces oppositions semblent se faire maintenant plus nombreuses et souvent justifiées.

S'il convient en effet de laisser à l'iodure une place importante dans la thérapeutique de la syphilis, encore faut-il savoir l'administrer avec à propos et ne pas laisser ce médicament empiéter sur le domaine du mercure qui est bien le seul vrai grand remède de la syphilis à toutes ses périodes.

ACTION PHYSIOLOGIQUE

L'action des iodiques sur l'organisme, qui a donné lieu à de très nombreux travaux, a été fort bien étudiée et mise au point

(1) Mauriac, Traitement de la syphilis, p. 276-277.
(2) Fournier, Traitement de la syphilis, p. 393.
(3) L. Jacquet et M. Ferrand, Traitement de la syphilis, p. 79.

par M. le professeur Pouchet dans un livre récent (1). C'est à cet auteur que nous empruntons du reste la plupart des détails qui vont suivre dans ce chapitre.

« En résumé, écrit le professeur Pouchet, l'iode agit par stimulation du tissu lymphoïde, par action spéciale sur la nutrition, enfin par une action accessoire, si l'on peut dire, sur le cœur, la circulation et la respiration. Cet ordre représente le degré d'importance décroissante en ce qui regarde l'action physiologique. »

1° **Action antitoxique et dépurative.** — Les iodiques exagèrent l'activité du tissu lymphoïde et donnent naissance à des éléments qu'on appelle *macrophages* et dont le rôle intervient à la période tardive des affections pour débarrasser l'organisme des déchets cellulaires ou microbiens produits par les infections ou par les intoxications. Par ce mécanisme, il suscite, exalte les moyens de défense de l'organisme, en déterminant à la fois une atténuation de l'infection par leurs propriétés antitoxiniques et surtout une mise en état de suractivité de ses moyens nouveaux de défense.

C'est à une conclusion identique qu'arrive Lortat-Jacob : « En provoquant une réaction mononucléaire qui, on le sait, est la réaction de défense de l'organisme dans les processus chimiques et à la phase tardive des infections, l'iode aidera l'organisme à se décharger des déchets de la lutte et justifiera ainsi sa réputation populaire de *dépurateur du sang* (2). »

2° **Action sur la nutrition.** — L'iode imprime aux processus intimes de la nutrition une suractivité remarquable, et on constate sous son influence une notable augmentation des échanges et de la désassimilation.

3° **Action de drainage.** — L'hydrémie consécutive à l'action des iodures détermine un véritable drainage des tissus et de leurs éléments anatomiques, débarrassant ainsi les cellules des déchets de la nutrition.

4° **Action sur la circulation et la respiration.** — Les modifications circulatoires et respiratoires, quoique moins accentuées que les actions que nous venons de résumer, interviennent cependant d'une façon qui n'est pas à négliger.

(1) Pouchet, L'iode et les iodiques, Octave Doin, éditeur, Paris, 1906, p. 95.

(2) Lortat-Jacob, L'iode et les moyens de défense de l'organisme. *Thèse de Paris*, 1903. —Voy. aussi : Labbé et Lortat-Jacob, Action de l'iodure sur le tissu lymphoïde. *Société de biologie*, 2 mars 1903.

L'abaissement de la tension sanguine modifie le myocarde soit directement, soit en diminuant le travail du cœur, Le drainage qui accompagne la transsudation de la partie liquide du sang entraîne les déchets de la nutrition et favorise la disparition des œdèmes, après les avoir momentanément augmentés ; en outre la lymphe, plus active en cela qu'à l'état normal, exerce une action osmotique et enlève l'eau soit aux éléments des tissus, soit aux exsudations pathologiques. Les modifications réalisées dans les cas d'affections cardio-vasculaires sont dues à la fois aux variations de la pression sanguine, à l'action lymphagogue et à l'action sur la nutrition.

Enfin il n'est pas jusqu'aux modifications imprimées à l'irrigation des divers tissus qui interviennent plus ou moins activement dans les phénomènes déterminés par les iodiques.

5° **Action sur l'élimination des métaux.** — « J'appelle encore votre attention sur un point qui constitue une application fort importante de la médication iodurée, je veux parler de l'élimination des métaux toxiques accidentellement fixés dans l'économie.

« Les expériences de Melsens, à propos du mercure, celles de Annuschat à propos du plomb avaient déjà établi ce fait; je l'ai vérifié pour le plomb et j'ai précisé les conditions dans lesquelles doit être institué le traitement ioduré. C'est justement en agissant sur la molécule albumine-métal dont il provoque la désintégration, que l'iode permet la solubilisation du métal puis son élimination.

« On s'explique ainsi qu'il puisse se produire des accidents aigus d'hydrargyrisme ou de saturnisme à la suite d'une brutale destruction du composé albumino-métallique, suivie de la solubilisation du métal en quantité suffisante pour exercer une influence toxique (1). »

« Il est une circonstance dans laquelle toutes les qualités que nous venons de passer en revue sont utilisées : c'est dans l'application du traitement ioduré aux accidents tertiaires de la syphilis, vis-à-vis desquels l'iode manifeste une véritable action spécifique.

« Affinité pour les produits, surtout les albuminoïdes de néoformation, drainage de l'organisme, modifications dans les processus

(1) P. Pouchet, *loc. cit.*, p. 102.

de nutrition intime ; action directe sur les produits de l'activité du virus et sur les agents chargés de le détruire dans l'organisme : voilà autant de raisons qui peuvent être invoquées pour interpréter l'influence remarquable et à nulle autre pareille exercée dans ce cas par les iodiques, Les processus de réparation se trouvent d'ailleurs excités et hâtés non seulement dans le cas de syphilis, mais encore dans tous les cas de plaies cutanées chirurgicales spécifiques ou non (1). »

L'iodure de potassium, le plus généralement employé, est bien, comme le dit Fournier, « merveilleusement fait pour l'absorption et la diffusion dans l'organisme ». Cette puissance de diffusion est véritablement « vertigineuse », selon l'expression de Mauriac. Après ingestion, il apparaît dans les urines au bout de quinze minutes ; après injection dans le tissu cellulaire, en vingt minutes; après introduction dans le rectum, en vingt-trois minutes. On constate sa présence dans toutes les sécrétions : la salive, la bile, les larmes, le lait, et même dans les urines des enfants allaités par une nourrice soumise à son action.

Si son absorption est rapide, son élimination ne l'est pas moins : les quantités faibles sont tout entières éliminées en vingt-quatre heures; mais même avec des quantités fortes, il disparaît totalement en trois ou quatre jours.

INDICATIONS ET CONTRE-INDICATIONS DU TRAITEMENT IODURÉ

Première question : ***Le mercure peut-il être suppléé par l'iodure dans le traitement de la syphilis? L'iodure suffit-il seul au traitement de la syphilis?***

Cette méthode a eu ses partisans, des médecins éminents l'ont employée, mais ils ont dû bientôt renoncer à leur erreur.

Aujourd'hui, en effet, la question est jugée, et nous laisserons à M. le professeur Fournier, peu suspect cependant d'inimitié

(1) POUCHET, *loc. cit.*, p. 105.

contre l'iodure, surtout à l'époque où il écrivait son livre sur le traitement de la syphilis, le soin de nous dire sur quelles raisons il a basé ces conclusions :

« Pour moi (1), après avoir essayé autrefois et pour un temps du traitement exclusif par l'iodure, mon opinion est faite et bien faite à son endroit. Je m'accuse et me repens de ce péché de jeunesse, car l'expérience m'a appris à considérer le traitement en question comme insuffisant et périlleux à divers titres. Je le tiens, à parler net, pour un *mauvais traitement.*

« Mais je vous dois, sur une question aussi importante, les raisons de mon jugement. Ces raisons, les voici sommairement. Je condamne le traitement exclusif par l'iodure :

« 1° Parce qu'il est vraiment peu actif, voire presque inerte parfois contre les manifestations de l'étape secondaire.

« 2° Parce que, laissant subsister pour un temps plus ou moins long les accidents de cette période, il comporte des conséquences sociales des plus graves dérivant de la contagiosité de ces accidents.

« 3° Parce qu'il n'éteint pas la disposition syphilitique, parce qu'il laisse subsister la tendance au tertiarisme, en un mot parce qu'il ne constitue pas une sauvegarde d'avenir...

« En effet, le mercure est par excellence le remède de fond de la syphilis. Comptez sur lui bien plus que sur l'iodure pour prévenir les récidives et sauvegarder l'avenir... S'il fallait que quelque jour l'un de ces deux remèdes vînt à disparaître (pardonnez-moi l'absurdité de l'hypothèse), je me consolerais bien plus facilement de la perte de l'iodure que de celle du mercure ; car ce dernier me restant, *je serais bien plus sûr avec lui qu'avec l'iodure de venir à bout facilement de la syphilis.* »

ACTION DE L'IODURE SUR LE CHANCRE INITIAL

Une des plus grandes gloires de l'iodure aux yeux des syphiligraphes de la première moitié du siècle dernier a été l'action satisfaisante qu'il exerçait sur le **chancre** et notamment sur l'**induration chancreuse**. Ricord, Langlebert, Sigmund, Bouchardat, Kuss, Puche (celui-là même qui donnait des doses courantes de 40 à 50 grammes d'iodure) vantent ses effets contre l'indura-

(1) A. Fournier, *loc. cit.*, p. 441 et seq.

tion du syphilome primitif; Mauriac et Fournier se contentent de le recommander contre le chancre à tendance phagédénique, mais le regretté du Castel (1) écrivait encore récemment : L'iode est « le médicament indiqué dans le traitement du chancre qui par son induration, par sa tendance parfois ulcéreuse, semble se rapprocher plus des gommes et des processus tardifs que des lésions superficielles de la période secondaire ».

C'est pourquoi du Castel, qui ne croyait guère à l'action préventive du mercure et qui ne mercurialisait ses malades qu'après l'apparition des accidents secondaires, ne leur administrait à cette époque que de l'iode sous la forme d'iodure de fer ou plus rarement d'iodure de potassium.

L'action de l'iodure sur le chancre ne saurait avoir à nos yeux grande importance et cela pour deux grandes raisons : c'est d'abord que, de nos jours, on ne s'attache pas particulièrement à lutter contre le chancre ou contre son induration ; « on ne soigne pas seulement le chancre pour le chancre, mais pour l'infection syphilitique dont il est le premier symptôme (2) ». Le temps est en effet passé où on pronostiquait ce que serait une syphilis suivant que le chancre initial était de dimensions plus ou moins étendues, ou plus ou moins induré de base, ou encore suivant la durée de son évolution. Il est prouvé aujourd'hui que ces différents facteurs n'influent nullement sur le pronostic de la syphilis : à un chancre nain succède souvent une syphilis grave alors qu'un chancre phagédénique peut être suivi d'une affection bénigne. Ce serait donc prendre une peine inutile et ce serait même perdre un temps précieux pour le malade, nous allons dire pourquoi, que de vouloir modifier la qualité d'un chancre par le traitement ioduré.

En outre on modifiera bien plus vite et mieux l'accident primitif, en ajoutant à un traitement local soigneusement fait, l'institution aussi précoce que possible du traitement mercuriel (injections de sels solubles, d'huile grise ou de calomel).

PÉRIODE SECONDAIRE

Contre la plupart des accidents de la période secondaire, l'iodure est à peu de chose près complètement dépourvu d'effi-

(1) Du Castel, Traité de thérapeutique de Robin, fasc. VI, p. 124.
(2) Bouveyron, *Revue de dermatologie et de vénérologie pratiques*, mars 1905.

cacité. Wolff (1893) a pu donner pendant des mois entiers à certains malades des doses journalières de 25, 40 et même 50 grammes d'iodure de potassium sans influencer en quoi que ce soit l'époque d'apparition de la période secondaire, ni la violence de ses manifestations.

« Savez-vous, dit le professeur Fournier (1), ce qu'on observe alors qu'on administre l'iodure à l'époque du chancre ou en pleine étape secondaire? Ceci :

« D'une part, les poussées secondaires se produisent et se reproduisent à peu près comme si l'on ne faisait rien. J'ai vu maintes fois sur des malades traités de la sorte des manifestations de forme secondaire (syphilides cutanées, plaques muqueuses, alopécie, iritis, adénopathie, phénomènes nerveux, etc.) pulluler et repulluler parfois, même d'une façon subintrante.

« Si bien que j'ai dû pour ma part renoncer à ce traitement. »

Certains auteurs (Gugenheim, Barbe, etc.), ont, il est vrai, publié des faits montrant que l'iodure à lui seul est capable de venir à bout de poussées d'accidents secondaires, mais ne peut-on leur répondre que beaucoup d'accidents de cette sorte guérissent par de simples soins locaux, sans aucun traitement général (expériences de Diday) ou même *malgré* de mauvais traitements ?

Il est cependant quelques accidents précoces de la syphilis qui ont passé jusqu'ici pour être particulièrement et heureusement influencés par l'iodure et tout au contraire aggravés par le mercure.

Telle est, entre autres, l'**alopécie secondaire** dont certains auteurs s'obstinent à affirmer l'origine mercurielle, et que, pour cette seule raison, ils ne traitent que par l'iodure.

A la vérité, si l'influence du mercure sur le système pileux n'est pas encore parfaitement connue et élucidée, on peut affirmer que l'alopécie syphilitique vraie, en clairière, n'a rien à voir avec le traitement de la syphilis, quel que soit du reste ce traitement. Cette alopécie est un accident d'ordre secondaire au même titre que la roséole et les plaques muqueuses survenant sans doute d'ordinaire chez des prédisposés séborrhéiques ; ce qui permet d'affirmer une telle opinion, c'est que cet accident, comme la plupart des autres lésions secondaires, est infiniment plus rare chez les

(1) *Loc. cit.*, p. 443.

malades suffisamment mercurialisés dès le début de leur maladie.

Il est une autre affection, plus tardive il est vrai dans son apparition, contre laquelle, par la crainte, un peu chimérique à l'heure actuelle, de la stomatite et de l'influence irritative du mercure sur la muqueuse de la cavité buccale, on hésite beaucoup trop à employer le mercure et que trop de praticiens ne traitent que par la médication iodurée. C'est de la **leucoplasie bucco-linguale** que nous voulons parler, affection grave puisqu'elle aboutit trop souvent, on le sait, à la dégénérescence épithéliomateuse.

Or, contre la leucoplasie, si l'action du mercure est lente et inconstante, il faut savoir que le traitement ioduré reste absolument sans effet et qu'il peut même *être dangereux* (Gaucher).

Il est enfin d'autres accidents dits pourtant secondaires tardifs ou tertiaires précoces, contre lesquels l'iodure est parfaitement impuissant; tels sont les **syphilides papulo-squameuses** régionales, les **syphilides palmaires** et **plantaires**, les **syphilides psoriasiformes**, etc., accidents qui disparaissent au contraire rapidement par un traitement mercuriel suffisant.

Syphilis maligne précoce.

S'il est actuellement admis par presque tous les syphiligraphes que l'iodure reste sans effet contre les lésions ordinaires de la période secondaire, il est au contraire très habituel de voir conseiller le traitement ioduré dès qu'une syphilide si jeune soit-elle prend une allure spéciale de malignité qui permet de la faire entrer dans le cadre de ce qu'on a appelé les **syphilis graves précoces**; cette forme de la diathèse n'étant, à tout prendre, qu'une syphilis tertiaire succédant sans période secondaire au chancre initial, il est tout naturel, prétendent beaucoup d'auteurs, d'appliquer à ces accidents de modalité tertiaire le médicament qui leur convient, c'est-à-dire le médicament du tertiarisme : l'iodure de potassium.

Cette conception thérapeutique, presque classique encore par la force de la routine, est fausse cependant de tout point, voire même dangereuse, et de ce fait doit être hardiment combattue. On ne s'explique guère qu'à notre époque des auteurs distingués aient pu soutenir que l'iodure constitue le médicament principal à opposer aux accidents de cette syphilis maligne précoce.

Prenons l'exemple d'une syphilis d'intensité moyenne évoluant comme toutes les syphilis de cette sorte : cent médecins sur cent vont la traiter par le mercure, n'est-il pas vrai ? Et à côté, voilà une syphilis grave qui brûle des étapes, qui au lieu de se traduire par quelques rares poussées de syphilides érythémateuses ou papulo-érosives, va donner lieu à des ulcérations, à des infiltrations gommeuses, à des accidents viscéraux graves ; or contre une pareille maladie vous allez renoncer au mercure qui est un antisyphilitique à toutes les périodes de la syphilis, et vous allez le remplacer par l'iodure, ce médicament auxiliaire dont l'action est incertaine et qui de l'aveu de tous laisse revenir les accidents, étant dénué d'action préventive ? A n'en pas douter, il serait absurde et dangereux d'agir de la sorte. C'est au contraire dans les cas semblables qu'il convient de doubler les doses de mercure et d'employer les méthodes et les procédés les plus actifs de mercurialisation, et, en première ligne, les injections de calomel.

Contrairement à ce qui a été couramment enseigné jusqu'à ce jour, **c'est surtout dans les syphilis graves que l'iodure doit être rejeté au second plan.**

Dans ces formes de l'affection, ***y a-t-il lieu cependant de rejeter absolument la médication iodurée?*** nous ne le pensons pas, mais il convient de demander à l'iodure ce qu'il peut faire et rien de plus. Nous savons en effet que l'iodure, ou plus exactement l'iode, agit surtout en exagérant l'activité du tissu lymphoïde qui fabrique des macrophages et provoque ainsi une réaction mononucléaire, réaction de défense de l'organisme dans les processus infectieux. Nous savons d'autre part que l'iodure de potassium, dont la diffusion dans l'organisme est, peut-on dire, instantanée, agit d'abord comme antimicrobien et permet en outre la solubilisation rapide du mercure, aidant ainsi à son élimination. C'est pour ses vertus antitoxiques, antiseptiques et éliminatrices que nous devons parfois, et dans certains cas spéciaux, employer l'iodure, mais seulement pour venir en aide au traitement mercuriel

Indications de l'iodure à la période secondaire.

Si les indications du traitement ioduré sont rares, voire même exceptionnelles à la période secondaire de la syphilis, il faut cependant reconnaître que certains accidents qui résistent d'ordinaire au mercure sont très heureusement influencés par la médication iodurée.

Citons principalement :

1° La **céphalée secondaire** à type vespérin ou nocturne, qui disparaît en quelques jours même par l'emploi de petites doses (environ un gramme par jour) d'iodure de potassium ;

2° Les **névralgies secondaires**, douleurs vagues, changeantes dans leur localisation, qui se constatent chez la femme, surtout dans les premiers mois de l'infection ;

3° Les **manifestations douloureuses du système locomoteur :** ostéalgies, arthralgies, myalgies, périostites, etc. ;

4° Il est enfin utile de savoir qu'il est des formes de lésions qui d'ordinaire guérissent par le mercure, mais qui peuvent lui résister. Il peut suffire alors d'instituer le traitement mixte, ou une cure iodurée de quelques semaines suivie de la reprise de la médication hydrargyrique pour voir la guérison se faire avec rapidité.

Il est presque impossible de dire avec précision quels peuvent être ces accidents ; ce sont par exemple des lésions torpides, sèches, récidivant avec facilité ; plus souvent encore, nous l'avons souvent observé des **syphilides secondaires ulcéreuses, notamment celles qui affectent comme siège la muqueuse pituitaire ou les parois pharyngées.**

L'**onyxis secondaire** nous paraît être encore un type de ces accidents ; nous en avions fait la remarque et notre opinion a été confirmée par une communication orale de Jullien : il est des onyxis qui guérissent par le mercure, mais il en est qui lui résistent et que l'iodure seul fait disparaître. Ces faits inexplicables doivent être connus des médecins, ne serait-ce que pour prouver une fois de plus que rien n'est absolument précis en thérapeutique.

C'est encore un fait d'observation courante que toutes les **affections syphilitiques du système osseux** (localisations osseuses ou para-osseuses) sont particulièrement justiciables de l'iodure de potassium.

Contre-indications de l'iodure à la période secondaire.

L'iodure n'est pas toujours seulement indifférent et sans valeur thérapeutique, il peut être nuisible, voire même dangereux à la période secondaire.

L'iodure de potassium **active les poussées cutanées** et surtout muqueuses du début de la période secondaire.

Administré après un traitement mercuriel, il fait réapparaître avec une intensité plus grande certains accidents qu'avait effacés le mercure.

« Quand vous aurez bien guéri une bouche par le mercure, disait Léon Le Fort à Jullien (1), donnez de l'iodure et vous verrez bien souvent réapparaître tous les accidents. » — « L'observation est exacte, ajoute Jullien, et j'ai eu plus d'une fois l'occasion de la vérifier. » J. Simon (2) fait les mêmes remarques.

Sur l'**appareil visuel**, les effets nocifs de l'iodure ont été signalés par plusieurs auteurs : Aristre (3) a vu, chez un malade atteint de paralysie oculaire syphilitique, qui s'améliorait par l'iodure de potassium, survenir en plein traitement une iritis qui céda seulement au mercure. Chibret (4) nie que l'iodure de potassium puisse agir seul en syphilis oculaire; il ajoute du reste que même en syphilis générale il considère l'action de l'iodure comme très inconstante. Plus récemment, M. Abadie (5) a constaté des accidents sérieux de l'œil dus à l'iodure de potassium chez quatre individus atteints d'affections graves des yeux qui ont guéri admirablement par le mercure dès que l'iodure a été supprimé, etc.

Tous les auteurs enfin conseillent de se garder d'employer l'iodure chez les malades atteints de **syphilis laryngée**, même légère, chez qui il peut être funeste par la congestion œdémateuse qu'il provoque (Gaucher).

PÉRIODE TERTIAIRE

Après s'être manifestée par divers accidents plus ou moins accentués et tenaces, la syphilis, au moins dans ses formes moyennes, reste d'ordinaire silencieuse vers la troisième année de l'infection, et ne se manifeste plus pendant un temps plus ou moins long par aucun symptôme apparent; il est pour-

(1) *Soc. médicale du IXe arr.*, mai 1903. Discussion de la communic. de Bizard.
(2) J. Simon, Maladies des enfants, t. II, p. 70.
(3) *Méd. Times and gaz.*, 9 décembre 1891. *Bulletin thérapeutique*, n° 72, vol. 82, p. 519.
(4) *France médicale*, 1894, n° 30, p. 567.
(5) *Société française de dermatologie*, nov. 1902.

tant de la plus haute nécessité, dans cette période latente de l'infection spécifique, de ne pas abandonner le traitement ; en effet, si de nouvelles lésions se manifestent, nous n'aurons plus affaire à des accidents d'ordre secondaire superficiels et éphémères pour la plupart : « car nous sommes entrés dans la période des lésions tertiaires, lésions ulcéreuses, profondes, tenaces, lésions s'attaquant volontiers aux viscères les plus nobles, capables de porter une atteinte grave à l'organisme, capables même d'entraîner la mort » (Bizard).

Pour lutter préventivement contre de pareils accidents, il n'est pas douteux que nous devons mettre en œuvre toutes les forces dont nous disposons ; or, deux médicaments composent notre arsenal thérapeutique :

L'un qui guérit tous les accidents à n'importe quelle période de la syphilis et qui fait mieux que de guérir les accidents, qui les empêche de se manifester : c'est **le mercure;**

A côté de lui est venu se placer **l'iodure de potassium** qui a parfois, il est vrai, un effet certain sur les accidents d'ordre tertiaire, mais dont l'action est loin d'être toujours égale, et qui, en tout cas, s'il est capable de guérir une gomme, ne guérira que la gomme, sans guérir la syphilis, qu'il laissera, sitôt son action épuisée, se manifester par de nouveaux accidents.

En prévision de l'avenir, lequel doit-on choisir de ces deux médicaments? Le mercure, n'est-il pas vrai? Eh bien, huit fois sur dix, la troisième année écoulée, il ne sera jamais plus parlé de mercure, et c'est l'iodure qui sera seul employé. C'est là, à n'en pas douter, une lourde faute et une pratique des plus dangereuses : *le mercure n'est pas seulement, comme on l'a dit trop longtemps, le médicament de la période secondaire, et l'iodure de potassium celui de la période tertiaire de la syphilis.* La vérité est que le mercure est le seul remède de la syphilis **à toutes ses périodes** et que l'iodure n'est que le remède de quelques accidents douloureux de la syphilis à la période secondaire et d'autres accidents peu nombreux de l'étape tertiaire.

On ne peut s'empêcher de penser que si trop souvent encore nous voyons des malades atteints d'accidents tertiaires et d'accidents parasyphilitiques, cela tient à ce que, beaucoup trop tôt, on abandonne la médication mercurielle au profit de l'iodure de potassium; peut-être que si on ne cessait pas d'une façon absolue le traitement mercuriel au bout de deux ou tout au plus trois ans, comme c'est malheureusement encore la pratique ordinaire, malgré les récentes communications du professeur Fournier à l'Académie de médecine, et si tout au contraire on persistait dans l'emploi intermittent du mercure pendant cinq ou six ans et même davantage, peut-être, pensons-nous, verrait-on beaucoup plus rarement des syphilis, guéries en apparence pendant des années, se manifester à nouveau tout à coup par de terribles accidents qui mutilent, paralysent, enlèvent la raison ; peut-être verrait-on moins de syphilitiques indemnes de tout accident pendant dix et quinze ans procréer des enfants dystrophiques qui ne viennent au monde que pour y mourir ou rester des infirmes.

Il importe donc, touchant le traitement de la syphilis tertiaire, de débarrasser complètement nos esprits des vieilles idées surannées, de ces dogmes thérapeutiques assez solidement ancrés dans les cerveaux de beaucoup de médecins pour que les raisonnements les plus logiques, les plus scientifiques n'arrivent qu'avec difficulté à les en déraciner. Il n'y a plus de maladies, il n'y a que des malades, dit-on aujourd'hui de toute part, et chaque malade est un problème clinique et thérapeutique nouveau qu'il convient d'interpréter et de résoudre.

Il faut donc savoir raisonner chaque cas particulier et se garder d'appliquer des formules thérapeutiques invariables qui ont eu trop longtemps force de loi.

Les propositions suivantes n'étaient-elles pas jusqu'ici considérées comme vérités intangibles ?

« Le mercure est le médicament des lésions superficielles ;

« L'iode est le médicament des formes ulcéreuses ;

« Entre ces deux extrêmes se rencontrent un certain nombre de lésions à infiltration accusée sans tendance ulcéreuse prononcée, pour qui l'association des deux médicaments constitue le meilleur mode de traitement (1). »

Tout cela était vrai sans doute, ou mieux semblait vrai autrefois, il y a trente ans à peine, alors que d'une part les injections mercurielles n'étaient pas connues, et que d'autre part on se faisait de la syphilis une tout autre conception que de nos jours.

(1) Du Castel, Traité de thérapeutique de Robin, fasc. VI, p. 71.

Quel était en effet l'accident qu'on redoutait au premier chef dans la syphilis, il y a peu d'années encore? C'était l'accident ulcéreux, destructeur, l'abcès froid syphilitique, en un mot **la gomme.**

Or il n'est pas douteux que cette gomme était guérie merveilleusement par l'iodure de potassium, et de là, n'est-il pas vrai, à faire de l'iodure de potassium un médicament comparable au mercure, rien de plus naturel.

Or actuellement, avec les progrès de la science et de l'observation, nos idées ont elles-mêmes évolué. Pour des raisons très diverses, la gomme — superficielle s'entend — compte moins dans nos préoccupations touchant l'avenir du syphilitique. La meilleure cause en est que les gommes s'observent de plus en plus rarement, grâce sans doute aux perfectionnements apportés au traitement mercuriel de la syphilis à ses débuts (traitement mercuriel plus intensif et plus prolongé).

Une gomme survient-elle néanmoins, nous sommes maintenant suffisamment armés en général pour défendre l'économie contre son processus destructeur, tandis qu'il est d'autres accidents, manifestations plus graves et connues depuis peu, qui doivent retenir davantage notre attention et constituer le plus grave problème thérapeutique qu'il nous reste à résoudre.

Ce qui assombrit singulièrement le pronostic de la syphilis, ce sont en effet en première ligne le tabes et la paralysie générale; puis, la possibilité de dégénérescence épithéliale plus fréquente chez le syphilitique (cancer de la langue); ce sont encore les lésions tardives cardio-vasculaires (hypertension artérielle, artériosclérose, anévrysme); c'est enfin la transmission héréditaire de la diathèse capable d'atteindre plusieurs générations.

On voit à quel point ont changé nos idées sur le pronostic de la syphilis depuis Ricord. Une évolution si profonde n'apparaîtrait-elle pas comme une révolution à un syphiligraphe qui ne serait même pas centenaire ?

Étant admise cette modification considérable survenue dans nos conceptions sur l'avenir des syphilitiques, il ne semble pas douteux que la direction du traitement de cette maladie doit varier également et ne plus être ce qu'elle était.

Nous avons déjà vu que par un traitement mercuriel intensif et prolongé on réussit à ramener les poussées secondaires à un minimum d'acuité ; de même, le tertiarisme dans ses formes jadis si fréquentes (lésions de la peau, du squelette, etc.), n'apparaît plus en vérité que fort exceptionnellement chez les malades traités par les méthodes modernes. Peut-on nier, en conséquence, que notre seule et grande ambition doive être maintenant de débarrasser l'avenir du syphilitique des grandes complications qui le guettent ?

A-t-on fait en ce sens un réel progrès? Il ne paraît guère. Sans être absolument affirmatif il ne semble pas douteux pourtant que les plus atteints de nos malades rentrent dans la catégorie de ceux qui trop vite ont abandonné la médication mercurielle, presque toujours au profit de l'iodure de potassium. Or l'iodure de potassium ne met pas l'organisme à l'abri des accidents de scléroses diffuses ou localisées de la parasyphilis.

Il faut donc se garder de croire qu'à partir de la troisième année l'iodure de potassium suffise à parer à tous les maux, à tous les accidents qui guettent même très tardivement le syphilitique.

Il est au contraire indispensable de continuer beaucoup plus longtemps qu'on ne le faisait auparavant l'emploi de la médication mercurielle, et si on veut user de l'iodure de potassium, qu'on le fasse à bon escient et que l'on apprenne à connaître les véritables indications de ce médicament.

Indications de l'iodure de potassium dans la syphilis tertiaire.

A notre sens, l'action la mieux connue de l'iodure est son action élective sur la sclérose cardio-vasculaire. Beaucoup de syphilitiques, on n'en doit plus douter à la suite des travaux de Huchard, de Vaquez, etc., sont des candidats à l'hypertension artérielle, premier stade de la calcification et de l'ectasie artérielle.

Or le meilleur médicament artériel actuellement connu est sans contredit l'iodure de potassium.

Est-il doué d'action préventive contre les lésions des artères? Le fait est encore contesté; mais il est permis de penser que l'usage de l'iodure peut tout au moins retarder l'évolution de la sclérose des vaisseaux. Quoi qu'il en soit, on ne peut nier l'action quasi élective de l'iodure sur les parois artérielles.

Il produit en effet l'abaissement de la tension artérielle et partant soulage le cœur ; en outre, on a constaté, chez les sujets soumis à l'action de l'iodure, une nutrition plus active des parois des artères qui sont ainsi régénérées. De tout ceci il résulte comme action globale une régularisation de toute la circulation, un soulagement du cœur et des vaisseaux, une excitation de la circulation viscérale et périphérique, une stimulation de la nutrition générale.

Action de l'iodure employé seul sur les accidents tertiaires confirmés. — Il est impossible de ne pas admettre l'action merveilleuse de l'iodure sur certaines lésions tertiaires : « Administré contre les processus gommeux, gommes de la peau et des muqueuses, syphilomes du voile du palais et de l'arrière-bouche, exostoses, hyperostoses, lésions ulcéro-gommeuses à tendance phagédénique, le traitement iodo-potassique les amende, les atténue, les résout presque toujours avec une intensité d'action thérapeutique et une rapidité vraiment extraordinaires » (Fournier).

Mais **l'iodure guérit-il tous les accidents tertiaires?** Malheureusement non, et de l'aveu même de ses partisans les plus acharnés, l'iodure reste sans effet sur un grand nombre d'accidents tertiaires, et notamment sur les *syphilides tuberculeuses* sèches, diffuses ou en nappes, les *scléroses linguales* et nombre de *scléroses viscérales.*

L'iodure est un médicament inconstant, qui a ses préférences, et même contre les accidents gommeux, où l'on dit si souvent qu'il fait merveille, son action n'est pas toujours identique à elle-même.

En plus, nous le répétons volontiers, l'iodure est dénué de toute action préventive : en le prescrivant, vous arriverez à guérir une gomme, mais vous ne produirez aucun effet sur l'infection syphilitique en réveil, et vous n'empêcherez pas un nouvel accident de se produire, parfois même en plein cours de traitement.

Lorsqu'enfin apparaîtra chez un malade une tumeur qui laissera place au doute, — il faut à notre époque savoir douter, les cas de syphilis ignorés étant beaucoup plus fréquents qu'on ne le pense, — ce n'est jamais à l'iodure de potassium, mais bien à la médication mercurielle qu'il faudra avoir recours pour faire le traitement « pierre de touche ». S'il s'agit de syphilis, l'action de l'iodure sera souvent insuffisante et l'on ne sera guère plus avancé après qu'avant le traitement ; mais si par malheur — l'actynomycose et la sporotrichose mises à part — il s'agit de tuberculose ou surtout de cancer, on risque de donner un coup de fouet à la lésion, et parfois, d'une lésion torpide à marche lente, on fait, grâce à l'iodure, une lésion à marche envahissante et progressive.

AFFECTIONS PARASYPHILITIQUES

L'iodure donné à doses fortes et longtemps prolongées est sans action sur les **accidents nerveux** de la parasyphilis. Au reste, ce résultat n'a rien qui doive nous surprendre, l'iodure étant un agent infidèle et inconstant dans les processus sclérogènes à évolution lente.

M. Robin a signalé à la Société de thérapeutique (11 février 1903) que, d'après son expérience personnelle, l'iodure de potassium donne toujours de mauvais résultats dans la paralysie générale et a même parfois provoqué chez les malades des ictus apoplectiformes et épileptiformes.

SYPHILIS CONCEPTIONNELLE

Que la mère soit elle-même syphilitique ou que le générateur seul soit infecté, c'est le mercure que l'on doit prescrire. On a, il est vrai, accusé le mercure de provoquer l'avortement ; c'est là une fausse accusation : comme nous le verrons, c'est la vérole qui fait avorter, ce n'est pas le mercure.

De petites doses de mercure suffisent du reste dans le cas très fréquent où le père seul est infecté : c'est ainsi que M. Barthélemy a montré, il y a déjà longtemps, qu'une seule injection d'huile grise mensuelle durant tout le temps de la grossesse donne toutes chances d'avoir un enfant sain.

Par contre, l'iodure employé seul pendant la grossesse n'empêche pas la fausse couche, et si l'enfant vient au monde vivant, il aura été impuissant à le protéger contre l'infection spécifique.

En plus, il entraîne parfois des accidents chez la mère : il peut notamment donner lieu à des hémorragies ; après l'accouchement, on l'a accusé d'entraver la montée du lait, accusation grave dans ce cas particulier, où il n'est permis de donner aucune autre nourrice à l'enfant que sa propre mère.

SYPHILIS HÉRÉDITAIRE

Ici deux cas à considérer : des accidents nettement syphilitiques vont se montrer chez l'enfant quelques jours après sa naissance, ou bien il naît et restera simplement dystrophique.

Dans le premier cas, c'est le traitement mercuriel qu'il faudra prescrire : il faudra se garder de l'iodure, dont l'enfant ne retirerait aucun profit et qui peut même être dangereux en exagérant le coryza spécifique qui empêchera l'enfant de s'allaiter (Hervieu).

Si l'enfant n'est que dystrophique, le mercure sera alors parfaitement inutile, et, au bout de quelque temps, c'est l'huile iodée qui sera nécessaire, l'iode restant un des meilleurs remèdes à opposer aux dystrophies de toutes sortes qui forment le scrofulate de vérole de Ricord.

IODISME

Nous allons maintenant étudier les phénomènes d'intoxication déterminés par les iodiques, c'est-à-dire ce syndrome connu sous le nom d'*iodisme*.

Les accidents que les iodures et surtout l'iodure de potassium sont susceptibles de produire chez les personnes soumises à leur influence sont très variés.

Cliniquement, ces inconvénients ou accidents iodopotassiques peuvent être divisés en trois groupes d'après leur fréquence et leur gravité : 1° accidents communs, pour ainsi dire habituels ; 2° accidents déjà plus rares, quoique se rencontrant de temps en temps ; 3° accidents véritablement exceptionnels, heureusement exceptionnels pour certains d'entre eux tout au moins.

I. Accidents communs.

Ce sont ceux que le professeur Fournier appelle les « désagréments de l'iodure »; ils sont au nombre de trois : la *saveu iodurique*, le *coryza*, l'*acné iodique* (1).

La **saveur iodurique** consiste en une sorte de goût métallique, saumâtre, extrêmement désagréable, que ressentent les sujets soumis à l'iodure; les malades s'en trouvent écœurés et en voient souvent leur appétit diminué: tous les aliments prennent dans leur bouche un goût amer insupportable. Les hommes, au contraire de ce qui a été dit, sont aussi sensibles que les femmes à ce désagrément, mais ces dernières sans doute y portent plus d'attention.

Le **coryza** consiste dans un écoulement par les narines de sérosité plus ou moins abondante. Léger chez les privilégiés, le flux nasal peut être suffisant à mouiller plusieurs mouchoirs dans la journée; d'ordinaire il se produit en même temps du catarrhe de la conjonctive, l'œil est injecté de sang et larmoyant. Les malades se plaignent en outre d'une céphalée particulière qui se caractérise par de l'*embarras cérébral* avec tendance à l'étourdissement et à de légers vertiges.

Acné iodique. — Les éruptions constituent l'une des formes les plus fréquentes de manifestation de l'iodisme et peuvent prendre toutes les modalités éruptives d'où parfois de regrettables erreurs.

Il s'agit le plus généralement d'acné ; on peut également obtenir de véritables éruptions furonculeuses ou anthracoïdes. L'acné iodique rappelle exactement comme physionomie l'acné pustuleuse vulgaire en forme de petites papules rouges à sommet pustuleux qui occupent les régions habituelles de l'acné (visage, dos, poitrine).

2. Accidents assez rares.

Ces accidents sont constitués par des phénomènes qui ne sont pour la plupart que l'exagération des « désagréments » que nous

(1) Un certain nombre de ces accidents seraient dus, pour Pouchet, à l'emploi simultané du mercure et de l'iodure. L'iodure, en effet, s'élimine en proportion notable par la salive, la sueur, les larmes sous forme d'iodures alcalins. En présence d'un excès d'iodure alcalin, l'iodure mercureux qui prend naissance par le mélange du calomel avec l'iodure alcalin, peu résistant par lui-même, est décomposé en mercure réduit et en iode mercurique, dont l'action est extrêmement irritante. C'est ainsi qu'on explique également la production d'ophtalmie violente dans le cas où l'on fait, à un même malade, un traitement ioduré en même temps que des insufflations de calomel dans l'œil.

venons de passer en revue. Ils comprennent principalement : la grippe iodique, les douleurs, la conjonctivite ou sclérite iodique.

La **grippe iodique** (Fournier) est ainsi appelée à cause de la nature de ses déterminations locales et des symptômes généraux qui marquent ou accompagnent son apparition. Elle a un début soudain : le malade est pris d'anxiété, de violente céphalée, de dyspnée, d'agitation, la température est légèrement augmentée et son visage présente, principalement au niveau des paupières et au pourtour du nez, une *bouffissure œdémateuse* plus ou moins accentuée, rougeâtre, qui, lorsqu'on n'est pas prévenu, peut en imposer pour un érysipèle. A ces symptômes s'ajoutent naturellement ceux d'un coryza suraigu et quelquefois de la raucité de la voix et de la dyspnée bronchique. Ces phénomènes ont en général une durée très courte (vingt-quatre à quarante-huit heures en moyenne).

Les **douleurs névralgiformes** sont des sensations douloureuses mal déterminées qui se font sentir principalement dans la tête (mâchoires, dents, orbites) et dont l'interprétation est jusqu'à présent assez obscure.

La **sialorrhée** consiste en une salivation ordinairement peu abondante, sans aucun symptôme physique ou fonctionnel de stomatite.

La **conjonctivite**, sur laquelle il est inutile d'insister, peut aboutir quelquefois à un chémosis œdémateux.

Le **purpura iodique** (1), constitué par des petites taches pétéchiales variables comme nombre, mais ordinairement assez discrètes et limitées à la face antérieure des jambes.

Les **œdèmes localisés** superficiels (paupières, lèvres, synoviales tendineuses, etc.).

Troubles digestifs. — Il peut exister soit de l'anorexie, soit de la boulimie. On a noté fréquemment des *douleurs épigastriques* violentes avec sensations de brûlures, des nausées, des vomissements, de la diarrhée ou de la constipation.

Troubles circulatoires, — Le pouls se monte en général fortement accéléré, faible, dépressible.

(1) FOURNIER, *Revue mensuelle de médecine*, sept. 1887.

3° Accidents exceptionnels.

Nous ne ferons que citer l'*intolérance gastro-intestinale* absolue (vomissements, diarrhées), les *hémorragies muqueuses* (épistaxis, hémoptysies fréquentes dans les cas de tuberculose, gastrorragie, entérorragies, hématurie, maladie de Werlhof), la *blennorrhée iodique* (séreuse), l'*ivresse iodique*, le *délire iodique*, tous phénomènes qui ne comportent que peu ou pas de gravité.

Mais d'autres variétés d'accidents méritent de nous arrêter plus longtemps, à cause de leur importance : ce sont d'une part les éruptions désignées sous le nom d'*iodides graves*, ensuite les œdèmes des voies respiratoires et enfin les lésions des reins et des organes glandulaires.

Iodides graves. — Les *iodides* peuvent, au point de vue dermatologique, se présenter sous divers types dont les trois suivants sont les principaux :

a. Type *bulleux* (iodide bulleuse, pemphigus iodique), constitué par des phlyctènes affectant de préférence les parties découvertes du corps (face, cou, extrémités supérieures).

b. Type *furonculo-anthracoïde*, que son nom seul définit assez.

c. Type *pustulo-crustacé*, qui se traduit par des lésions absolument identiques d'aspect à celles de la syphilis, et peut par conséquent donner lieu à des erreurs de diagnostic et de traitement fort préjudiciables au malade. Ces éruptions diverses, dont les éléments présentent des dimensions quelquefois géantes (1) et sont plus ou moins disséminés ou confluents, s'accompagnent, dans un certain nombre de cas, de symptômes généraux graves pouvant se terminer par la mort.

Œdèmes des voies respiratoires. — Les *œdèmes des voies respiratoires* (œdèmes glottiques, œdème pulmonaire), dont ce n'est pas ici le lieu de rappeler les signes, ont un début soudain et prennent rapidement une allure menaçante. Il faut savoir qu'on a dû quelquefois intervenir par la trachéotomie, qui n'a pas constamment suffi à sauver les malades (2).

(1) Elles peuvent prendre l'aspect du mycosis fongoïde. Tel était le cas observé dans le service de M. le professeur Fournier par MM. Canuet et Barasch et rapporté par eux sous le titre d'*ioduride maligne à forme mycosique et à terminaison mortelle* dans les *Archives générales de médecine*, octobre 1896.

(2) On connaît actuellement une quarantaine de cas d'accidents d'iodisme suivis de mort (Pouchet).

Lésions rénales. — Depuis longtemps, nombre d'auteurs ont accusé l'iodure de causer des lésions de néphrite interstitielle.

Il faut reconnaître, dit Jullien, que son action diurétique s'accompagne fréquemment d'albumine et fait parfois apparaître des cylindres dans le liquide excrété.

Le professeur Otkinson, de l'Université de Maryland, a remarqué que dans 19 cas sur 70 de syphilis invétérée, il existait des altérations rénales plus ou moins graves qui se traduisaient surtout par l'apparition de l'albumine et de cylindres épithéliaux ou hyalins, au moment précis où l'iodure était administré.

Pouchet constate que, grâce à l'acidité du tissu rénal favorisant le dégagement de l'iode des iodures, il se produit assez fréquemment une action offensive caractérisée par un certain degré de néphrite. Tels sont par exemple les iodates pour lesquels il faut compter en outre avec une action propre au sel lui-même en tant qu'iodate.

Lésions des organes glandulaires. — Il faut encore appeler l'attention sur l'influence spéciale exercée par les iodiques sur les organes glandulaires appartenant à la vie de l'espèce, que l'on a prétendu éprouver une véritable dissolution : testicules (impuissance), ovaires (stérilité), mamelles (flétrissement des seins, diminution puis arrêt de la sécrétion lactée).

Ces manifestations relèvent surtout de l'action exercée par les albuminoïdes iodés et restent dans la catégorie des troubles de nutrition qui se caractérisent par de l'amaigrissement d'abord lent, auquel fait bientôt suite une véritable perte de tissus et notamment des tissus glandulaires.

Les théories de l'iodisme.

La raison des accidents et des dangers de l'iodisme, malgré toutes les recherches entreprises, nous échappe encore complètement.

C'est en vain qu'on a invoqué la **composition chimique** défectueuse des produits employés ; à coup sûr, si l'iodure impur, mal préparé, contenant des iodates, est plus toxique, on a vu trop souvent des iodures chimiquement purs provoquer des phénomènes d'intoxication, pour pouvoir incriminer encore la pureté des médicaments.

On a également mis en cause l'**insuffisance de la sécrétion rénale**, et on a en effet observé des accidents d'iodisme en rapport avec des états morbides des reins (1), mais ce n'est là qu'une exception, car ces phénomènes se produisent très usuellement chez des sujets en bonne santé ayant des reins irréprochables. On a enfin incriminé les **doses**, on a parlé d'administration trop prolongée du produit ioduré, d'accumulation médicamenteuse, etc.

Rien non plus n'est moins exact par cette raison que les accidents les plus graves ont été observés quelques heures après l'administration des premières doses et ont succédé à l'ingestion de doses faibles, très faibles d'iodure, alors que les mêmes sujets supportaient sans inconvénient des doses beaucoup plus importantes.

Ce dernier point même est des plus curieux et mérite une mention toute particulière. Des milliers d'observations démontrent que de très minimes doses d'iodure ont souvent déterminé des phénomènes importants d'intoxication. Couramment on voit des malades venant d'absorber un demi-gramme, un gramme, un gramme et demi d'iodure, être pris presque immédiatement de coryza, de gonflement des paupières, de céphalalgie violente, quelquefois de grippe iodique ou même d'accidents bien plus graves. Par contre, des doses de 3 et 4 grammes étaient parfaitement tolérées (2).

Cette action paradoxale, déjà observée par Coindet, a été bien expliquée par les recherches qui ont été faites notamment par Pouchet sur l'élimination des iodures capables d'effectuer des doubles décompositions dans les humeurs de l'organisme et notamment de l'iodure de potassium.

Le résultat de ces expériences permet en effet de conclure qu'avec de petites doses on a observé une transformation totale en iodure de sodium : l'élimination est alors relativement peu active ; avec les doses moyennes, la transformation en iodure de sodium est proportionnelle à la valeur de la dose et l'élimination plus active; avec les doses fortes, la transformation est d'autant plus considérable que la quantité proportionnelle du potassium est elle-même plus grande et l'élimination est très active.

(1) Morrow, *Journal de méd. et de chim. pratiques*, 1886, nº 57, p. 228.
(2) Fournier, Traitement de la syphilis, p. 240.

En d'autres termes, l'intensité avec laquelle s'effectue la double décomposition entre l'iodure de potassium absorbé et le chlorure de sodium de l'organisme est d'autant plus grande que la dose d'iodure de potassium est plus considérable, l'économie semblant s'attacher à une élimination plus active d'un élément (le potassium) qui ne saurait s'accumuler sans inconvénient dans l'organisme.

Il résulte de toute cette étude qu'une plus grande quantité d'iode se trouve retenue dans l'organisme lorsqu'on emploie de petites doses, ce qui suffirait à expliquer pourquoi l'iodisme apparaît avec plus de fréquence dans de telles conditions. Cette question des doses étant élucidée, il est certain que l'explication des phénomènes d'iodisme est encore à trouver, aucune des théories émises n'étant en mesure d'interpréter la totalité des faits : théories de Coindet, Richard, Gardener, Guersant, Magendie, Baup, Röter, Rillet (l'iodisme constitutionnel), Chatin père, Bouchardat, Trousseau, Hermann (goitre exophtalmique), etc.; théories bio-chimiques d'Ehrlich, Kœhmann, Malachowsky, Oppenheimer.

On est donc encore dans l'obligation d'invoquer la susceptibilité individuelle, la prédisposition, en un mot l'idiosyncrasie. Chez certains sujets, la tolérance est absolument complète, quelle que soit la dose, la forme et le moment de la médication; chez d'autres, les accidents de début s'amendent et disparaissent par la continuation du traitement.

Chez d'autres encore, l'intolérance se montre tout d'un coup, brusquement, alors que la médication iodurée était bien supportée auparavant.

De même, le mode d'introduction du composé iodique peut exercer une influence décisive, l'état des voies digestives permettant par exemple la production de manifestations que l'on ne verrait pas se réaliser en administrant une dose égale du même composé par voie hypodermique. Il n'est pourtant pas possible non plus de déterminer quelle forme peuvent revêtir les accidents d'iodisme chez un individu déterminé, chaque sujet traduisant à sa manière son intolérance médicamenteuse. S'il est incontestable que certaines conditions de moindre résistance, telles que celles réalisées par les affections digestives, cardiaques, rénales, nerveuses, facilitent l'apparition des accidents, il est d'autre part non moins certain que le cachet spécial, la physionomie particulière revêtus par ceux-ci, dépendent surtout de l'individualité, en d'autres termes des aptitudes innées ou acquises du sujet.

PROPRIÉTÉS PHYSIQUES ET CHIMIQUES

L'iodure administré doit être *pratiquement*, sinon chimiquement pur, c'est-à-dire que le coefficient d'impureté (4 p. 100) toléré par le Codex ne doit pas être dépassé (1). Les impuretés qu'on y rencontre le plus souvent sont l'iode et les iodates, les chlorure et bromure de potassium, le carbonate de potasse.

Pur, l'*iodure de potassium* se présente sous forme de cristaux cubiques et prismatiques très petits et très transparents; impur, les cristaux ont une couleur blanc mat ; la saveur est nettement métallique.

Il est entièrement soluble dans l'eau froide, qui peut en dissoudre plus que son poids (1,25). Sa solubilité dans la glycérine est de 1 p. 2,5; dans l'alcool, de 1 p. 18. Il est très avide d'eau, par conséquent déliquescent, d'où la difficulté de conservation des pilules et des dragées.

VOIES D'ADMINISTRATION

Voie stomacale. — L'absorption par la voie stomacale est extrêmement rapide, car on peut déceler le médicament dans l'urine deux à cinq minutes après l'ingestion. Malgré les inconvénients qui résultent surtout de la saveur désagréable de l'iodure et de son action irritante sur la muqueuse de l'estomac, c'est la voie stomacale qui est à peu près uniquement employée.

Voie rectale. — En cas d'impossibilité d'administration buccale,

(1) Alfred Martinet, Les médicaments, p. 100.

on peut employer la voie rectale (Queyrat). Martinet conseille dans ce cas de faire usage de solutions très diluées, de façon à éviter l'action irritante sur les parois rectales. On pourrait prescrire :

Laudanum de Sydenham....................	II gouttes.
Iodure de potassium........................	2 à 5 grammes.
Eau distillée..............................	200 —

F. s. a. pour un lavement à garder.

Voie hypodermique (1). — Ce procédé, auparavant très négligé, est devenu fort en honneur depuis la retentissante communication du Pr Bouchard, au Congrès du Caire, en 1902. Il a montré que sans doute, dans les maladies locales comme aussi dans les les maladies générales qui se localisent, si une médication générale exerce une action spécifique curative, il est possible de limiter l'administration du remède exclusivement au tissu qui est atteint, en injectant dans le lieu affecté les médicaments qui se montrent efficaces quand on les répand dans toute l'économie.

Si en France les injections d'iodure de potassium avaient été tentées par Besnier et Gilles de la Tourette, c'est à M. Labadie-Lagrave que revient l'honneur d'avoir repris et perfectionné ce procédé et de l'avoir rendu véritablement pratique.

Voici, d'après les conclusions de Boisseau, quelles sont les véritables indications des injections hypodermiques d'iodure : « Les injections locales d'iodure peuvent être utilisées avantageusement quand il s'agit d'accidents peu nombreux, comme le sont les accidents tertiaires. Elles présentent les avantages suivants :

« La dose de médicament actif injectée est minime et utilisée par les tissus malades et par eux seuls.

« Elles suffisent à elles seules à guérir les accidents.

« Elles agissent rapidement. Elles ne donnent jamais d'accidents d'intoxication iodique même chez les malades qui présentent de l'intolérance à ce médicament absorbé par la bouche. On peut les employer, soit en les associant au traitement général mercuriel, soit isolément.

« Employées concurremment avec le traitement mercuriel, elles hâtent certainement la guérison.

(1) Voy. sur cette question l'excellente thèse de J. Boisseau, Paris, 1906.

« Elles doivent être utilisées de préférence à l'administration de l'iodure par la voie buccale, quand le traitement mercuriel est contre-indiqué (en particulier par une élimination rénale défectueuse), en raison de la rapidité de leur action, en raison aussi de la dose minime de médicament introduite dans l'organisme, ce qui n'est pas à dédaigner lorsque les éliminations se font mal.

« Elles constituent le seul mode de traitement dans les cas de contre-indications à la médication mercurielle et en même temps d'intolérance à l'iodure de potassium.

« Elles peuvent guérir des lésions qui ont résisté au traitement mercuriel.

« Elles peuvent être employées comme moyen de diagnostic, comme traitement pierre de touche... »

La solution qui semble le mieux convenir est une solution faible à 3 p. 100, dont on peut injecter chaque jour de 2 à 4 centimètres cubes.

D'après Boisseau, les injections sont rendues complètement indolores par l'addition à la solution d'une petite quantité de gaïacoloïd (Duret).

DOSES ET MODES D'ADMINISTRATION

L'iodure dans le traitement de la syphilis s'emploie d'ordinaire à des doses moyennes ; nous devons dire cependant que les doses faibles (soit de $0^{gr},25$ à 1 gramme) nous ont paru suffisantes à faire disparaître chez les femmes les accidents douloureux de la période secondaire. Quoi qu'il en soit, la **dose courante** chez la femme est de 2 grammes et chez l'homme de 3 grammes *pro die*.

Il est d'ailleurs utile, et surtout lorsqu'on a lieu de suspecter la perméabilité rénale, de commencer par des doses faibles et de surveiller étroitement le malade les premiers jours.

On arrive ainsi au bout de quelques jours à donner la dose qu'on s'était proposée. Chaque cure iodurée devra avoir une durée de un mois à six semaines, après quoi il conviendra d'interrompre le traitement au moins pendant une durée égale.

Jusqu'à quelle dose peut-on sans inconvénients employer l'iodure?

On peut l'employer à des doses journalières qui peuvent atteindre progressivement jusqu'à environ 8 et 10 grammes par jour, et cela naturellement lorsqu'il s'agira d'exercer une action très rapide et très vigoureuse. Mais une longue expérience a montré à Fournier qu'il était très généralement inutile de dépasser une dose de 10 grammes. Ce que 10 grammes d'iodure ne font pas, 15 ou 20 grammes ne le feront pas davantage; la dose maxima doit être de 10 grammes par jour (1).

Forme pilulaire. — La déliquescence de l'iodure en rend la conservation très difficile sous la forme pilulaire. Cependant la formule de Barré est à recommander :

Iodure de potassium	0gr,15
Térébenthine de Bordeaux	0gr,05
Opium brut	0gr,01

Pour une pilule.

En outre on trouve maintenant dans le commerce des pilules, des globules et des dragées de bonne qualité à noyau iodo-potassique entouré de gluten, ce qui permet d'éviter l'action irritante de l'iodure sur la muqueuse de l'estomac.

Solution aqueuse. — La préparation de choix est la solution aqueuse rigoureusement titrée, au dixième, au vingtième ou au trentième, suivant les cas.

On formulera :

Iodure de potassium	15, 20 ou 30 grammes.
Eau distillée	300 grammes.

F. s. a. une solution.

Les solutions les plus employées sont la solution au vingtième (1 gramme d'iodure par cuiller à soupe) et la solution au dixième (0gr,50 d'iodure par cuiller à café).

Un procédé pratique en voyage surtout consiste à emporter sa dose d'iodure cristallisé enfermée dans un petit tube de verre fermé d'un bouchon paraffiné. On prépare ainsi extemporanément sa solution dans le liquide de son choix.

Moyens mis en œuvre pour masquer la saveur de l'iodure. —

(1) Chez les enfants, la dose maxima quotidienne est de 0gr,40 à 0gr,50 par année d'âge.

Le goût extrêmement désagréable de l'iodure représente à coup sûr l'inconvénient pratique le plus grand de ce médicament.

On s'est ingénié à en masquer la saveur, et c'est par tâtonnement, on peut dire, que les malades arrivent à trouver le liquide qui peut servir à l'iodure de plus agréable correctif. Citons d'abord le classique sirop d'écorces d'oranges amères :

Iodure de potassium	20 grammes.
Sirop d'écorces d'oranges amères	300 —

M. — un gramme par cuillerée à soupe.

On peut du reste employer *ad libitum* et suivant les préférences personnelles : le sirop de café, le sirop de cacao, le sirop de stigmates de maïs, etc. Beaucoup de personnes préfèrent prendre l'iodure dans un peu de lait, de bouillon non salé, de bière, de rhum, d'anisette, etc. M. Fournier recommande de diluer très fortement la solution et de mettre par exemple la dose à prendre dans une carafe d'eau.

Associations destinées à augmenter la tolérance de l'iodure. — Remarquons tout d'abord que les nombreuses associations thérapeutiques qui ont été recommandées et employées pour augmenter la tolérance à l'iodure ont échoué de façon quasi constante. Une des dernières expériences thérapeutiques faites à ce sujet est celle d'Erhlich, qui a recommandé l'emploi de l'acide sulfanilique pour éviter les accidents d'iodisme (Martinet) : on le prescrirait de façon préventive, associé au bicarbonate de soude, à la dose de 2 à 6 grammes pendant l'administration de l'iodure :

Acide sulfanilique	} āā 0gr,50.
Bicarbonate de soude	

M. pour un cachet.

En prendre quatre à six par jour au moment des repas pendant l'administration de l'iodure.

Huchard n'a pas confirmé les affirmations d'Erlich : il a en revanche prôné l'association de l'iodure au *glycérophosphate* comme susceptible d'augmenter la tolérance iodique.

La *belladone*, présentée d'ordinaire sous la forme de teinture, est utile contre le catarrhe naso-pharyngien, mais, pour ne pas tomber d'un mal dans un pire, il est nécessaire de surveiller la tolérance du malade à la belladone.

Le *bicarbonate de soude* est à recommander, ne serait-ce que pour atténuer l'action irritante de l'iodure sur la paroi stomacale; à des doses supérieures à 5 grammes il peut même rendre des services dans les cas d'iodisme grave.

Les *benzoates* comptent aussi quelques succès.

La *levure de bière* a donné à Martinet des résultats satisfaisants dans l'acné iodique; cet auteur a pu, grâce à l'administration simultanée de la levure et de l'iodure, éviter ce désagrément à des malades chez lesquels l'administration antérieure de l'iodure l'avait toujours provoqué. L'antisepsie intestinale par le *naphtol*, le *benzo-naphtol*, le *charbon naphtolé*, ou encore par les *bouillons lactiques*, semblent éviter dans une certaine mesure les accidents cutanés et les troubles gastro-intestinaux.

L. Jacquet (1) a pu faire tolérer l'iodure à un malade qui ne pouvait auparavant en supporter sans accident des doses minimes. Ce malade était atteint de sialorrhée, de parotidite et de gingivite chroniques; en peu de temps on guérit la gingivite et la sialorrhée; on supprime l'usage du tabac et de l'alcool, et très rapidement le malade devient capable de supporter quotidiennement $1^{gr},50$ d'iodure.

Il semble enfin, et nous insistons tout particulièrement sur ce point, que comme pour les bromures, la privation de chlorures, réalisée soit par le régime lacté, soit par une alimentation spécialement préparée, rend l'organisme plus tolérant à l'égard des iodures et en augmente même l'action (Lesné et Richet).

SUCCÉDANÉS DE L'IODURE DE POTASSIUM

L'*iodure de sodium* est moins énergique que celui de potassium, mais mieux toléré par les muqueuses. On le recommande contre l'artério-sclérose de toutes provenances.

L'*iodure d'ammonium* (Gambérini) est très peu employé.

L'*iode* (Lugol-Cullerier); le Dr Guillemain propose la solution suivante :

(1) L. Jacquet, Conditions localisatrices et fixatrices d'une syphilide tertiaire invétérée. *Bulletin de la Soc. des hôpitaux*, 11 décembre 1906, p. 1435.

Eau distillée..................................	1000 grammes.
Teinture d'iode au dixième....................	5 —

F. s. a.

Deux à trois cuillerées à bouche matin et soir après le repas.

L'*iodoforme* a eu son heure de célébrité; il a été employé par Bezzi en injections sous-cutanées.

Ces dernières années ont vu apparaître une quantité considérable de produits iodés ou pepto-iodés dont certains ne sont pas dénués de valeur thérapeutique mais qui, pour la plupart, ont le grave défaut de n'introduire dans l'économie qu'une quantité infinitésimale d'iode.

Il est d'ailleurs certain que l'iodure de potassium est de beaucoup l'agent qui doit être préféré. Jusqu'ici aucun autre sel ou composé iodé n'est arrivé à égaler la puissance de son action.

Il convient cependant de faire une exception en faveur des huiles iodées, combinaisons véritablement nouvelles et dont l'action spéciale, bien que méritant d'être encore étudiée, semble avoir donné dans certains cas des résultats qui n'auraient sans doute pas été obtenus avec d'autres préparations.

Huiles iodées.

En 1896, Merck (de Darmstadt) brevetait un procédé de fixation du chlorure d'iode sur l'huile de sésame. Ce produit, désigné sous le nom d'*iodipine,* eut une grande vogue en Allemagne.

Au dire des expérimentateurs, ce composé possédait tous les avantages thérapeutiques de l'iodure de potassium et d'autres en plus, sans en avoir les inconvénients.

En présence de ces affirmations, plusieurs médecins, et en particulier le Dr Barthélemy, engagèrent Lafay à étudier ce nouveau médicament. C'est ainsi qu'il fut amené à composer une huile iodée renfermant plus d'iode que l'huile allemande et ne contenant pas de chlore.

Du reste, la bibliographie prouve que la priorité des huiles iodées appartient aux Français.

Déjà en 1848, dans la *Gazette des hôpitaux,* Marchal (de Calvi) proposait de remplacer l'huile de foie de morue par l'huile iodée administrée en nature ou en émulsion. En 1850, Personne, pharmacien en chef de l'hôpital du Midi, et Deschamps (d'Avallon) étudiaient séparément des formules d'huile iodée qui firent l'objet d'un long rapport de Guiboust à l'Académie de médecine.

Ricord, à l'hôpital du Midi, et Gibert, à Saint-Louis, vantaient les propriétés résolutives de l'huile iodée, qu'ils déclaraient très supérieure à l'huile de foie de morue.

Personne n'employait l'huile d'amandes douces, huile non siccative incapable de fixer une forte proportion d'iode.

En 1865, Cloez, élève et préparateur de Chevreul, étudiait les huiles dites siccatives (œillette, sésame, etc.), et démontrait qu'elles devaient ces propriétés à leur teneur en glycérides d'acides gras incomplets susceptibles de fixer par simple addition le chlore, le brome, l'iode, les acides correspondants.

Il est donc manifeste que les travaux allemands, bien qu'ayant singulièrement aidé aux progrès réalisés pour la préparation et l'étude des huiles iodées, ont procédé néanmoins directement de recherches faites en France.

L'*iodipine* allemande se présente sous deux concentrations différentes : l'une, liquide clair, contient 10 p. 100 d'iode ; l'autre, liquide brunâtre, épais et visqueux, d'odeur légèrement éthérée, contient 20 p. 100 d'iode. Il est difficile de faire pénétrer ce liquide par injections hypodermiques.

L'huile iodée française a été dénommée par Lafay : *lipiodol;* le lipiodol présente la coloration jaune ambré de l'huile originelle ; son odeur, très peu marquée, est légèrement aromatique ; sa consistance est sensiblement visqueuse, surtout à basse température. Sa réaction est neutre et sa densité assez élevée : $D = 1,35$ à $+ 15^{\circ}$.

Le lipiodol contient de l'iode dans la proportion de 40 grammes d'iode combiné à 60 grammes d'huile pour 100 grammes de produit.

MODES D'ADMINISTRATION DES HUILES IODÉES

I. **Ingestion ou Voie stomacale.** — La densité du lipiodol ne permet guère de l'absorber en nature ; aussi a-t-on dû choisir deux formes pharmaceutiques : la forme capsulaire et l'émulsion.

Les capsules sont titrées à 50 centigrammes de produit, correspondant à 25 centigrammes d'iodure de potassium.

L'émulsion est dosée comme les capsules : 50 centigrammes de lipiodol par cuiller à café, soit $1^{gr},50$ par cuiller à soupe.

II. **Voie rectale.** — Elle constitue un procédé facile d'administration des huiles iodées, à condition de les émulsionner au préalable avec soin avec du lait ou du jaune d'œuf, par exemple.

Cependant, l'absorption par la muqueuse rectale se faisant d'une façon très irrégulière et incomplète, ce procédé est peu employé.

III. **Injections ou Voie hypodermique.** — C'est le mode d'administration par excellence des huiles iodées, qui, sur ce point, ont marqué leur supériorité sur les iodures. Ces injections présentent sur celles des iodures cette différence capitale qu'elles sont peu ou même pas douloureuses, qu'elles n'offrent aucun danger quel que soit le volume injecté, et n'occasionnent presque jamais d'iodisme.

Cependant, par suite de leur viscosité due à leur richesse en iode, les huiles iodées sont difficiles à injecter; il faut les faire tiédir légèrement au bain-marie, à une température voisine de celle du corps, et malgré cette précaution, il est nécessaire, avec les seringues ordinaires, de déployer une force considérable pour pousser le piston; l'injection en devient douloureuse et, sous la pression du liquide, les aiguilles s'échappent souvent de l'embout.

De plus, l'iode attaque très rapidement les pistons de cuir, de caoutchouc et même d'amiante; aussi a-t-on dû construire des seringues spéciales destinées à rendre plus facilement praticables les injections d'huile iodée.

Le premier instrument de ce genre a été établi par Chazal sur les indications de l'un de nous.

Cette seringue a été ensuite modifiée par Monsellier sur les indications de Barthélemy et Lévy-Bing.

Cette seringue est du type de la seringue à instillation de Guyon. Elle se compose d'un corps de pompe en verre gradué en centimètres cubes, enfermé dans des garnitures métalliques.

Le piston est en durite absolument inattaquable par l'huile iodée; il est démontable et extensible et se règle de l'extérieur par une vis qui traverse la tige du piston. La seringue est terminée à sa partie inférieure par un embout métallique muni d'un pas de vis sur lequel s'adaptent les aiguilles, qui ne peuvent ainsi s'échapper sous la pression du liquide.

On se sert d'une aiguille en platine iridié de 5 à 7 centimètres de longueur, d'un calibre quelque peu supérieur à celui des aiguilles dont on fait usage pour les injections d'huile grise ; il faut avoir soin de ne jamais flamber l'aiguille contenant encore des gouttes d'huile. La combustion de l'huile laisserait dans la lumière de l'aiguille des particules de charbon, et d'autre part, la mise en liberté de l'iode nuirait au métal. Aussi, pour faciliter le flambage, il a été ajouté un petit raccord métallique qui se visse d'un côté sur l'aiguille et s'adapte par l'autre bout à une seringue quelconque pour permettre de laver soigneusement l'aiguille à l'éther ou à

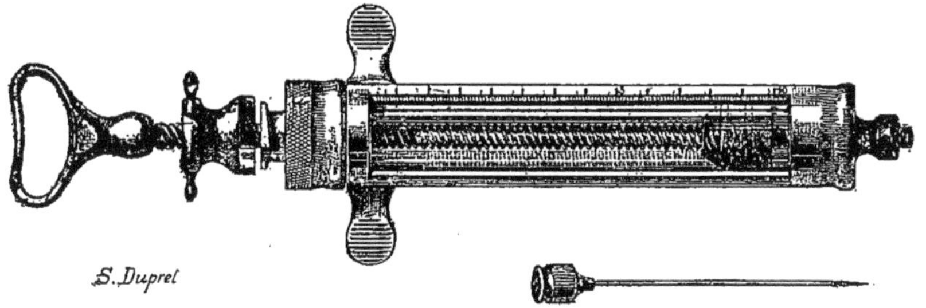

Fig. 15. — Seringue du Dr Chatin pour injections d'huile iodée.

l'alcool sans avoir recours à la seringue, qui ne doit servir qu'à l'huile iodée.

Toutes les injections doivent être faites intramusculaires, dans la partie supérieure de la région fessière; en ayant soin d'alterner le côté droit et le côté gauche.

L'injection doit être faite en deux temps, et la technique est du reste celle de toutes les injections intramusculaires.

DOSES

La quantité de lipiodol qu'il convient d'administrer ne diffère pas sensiblement suivant qu'on choisit la voie gastrique ou la voie hypodermique. Toutefois, quand il est nécessaire de recourir aux doses de 8, 10, 12 centimètres cubes, il y a toujours avantage à préférer l'injection, en raison de la certitude de son assimilation et de sa tolérance en quelque sorte illimitée.

Les doses moyennes à employer semblent être les suivantes :

Jusqu'à cinq ans	1	cent. cube par jour.
De cinq à dix ans	2	—
De dix à quinze ans	3	—
Chez l'adulte	5 à 10	—

On ne doit pas conseiller, à moins d'indications spéciales, des doses supérieures à 10 centimètres cubes par injection, répétées tous les deux jours, et ne pas dépasser une série de vingt injections.

Il faut reconnaître en effet que ce qui caractérise les huiles iodées c'est la longue durée de leur élimination. Il ne faut donc pas emmagasiner dans l'organisme une trop grande quantité d'iode.

L'élimination n'est pas aussi simple que celle des iodures et se fait sous une double forme. La majeure partie de l'iode s'élimine à l'état d'iodure alcalin.

Ce sont les iodures qui apparaissent les premiers dans l'urine; à côté d'eux, l'urine contient aussi des combinaisons iodées organiques qui se rencontrent encore, alors que la réaction des iodures a disparu.

La recherche de l'iode dans l'urine, pour être complète, devra donc envisager ces deux formes de l'élimination des huiles iodées. C'est là un point très important que le chimiste ne doit jamais perdre de vue; sinon il risque de conclure à l'absence d'iode, quand ce métalloïde est facilement mis en évidence par un expérimentateur plus circonspect.

Ce n'est, en effet, que du deuxième au quatrième jour que l'iode apparaît dans l'urine après les injections hypodermiques de lipiodol, et la durée de l'élimination atteint toujours quatre, cinq et six semaines et va même à deux, trois, quatre mois, et peut même atteindre six mois comme dans un cas observé par Lafay à la suite d'un traitement qui avait consisté en douze piqûres de 10 centimètres cubes de lipiodol, exactement 64gr,80 d'iode métalloïdique.

ACTION DE L'HUILE IODÉE

L'huile iodée a déjà été employée par nombre d'auteurs dans les accidents de la syphilis à ses dernières périodes.

Dans la syphilis secondaire, elle serait indiquée de même que l'iodure de potassium contre les accidents douloureux.

Dans la syphilis tertiaire, elle donne, d'après le Dr Pillement, des résultats *merveilleux* et il la considère comme le *spécifique de la syphilis tertiaire*. Elle a été de même mise en usage dans l'hérédo-syphilis et la parasyphilis.

Dans le tabes, Pillement l'a vue faire disparaître les douleurs fulgurantes, et d'Amato a constaté la disparition de plaques leucoplasiques de la langue.

Nous avons personnellement expérimenté les huiles iodées dans plusieurs cas (1), et voici quelles sont les conclusions auxquelles nous ont amené nos observations :

Les huiles iodées surtout en injections n'occasionnent jamais d'accidents d'iodisme ; elles sont donc indiquées toutes les fois que les iodures ne sont pas ou sont mal tolérés.

Leur action est lente, mais elle est, par contre, *extrêmement prolongée* ; elles permettent de maintenir très longtemps l'organisme sous l'influence de l'iode. Elles sont aux iodures ce que les préparations mercurielles insolubles sont aux préparations solubles, et peuvent par suite servir à renforcer l'action des iodures dont l'élimination est, nous l'avons vu, extrêmement rapide.

Elles présentent encore une autre particularité intéressante : elles agissent parfois là où le mercure et l'iodure, administrés ensemble ou séparément, ont échoué : d'Amato et Bellencontre ont cité des cas de ce genre qui ont cédé aux injections d'huile iodée faites *loco dolente*.

Il est vraisemblable que l'iode exagère l'activité du tissu lymphoïde, donnant naissance à des macrophages qui, à la période tardive des affections, interviennent pour débarrasser l'organisme des déchets cellulaires ou microbiens produits par les infections ou les intoxications. Par ce mécanisme, il exalte les moyens de défense de l'organisme en même temps qu'il agit favorablement sur les phénomènes intimes de la nutrition.

Bien que leur action spécifique soit inférieure à celle de l'iodure de potassium, il n'en est pas moins démontré qu'elles agissent plus activement que les autres préparations iodées, tant comme médicaments succédanés de l'iodure que comme toniques de l'état général procurant une augmentation de l'appétit et des forces.

Elles seront donc surtout indiquées chez les enfants dystro-

(1) Les observations que nous avons pu recueillir prouvent l'action réellement curative des huiles iodées sur certains accidents tertiaires. Nous pouvons citer entre autres : 1° Un cas de gommes de la face guéri par 17 injections. — 2° Des syphilides ulcéro-croûteuses du cuir chevelu guéries par 6 injections. — 3° Une syphilide tertiaire circinée de la paume de la main guérie par 6 injections (Drs Emery et Druelle).

phiques et strumeux, dans l'anémie secondaire et dans les formes hybrides de la syphilis.

Mais comme l'iodure de potassium, l'huile iodée reste sans effet sur nombre d'accidents qui ne disparaissent complètement que par le traitement mercuriel (1).

(1) Voy. principalement : P. PILLEMENT, Action physiologique et clinique des huiles iodées. *Thèse de Nancy*, 1901 ; — E. BOIX, Technique des injections d'huile iodée. *Archives générales de médecine*, avril 1902 ; — BELLENCONTRE, Les huiles hyper-iodées en thérapeutique oculaire. *Congrès d'ophtalmologie*, mai 1902 ; — et surtout LAFAY, Les huiles iodées. *La Syphilis*, nos 3 et 6, 1903, et nos 2, 3, 4, 1904.

CHAPITRE X

DIRECTION GÉNÉRALE DU TRAITEMENT

I

TRAITEMENT DES ACCIDENTS

ACCIDENT PRIMITIF. — Si tout le monde s'accorde à reconnaître la nécessité d'un traitement général dès l'apparition d'un accident spécifique des périodes secondaire ou tertiaire, il n'en est plus de même en présence de la manifestation primaire de la syphilis, du chancre induré.

Si l'on considère le chancre comme une érosion négligeable, comme la simple porte d'entrée nécessaire à l'introduction du virus, il n'y a évidemment pas un intérêt capital à diriger le traitement contre lui. Mais ne faut-il pas voir autre chose dans le chancre syphilitique? Le chancre n'est que la première manifestation de la maladie dont il dérive déjà : la syphilis le fait naître, le façonne et le fait évoluer ; bien plutôt que la porte d'entrée de la maladie, il est créé autour de cette porte d'entrée. *Avec le chancre, la syphilis est dans le sang* : voilà la considération importante au point de vue thérapeutique.

En rapportant au chancre le début de la syphilis, on a fait de lui pendant longtemps une lésion indifférente et qu'on pouvait laisser évoluer sans danger, d'autant que les méthodes thérapeutiques usuelles ne semblaient avoir que peu de prise sur lui.

Diday invoque une statistique portant sur 74 syphilitiques, dont 49 n'avaient pas pris de mercure pendant l'évolution de leur chancre, et dont 25 en avaient pris pendant cette période ; or les accidents secondaires se sont déclarés, en moyenne, quarante-trois jours après le début de chancre chez les sujets non traités, et quarante-neuf jours après chez les autres. Et encore ajoute-t-il que la syphilis aurait été fréquemment *forte* chez les individus traités au moment de leur chancre.

Pour cet auteur, le seul bénéfice à retirer du traitement précoce consiste donc en un retard très minime de l'apparition des accidents secondaires. Il ajoute que « l'induration du chancre diminue, ce qui a quelque importance ». Et, se basant sur le degré de cette induration, il augure d'une syphilis qu'elle sera grave ou bénigne selon que le chancre est plus ou moins infiltré. Aussi, ne prescrit-il le traitement qu'en présence d'une induration très marquée.

Pour Kaposi, s'il semble logique d'opposer au virus un terrain défavorable à son développement, les faits ne répondent pas à ce qu'on pourrait attendre d'un traitement précoce ; l'apparition des accidents secondaires est retardée, mais c'est tout ; des accidents tertiaires graves peuvent survenir de meilleure heure ; il ne faut intervenir que *postérieurement à la roséole*, quand tout l'exanthème s'est développé.

L'on a reproché aussi au traitement précoce de **n'être pas abortif** ; nous concédons qu'il y a peut-être quelque chose de trop absolu dans ce terme : aussi ce n'est pas comme tel que nous préconisons ce traitement, mais comme constituant la première et de beaucoup la plus importante des nombreuses périodes de mercurialisation, qui restent à nos yeux la médication de choix de la syphilis.

Enfin, certains auteurs, pour ne pas mettre immédiatement en œuvre le traitement spécifique, s'appuient sur des cas, qu'ils reconnaissent exceptionnels, où la syphilis avorte à la période primaire. Leloir (de Lille) et Dubois Havemth (de Bruxelles) ont signalé au Congrès de Dermatologie de Paris (1889) une lésion qui, présentant tous les caractères du chancre induré, ne fut pas suivie d'accidents secondaires. Sans parler d'une erreur de diagnostic possible, nous nous refusons à admettre l'innocuité d'un chancre syphilitique. Dans un cas semblable, des accidents ultérieurs peuvent faire leur apparition de façon tardive comme nous l'avons assez souvent observé dans notre pratique personnelle; le contrôle est impossible. On a émis aussi cette idée qu'un chancre ne devait pas être traité inconsidérément, vu qu'il pouvait être le prélude d'une syphilis *bénigne*, *moyenne* ou *forte* ; or nous sommes d'accord avec ceux qui pensent qu'il n'y a qu'une syphilis et qu'elle est grave.

Aujourd'hui, on ne craint plus que le traitement précoce trouble l'évolution normale de la maladie ou prépare des accidents graves du système nerveux ; on pense qu'il ne saurait être question, en présence d'une infection aussi grave que la syphilis, de différer le traitement.

« Il est évident, écrivait Smirnoff, que, du moment où nous sommes convaincus d'être en présence d'un véritable chancre, et que nous sommes, par conséquent, dans l'impossibilité d'empêcher l'infection générale de l'organisme, il ne peut exister aucune raison suffisante pour nous empêcher de réagir contre cette infection... Rien n'explique la conduite des médecins qui ne veulent commencer le traitement qu'à la période où apparaissent des accidents tels que : roséole, angine, plaques muqueuses, etc. Il est difficile de comprendre pourquoi, en présence d'un incendie, on doit laisser d'abord le feu s'allumer, pour ne s'occuper de son extinction que lorsqu'il aura déjà acquis une certaine intensité. »

Ricord (1) disait déjà : « J'avoue que je ne comprends pas la pratique qui consiste à attendre, pour administrer le mercure, le développement de manifestations constitutionnelles. »

Mauriac (2) pense également qu'il faut agir dès l'apparition du premier signe de l'intoxication, c'est-à-dire du chancre : « Commencez, dit-il, la médication spécifique aussitôt qu'il ne vous restera plus aucun doute sur la nature de l'accident primitif... ; n'est-ce pas le moment le plus propice pour combattre une intoxication qui ne fait que commencer? »

Le professeur Fournier institue le traitement général dès que le diagnostic de syphilis est posé, « dès que le chancre est certain en tant que chancre syphilitique ». Pour lui, « toutes les allégations qui tendent à retarder l'institution du traitement sont imprudentes, hypothétiques, aussi peu motivées que possible, aussi contraires au bon sens qu'à l'observation clinique... ; n'est-il pas évident que, si le mercure constitue le remède par excellence de la syphilis, il y a tout intérêt à le mettre en œuvre aussitôt que possible, et à profiter de son action bienfaisante, dès le premier instant où l'affection est avérée (3) ».

A l'inverse de ce que pensait Diday, le professeur Fournier,

(1) Ricord, Leçons sur le chancre.
(2) Mauriac, Cliniques de l'hôpital du Midi.
(3) A. Fournier, Traitement de la syphilis.

s'appuyant sur des faits autrement nombreux et observés avec une tout autre attention, conclut : « 1° qu'en l'absence de traitement immédiat, inauguré dès l'apparition du chancre, les premières manifestations secondaires peuvent être, sinon graves, du moins confluentes, intenses, douloureuses ; 2° qu'avec le traitement immédiat, au contraire, ces premières poussées sont très généralement légères, superficielles, tolérables. Très positivement, et au-dessus de toute contestation possible, le traitement immédiat réalise ce résultat d'atténuer la période secondaire comme nombre et comme intensité de manifestations... C'est dans les cas de ce genre qu'on observe des syphilis incroyablement discrètes et manifestement avortées. »

L'emploi des médications intensives a fourni, mieux que tous les raisonnements, la preuve de l'efficacité du mercure en présence du chancre induré. Les premiers résultats ont été obtenus avec les frictions, et l'on sait actuellement dans quelle mesure peuvent être réduites l'infiltration et la durée du chancre.

Mais, nous le répétons, il n'y a qu'un intérêt médiocre à traiter un chancre et à le faire disparaître si l'on ne considère que la lésion en elle-même. Faisant abstraction pour l'instant des dangers de contagion, du rôle dénonciateur du chancre, et des tourments moraux qu'il fait subir aux malades, nous dirons : **traiter un chancre, c'est instituer le traitement même de la syphilis.**

Si la syphilis ne se présente plus que rarement avec son cortège d'accidents cutanés et muqueux, c'est que ces idées ont prévalu. Quand le chancre existe, la syphilis est constituée déjà depuis plusieurs semaines, et l'organisme tout entier est infecté ; le virus syphilitique s'insinue partout et rien ne saurait mieux enrayer son action qu'un médicament capable, comme le mercure, d'arriver au contact de tous les tissus.

Dire avec Leloir (de Lille) : « Bien des faits cliniques portent à croire que ce n'est qu'au début de la période secondaire que l'infection générale, l'infection sanguine est constituée », c'est émettre la moins plausible des hypothèses. D'après Neisser (1), on ne peut savoir quand est constituée l'infection. En effet, expérimentant sur des singes, il a vu chez un macaque l'infection se développer malgré une excision pratiquée *huit heures après*

(1) Neisser, Rapport fait au Congrès de Lisbonne. Voy. *Bulletin de la Société française de prophylaxie sanitaire et morale*, nos 4 et 5, avril et mai 1906.

l'inoculation, alors que chez un autre on n'a pas observé d'accidents ultérieurs à la suite d'une excision pratiquée deux jours seulement après l'inoculation.

Le début de toute syphilis est marqué, comme celui d'une fièvre éruptive, par une **période d'invasion**. Entre le chancre et les premières macules roséoliques, il y a toute une période, plus longue il est vrai, mais de tout point assimilable à celle qui, dans une scarlatine, par exemple, s'étend de l'apparition de l'angine à celle des premières plaques érythémateuses. Dans la syphilis aussi, les prodromes existent avant la roséole : ce sont la courbature, la céphalée, le mouvement fébrile plus ou moins accentué. Et tous ces symptômes témoignent certainement d'une invasion générale de l'organisme. On a signalé des accès consomptifs, des périodes de dénutrition avec dépression de l'activité psychique et fonctionnelle, de la perte des forces, de l'alanguissement, une véritable asthénie, une diminution plus ou moins considérable du poids, des troubles trophiques, etc., etc... Les poussées de dénutrition qu'a spécialement étudiées M. Morel-Lavallée, se rencontrent parfaitement avant l'apparition des accidents secondaires.

Enfin, n'est-il pas vraisemblable de penser que les nombreux organes susceptibles de présenter des accidents ultérieurs subissent dès cette période une atteinte énergique d'un virus que nulle résistance organique, nul traitement n'a influencé?

Ce virus syphilitique porte en première ligne son action sur les vaisseaux artériels et veineux ; à la longue il altère leurs parois comme le font tous les composés toxiques susceptibles de se mêler au torrent circulatoire. Puis ces altérations vasculaires préparent à leur tour des néoplasies plus ou moins durables. Plus rarement, on peut observer une altération primitive des éléments des parenchymes viscéraux. Or, quel que soit le processus qui détermine les accidents syphilitiques, il ne saurait être question, on le conçoit, de laisser subsister la cause première des modifications anatomiques. **Le mercure est seul capable d'atténuer le virus, de diminuer sa nocivité**; *nous le verrons agir sur tous les accidents constitués, et cela* **d'autant mieux qu'ils sont plus récents**; *comment ne pourrait-il, même aux premiers jours, prévenir ou atténuer les accidents à venir?*

Action du traitement précoce. — Ce raisonnement s'appuie d'ailleurs depuis peu sur des faits absolument probants. Au chancre traité tôt, par des méthodes même peu intensives, fait suite une roséole peu marquée; les plaques muqueuses n'apparaissent guère que chez ceux des malades qui persistent à fumer ou à boire de l'alcool. Si les méthodes intensives sont mises en œuvre dès l'apparition du chancre, l'influence du traitement est plus nette encore, et à ce sujet, nous ne saurions mieux faire que de citer le passage suivant d'un article de M. Jullien (1) qui a trait au traitement abortif :

« Tout d'abord le *début de la syphilis*, le chancre induré doit être soumis au traitement mercuriel intense et précoce, ainsi que je l'ai proposé au Congrès de Rome en 1894. Rien n'est plus logique que de surprendre le mal à peine apparu, par une attaque violente, et de frapper un grand coup avant qu'il se soit emparé de tout l'organisme. Et la pratique répond en nous rendant témoins de manifestations retardées, modifiées, diminuées et comme étiolées, attestant une fois de plus cette vérité que, en matière de virus, retarder c'est atténuer. Quelquefois même j'ai eu le bonheur de supprimer toute suite à l'accident primitif ; à Saint-Lazare nous appelons cela le *calomel abortif*, par une hyperbole familière qui laisse la porte ouverte à toutes les espérances. On nous a reproché de sembler faire une obligation morale de l'emploi du calomel, au commencement de toute infection, ce qui est certes loin de notre pensée, la seule obligation morale qu'il y ait pour un médecin étant de faire emploi du traitement qui lui paraît le plus efficace. »

Plus récemment, M. Duhot, dans un article très documenté et fort intéressant, se montre partisan du traitement abortif à l'exclusion de tout autre. Sitôt le diagnostic de chancre induré établi (car pour lui « seule l'indécision du diagnostic peut retarder le début de la cure »), il institue le traitement, et de la façon la plus intensive possible (injections de calomel ou d'huile grise). Grâce à cette méthode, on ne constate, dans 95 p. 100 des cas, que l'accident initial; la roséole même ne se manifeste pas; « le virus a été extrêmement atténué, sinon détruit; les toxines doivent être engendrées dans des proportions très restreintes, et de cette façon est assurée une protection salutaire de tout le

(1) JULLIEN, Traitement intensif de la syphilis par les injections de calomel.

système circulatoire, point de départ de tous les accidents ».

En ce qui nous concerne, depuis que nous avons adopté, pour le traitement de la période primaire, la méthode des injections solubles à haute dose, **nous avons obtenu, dans l'énorme majorité des cas, une suppression presque absolue des accidents secondaires,** au moins dans leurs premières manifestations habituelles ; à peine avons-nous remarqué, dans les quelques semaines ou les quelques mois qui ont suivi l'arrêt de ce traitement initial, quelques rares accidents érythémateux ou papuleux, suffisants pour écarter toute idée d'erreur de diagnostic.

Nous instituerons donc le traitement général dès que nous serons certains d'être en présence d'un chancre syphilitique, et cela, outre les raisons qui viennent d'être invoquées, *dans un* **but prophylactique et moral.**

Il faut, avant tout, que le malade nouvellement contaminé soit incapable, dans un bref délai, de transmettre sa maladie. Certains sujets admettent et pratiquent une continence très longue à ce moment, mais ils sont malheureusement l'exception. Ces préceptes ne sont guère mis en pratique que dans les cas où la culpabilité pourra être reconnue sans hésitation possible ; il en est ainsi par exemple dans la plupart des unions légitimes, où le syphilitique envisage une foule de conséquences désastreuses et s'abstient. Mais quand il ne s'agit que de la contamination d'une prostituée, surtout anonyme, les scrupules s'évanouissent, et l'on entend parfois d'étranges plaidoyers en faveur de cette » peine du talion » dont souffre la société tout entière, depuis la prostituée jusqu'à la victime la plus innocente.

La dissémination du virus est d'autant plus fréquente que le chancre étant indolent, le coït ne provoque aucune douleur ; le malade, sachant « qu'il ne risque plus rien », répand partout, et sans vergogne, la semence fatale !

Si le syphilitique est contagionnant par son chancre, il l'est surtout par ses accidents secondaires.

Or, non seulement le traitement écourte considérablement la durée du chancre, le cicatrise rapidement et, bien qu'encore apparent, peut le rendre inoffensif ; mais encore il rend aussi beaucoup moins fréquents les accidents secondaires muqueux. N'est-on pas de ce fait autorisé à dire avec le professeur Fournier : « Le traitement est essentiellement stérilisateur en l'espèce en diminuant le nombre des accidents susceptibles de semer la contagion, voire en tarissant la source même de ces accidents (1) », et encore : « La prophylaxie par le traitement existe ; il faut traiter la syphilis de façon à la rendre le moins nocive possible, non seulement pour le malade, mais pour la société (2) ».

Il est nécessaire, pour d'autres raisons encore, d'attaquer le mal aussitôt qu'on le peut. Tous les syphilitiques nouvellement atteints envisagent l'avenir avec une certaine crainte, se demandant avec anxiété, surtout s'ils sont un peu instruits de la marche de la maladie, à quelles éventualités ils doivent se préparer.

Beaucoup de ceux qui oublient volontiers le caractère contagieux de leur affection la redoutent pour eux-mêmes, et cela, plus que n'importe quelle maladie, « si bien que le jour où ils apprennent d'un médecin qu'ils en sont affectés, cette révélation est pour eux un coup de massue qui les terrasse, les abasourdit, les stupéfie, les méduse,... et ils deviennent capables des pires folies, du suicide, notamment (3) ». Le professeur Fournier a noté encore, comme causes de suicide, les « cas relatifs aux situations sociales que crée la syphilis par rapport au mariage ».

Si le suicide est une conséquence assez rare de l'apparition de la syphilis, celle-ci, par contre, entraîne une série de troubles moraux sur lesquels nous ne saurions insister, mais au premier rang desquels il faut placer la neurasthénie avec son cortège de conséquences immédiates et lointaines.

Tous ces tourments s'apaisent quand le traitement peut faire son œuvre à temps. Le chancre se cicatrise rapidement, les suites tant redoutées se bornent à quelques papules et à quelques plaques muqueuses. Bien que ces modifications heureuses et rapides puissent faire oublier le caractère menaçant et durable de ces « syphilis éteintes », et cela au point de plaider l'inutilité d'un traitement ultérieur, elles n'en sont pas moins une indication de plus en faveur du traitement précoce.

Si un chancre génital, *normal*, pourrions-nous dire, peut occasionner tant de troubles moraux, que dire des chancres qu'il est

(1) A. Fournier, Stérilisation de la syphilis. *Bulletin médical*, 3 nov. 1900.
(2) A. Fournier, Prophylaxie de la syphilis par le traitement. *Acad. de médecine*, séance du 14 nov. 1899.
(3) A. Fournier, Suicide dans la syphilis. *Bulletin médical*, 19 mai 1900.

impossible de dissimuler, de ceux des lèvres, des paupières, de la face? C'est dans ces cas qu'il importe d'agir rapidement, d'obtenir une résolution hâtive.

L'on doit encore instituer un traitement précoce pour améliorer des accidents primitifs pour lesquels on ne saurait que difficilement user du traitement local : tels les chancres de la langue, des amygdales, de l'urètre ; ou bien encore ceux qui, par leur siège et par leur étendue, peuvent gêner certaines fonctions importantes (respiration, déglutition, phonation, miction, défécation).

Disons enfin, pour terminer, qu'un chancre, pris à temps par le traitement général, ne saurait, sauf à de très rares exceptions, se compliquer, devenir géant ou phagédénique.

Contre-indications au traitement précoce. — Nous avons dit que le mercure ne devait être prescrit que si le diagnostic de syphilis était posé avec certitude. **Lorsqu'il y aura doute, il faudra, de toute nécessité, attendre** que le chancre ait acquis des caractères décisifs ou même que des symptômes secondaires viennent révéler la syphilis de façon manifeste. A ce sujet, le professeur Fournier, partisan convaincu du traitement précoce, a cependant toujours donné l'exemple de la plus grande circonspection. Tout médecin doit savoir hésiter, dût le malade éprouver quelque méfiance à l'égard de son savoir.

Il n'est en effet aucun syphiligraphe, même le plus exercé, qui ne proclame la fréquence des cas douteux ; à plus forte rairon, le médecin qui ne voit que rarement des accidents primitifs, qui ne dispose pas de moyens de contrôle immédiat ou ultérieur, puisqu'il lui sera, dans certains cas, impossible de revoir son malade, doit-il redoubler de circonspection et se bien pénétrer de cette idée, que s'il existe des formes typiques qui ne permettent aucune confusion, en revanche, nombre d'accidents bénins peuvent prendre les caractères du chancre spécifique. Ce sont, par exemple, certaines variétés d'*herpès* ulcéré et induré, certaines *balanites* érosives, circinées, plus ou moins irritées par les sels caustiques, certains *chancres mous*, des *lymphangites du méat*, des *érosions de métrite* au niveau du col utérin, etc., etc.

Les causes d'erreur sont plus fréquentes encore dans les localisations extragénitales. C'est ainsi qu'au niveau des *lèvres*, il est parfois fort difficile de différencier un chancre induré d'un cancer; qu'au niveau de la *langue*, l'accident primitif peut être confondu avec les aphtes, l'hydroa, l'herpès, la leucoplasie, les syphilides secondaires et tertiaires, les ulcérations tuberculeuses ou dentaires, la glossite scléreuse. Au niveau des *amygdales*, ce sont les amygdalites phlegmoneuses, les angines diverses, les plaques muqueuses et les ulcérations tertiaires qui peuvent amener des confusions. Sur le *sein*, ce sont les fissures, l'épithélioma, les ulcérations tertiaires ; à l'*anus* enfin, le chancre syphilitique peut être confondu avec les ulcérations banales, l'herpès, les fissures, les hémorroïdes plus ou moins ulcérées, les manifestations tuberculeuses, les syphilides papulo-érosives, le chancre mou.

Il faut savoir aussi que les variétés cutanées du chancre ne rappellent que de bien loin, surtout dans les régions pilaires, les aspects classiques ; que dans ses localisations exceptionnelles (gencives, conjonctives), il demande, pour être diagnostiqué, l'examen d'un praticien exercé.

Comme conclusion donc, il faut, dans l'intérêt des malades, apporter la plus grande prudence, la plus extrême circonspection au diagnostic positif ou négatif de chancre.

Dans l'un des deux cas en effet, l'exclusion injustifiée de l'idée de syphilis prive le malade du bénéfice du traitement abortif, et amène une syphilis méconnue, grosse de conséquences, en l'absence de traitement. Ces conséquences se feront sentir pour le malade lui-même, victime d'accidents ultérieurs parfois si graves, pour sa descendance, et pour la société, car c'est avec la meilleure foi du monde qu'il niera sa syphilis et pourra la répandre autour de lui.

Dans le cas d'une erreur inverse, il est facile de prévoir les accidents, les dangers, les désastres même que peut amener un traitement intempestif, d'autant que l'absence d'accidents secondaires, attribuée au traitement initial, ne viendra en rien faire douter du premier diagnostic.

En effet, le traitement intensif n'est pas sans danger chez certains malades : on sait son action néfaste sur le cancer par exemple. En outre, les accidents qui en peuvent résulter sont toujours pénibles. Mais tout cela n'est rien, comparé à l'influence désastreuse que peut avoir sur le malade la révélation d'une syphilis qu'il ne soupçonnait pas, et surtout aux conséquences plus graves qui en peuvent résulter, conséquences familiales ou sociales, parmi lesquelles on peut noter la rupture de mariages, la volonté de ne pas procréer, la méfiance installée dans une famille, le divorce, etc., etc.

Il est donc absolument indispensable de ne poser le diagnostic de chancre syphilitique qu'en présence de cas non douteux suffisamment caractéristiques et contrôlés par le microscope autant que possible. Dans ces conditions, nous le répétons, il faut ordonner aussitôt le traitement spécifique. Si l'on a le moindre doute, on attendra que le chancre ait pris des caractères plus nets ou que l'apparition d'accidents secondaires vienne affirmer la nature de la lésion primitive. Alors seulement, on sera autorisé à administrer le mercure.

De ce que nous venons de dire on peut conclure déjà que, le chancre étant la première manifestation d'une maladie déjà généralisée, un traitement local dirigé contre ce chancre sera sans influence sur la maladie elle-même et n'en modifiera en rien l'évolution ultérieure; et nous verrons, en effet, quand nous étudierons le traitement du chancre, que l'excision de cette lésion est sans influence sur la marche de la syphilis et qu'on a abandonné presque partout cette méthode comme inutile toujours et parfois nuisible.

Nous verrons plus loin la médication qu'il convient de lui opposer. Elle ressort déjà nettement de ce que nous avons dit antérieurement des préparations solubles et de leurs principales indications.

ACCIDENTS SECONDAIRES ET TERTIAIRES. — Les autres accidents seront dès l'abord combattus à l'aide du traitement spécifique administré d'une façon plus ou moins intensive suivant la gravité du mal.

Il sera en pareil cas indispensable de s'inspirer des considérations suivantes :

Tout traitement dirigé contre un ou plusieurs accidents ne devra être diminué ou supprimé qu'après avoir obtenu le résultat cherché, c'est-à-dire la disparition complète de ces accidents.

Tant que ceux-ci persistent il ne faut pas songer un seul instant à limiter l'action thérapeutique du traitement. On ne doit jamais arrêter un traitement anti syphilitique sous prétexte qu'on est arrivé à la fin d'une série et que le malade a déjà absorbé une dose de mercure que l'on juge suffisante pour saturer son organisme. Ce sont là appréciations arbitraires. Tant que l'on ne constate aucun signe d'intolérance, il faut, sans arrêt, continuer la lutte, car la persistance même des accidents prouve avec évidence que l'on n'a frappé ni assez longtemps ni assez fort.

Si l'atténuation ou la disparition des accidents s'effectue progressivement, normalement pourrait-on dire, on poursuivra jusqu'au bout le traitement tel qu'il a été institué dès le début.

Mais il peut arriver qu'il soit impuissant contre des accidents particulièrement tenaces.

Il faut alors recourir soit à un changement de médicament, soit à un changement de méthode, et l'on passera par exemple, suivant les nécessités du moment, des injections de sels solubles aux injections de préparations insolubles, des injections d'huile grise aux injections de calomel, des injections intra-musculaires aux injections intraveineuses.

Parallèlement à ce changement de méthode il pourra devenir nécessaire, pour atteindre le but visé, d'**employer des doses croissantes de médicament.**

La *variété*, la *progression* surtout deviennent souvent de nécessité absolue et il faut poser en principe que **tout accident syphilitique qui ne disparaît pas, ne résiste que faute d'une méthode, d'un médicament ou de doses appropriées.**

Le résultat cherché une fois obtenu, l'accident ayant disparu, on continuera quelques jours encore, dans un but préventif, la médication intensive instituée pour le combattre.

Mais il ne faut point en continuer longtemps l'emploi. N'oublions pas que le traitement de fond de la syphilis doit être longtemps prolongé et que le traitement intensif dans ses formes brutales est souvent difficile à faire accepter aux malades. En outre, malgré toutes les médications préventives, l'*apparition d'un nouvel accident est toujours possible.* On pourrait donc se trouver progressivement entraîné à user de doses mercurielles qui deviendraient bientôt dangereuses. A continuer longtemps les médications intensives on risquerait donc de rester désarmé en présence d'une nouvelle attaque du mal.

Il faudra revenir rapidement à l'emploi de doses et de méthodes moyennes, suffisamment préventives, mais laissant le champ libre pour la lutte contre tout nouvel accident.

Mais, avant la disparition des accidents en cours, des symptômes d'intolérance du malade pour le mercure, des signes d'intoxication peuvent apparaître. *Ces signes d'intoxication, qu'ils soient aigus ou chroniques, indiquent formellement qu'il est temps de cesser le traitement.* Aussi faudra-t-il savoir les reconnaître dès leur apparition. Les signes aigus sont trop connus pour que nous ayons besoin d'y revenir. Quant aux signes chroniques, ils sont infiniment moins perceptibles et un médecin non averti risquerait de ne pas en tenir compte. Oa les trouvera décrits ailleurs et nous nous contentons de rappeler ici que l'état de dépression neurasthénique, les phénomènes de dyspepsie, l'état congestif de la bouche, les phénomènes rhumatoïdes, la céphalée, etc., sont des signes avertisseurs que le médecin devra rechercher avec soin.

Il faut alors, sans s'attarder à des palliatifs et à des demi-mesures, supprimer radicalement la médication mercurielle. On se contentera pendant quelques jours et autant que l'évolution du mal le permettra, d'aider à la rapide élimination du mercure. On ordonnera une médication tonique et reconstituante : fer, arsenic, douches, soins locaux de toutes sortes. On administrera à l'intérieur de l'eau d'Uriage et, si la chose est possible, on tentera l'application sur place des méthodes hydrothérapiques de cette station.

Puis on reviendra à la médication mercurielle, et cela non pas de façon timorée et craintive, mais **en ayant recours d'emblée aux méthodes les plus actives et aux doses les plus massives.** Ces quelques jours de repos donnés à l'organisme nous doivent servir à attaquer le mal avec plus d'énergie et de résolution que jamais.

Il peut arriver encore que malgré le changement des méthodes de traitement, malgré l'augmentation des doses, les accidents ne disparaissent pas. Bien que l'on ne constate aucun signe d'intolérance, il est alors permis de craindre les risques qu'une augmentation progressive des doses, déjà fortes, pourrait faire courir aux malades. Il faut surtout, si l'on fait usage de préparations insolubles, craindre l'accumulation mercurielle.

Dans ce cas comme dans le précédent, *il faut mettre le malade au repos, cesser tout traitement mercuriel, ordonner une médication tonique et reprendre ensuite la lutte contre le mal en choisissant dans l'arsenal thérapeutique ses armes les plus puissantes.*

II

TRAITEMENT DE FOND

Le *traitement de fond* n'est, somme toute, que l'application des principes de la méthode préventive. Or, nous avons longuement expliqué ailleurs pourquoi nous étions partisans de cette méthode, pourquoi nous considérions que trois ou quatre ans après le chancre, même en dehors de tout accident, le syphilitique doit encore se traiter.

Les conditions que doit remplir ce traitement sont les suivantes : être *très énergique au début, prolongé, intermittent, administré à doses vraiment thérapeutiques.*

Reprenons une à une ces conditions et voyons en quoi elles consistent :

1° ***Le traitement spécifique doit être très énergique au début.*** — L'on ne saurait, en effet, au début d'une affection aussi tenace que la syphilis, l'attaquer trop énergiquement. La plupart des syphiligraphes reconnaissent que, dans nombre de cas, un seul traitement, très intensif, de trois ou quatre mois, institué dès l'apparition de la maladie, a pu pendant huit, dix, vingt ans et plus (Fournier), mettre le malade à l'abri de toute manifestation.

On peut même dire que ce sont les faits les plus habituels, surtout depuis la mise en œuvre des méthodes intensives. Les traitements pilulaires, quand ils ont été administrés de façon prolongée, à doses suffisantes, et avec des médicaments bien préparés, ont apporté des exemples extrêmement consolants ; encore faut-il signaler que, dans ces cas, les récidives secondaires ou tertiaires sont beaucoup plus fréquentes qu'après une cure d'injections.

Nous avons déjà parlé du *calomel abortif* préconisé par M. Jullien, qui prétend, avec beaucoup de raison, qu'on doit, « grâce à une cure très consciencieusement prolongée, poursuivre cet idéal, d'éloigner indéfiniment les retours du mal redouté ».

Barthélemy recommande également de faire appel, au début, aux injections de calomel, qui sont, comme on le sait, un procédé de mercurialisation des plus intenses.

Dans l'article de M. Duhot (1) que nous avons cité déjà, cet auteur préconise, lui aussi, les cures initiales intensives, et en prolonge la durée. D'après lui, le premier traitement doit être suivi pendant trois mois, ou, même en l'absence d'accidents mercuriels, pendant quatre ou cinq mois.

Nous nous rangeons volontiers, *en principe*, à l'opinion de M. Jullien, et même à celle de M. Duhot. Il nous paraît indispensable, en effet, que le traitement soit intensif comme doses, qu'il s'agisse de préparations solubles ou insolubles, et nous sommes d'avis qu'on ne saurait l'interrompre immédiatement après l'apparition de l'accident primitif ou secondaire que l'on veut combattre. Nous ferons seulement cette réserve, que la durée de cinq mois, si elle est, à la rigueur, possible avec des préparations insolubles, devient d'une application difficile, et même inutile, sinon dangereuse, quand on a recours à l'emploi des préparations solubles, dont l'action rapidement curative a dicté notre préférence à cette période de la maladie. Nous rappelons, en effet, qu'en dehors même de la difficulté pratique qu'il y a à injecter sans discontinuer ces préparations pendant une aussi longue période, l'action mithridatisante des préparations solubles nous exposerait à des déboires certains. Nous nous contenterons de dire que, du moins à cette période, *les doses de sels solubles doivent être élevées, suffisamment prolongées, et leur administration coupée d'intervalles assez courts.*

2° ***Le traitement spécifique doit être prolongé.*** — C'est aborder une tâche presque impossible que d'essayer d'assigner une limite aux manifestations de la syphilis. L'on ne peut guère même établir une limite nette entre la fin de la période secondaire et le début de la période tertiaire. Si, le plus souvent, « un entr'acte silencieux plus ou moins long » sépare les deux périodes, il existe parfois entre elles une « sorte de fusion contemporaine et

(1) Duhot, *loc. cit.*

momentanée, un chevauchement réciproque de l'une sur l'autre, en sorte que, chez un même malade, on constate simultanément des accidents relevant et de la période secondaire, et de l'état tertiaire (1) ».

Mieux que cela, les faits de *syphilis tertiaire précoce* et de *syphilis secondaire tardive* viennent encore rendre plus difficile la démarcation à établir, et c'est à cause de cela qu'on fait reposer cette démarcation plutôt sur la nature des accidents que sur leur moment d'apparition.

Quoi qu'il en soit, on peut admettre schématiquement que les accidents secondaires, diffus et généralisés d'abord, puis circonscrits et groupés ensuite, occupent environ une période de trois années.

Quant au tertiarisme, les belles statistiques du professeur Fournier ont bien démontré que c'était vers la troisième année (l'année terrible !) que se montraient de préférence ses accidents, pour diminuer ensuite de fréquence et s'éteindre presque complètement après la dixième année. Restent les *accidents parasyphilitiques*, qui apparaissent plus volontiers de la sixième à la huitième année.

Le professeur Fournier, se basant sur 4 400 cas, a pu déterminer la date d'apparition d'accidents tertiaires « de tous ordres » et est arrivé aux chiffres suivants :

ACCIDENTS DE FORME TERTIAIRE AYANT FAIT LEUR INVASION AUX ÉCHÉANCES SUIVANTES (2) :

Année	Cas	Année	Cas
1re année	188	18e année	75
2e —	453	19e —	66
3e —	471	20e —	78
4e —	388	21e —	36
5e —	357	22e —	35
6e —	326	23e —	30
7e —	274	24e —	29
8e —	211	25e —	26
9e —	195	26e —	20
10e —	233	27e —	14
11e —	142	28e —	21
12e —	184	29e —	15
13e —	114	30e —	17
14e —	113	31e —	11
15e —	117	32e —	6
16e —	95	33e —	7
17e —	70	34e —	4

(1) A. FOURNIER, Cliniques de l'Hôpital Saint-Louis, 1900.
(2) ID. Évolution du tertiarisme.

35e année	2	43e année	2
36e —	5	44e —	1
37e —	5	45e —	1
38e —	3	46e —	2
39e —	3	52e —	1
40e —	5	54e —	1
41e —	4	55e —	1
42e —	2		

Nous sommes ainsi fixés sur la durée possible de l'état tertiaire. La troisième année à elle seule réalise, on le voit, 11 p. 100 du total des échéances du tertiarisme. Mais il existe, en somme, trois années tristement privilégiées par le contingent considérable qu'elles apportent au tertiarisme, ce sont la deuxième, la troisième, la quatrième, avec prédominance marquée pour la troisième.

De cet ensemble de faits découlent des indications très précieuses pour l'institution et la durée du traitement de fond. D'abord, ce traitement doit être suivi **pendant toute la durée des accidents secondaires,** précoces ou tardifs qui, nous le savons, réapparaissent si facilement à l'occasion d'une suppression de traitement, quelquefois même avec une opiniâtreté incroyable, et cela à la veille de l'apparition des accidents tertiaires que nous prétendons prévenir.

Si le plus grand nombre de ces cas apparaissent de la troisième à la quatrième année, il en est de plus tardifs, par exemple les accidents parasyphilitiques ; aussi comprend-on parfaitement les théories récentes de notre maître qui, au lieu d'instituer un traitement *en bloc*, tout entier au début de la maladie, le fragmente en plusieurs périodes échelonnées, et plus ou moins distantes. « Au début, on institue un traitement énergique, continué méthodiquement pendant les deux premières années, sous forme d'une série de cures mercurielles vigoureuses, alternant avec des stades intercalaires de repos. Cela fait, on suspend toute médication pendant deux ans, et on place, à la cinquième année approximativement, un second traitement, celui-ci de la durée d'un an. Puis derechef, on interrompt la médication pour instituer une troisième cure d'un an vers la septième ou la huitième année (1). »

S'il est vrai, en effet, et absolument prouvé à nos yeux, qu'à

(1) A. FOURNIER, Paralysie générale et syphilis. Communications faites à l'Académie de médecine, séance du 28 février 1905.

l'égard des redoutables complications parasyphilitiques on ne doive attendre que des résultats incertains du traitement spécifique, si intensif soit-il, nous savons dans quelles proportions le traitement préventif « suffisant » est capable d'empêcher leur production. Nous acceptons donc les nouvelles indications thérapeutiques préconisées par notre maître, en nous permettant toutefois cette remarque, que le contrôle de ce traitement dit *suffisant* n'est pas toujours facile, et qu'en dehors des méthodes qui permettent de doser exactement les quantités de mercure confiées à l'organisme et utilisées par lui, il est dificile d'apprécier mathématiquement la qualité d'un traitement préventif. Aussi peut-on craindre de n'avoir pas toujours tiré des méthodes préventives tout le résultat qu'on en aurait pu attendre, et peut-être est-il permis d'espérer que le renforcement apporté au traitement de la syphilis dans les premiers mois et même dans les premières années de son apparition rendra superflue la médication complémentaire de la septième ou de la huitième année.

Au surplus, l'efficacité d'un traitement préventif tardif est trop souvent démentie par les faits pour que nous consentions à diminuer à son profit la durée et l'intensité d'un traitement initial dont l'action vraiment abortive est d'autant mieux établie qu'elle s'adresse aux plus jeunes étapes de la maladie.

La durée du traitement est nécessaire encore pour éviter les manifestations essentiellement *contagieuses* des premières années. Les limites de cette contagiosité sont celles de la période secondaire, bien imprécises par conséquent. Il importe pourtant de traiter constamment les syphilitiques susceptibles de transmettre leur maladie. Or si, même vingt ans après le chancre, peuvent apparaître des accidents de nature secondaire, ces faits sont exceptionnels, et ce n'est guère que pendant trois ou quatre ans en moyenne que peuvent se montrer des manifestations contagieuses. Il faut rejeter la contagion tertiaire que signale Tarrassevitch.

D'ailleurs cette question de la durée de la contagiosité a fait l'objet de nombreuses controverses.

Pour Ricord (1), la syphilis ne restait contagieuse que six mois.

(1) Mais on sait à la suite de quelles luttes mémorables, après les travaux de Langlebert, de Velpeau, de Vibert, Ricord reconnut enfin en 1859 la contagiosité des acci-

Rollet admet que la contamination par accidents secondaires peut se faire pendant deux ans.

Pour Mauriac, il existe une période virulente d'une durée de quatre ou cinq ans.

Campana (1) croit que la période contagieuse de la vérole dure aussi longtemps que sa transmissibilité héréditaire.

Pour M. Lassar (2) (de Berlin), le pouvoir infectant de la syphilis diminue avec la durée de la maladie ; cependant il peut persister aussi longtemps qu'il y a des manifestations.

Le professeur Fournier redoute, après la période pendant laquelle la contagion directe est possible, une période presque aussi longue, très douteuse encore, et surtout très dangereuse pour la descendance des malades.

On peut donc dire, en tenant compte de toutes ces considérations, que : la présence et la contagiosité des accidents secondaires, les menaces de tertiarisme et d'accidents parasyphilitiques, le danger, pour les syphilitiques ne se traitant pas, de procréer pendant une période égale à la période secondaire, sont autant de faits plaidant la nécessité d'un traitement prolongé. C'est d'abord pendant **quatre ans au moins** que les syphilitiques devront songer à se prémunir. Nous admettons une période de repos, dont la durée sera variable suivant la résistance physique des individus et le caractère plus ou moins malin de l'affection, après la deuxième année, mais à condition qu'il ne soit pas encore question de mariage. Après ces quatre années, le traitement pourra être suspendu, mais la septième ou la huitième année après l'infection devront encore être des années de traitement de fond, en vue de tenter un suprême effort contre les manifestations parasyphilitiques, si improbables qu'elles soient.

3° ***Le traitement spécifique doit être intermittent.*** — Il ne peut être question d'administrer, sans discontinuer, du mercure à un malade pendant un temps très long. A part quelques syphilophobes, en effet, qui se traiteraient constamment si on

dents secondaires. Cette opinion, complétée bientôt par la notion de la virulence du sang (Pellizari), des contagions vaccinales, des transmissions entre nourrices et nourrissons, élargissait considérablement le domaine de la contagiosité, dont Diday porta la durée de douze à quinze mois.

(1) Campana, 3e Congrès international de dermatologie et de syphiligraphie de Londres.

(2) Lassar, *Ibid.*

ne les arrêtait pas, les malades se lassent assez rapidement du traitement mercuriel, surtout quand ils ne souffrent d'aucun accident spécifique.

Il faut cependant leur faire comprendre l'utilité d'un traitement prolongé pendant quatre ou cinq années. Et si l'opinion générale a fait considérer, à un moment donné, les syphilis dénuées d'accidents secondaires comme plus fécondes en accidents tertiaires, ne faut-il pas voir là un défaut de surveillance du médecin traitant, en l'absence d'accidents, et un optimisme exagéré du malade, qui l'a porté à abandonner le traitement ?

La méthode des traitements successifs, séparés d'intervalles de repos d'autant plus longs qu'on s'éloigne du début de l'affection, présente cet avantage, tout en étant active, de ne pas importuner les malades, alors que la perspective d'un traitement ininterrompu ne pourrait que les consterner et les rebuter ; à l'heure actuelle, bien rares sont ceux qui, prévenus de la marche intermittente et réglée du traitement, ne s'y soumettent pas de bonne grâce pendant le nombre de périodes nécessaires.

De plus, il ne semble pas extraordinaire de constater, chez un individu soumis au traitement continu, une série d'accidents dus à l'**intoxication chronique** et constituant par eux-mêmes un danger pour la santé.

En effet, quand nous avons étudié ces accidents, il nous a été facile de prouver qu'ils dérivaient, pour la plupart, d'une prolongation excessive du traitement, aussi bien que des doses exagérées. Les anémies mercurielles, entre autres, ne reconnaissent pas d'autre cause ; il en est de même des débilitations accompagnées d'amaigrissement, d'asthénie, d'anorexie, de douleurs rhumatoïdes, d'autres troubles encore, bien propres à réveiller les préjugés contre la médication mercurielle. On obvie sans peine à ces inconvénients en laissant à l'organisme le temps d'éliminer le mercure accumulé pendant les périodes de traitement.

Le traitement ininterrompu entraîne encore des **accoutumances**; c'est-à-dire qu'il diminue ou annihile l'action curative. Il s'établit alors une sorte de *mithridatisation* de nature imparfaitement connue et qui compte parmi les dangers d'un traitement mal conduit. Nous l'avons vue se produire au cours du traitement d'un accident isolé, mais elle peut se produire également pendant le traitement de fond.

L'interruption des cures mercurielles est donc indispensable pour éviter une saturation quelquefois dangereuse et souvent inutile : cette mithridatisation étant, en matière de traitement préventif ou curatif, un fait certain et réalisé plus rapidement qu'on ne le pense. Cela ne doit d'ailleurs pas nous surprendre, étant donnée la lenteur de l'élimination du mercure opposée à son absorption rapide (Voy. p. 271).

Cette accoutumance se manifeste surtout lors d'une reprise d'un traitement, même intensif, par l'absence presque absolue d'influence du traitement pendant les premiers jours, au point de faire douter de la nature spécifique des accidents en cours. Il est à remarquer toutefois que lorsque l'action curative commence à se faire sentir, la réparation, bien que tardive, devient relativement rapide.

Souvent aussi, on voit se combiner, chez un même malade, les deux inconvénients que nous venons de signaler : intoxication chronique et disparition de l'efficacité curative. Le mercure alors ne sert plus qu'à affaiblir l'organisme, plus que jamais exposé aux assauts d'une affection *contre laquelle on est désarmé.* Nous nous sommes vu, plus d'une fois, en présence d'accidents syphilitiques graves, chez des malades anémiés, cachectisés par une semblable faute thérapeutique, obligés d'abandonner le traitement désormais inefficace, pour remonter l'état général du malade, et le placer dans des conditions de résistance suffisantes avant de reprendre l'administration intensive et rapidement interrompue de doses mercurielles enfin curatives.

4° ***Le traitement spécifique doit être administré à doses thérapeutiques.*** — Nous avons indiqué, en étudiant les doses intensives, comment, à nos yeux, celles-ci devaient devenir la base de toute thérapeutique des accidents de la syphilis. Partant de ce principe, nous réserverons le nom de *doses thérapeutiques* à celles qui donnent des cures certaines et suffisamment rapides. Les petites doses ont en effet le double inconvénient de n'avoir sur le malade qu'une action insignifiante ou nulle et de donner à l'organisme une insensibilité relative au mercure. Ce que nous avons dit de l'action débilitante et mithridatisante d'un traitement ininterrompu s'applique avec plus de force encore aux traitements insuffisants.

Évidemment le critérium de l'action thérapeutique du traitement de fond n'existe pas, puisqu'on ne se trouve en présence d'aucune lésion à modifier ; aussi doit-on, pour s'arrêter à des doses déterminées, considérer un ensemble de résultats antérieurs, variables selon les individus, ou plutôt selon leur syphilis.

Pour le traitement de fond de la syphilis, le professeur Fournier a mis en honneur les cures de six semaines de protoiodure à $0^{gr},10$ par jour, ou de sublimé à $0^{gr},02$. L'expérience des médecins qui ont préféré la voie musculaire à la voie gastrique les a conduits à employer comme méthode courante, soit des séries ininterrompues de 20 à 25 injections quotidiennes de sels solubles (les doses habituelles étant de $0^{gr},02$ par jour de benzoate ou de biiodure et d'un centimètre cube de bibromure contenant un centigramme de mercure métallique), soit des séries de 6 ou 8 injections hebdomadaires de préparations insolubles telles que le calomel à la dose moyenne de 5 centigrammes par injection, ou l'huile grise du Codex aux doses variables de 3, 4, 5 vingtièmes de centimètre cube, c'est-à-dire 6, 8, 10 centigrammes de mercure métallique suivant l'âge et le poids du malade traité (environ 1 centigramme de mercure métallique par 10 kilos de poids du malade).

Telles sont à proprement parler les doses thérapeutiques, c'est-à-dire celles qui, en présence de cas d'intensité moyenne, donnent des résultats assez complets et assez rapides pour qu'on en puisse déduire leur efficacité en matière de traitement de fond.

Résumé de la marche générale du traitement de la Syphilis.

En ce qui nous concerne, nous dirons pour conclure que, si les préparations insolubles constituent notre médication préférée pour le traitement de fond de la syphilis, nous avons plus volontiers recours, pour combattre les accidents, aux préparations solubles, dont l'action « effaçante » nous paraît plus rapide, par conséquent plus rassurante pour le malade, et aussi plus efficace contre les dangers de la contagion.

Leur emploi est donc plus particulièrement indiqué aux premières périodes de la maladie. C'est ainsi que *nous en usons en présence de l'accident primitif, et aussi pour combattre les accidents secondaires,* qu'ils soient discrets ou graves, que leurs manifestations soient uniques ou successives. A cette période, en

effet, la syphilis est si riche en accidents de tous ordres, si virulente par cela même, que nous considérons le malade comme exposé à des récidives incessantes. Cette méthode présente encore l'avantage, à nos yeux, de bien éprouver la susceptibilité du malade au mercure, et d'exercer sur lui, outre les bienfaits de la guérison, une influence morale des plus indispensables, en le mettant en contact permanent avec son médecin.

Il va sans dire qu'à moins d'indications contraires, cette méthode, propre à combattre les accidents, et non pas destinée à un traitement prolongé, devra immédiatement céder le pas à l'emploi des préparations insolubles aussitôt que le danger pressant nous paraîtra évité, et que nous croirons avoir vaincu les tendances de la maladie aux manifestations réitérées et subintrantes.

Pendant une première période de trois mois environ, nous traitons donc notre malade presque sans discontinuer, jusqu'à la disparition des accidents (quinze jours à trois semaines au delà), ne laissant, entre trois ou quatre semaines de ce traitement initial, que des intervalles de repos très courts (une semaine au plus). Ainsi se trouve réalisée une attaque vigoureuse et prolongée du virus syphilitique, un traitement initial réalisant autant que possible la stérilisation de la syphilis.

Puis, après trois ou quatre semaines de repos qui permettent à la région des injections de recouvrer sa souplesse et au mercure de s'éliminer, nous reprenons, si *de nouveaux accidents* surviennent, la cure antisyphilitique par des séries d'injections quotidiennes solubles, de 20 à 25 jours de durée, coupées par des périodes de repos de quinze à vingt-cinq jours.

En l'absence d'accidents, ou après leur disparition, nous nous servons d'huile grise, aux doses précitées, par séries de six ou huit injections hebdomadaires, coupées d'intervalles de repos égaux, disposés de telle façon que les malades subissent environ :

Pendant la première année, huit mois de traitement ;

Pendant la deuxième année, six mois de traitement ;

Pendant la troisième année, quatre mois de traitement ;

Pendant la quatrième année, quatre mois de traitement;

Pendant la septième et la huitième années, quatre mois de traitement.

L'*administration de l'iodure* est calquée sur celle du mercure : nous le faisons intervenir à partir de la troisième année par

cures intermittentes de un mois à six semaines, suivant la tolérance gastrique et à la dose quotidienne de 2 grammes en moyenne (pour l'homme adulte). On donnera donc :

Pendant la troisième année, quatre traitements iodurés ;

Pendant la quatrième année, trois traitements iodurés ;

Pendant la cinquième année, deux traitements iodurés.

Les traitements iodurés (troisième et quatrième années) peuvent alterner ou non avec les traitements mercuriels.

La méthode du traitement chronique intermittent de la syphilis n'est pas acceptée par tous, bien que le nombre de ses détracteurs diminue de jour en jour. Elle n'est certes pas infaillible, mais les statistiques nous montrent éloquemment l'influence bienfaisante qu'elle exerce.

Nous lui avons reconnu la faculté de supprimer la période secondaire, imprécise comme durée, mais définie par des accidents si caractéristiques, et si redoutables du fait de leur contagiosité, même s'ils sont extrêmement tardifs.

Nous avons vu le traitement de fond prévenir mieux encore les accidents tertiaires ; nous avons vu son influence heureuse sur la marche de la grossesse des femmes syphilitiques, sur le produit de conception, et plus tard sur l'apparition des phénomènes morbides héréditaires. Nous avons vu enfin comment il s'opposait au développement des accidents parasyphilitiques. Certes la méthode n'est pas infaillible, et l'on peut voir des syphilis se traduire, en dépit du traitement le mieux conduit, par des manifestations récidivantes, rebelles, graves même ; mais ce sont là des cas devenus très rares et l'on peut dire de cette méthode, qu'elle constitue jusqu'à maintenant notre meilleur moyen de lutte contre la syphilis, le meilleur moyen de préservation de l'individu de la famille et de la société.

CHAPITRE XI

MÉDICATIONS AUXILIAIRES. — L'ATOXYL

Nous venons d'étudier longuement et en détail le rôle du mercure et de l'iodure dans le traitement de la syphilis. Nous avons vu que dans l'histoire de la thérapeutique antisyphilitique ces deux agents et surtout l'un d'eux, le mercure, tiennent la place la plus importante. Mais nous avons exposé d'autre part les inconvénients qui peuvent résulter de leur emploi et les dangers heureusement très exceptionnels que peut de ce fait seul courir parfois le malade frappé d'idiosyncrasie ou inapte à recevoir du mercure par défaut d'intégrité organique.

N'existe-il donc pas d'autre remède qui joigne aux admirables propriétés antisyphilitique du mercure, une innocuité telle qu'on le puisse dans tous les cas employer sans danger et sans crainte? Autrement dit, doit-on dans la lutte contre la vérole laisser la première place au mercure et à son important auxiliaire, l'iodure, ou bien la doivent-ils céder à un autre médicament qui, doué de propriétés antisyphilitiques supérieures ou simplement égales aux leurs, soit dépourvu de toute toxicité et qui ne puisse nuire en aucune façon aux malades qui en font usage? A défaut d'une médication aussi active, aussi puissante, n'en est-il pas d'autre qui quoique douée d'une spécificité moindre, puisse en cas de nécessité être substitué au mercure?

Ce remède, et nous employons ce terme dans son sens le plus général, ce remède capable de suppléer le mercure, on ne le connaît pas encore. Mais à la vérité, on a cru bien des fois déjà l'avoir découvert et de multiples essais ont été tentés.

Tous ces médicaments que l'on retrouve à chaque pas dans la pharmacopée ancienne, mélangés dans des proportions plus ou moins importantes au mercure lui-même, étaient considérés comme des adjuvants du traitement. On les croyait capables d'agir eux aussi contre la syphilis, à tel point même qu'on les employa avec des fortunes diverses et pendant des périodes plus ou moins prolongées, qu'on les utilisa seuls et indépendamment du mercure.

C'est ainsi que le *gaïac* a joui pendant quelque temps d'une grande vogue dans le traitement de la syphilis et fut considéré comme devant remplacer avantageusement le mercure.

La *salsepareille* eut, elle aussi, son heure de renommée. Introduite dans la thérapeutique antisyphilitique vers 1550 par Auger Ferrier (de Toulouse), après avoir été tout d'abord utilisée contre diverses affections cutanées, elle aussi devait guérir la syphilis mieux et avec moins de danger que le mercure. Plus heureuse que le gaïac, elle n'est pas encore complètement oubliée. A l'étranger, à Aix-la-Chapelle en particulier, on recommande encore volontiers le décocté fort de salsepareille surtout dans les syphilis graves et invétérées. Tout récemment, en Angleterre, Sir Félix Semon (1) dit avoir constaté les effets bienfaisants de la décoction de salsepareille, résultats confirmés par Sir Clifford Allbut et par d'autres médecins anglais.

Et combien d'autres médicaments encore ont été tour à tour vantés et... oubliés : la *squine*, le *sassafras*, la *bourrache*, l'*opium*, etc., etc. Lewin obtint quelques succès avec la *pilocarpine*; Arpal et Guntz avec le *bichromate de potasse*; Greenway avec l'*acide carbolique*.

C'est aussi dans l'espoir de trouver une nouvelle médication rationnelle que l'on a tenté des essais divers de *sérothérapie*. L'impossibilité d'inoculer la syphilis à la plupart des animaux devait nécessairement pousser les expérimentateurs à chercher dans le sérum d'animaux réfractaires un principe capable de lutter victorieusement contre cette maladie. C'est ainsi que M. le professeur Richet a expérimenté le sérum sanguin du cheval, celui du chien ; que Tommasoli s'est servi du sérum de mouton, de bœuf.

Tous ces procédés de traitement ont permis d'obtenir quelques succès. On le crut du moins tout d'abord. Mais les récidives ra-

(1) *British Medical Journ.*, janvier 1906.

pides ne tardaient pas à démontrer que toutes ces médications n'influaient pas directement sur l'infection syphilitique. Elles exercent parfois une influence favorable sur l'organisme en l'aidant à se débarrasser plus vite d'accidents en cours. Certaines d'entre elles tout au moins peuvent aussi favoriser une meilleure utilisation du mercure préalablement ou concurremment administré. Les médicaments sudorifiques et diaphorétiques ont une action sur les sécrétions des glandes cutanées, et cette suractivité apportée au fonctionnement de celles-ci peut n'être pas sans exercer parfois une influence favorable sur des accidents cutanés. N'avons-nous pas eu déjà (Voy. *Hygiène du syphilitique*) l'occasion de dire qu'une peau qui fonctionne mal est un meilleur terrain pour le développement des syphilides et que celles-ci sont prolongées et entretenues par la présence d'autres affections cutanées ou d'irritations chroniques de la peau? Tout médicament capable d'exercer une heureuse influence sur les fonctions cutanées peut donc rendre parfois de grands services.

Les quelques résultats heureux obtenus à l'aide de sérums animaux peuvent aussi s'expliquer parfaitement par leur action tonifiante sur l'organisme dont ils renforcent les moyens de défense. C'est de cette façon détournée et indirecte qu'ils agissent et non point par la vertu de tels ou tels ferments antisyphilitiques contenus dans le sang de tel ou tel animal. Et cela est si vrai que l'on peut obtenir des succès tout aussi remarquables, et même supérieurs, à l'aide d'injections de sérum artificiel. Le sérum de Hayem, par exemple, a permis à M. Augagneur (1) d'obtenir la guérison de syphilis rebelles au traitement spécifique. Elles fortifiaient l'organisme et lui permettaient dès lors d'utiliser avec profit le mercure que l'on continuait à lui administrer et qui, inefficace auparavant, reprenait dès lors toute son influence.

Seul en effet entre tous ces médicaments divers, le mercure a une action véritablement spécifique ; seul il est capable d'atténuer le virus syphilitique, de jouer un rôle préventif, d'empêcher l'éclosion du tertiarisme. A côté de lui, mais au second plan déjà, se place l'iodure qui, bien que sans action sur la diathèse elle-même, influe si heureusement sur toute une importante

(1) *Ann. de dermat.*, 1899, p. 433.

catégorie d'accidents. Quant aux autres médicaments, quels qu'ils soient, ce ne sont que des auxiliaires, des médicaments adjuvants utiles parfois, mais dépourvus de toute action spécifique contre la syphilis et contre ses accidents. Ils n'agissent que par l'influence modificatrice locale ou générale qu'ils peuvent exercer sur l'organisme. Ils peuvent aussi être parfois utiles, ainsi que l'a fait remarquer Lafay (1), en servant à dissimuler le mercure dans certaines préparations telles que le sirop de Cuisinier ou la décoction de Zittmann où le mercure se masque derrière la salsepareille.

Ces mois derniers cependant un médicament déjà expérimenté autrefois et non sans succès contre la syphilis, nous voulons parler de l'**arsenic**, a repris sous une nouvelle forme, une certaine vogue grâce aux travaux de M. P. Salmon.

Frappé de l'analogie qui existe entre le microorganisme de la syphilis, le tréponème, et les trypanosomes, M. Salmon a essayé contre la syphilis un médicament qu'un Anglais, Thomas, avait expérimenté avec succès contre les trypanosomiases, et en particulier contre la maladie du sommeil, l'*atoxyl*.

Qu'est-ce donc que l'**atoxyl**? Recommandé en 1902 par Schild contre diverses affections cutanées, le psoriasis par exemple, il fut également utilisé par Sigel (2) en 1903 pour le traitement de certaines maladies du sang et même de certaines affections cardiaques. L'atoyxl est, disent les Allemands, l'anilide de l'acide métarsénique et contient 37,69 p. 100 d'arsenic.

Mais M. Fourneau a démontré (3) qu'il ne s'agissait pas d'un corps nouveau, mais bien du sel monosodique de l'anilide de l'acide ortho-arsénique, découvert par un chimiste français, Béchamp, en 1863. Il contient seulement 29 p. 100 d'arsenic.

Il se présente sous forme de petits cristaux blancs à saveur fraîche salée. Ce sel peut s'employer soit à l'intérieur, sous forme de pilules par exemple, mais il s'emploie surtout en injections soit intraveineuses, soit plutôt intramusculaires, nous verrons plus loin à quelles doses.

Le 16 mars 1907, M. Salmon présentait à la Société de biologie une note concernant quatre syphilitiques traités par l'atoxyl.

(1) Lafay, *La Clinique*, 1907.
(2) *Berl. Med. Woch.*, 1904, p. 18.
(3) Fourneau, *Jour. de pharm. et de chim.*, 3 mars 1907.

Les résultats obtenus lui paraissaient si remarquables qu'il n'hésitait pas à dire qu'on « peut, à propos de l'arsenic, prononcer le terme de médicament spécifique de la vérole ». En outre, l'atoxyl a l'avantage de n'être toxique ni au point de vue général, ni au point de vue local. Avec 3 grammes injectés en une semaine, il n'avait observé aucun phénomène d'intolérance et l'injection locale n'avait jamais provoqué ni induration ni abcès.

Ces conclusions étaient peut-être un peu hâtives. Quels étaient en effet les cas traités ? 2 roséoles papuleuses, 1 syphilide papulo-hypertrophique et 1 gomme. Or, ainsi que le faisait récemment remarquer M. Lafay (1), « les syphiligraphes s'accordent à déclarer que les roséoles papuleuses s'effacent habituellement d'elles-mêmes, sans le concours d'aucun agent thérapeutique ; que les syphilides papuleuses disparaissent sous les influences les plus diverses et même avec l'ancienne thérapeutique empirique, voire même spontanément ; et enfin que la gomme est justifiable de l'iode autant et plus que du mercure. Ces exemples ne suffisent donc pas à autoriser la conclusion de l'auteur » sur la spécificité de l'arsenic.

Le 13 avril, M. Salmon avait expérimenté l'atoxyl sur vingt-sept malades. Son action est, dit-il, démontrée par la constance des résultats, la rapidité d'action du médicament, la modification rapide des lésions.

Mais, déjà, il est moins affirmatif quant à l'innocuité complète et absolue du médicament.

Il a pu observer des nausées, des vomissements, des coliques vers la dixième heure après l'injection intramusculaire.

Depuis lors l'atoxyl a été expérimenté par de nombreux auteurs, et voici quelles sont à notre avis les conclusions qu'il est permis de tirer des travaux divers publiés sur la question.

Tout d'abord l'atoxyl **n'est pas aussi inoffensif** qu'on l'avait cru et dit tout d'abord. Nous venons de signaler les incidents observés par Salmon. M. Hallopeau, qui est un des plus chauds partisans de l'atoxyl, a remarqué que si, poussé par la tolérance parfaite des malades aux premières injections, on les renouvelle trop souvent, on voit survenir, vers la neuvième injection environ,

(1) Lafay, *La Clinique*, 10 mai 1907.

des symptômes d'intoxication : douleurs gastriques et abdominales, courbatures, état vertigineux. Dans un cas il a observé des vomissements, dans un autre de l'obnubilation cérébrale, des lipothymies. Ultérieurement on peut également rencontrer une certaine fatigue cérébrale ou de légers troubles de la vue.

L'atoxyl s'accumule : « il résulte en effet des premières expériences faites par M. Fourneau que l'élimination du médicament par l'urine ne se fait que lentement, si toutefois elle est complète ; il y a donc à redouter des accidents liés à l'accumulation du produit ».

D'après M. Hallopeau, ces accidents divers seraient surtout dus à l'emploi de l'atoxyl allemand ; l'atoxyl français, ou anilarsinate de soude, y exposerait beaucoup moins ; le premier contiendrait des arsénites et des arséniates libres. Cependant, d'après M. Lafay, il n'y a aucune différence au point de vue chimique entre les deux produits. Et M. Duhot, d'autre part, qui s'est toujours servi d'atoxyl allemand, n'a observé que très peu d'accidents d'intolérance, et jamais d'accidents graves.

Il n'en reste pas moins nettement démontré que l'atoxyl n'est pas si inoffensif qu'on l'avait prétendu. Il semble même relativement assez toxique par rapport au cacodylate de soude par exemple, puisque 0gr,50 d'atoxyl ne représentent que 0gr,30 d'arsenic, dose inférieure à celle que l'on fait absorber sans aucun accident avec le cacodylate de soude. D'autre part sa toxicité, et c'est ce qui ressort le plus nettement des communications de M. Hallopeau, augmente rapidement quand on prolonge longtemps la cure, à cause de l'élimination très lente du sel. Si bien que MM. Hallopeau et Salmon en arrivent à cette conclusion qu'il ne faut pratiquer de nouvelle série d'injections qu'à longue échéance de la première.

Quelle sera dès lors l'utilité de ce composé lorsqu'il faudra combattre des syphilis tenaces et fréquemment récidivantes ? En outre, si dès à présent, alors que l'emploi de l'atoxyl contre la syphilis ne date que de quelques mois, on constate l'action néfaste de ce traitement pour peu qu'il se prolonge, qu'en adviendra-t-il si l'on essaie de s'en servir pendant de longues années ? Cette cure arsenicale pourra-t-elle être prolongée aussi longtemps que doit l'être nécessairement toute médication antisyphilitique ? Il est permis d'avoir à cet égard une certaine méfiance.

L'atoxyl, d'autre part, **mérite-t-il vraiment le nom de médicament spécifique** que lui donnait Salmon dans tout l'enthousiasme des premiers résultats obtenus par lui?

Nous ne parlerons que pour mémoire de l'influence abortive qu'on lui a attribuée. Elle ne repose encore que sur un trop petit nombre de faits expérimentaux pour qu'il soit permis même de discuter ce point. Rappelons seulement que MM. Metchnikoff, Roux et Salmon se basent pour l'établir : 1° sur quelques cas d'inoculation de la syphilis à des singes restés sans résultats à la suite d'une seule injection d'atoxyl à la dose de 0gr,03 par kilogramme d'animal, injection pratiquée quinze jours après l'inoculation du virus. La facilité relative de cette prophylaxie tiendrait à ce que le virus syphilitique, pendant une grande partie de sa lente incubation, ne s'adapte que difficilement à l'organisme (1).

2° Sur les observations de deux malades qui, redoutant de s'être exposés à la contagion syphilitique, se sont fait pratiquer une injection d'atoxyl et ne sont pas devenus syphilitiques.

Les faits expérimentaux, nous le répétons, sont encore trop peu nombreux pour être vraiment démonstratifs. Quant à la seconde catégorie de faits, elle ne constitue même pas un argument. Les syphilophobes qui redoutent d'avoir contracté la syphilis sans même parfois s'être exposés à la contagion, sont innombrables, et tout spécialiste en connaît des centaines. Ils appartiennent en général, comme les malades de Metchnikoff, à la classe éclairée. De bonnes paroles suffisent en général à les rassurer et à les guérir, et tout médicament, quel qu'il soit, pourrait s'employer avec succès contre ces syphilis inexistantes.

Rochon a pratiqué dans les mêmes conditions, sur un homme qui avait eu des rapports sexuels avec une femme atteinte de plaques muqueuses, des injections de sérum sanguin pris sur des syphilitiques, et le malade n'a pas eu la syphilis (2). Cela démontre-t-il que le sang des syphilitiques a une action abortive contre la syphilis ? Et on pourrait citer une foule d'exemples analogues. Nous n'y insisterons donc pas davantage et nous ne nous occuperons que de l'action curative de l'atoxyl.

Salmon déclare que l'action de l'atoxyl est démontrée par la

(1) Metchnikoff, *Congrès d'hygiène de Berlin*, 1907.

(2) *Médecine moderne*, 22 mai 1895.

constance des résultats et la rapidité d'action du médicament. Mais il ressort des cas observés par d'autres auteurs que ces résultats ne sont pas si constamment favorables. Ed. Fournier a eu l'occasion (1) d'observer un cas dans lequel le traitement par l'atoxyl n'avait donné aucun résultat. Lévy-Bing a publié l'observation d'un cas de syphilis grave avec anémie très prononcée dans lequel l'atoxyl est resté impuissant, alors que le mercure, administré ensuite, amena rapidement la guérison (2). Alex. Renault dans le service duquel l'atoxyl a été essayé par Salmon lui-même, n'en est pas très enthousiaste, et les résultats obtenus ne lui ont pas paru très concluants (3). Les observations de Vedel (de Montpellier) le conduisent aux mêmes conclusions. Nous devons, dit-il, conserver au mercure notre confiance intégrale (4).

Il ne suffit pas d'ailleurs qu'un médicament agisse sur les accidents syphilitiques pour qu'on le puisse considérer comme un remède spécifique de la vérole. Il faut encore qu'il puisse empêcher dans une certaine mesure les récidives. Or, sur ce point, les observations de M. Salmon ne nous donnent aucun renseignement. D'autre part, Duhot (5), qu'avaient enthousiasmé tout d'abord les résultats que pouvait donner l'atoxyl, a vu sur 50 malades ainsi traités 4 seulement n'avoir pas de récidives.

Cependant, s'il semble impossible de considérer l'anilarsinate de soude comme un spécifique de la vérole, il paraît bien ressortir des observations publiées, qu'il **n'est pas absolument dépourvu d'action,** comme le déclarait Lassar dans une lettre récente (6). Cet auteur dit en effet, qu'à son avis, l'atoxyl ne vaut rien du tout.

Il serait surprenant, *a priori*, que l'anilarsinate de soude ne pût rien contre certaines manifestations de la syphilis. L'arsenic, qui en est le principe actif, a été depuis longtemps déjà employé dans le traitement de la syphilis et l'on en avait obtenu des succès assez nets. Barthélemy l'employait souvent sous forme d'injections de cacodylate, comme adjuvant du traitement mercuriel. Ricord, dit M. le professeur Fournier, dès 1856, l'administrait

(1) *Soc. de dermat. et de syph.*, séance du 4 juillet 1907.
(2) Lévy-Bing, *Ann. des mal. vén.*, juillet 1907.
(2) *Soc. de dermat. et de syph.*, séance du 4 juillet 1907.
(4) Vedel, L'atoxyl dans le traitement de la syphilis. *Ann. des mal. vén.*, fév. 1908.
(5) Duhot, *La Clinique*, 6 décembre 1907.
(6) *Soc. de dermat.*, 4 juillet 1907.

couramment à ses malades, « et la liqueur de Donovan, si usitée autrefois, contient de l'iodure d'arsenic, associé à un iodure double de mercure et de potassium (1) ».

MM. Balzer, Hallopeau, de Beurmann (2), Milian (3), Duhot en ont obtenu dans bien des cas de bons résultats. Ces résultats d'ailleurs, peut-être les obtiendrait-on tout aussi bien avec une autre préparation arsenicale, et, d'après M. Milian, il vaut mieux employer l'arséniate de soude, quoiqu'il soit plus toxique, parce qu'on peut en administrer des doses moins fortes.

Cette action de l'arsenic, d'après Duhot, s'exerce surtout sur les manifestations cutanées de la syphilis et est beaucoup moins nette sur les accidents muqueux.

Quant à son action locale, employé en injections autour d'accidents spécifiques, elle paraît tout à fait nulle (Duhot).

En résumé, toutes les observations publiées nous semblent confirmer les conclusions auxquelles est arrivé Duhot et que nous adoptons volontiers pour notre part, car elles sont conformes aux résultats personnels que nous avons obtenus.

1° **L'atoxyl n'a pas de propriétés préventives, puisqu'il laisse le champ libre à des récidives incessantes.**

2° **Il a une action indéniable sur les manifestations cutanées de la syphilis, surtout sur les lésions ulcéreuses, et est beaucoup moins efficace contre les lésions des muqueuses.**

3° **Il n'est pas absolument inoffensif, comme on l'avait cru au début.**

En tout état de cause, l'atoxyl ou toute autre médication arsenicale ne saurait supplanter la médication mercurielle qui lui reste très supérieure tant au point de vue curatif qu'au point de vue préventif (4). Il y aurait cependant lieu de continuer les travaux sur l'atoxyl afin de bien préciser les cas où l'arsenic peut devenir un utile adjuvant de la médication mercurielle et servir à un traitement mixte comme l'iodure de potassium ; ou ceux dans lesquels il pourrait jouer un rôle thérapeutique et curatif,

(1) *Soc. de dermat.*, 4 juillet 1907.

(2) *Soc. de dermat.*, 4 juillet 1907.

(3) *Congrès de médecine*, Paris, 1907.

(4) L'action préventive de l'atoxyl vis-à-vis des accidents secondaires dont M. Hallopeau a publié récemment d'intéressantes observations soutiendrait péniblement la comparaison avec l'action partiellement et même totalement abortive des traitements mercuriels intensifs précoces dont les observations sont devenues si fréquentes et tellement banales qu'elles ne sont plus guère publiées.

alors que la médication mercurielle serait difficile ou impossible.

Il nous reste à indiquer les **doses** auxquelles il faut employer l'atoxyl.

D'après Duhot, il doit être injecté à la dose de 50 centigrammes par jour pendant dix à quinze jours.

Salmon recommandait de se servir d'une solution à 10 ou 15 p. 100 stérilisée deux minutes à 100° et d'injecter 50 centigrammes tous les deux jours pendant deux à trois semaines.

M. Hallopeau conseille de pratiquer dans la région fessière une première injection de 75 centigrammes, et de recommencer des injections semblables au bout de quarante-huit heures d'abord, puis à trois jours d'intervalle. On abaisse alors la dose à 40 ou 50 centigrammes et l'on fait encore 4 injections à trois jours d'intervalle. Ce qui fait en tout quatre grammes de sel environ. On laisse alors reposer le malade pendant une quinzaine de jours au moins.

M. Balzer l'administre par la bouche à la dose de 20 à 30 centigrammes par jour pendant quinze jours.

Les injections d'atoxyl ne sont pas douloureuses, d'après la plupart des auteurs. Cependant cette indolence ne serait pas constante, puisque Pikardt recommande, pour prévenir les douleurs, d'injecter d'abord un peu d'eucaïne (1).

Le Dr Weill a récemment expérimenté dans le service de M. Jullien, à Saint-Lazare, un nouvel agent thérapeutique non mercuriel, conseillé par le Dr Aillaud (de Saint-Tropez) : l'***uranate d'ammoniaque***, poudre jaune peu soluble dans l'eau, soluble dans l'alcool.

Il a employé l'uranate d'ammoniaque pur, en suspension à 5 p. 100 dans de l'huile de vaseline stérilisée : un centimètre cube de cette préparation correspond à 0gr,05 d'uranate d'ammoniaque. On injecte un centimètre cube par semaine.

Cette *huile jaune* est parfaitement bien supportée tant au point de vue local qu'au point de vue général. Son influence curative sur les manifestations secondaires de la syphilis est, d'après Weill, incontestable et dans certains cas comparable à celle du mercure.

Cependant, si « ce sel possède une très réelle efficacité, il ne détrône néanmoins pas le merveilleux agent thérapeutique qu'est le mercure (2) ».

(1) *Aertzliche Praxis*, 1905, n° 12. Cité par Lafay.

(2) A. Weill, Un nouveau traitement de la syphilis par un agent non mercuriel. *Th. Paris*, 1907.

CHAPITRE XII

TRAITEMENT DE LA SYPHILIS AUX EAUX MINÉRALES

Avant d'entrer dans l'exposé de cette question, et de définir dans quelles proportions un malade syphilitique peut bénéficier d'une cure hydrominérale, il nous paraît indispensable de bien établir une fois pour toutes, qu'il n'est contre la vérole qu'un seul médicament essentiel, le *mercure*, et que tout traitement hydrominéral, sulfureux ou autre, est un **auxiliaire** précieux de la cure, mais *seulement un auxiliaire.*

Le rôle principal, dans le traitement, revient aux préparations hydrargyriques. Les pratiques hydrothérapiques thermales, sulfureuses, etc., ne sont que des adjuvants destinés à reminéraliser le malade anémié, à le tonifier, à le remonter, et surtout à lui permettre de supporter des doses intensives de l'agent curateur, sans dangers d'intoxication ou d'accidents d'*hydrargyrisme.*

Les eaux minérales employées dans le traitement de la syphilis sont innombrables, et on peut affirmer qu'à peu près toutes les stations se prévalent de certains succès capables d'y appeler les syphilitiques.

En examinant leur longue énumération, on est frappé de voir combien les principes minéralisateurs de ces sources sont différents ; c'est qu'en réalité aucune n'est vraiment spécifique de la syphilis ; elles agissent le plus souvent sur l'état organique du malade, et non directement sur la maladie elle-même.

De toutes les eaux minérales, ce sont celles qui contiennent du soufre, qui ont été de tout temps le plus couramment employées contre la syphilis et dont l'utilisation est vraiment justifiée.

Nous étudierons donc, en premier lieu, les stations sulfureuses, puis quelques stations d'un autre ordre spécialement indiquées dans certaines complications de la syphilis, telles par exemple que les lésions du système nerveux ou les diverses entités morbides et dans cet ensemble de lésions qui constituent la parasyphilis.

CURES MINÉRALES SULFUREUSES

Dès l'apparition de la vérole en Europe, on chercha à opposer à sa marche envahissante les propriétés du soufre.

Déjà, en 1546, Fracastor conseille ce traitement dont la pratique ne tarda pas à se généraliser. Nous n'insisterons pas sur cet exposé historique fort intéressant que l'on trouve remarquablement exposé dans la thèse de Berton (1).

Traitement d'épreuve.

Notons ici, et rappelons à titre de simple souvenir, la cure dite du *traitement d'épreuve*. La cure sulfureuse devenait *la pierre de touche de la maladie.*

On attribuait en effet, il y a encore quelques années, aux eaux sulfureuses la propriété remarquable de produire chez le syphilitique non guéri une poussée d'accidents spécifiques. Si donc, pendant ou après une médication sulfureuse très forte, il se produisait à la peau, ou dans quelque autre organe, une poussée quelconque de la diathèse, le malade devait encore se soigner avec attention ; si rien n'apparaissait, il pouvait se considérer comme définitivement guéri.

Ce traitement d'épreuve, préconisé d'abord par Anglade, puis par Lambron, fit rapidement fortune et fut appliqué à la plupart des syphilitiques. Et cependant dès 1857, Ricord émettait des doutes sur la valeur et l'opportunité de la méthode. Aujourd'hui, après les travaux de Lavarenne, la haute autorité de M. le professeur Fournier a définitivement tranché la question, et « ce jugement des eaux », suivant l'expression de notre maître, ne signifie absolument rien ; il serait très dangereux d'ajouter une foi quelconque aux indications négatives que donnerait une cure sulfureuse. On compte, en effet, d'innombrables exemples de malades qui, après s'être soumis sans résultat apparent à un traitement sulfureux *intus et extra*, ont vu par la suite de redoutables accidents être la conséquence de cette incurie et de cette fausse sécurité puisée dans un préjugé arriéré. Ce que l'on peut dire, croyons-nous, et c'est l'opinion de M. Fournier

(1) Berton, De l'emploi des eaux sulfureuses dans le traitement de la syphilis. *Thèse*, 1906.

dans *Syphilis et mariage*, c'est que si les eaux sulfureuses n'ont pas d'action révélatrice certaine, elles peuvent parfois déterminer, par irritation cutanée, des érythèmes exanthématiques chez des sujets incomplètement traités ; mais à aucun moment on ne peut être autorisé à considérer comme définitivement guéri un syphilitique, parce qu'une ou plusieurs saisons dans une station sulfureuse n'auront déterminé aucune manifestation réactionnelle de ses téguments ou de ses organes splanchniques.

« Dans ces conditions, dit M. Fournier, nous sommes autorisés à déclarer fausse, absolument fausse la doctrine d'après laquelle les eaux sulfureuses dégageraient la vérole de l'organisme, à la façon d'un réactif qui dégage un corps d'une combinaison chimique. Et pratiquement nous n'avons aucune garantie sérieuse à attendre d'une cure thermale pour déterminer l'état de guérison ou de non-guérison de nos malades. »

C'est donc à titre purement rétrospectif et historique que nous avons relaté cette cure d'épreuve, en laquelle pourtant nombre de gens du monde et même de médecins ont conservé une entière confiance.

Ceci bien posé, voyons comment la source sulfureuse agit dans le traitement de la syphilis.

État général dans la syphilis. — La syphilis, maladie organique par excellence, produit à toutes ses périodes, en dehors des symptômes locaux, des troubles marqués de la nutrition générale semblables à ceux que l'on observe dans les intoxications chroniques ; elle agit par *intoxication générale d'emblée* beaucoup plus que par infection. L'état général est presque toujours gravement atteint, ainsi que l'ont démontré les nombreuses recherches faites au cours de ces dernières années sur les urines et le sang des syphilitiques.

Gastou a constaté que pendant la période secondaire et lorsqu'il existe des lésions viscérales tertiaires, tous les éléments de l'urine sont augmentés alors que les manifestations nerveuses entraînent une diminution de tous les éléments, sauf les phosphates.

D'après Ferras (1), l'élimination de l'urée est augmentée à la période secondaire, diminuée à la période tertiaire.

(1) FERRAS, Thèse de Paris, 1901.

Gaucher et Crouzon (1) concluent plus rationnellement que la toxi-infection syphilitique obéit à la loi commune qui régit toutes les intoxications et qu'elle exerce sur la nutrition une influence semblable, déterminant un ralentissement général de la nutrition. Dans leurs remarquables recherches, portant sur soixante malades, ces auteurs ont trouvé dans le plus grand nombre des cas une diminution de l'élimination de l'urée, fréquemment un abaissement du chiffre des chlorures, et dans 70 p. 100 des cas un rapport azoturique inférieur à la normale. La molécule élaborée était augmentée de poids dans 31 p. 100 des cas.

Moog, dans sa thèse, conclut dans le même sens. D'après lui, l'infection syphilitique se manifeste dès l'apparition de l'accident primitif, par une diminution considérable du poids de l'urée excrétée (2).

Cette diminution existe aussi dans la période secondaire, et persiste même chez les syphilitiques ne présentant pas d'accidents en activité. L'azote total, l'acide phosphorique, sont éliminés en quantité inférieure à la normale. Le coefficient de déminéralisation est très élevé ; aussi le rapport azoturique est-il abaissé et inférieur à la normale.

La déminéralisation est considérable, et tous les tissus sont lésés. On trouve en effet, dans les urines des syphilitiques, une élimination exagérée de chlore, de soude, de potasse, de chaux, surtout de l'élément **soufre** dont l'organisme humain ne peut se passer. Nous savons que le soufre est un composant normal de nos tissus, à la dose de 120 grammes environ pour un adulte moyen ; il se trouve constamment dans le sang, à une dose double de celle du fer ; il est donc indispensable à l'équilibre normal de la minéralisation humaine.

De nombreuses recherches faites sur le sang des syphilitiques ont confirmé l'affaiblissement général de l'organisme ; Bregansky note une diminution des globules rouges et de l'hémoglobine. Oppenheim, chez 34 syphilitiques, trouve l'hémoglobine et le fer diminués. Dominici et J. Monod concluent de nombreux travaux « qu'il se produit dans la syphilis une anémie précoce précédant la roséole. Il existe une concordance absolue entre l'abaissement des taux hématimétriques et hémochromométriques

(1) Gaucher et Crouzon, *Journal de Physiol. et de Path. gén.*, 1902, n° 1.
(2) Moog, Thèse de Paris, 1904.

d'une part, d'autre part l'éclosion des symptômes d'origine spécifique. L'intensité de l'infection spécifique se traduit par l'intensité de l'anémie ».

Pagniez (1903) constate la tendance du sang vers l'hypochromie, l'hypoglobulie et la leucocytose.

On voit donc dans quelles proportions considérables la syphilis diminue la résistance de l'organisme, et on peut se rendre compte de ses ravages, surtout lorsqu'elle évolue sur un terrain antérieurement taré, nerveux, scrofuleux, ou arthritique.

Nous prévoyons déjà, dans ces conditions, quelles ressources précieuses la cure hydrominérale sulfureuse apportera à l'organisme anémié et privé de ses minéraux essentiels.

Nous savons de plus et nous venons de l'établir précédemment, que le seul médicament capable de rendre au sang ses éléments nobles, globules rouges et hémoglobine, est le mercure.

Il combat l'anémie syphilitique et sous son influence, rapidement, le nombre des globules rouges augmente et celui des leucocytes diminue.

Mais ce remède admirable présente de nombreux inconvénients dont nous avons vu l'exposé aux accidents du traitement mercuriel. Quelquefois le malade le supporte mal, par une idiosyncrasie spéciale, ou parce que son organisme affaibli ne peut tolérer les doses considérables qu'exige la gravité des accidents syphilitiques, ou enfin parce que, par un phénomène biologique fréquent, le mercure s'accumule dans les tissus et n'est pas versé dans le torrent circulatoire.

Nous allons voir quels services peut rendre alors la source sulfureuse et quelles sont les indications de son emploi.

Action des eaux sulfureuses.

Nous n'insisterons pas sur les différences curatives que l'on a essayé d'établir entre les sources sulfureuses, distinctions basées sur leur agent minéralisateur. Que les eaux soient blanchissantes ou fixes, minéralisées par le sulfure de sodium, de potassium, ou l'hydrogène sulfuré, le **principe actif est le principe soufre, qui est l'aboutissant ultime et immuable des transformations chimiques effectuées par l'eau minérale au sein des tissus.**

Nous croyons donc pouvoir affirmer, et l'expérience l'a démontré, que, au point de vue de la cure hydrothérapique externe seule, toutes les eaux sulfureuses ont une action sensiblement analogue, qu'elles agissent *par leur élément métalloïdique soufre.* Mais si, aux avantages de la cure balnéaire pure, on veut ajouter les bienfaits certains de l'absorption de l'eau sulfureuse en boisson (et nous verrons quelle importance considérable a cette pratique thérapeutique), on devra s'adresser aux sources facilement tolérées par l'estomac et l'intestin ; le nombre en est restreint, car cette tolérance spéciale dépend non de la composition sulfureuse, mais des sels minéraux ou des gaz qui entrent dans leur composition.

Voyons maintenant quelle est l'action du soufre *intus et extra.* Nous étudierons successivement :

1° L'action des eaux sulfureuses sur l'état général : **fonction de reminéralisation, de tonification de l'organisme ;**

2° L'action des eaux sulfureuses sur l'utilisation et l'élimination du mercure accumulé dans les tissus : **fonction régulatrice, solubilisante, évacuante.**

Action sur l'état général. — Les eaux sulfureuses ont une action éminemment tonique et remontante ; elles déterminent un surcroît d'activité dans les tissus vivants dont elles exaltent les propriétés vitales en créant ainsi un état de plus grande résistance de l'organisme appauvri par la syphilis, maladie anémiante par excellence. Cette influence doit être attribuée soit au soufre, soit au gaz hydrogène sulfuré, soit aux sulfures alcalins, qui sont la composante normale des sources sulfureuses. Le soufre, lorsqu'il est bien toléré par l'estomac, soit sous la forme de sulfure de sodium, ou de potassium, soit sous la forme d'acide sulfhydrique, a une action antifermentescible et antiseptique très nette sur la muqueuse gastro-intestinale ; il diminue le nombre et la virulence des toxines de l'intestin, puis, repris par les capillaires de l'intestin, il arrive de la veine porte dans le foie, qui, nous le savons par les travaux de Gaucher et de Crouzon, a son activité diminuée au cours de la syphilis. Pour ces auteurs, en effet, « les dernières phases de l'élaboration azotée s'effectuent surtout dans la cellule hépatique ; ce résultat fait entrevoir que le ralentissement général dont nous avons montré l'existence dans la syphilis, porte plus spécialement sur la fonction hépatique ». Or, les recherches de Schönlein ont démontré que le gaz acide sulfhydrique, porté par la veine porte dans le foie, y trouve des globules sanguins en voie de décomposition ; il détruit ces cellules affaiblies en leur enlevant du fer pour former du sulfure de fer, sel insoluble, et il désobstrue ainsi le foie et le système porte.

Les travaux récents de Lumière ont attiré l'attention sur la valeur apéritive du persulfate de soude qui se trouve naturellement et en quantité notable dans toutes les eaux sulfureuses naturelles.

Sur le courant circulatoire, le soufre a aussi une action manifeste. Sous son influence, les battements du cœur augmentent de nombre, le pouls est mieux frappé ; pris à l'intérieur, il produit une sensation de chaleur à l'épigastre due à l'afflux sanguin déterminé.

Sous l'influence de l'excitation produite sur le système nerveux, toutes les glandes de l'organisme voient leur action renforcée et augmentée. Les urines augmentent dans des proportions notables, avec excrétion plus abondante de l'urée, tandis que les produits incomplètement oxydés, acide urique, xanthine, etc., diminuent rapidement.

En résumé, comme le dit excellemment Bertier, « les eaux sulfureuses ont sur le malade affaibli, anémié par la syphilis, une action éminemment reconstituante. Le syphilitique est un ralenti de la nutrition, un déminéralisé. Les eaux sulfureuses activent sa nutrition, diminuent ses pertes en matériaux organiques. Le sang du syphilitique est pauvre en globules rouges et en hémoglobine ; les eaux sulfureuses augmentent le nombre de ses globules et le taux de son hémoglobine. Elles tonifient son système nerveux toujours déprimé, et mettent enfin tout son organisme dans un état meilleur pour résister à la diathèse et pour supporter un traitement énergique ».

Action des eaux sulfureuses sur le mercure. — Nous venons de voir l'action directe des pratiques hydrominérales sulfureuses sur le malade lui-même, voyons maintenant comment ces eaux permettent de mercurialiser le syphilitique, de lui faire supporter un traitement intensif sans danger et pour le plus grand bien curatif de ses accidents spécifiques.

Il est aujourd'hui pratiquement démontré que dans les stations sulfureuses, on peut, facilement et sans risques, faire tolérer à un malade syphilitique des doses de mercure très supérieures à celles qu'il supporterait normalement.

Essayons d'expliquer cette facilité d'adaptation, et pour cela étudions rapidement comment se fait l'imprégnation mercurielle de l'organisme.

On admet, depuis les travaux de Voït, Elsner, Overbeck, Juliusberg, Desmoulières (1) au laboratoire de la Faculté, à l'hôpital Saint-Louis, que, pris à l'intérieur, en frictions ou en injections, les divers composés mercuriels solubles ou insolubles se combinent au chlorure de sodium des liquides pour constituer avec lui *un chlorure double de sodium et de mercure* qui, arrivant au contact de l'albumine des tissus, forme avec elle un *albuminate soluble* dans lequel le mercure est en combinaison avec l'oxygène sous forme d'*albuminate de peroxyde de sodium*. Or cet albuminate de peroxyde de sodium reste immobile au sein des tissus, sans fonction ni action curative sur les lésions qu'il laisse évoluer.

Il est probable en effet que, malgré sa solubilité et à cause de son instabilité, il est transformé en composé organique insoluble fixé comme tel dans les tissus, jusqu'à ce qu'une nouvelle transformation permette son élimination.

Intervienne alors la médication sulfureuse, le gaz acide sulfhydrique transforme ce chlorure double de sodium et d'albumine en *sulfate de mercure* qui, lui, s'élimine rapidement. Il s'établit ainsi un courant continu de mercure dont l'action sur les accidents syphilitiques est des plus précises, l'excédent mercuriel étant neutralisé par l'hydrogène sulfureux au fur et à meusre de son introduction, puis éliminé ; on conçoit alors comment les énormes doses de 20 grammes d'onguent mercuriel et de 5 et 6 centigrammes de benzoate ou de biiodure de mercure en injections quotidiennes peuvent être tolérées par des malades, et comment des lésions tenaces et récidivantes peuvent disparaître sous l'action de ce traitement régularisé et intensif.

Une des objections très importantes, faites à l'adjonction de la cure sulfureuse au traitement hydrargyrique, était la suivante :

On prétendait que, sous l'influence des sulfureux, il se produisait un sulfure de mercure insoluble, et que c'était à cette formation de sel inerte que l'on devait attribuer la prétendue inno-

(1) Desmoulières et Chatin, Les eaux sulfurées et le traitement de la syphilis. *C. R. Acad. des sciences*, mai 1907. — Desmoulières, Les eaux sulfurées dans le traitement mercuriel. Recherche du mercure dans l'urine. *Ann. des mal. vénér.*, février 1908, p. 99

cuité des traitements à doses énormes pratiqués aux eaux thermales sulfureuses. Nous savons, en effet, qu'un courant d'hydrogène sulfuré passant dans une solution de bichlorure de mercure donne un précipité noir de sulfure insoluble. *Or il n'en est pas de même si l'on agit dans un milieu alcalin*; au contraire, les sulfureux facilitent singulièrement la dissolution des albuminates de mercure et nous savons que le milieu sanguin et les milieux organiques ont au tournesol une réaction nettement alcaline; les expériences de Desmoulières (1) dans le laboratoire du professeur Gaucher l'ont parfaitement démontré.

Deux remarques peuvent être faites au sujet de ces expériences. La première, c'est que ce sont les produits sulfureux les moins oxydés qui agissent le plus rapidement, puis viennent les hyposulfites, puis les sulfites. Les sulfates n'ont aucune action. L'hydrogène sulfuré a une action presque instantanée. On voit qu'en la circonstance, le laboratoire est d'accord avec la clinique, car les eaux sulfureuses spécialisées dans le traitement de la syphilis et recommandées comme aidant puissamment à l'absorption du mercure sont précisément les quelques sources, assez rares d'ailleurs, minéralisées par l'hydrogène sulfuré.

En second lieu les dissolutions se font mieux à chaud qu'à froid.

Les eaux sulfureuses agissent donc, non en formant un sulfure insoluble, mais en augmentant la puissance solubilisatrice du sang, milieu alcalin, vis-à-vis du mercure. Elles redissolvent et font rentrer dans la circulation les composés insolubles qui peuvent s'être localisés dans certains organes : foie, rein, ganglions, etc. L'excitation fonctionnelle qu'en reçoivent les organes excréteurs, foie, reins, est très nette; ils éliminent leurs réserves médicamenteuses, et le malade est maintenu dans une atmosphère mercurielle, qui pourrait être dangereuse, si le soufre ne jouait le rôle de soupape régulatrice et évacuante, empêchant ainsi tous les accidents.

Le laboratoire a donc établi comment, biologiquement, se produit l'action du soufre, sur l'absorption et l'élimination du mercure, mais bien avant lui la clinique et l'expérience nous avaient démontré que :

1° **Les eaux sulfureuses permettent d'utiliser pour les malades**

(1) Desmoulières, Du rôle des eaux sulfurées dans le traitement mercuriel. *Arch. gén. de médecine*, 1904, p. 1748.

des doses considérables de mercure sans danger d'intoxication ni d'accidents mercuriels.

2° Les eaux sulfureuses activent considérablement l'élimination du mercure : elles rendent les plus grands services dans les stomatites, gingivites mercurielles et tous les accidents dus à la saturation hydrargyrique.

3° Les eaux sulfureuses remettent en circulation les vieilles réserves mercurielles qu'un malade conserve de par ses traitements antérieurs.

Nous ne citerons pas, à l'appui de ces assertions, le nombre considérable d'observations cliniques qui viennent les justifier. Bertier, à la suite de multiples expériences faites dans le service de M. le professeur Gaucher, a publié dans sa thèse les observations de nombreux malades chez lesquels on avait associé avec succès le traitement mercuriel à la cure sulfureuse en boisson, soit sous forme d'eau d'Uriage, soit sous forme d'eau sulfureuse du Codex.

Tout le monde sait qu'aux eaux sulfureuses on peut donner sans danger des doses considérables de mercure ; l'un de nous, dans sa pratique personnelle à Uriage, emploie couramment 15 à 20 grammes d'onguent mercuriel par jour en frictions et 4 à 6 centigrammes de benzoate ou de biiodure en injection quotidienne, et cela sans accidents.

Nous n'insisterons donc pas sur cette première proposition cependant capitale.

Nous rapporterons ici seulement quelques faits absolument typiques qui viennent à l'appui de nos propositions 2 et 3 et dont nous avons été témoins dans le service de M. le professeur Gaucher.

En février 1904, un malade ancien syphilitique entre à l'hôpital portant à la main gauche une syphilide palmaire psoriasiforme qui avait résisté à tous les traitements. En désespoir de cause on fit au malade, à huit jours d'intervalle, deux injections de 7 centigrammes de calomel sans plus de résultat.

Le malade resta vingt-cinq jours sans faire de nouveau traitement mercuriel ; puis on lui fit prendre quotidiennement deux verres d'eau d'Uriage ; au bout de peu de jours, le soufre avait remis en circulation le fond mercuriel accumulé qui de nouveau avait imprégné les tissus, et immédiatement la lésion syphilitique s'améliorait ; au bout de quinze jours, *sans nouvelle injection mercurielle*, la lésion si tenace avait disparu.

La dernière injection de calomel avait été faite le 2 février. Or une analyse des urines faite le 15 mars, par M. Desmoulières, chef du laboratoire de chimie du professeur Gaucher, décela la dose formidable de 2 milligrammes de mercure par litre, dose beaucoup plus considérable que celle qu'eussent fournie les urines du malade si, la veille de l'analyse, on lui avait injecté 3 centigrammes de benzoate ou de biiodure de mercure.

Dans ce cas typique, donc, l'eau sulfureuse avait resolubilisé le mercure immobilisé dans les tissus, et le médicament, ainsi remis dans la circulation sanguine, avait rapidement produit ses résultats curatifs habituels.

Nous avons dit que les eaux sulfureuses, favorisant l'élimination, empêchent les accidents produits par le mercure et en hâtent la guérison.

Notre expérience personnelle nous permet d'affirmer que les accidents de stomatite, de gingivite mercurielle n'existent pas dans les stations sulfureuses.

Dans une série d'expériences faites dans le service du professeur Gaucher, nous avons vu que l'eau d'Uriage, donnée systématiquement à la dose de deux verres par jour à tous les malades atteints de stomatite mercurielle, facilitait rapidement l'élimination du mercure et permettait de reprendre les injections de benzoate. Bertier a obtenu des résultats analogues avec l'eau sulfureuse du Codex.

Comment se fait la cure sulfureuse.

Nous venons d'étudier rapidement l'action du soufre à l'intérieur de l'organisme, et les résultats que nous avons signalés étaient obtenus par l'absorption gastro-intestinale de l'eau minérale : dans le traitement de la syphilis avec eaux minérales, cette absorption gastrique n'est qu'une partie de la cure ; un rôle important est réservé aux pratiques hydrothérapiques thermo-sulfureuses que nous allons étudier succinctement (1).

(1) Nous exposons seulement ici notre pratique personnelle, et nous indiquons les pratiques hydrothérapiques auxquelles sont soumis les syphilitiques aux thermes d'Uriage.

La formule hydrologique externe du traitement d'un syphilitique dans une station sulfureuse comprend, à notre avis, trois termes d'importance et d'utilisation sensiblement égales, et répondant tous trois à des indications précises :

Le *bain*, la *douche-massage*, et le *bain de vapeur sulfureuse en caisse*.

1° ***Le bain.*** — Nous n'insisterons pas sur son action physiologique ; le bain sulfureux tiède de 32 à 36°, de quarante à cinquante minutes environ de durée, a une action mécanique sur la peau, qu'il nettoie et débarrasse des matières sébacées obstruant les orifices des glandes ; il facilite ainsi l'acte de la friction avec l'onguent napolitain, qui est restée une bonne méthode de mercurialisation intensive.

2° ***La douche-massage sulfureuse*** dans la position assise ou couchée, telle qu'on la donne à Aix, à Uriage, à Luchon, ajoute encore son action tonique remarquable, chez le malade alangui, déprimé et dont la vitalité atteinte par l'infection syphilitique a grandement besoin d'être réveillée.

3° ***Le bain de vapeur sulfureuse en caisse.*** — L'importance de ce procédé croît tous les jours en thérapeutique antisyphilitique. Les appareils utilisés sont soit les étuves naturelles, comme à Luchon, soit les appareils de Berthollet (Aix), de Berthe (Uriage). Ces appareils consistent essentiellement en une caisse de bois, dans laquelle le malade est enfermé jusqu'au cou, avec la tête seule à l'air libre. Pendant un temps variant de dix à quinze minutes, il est exposé nu à l'action de la vapeur sulfureuse à haute température qui, au contact du corps plus froid qu'elle, se condense en fines goutelettes sur toute la surface des téguments. La température du malade monte, entraînant des modifications du pouls et de la respiration, puis il se produit des phénomènes d'accélération de la nutrition avec élimination abondante d'acide urique et d'urates. De plus, la peau, amollie par la vapeur, devient plus poreuse, et sa perméabilité pour les substances gazeuses étant augmentée, elle se laisse traverser par le gaz hydrogène sulfuré, qui pénètre ainsi directement dans l'organisme.

Comment se fait le traitement mercuriel dans les stations sulfureuses.

Deux procédés de choix sont à la disposition du médecin et répondent à toutes les indications d'une cure intensive : les frictions et les injections de sels solubles.

Les **frictions** sont restées une bonne méthode de mercurialisation : il est à noter en effet que les objections nombreuses faites à ce procédé perdent une partie de leur valeur lorsqu'elles s'adressent aux frictions faites méthodiquement dans une station thermale. Elles sont pratiquées non par le malade, mais par un frotteur instruit, qui pendant vingt minutes, frotte la région choisie avec la main ; on les fait de préférence après le bain lorsque la peau est bien décapée ; le malade conserve son onguent jusqu'au bain du lendemain et reste ainsi en permanence dans une atmosphère saturée de vapeurs mercurielles. La friction se fait en général, au début du traitement, à la dose de 8 à 10 grammes que l'on augmente ensuite jusqu'à 16, 18 et 20 grammes suivant *le poids des individus* et la gravité des lésions.

Les **injections intramusculaires**, et nous ne parlons ici que des injections de sels solubles (il serait, en effet, absolument irrationnel d'utiliser des injections insolubles hebdomadaires pendant une courte cure thermale), sont de toutes les médications de la syphilis les plus énergiques et les meilleures. « Elles constituent, disait Barthélemy, la médication par excellence des stations d'eaux sulfureuses et salines. L'habitude dans les villes d'eaux est de voir le médecin chaque jour : on peut facilement et discrètement s'y faire faire la piqûre quotidienne et y accomplir en trois semaines un traitement réellement et profondément dépurateur, d'autant plus que les eaux sulfureuses permettent certainement une plus grande tolérance du mercure, en même temps qu'elles contribuent puissamment à combattre l'anémie infectieuse et la dénutrition spécifique de l'organisme syphilisé. Les injections constituent aussi une médication efficace et réellement supérieure aux frictions, qui sont presque toujours faites ou mal, ou inégalement bien. »

Les injections de sels solubles se font avec le benzoate de mercure, le biiodure, le bibromure, le cyanure, le cacodylate iodo-hydrargyrique à des doses parfois doubles et triples de celles injectées habituellement.

Il ne faudrait pourtant pas croire que, même dans une station sulfureuse, on puisse atteindre d'emblée les doses considérables de 5 à 6 centigrammes *pro die* de sels solubles, sans tâtonnements et sans une surveillance attentive du malade.

Avant d'instituer un traitement aussi intensif, on doit se livrer à un examen approfondi de l'état du filtre rénal et surtout de la résistance de l'intestin. Il semblerait en effet que les eaux sulfureuses, si admirables lorsqu'il s'agit de combattre les stomatites, gingivites, etc., ne sont pas aussi efficaces contre l'entérite mercurielle, qui se développe assez souvent au cours des cures hydrargyriques associées à l'absorption d'eaux sulfureuses. Peut-être, croyons-nous, doit-on attribuer cela à l'action purgative de l'eau minérale, qui surmène peut-être un peu les glandes de l'intestin, ce qui favoriserait l'entérite. Souvent, en effet, on est arrêté par de légers accidents intestinaux, qui cèdent rapidement à l'emploi de l'opium à l'intérieur, et on ne peut arriver aux doses élevées qu'après avoir, en quelque sorte, « mithridatisé » le malade, après avoir habitué son organisme à tolérer le médicament.

Nous pouvons affirmer, grâce à notre expérience personnelle, abstraction faite, bien entendu, des lésions *parasyphilitiques*, n'avoir jamais rencontré un accident syphilitique en activité, quelles que soient *son ancienneté*, *sa gravité*, *sa virulence*, *son pouvoir envahissant*, qui n'ait été très rapidement guéri en dix ou quinze jours au plus, par un traitement intensif hydrargyrique, avec des injections solubles de benzoate ou de biiodure associées à une cure hydrominérale sulfureuse.

Quels sont les malades auxquels on peut recommander une cure sulfureuse ?

Disons tout d'abord qu'il n'est pas de contre-indication due à la maladie elle-même ; toutes les manifestations graves ou bénignes de la diathèse, tous les accidents secondaires ou tertiaires bénéficieront d'un traitement combiné hydrargyrique et thermominéral. Nous ne voulons pas dire que tous les syphilitiques ont besoin d'une cure sulfureuse, qui s'adresse surtout aux catégories suivantes de malades :

En première ligne les **syphilitiques gravement atteints,** quels que soient les accidents et à toutes les périodes de l'affection ; les malades qui au début de leur maladie veulent faire un traitement intensif préventif ; les malades atteints de **syphilis maligne précoce,** de ces « syphilis à jet continu », suivant l'expression du professeur Fournier, dans lesquelles les accidents graves se superposent ou se succèdent, brûlent les étapes, bouleversent toutes les idées chronologiques admises, où avec le chancre coïncide une iritis, puis des syphilides ulcéro-croûteuses, des gommes, des lésions cérébrales ou médullaires. Dans ces cas où le mal marche à pas de géants, il faut frapper fort, ne pas ménager le mercure et effectuer rapidement le *traitement d'assaut de Charcot.* Malheureusement il arrive trop souvent, malgré les précautions prises, que les accidents aigus d'hydrargyrisme, l'intolérance de l'organisme pour le médicament indispensable, arrêtent le médecin, l'empêchent de mener à bonne fin une médication énergique.

On se trouve alors réduit à ces deux alternatives funestes : ou arrêter le traitement auquel cas la syphilis gagne du terrain, ou le continuer et alors le malade s'intoxique souvent de plus en plus, jusqu'à la cachexie parfois. C'est alors que la source sulfureuse peut intervenir : en régularisant l'élimination et la distribution du mercure, elle permet au malade de se soigner sans danger et de tolérer les doses utiles du médicament actif.

On peut donc envoyer les syphilitiques aux eaux sulfureuses toutes les fois que, déprimés par la maladie, ils ont besoin d'être tonifiés et remontés, toutes les fois que leur état nécessite un traitement mercuriel intensif.

Rentreront dans ces catégories : les *syphilis graves du cerveau, de la moelle,* les *syphilis gommeuses,* le *tabes* et la *paralysie générale* dans les périodes initiales de ces terribles manifestations de la parasyphilis, alors que les lésions cérébrales ou médullaires sont récentes et avant toute sclérose confirmée des cordons.

On pourra également envoyer dans les stations sulfureuses les malades qui, **saturés de mercure, ont simplement besoin d'éliminer ou de remettre en circulation leurs réserves médicamenteuses.**

Les eaux sulfureuses sont absolument contre-indiquées chez les sujets prédisposés aux congestions viscérales, chez les artério-scléreux, chez les grands nerveux et les hépatiques.

Les stations sulfureuses.

Nous diviserons les stations sulfureuses en deux groupes distincts.

1° *Les eaux sulfureuses simples.* — Le groupe des eaux sulfureuses simples est de beaucoup le plus important par le nombre des stations. Nous citerons par ordre alphabétique : **Aix-les-Bains, Amélie, Ax** (**Ariège**), **Aulus, Aubon, Barèges, Cauterets, Eaux-Bonnes, Luchon, Saint-Honoré** (**Nièvre**), **Molitg, Le Vernet.**

2° *Les eaux sulfureuses composées : chlorurées et iodurées-bromurées.* — Ces eaux, d'un type très rare dans le monde, sont représentées en France par les stations d'**Uriage, Saint-Gervais, Gréaulx, et Challes.**

Le cadre restreint de cet ouvrage ne nous permettant pas d'étudier toutes les stations sulfureuses, nous prendrons comme types, et étudierons succinctement dans chacun des groupes énoncés ci-dessus, les stations de Luchon et d'Uriage, qui se sont particulièrement spécialisées dans le traitement des affections syphilitiques.

LUCHON.

Eaux sulfurées sodiques fortes, thermales et hyperthermales.

Les sources de Luchon sont nombreuses et variées ; aucune station ne présente des ressources hydrologiques aussi nombreuses comme température, débit et composition hydrominérale. Nous trouvons en effet des eaux stables, ne blanchissant pas, polysulfurées; des eaux à dégagement faible d'acide sulfhydrique; des eaux à dégagement considérable de vapeurs de soufre; eaux à hyposulfites et sulfites; eaux blanchissantes, bref, toute une précieuse gamme permettant d'adapter au malade la médication sulfureuse, quelles que soient ses réactions organiques individuelles.

Les sources fixes de Luchon ont une action vaso-motrice marquée sur les téguments, tandis que les eaux plus stables qui subissent les modifications par oxydations progressives transformant les monosulfures en polysulfures, puis en sulfites, en hyposulfites et enfin en sulfates, sont plus maniables et ont une action sédative marquée. On peut donc ainsi, grâce à la multiplicité des sources, obtenir une action excitante et décapante par les eaux à polysulfures, une action résolutive substitutive avec les eaux à hyposulfites et sulfites, une action topique spéciale avec les eaux blanchissantes à hydrogène sulfuré, véritable émulsion de soufre.

La température des sources varie entre 22° et 66° centigrades et l'eau est de plus très riche en couleurs organiques.

Mode d'emploi, intus et extra. — A Luchon, le traitement interne est moins important que le traitement hydrothérapique externe ; une des sources, la source des Romains, est diurétique. Pour les malades qui ne peuvent supporter l'eau en boisson, et c'est, à notre avis, un précieux avantage, la pénétration interne du soufre peut se faire par les voies respiratoires sous forme de vapeurs soufrées, absorbées dans une étuve spéciale où se vaporise l'eau minérale.

Les eaux sont employées en bains à température et à durée variables, aidés ou non de *douches locales* à légère pression plus ou moins prolongées ; ou *douches pulvérisées*, douches-massages écossaises.

Les indications et les contre-indications sont celles de toutes les sources sulfureuses, et nous n'y reviendrons pas.

URIAGE.

Eau chlorurée sodique forte, et sulfureuse forte ; tempérée.

Uriage renferme deux sources d'importance et d'utilisation inégales : une source ferrugineuse, qui pourra être appliquée dans les cures adjuvantes de la syphilis, et une source chlorurée sodique sulfureuse, blanchissante.

C'est cette dernière source qui détermine la spécialisation d'Uriage. Un litre d'eau d'Uriage renferme les principaux éléments suivants :

Hydrogène sulfuré	7cc,54
Chlorure de sodium	6gr,50
Acide carbonique libre	3cc,02
Sulfate de chaux	1gr,14
Sulfate de magnésie	0gr,60
Sulfate de soude	1gr,25

La minéralisation totale est de 12 grammes par litre environ. L'eau est faiblement *alcaline*, température 27° centigrades. Nous avons vu que l'eau d'Uriage renfermait 6^{gr},50 de chlorure de sodium et 3 centimètres cubes d'acide carbonique libre : cette composition saline et gazeuse fait qu'elle est une des rares eaux sulfureuses fortes qui puisse être facilement tolérée par l'estomac et bue en quantité utile, et nous savons toute l'utilité de cette *boisson sulfureuse.*

La muqueuse gastro-intestinale n'est pas adultérée par l'eau d'Uriage, alors qu'il est souvent très difficile de faire absorber sans inconvénient des eaux minérales sulfureuses fortes. On attribue cette tolérance d'abord à l'acide carbonique libre que contient l'eau, mais surtout, croyons-nous, à l'*isotonie* de cette source.

De par ses composantes salines minérales, l'eau d'Uriage est *isotonique* : elle est de composition analogue à celle du sérum sanguin, et elle n'est pas plus irritante pour la muqueuse gastrique que pour la pituitaire ou la peau désépidermisée. Cette isotonie est démontrée par l'examen cryoscopique, le Δ (point de congélation) de l'eau d'Uriage est de 0,53, très voisin du Δ du sérum sanguin (0,56), et elle explique sa facile tolérance gastro-intestinale.

Mode d'emploi. — En boisson à l'intérieur, à des doses variables de un à cinq ou six verres. A l'extérieur, en bains, en douches-massages, et bains de vapeurs sulfureux en caisse.

Indications et contre-indications. — Celles de toutes les stations sulfureuses. Peut-être pourrait-on conseiller Uriage, à cause de sa composition saline spéciale, aux malades chez lesquels la scrofule et la syphilis évoluent en même temps, et en particulier aux hérédo-syphilitiques.

Il nous reste à étudier le traitement des quelques manifestations spéciales de la syphilis et de la parasyphilis, les leucoplasies et le tabes.

Saint-Christau.

Depuis de longues années, la station aux eaux cuivreuses de Saint-Christau, réclame des malades atteints d'affections qui sont toujours d'origine syphilitique : les leucoplasies de la langue et des muqueuses. Disons tout de suite qu'à notre avis on doit attribuer les bons résultats de cette cure d'abord à la qualité cuivreuse des sources, et surtout à l'excellent outillage thérapeutique spécial employé dans cette station. On donne en effet à Saint-Christau une douche locale, dite *douche en aiguille*, produite par un ou plusieurs filaments d'eau minérale, et qui, sous une pression de deux atmosphères, parcourent la région malade et produisent, sur la langue par exemple, une action topique nettement résolutive. Dans son étude sur le psoriasis buccal, Bazin avait déjà noté l'influence salutaire des pulvérisations de Saint-Christau, dans les processus scléreux et ulcéreux de la langue.

L'eau de Saint-Christau a aussi une action analogue sur la *leucokératose* vulvaire, qu'elle améliore considérablement.

Deux stations à notre avis soignent avec fruit certains accidents de tabes : La Malou et Bourbon-l'Archambault.

La Malou.

Eaux bicarbonatées et mixtes thermalisées.

Les sources de La Malou sont nombreuses et leur température est variable : les plus chaudes de celles utilisées pour la balnéation atteignent 40° centigrades ; les plus tempérées n'ont que 28°. L'acide carbonique qu'elles renferment en grande quantité se dégage spontanément sous forme de bulles. L'eau, de saveur acidulée, est astringente, provoque des picotements et des démangeaisons assez vives. Les principes dominants de la minéralisation des eaux sont les bicarbonates de soude, de magnésie, de fer, et l'arséniate de soude et de cuivre; la minéralisation totale, faible, n'atteint pas 5 grammes.

Mode d'emploi. — A La Malou, le traitement est surtout externe ; il comprend des bains de piscine, de baignoire, bains et douches d'acide carbonique. La douche est accessoire.

Action. — Le principal effet physiologique de l'eau est d'augmenter fortement l'activité circulatoire et d'activer les combustions ; sous son influence, le taux de l'urée augmente. L'effet primitif est plutôt stimulant, tandis que l'effet *consécutif* est au contraire *sédatif et tonique* à la fois.

Indications. — Les affections médullaires et surtout le tabes dans presque tous leurs symptômes d'ordre sensitif ou d'ordre moteur. L'efficacité des eaux de cette station dans les affections de la moelle est en raison inverse de l'ancienneté de la maladie ou du degré de la lésion.

Bourbon-l'Archambault.

Eaux chlorurées sodiques bicarbonatées thermales.

Les eaux renferment $0^{gr},367$ d'acide carbonique libre, $2^{gr},24$ de chlorure de sodium, $1^{gr},33$ de bicarbonate de soude, potassium, manganèse et fer, donnant un ensemble de $2^{gr},98$ de matière fixe par litre. Température, 52° centigrades.

Mode d'emploi. — La médication interne est peu importante; les pratiques hydrothérapiques consistent en bains de baignoire, dans des piscines, *à eau courante*, en douches générales ou locales, avec ou sans massages. A l'intérieur, l'eau se donne à la dose de un à quatre verres.

Action. — La médication de Bourbon est altérante, résolutive et tonique, excitante de toutes les fonctions de nutrition. Cette action est spécialement due à l'acide carbonique et aux différents bicarbonates que renferment les sources.

Indications. — Les mêmes qu'à La Malou, l'action étant analogue, mais surtout les douleurs fulgurantes et le tabes, qui peut être principalement amélioré à la période de début, avant les grands troubles de la motilité.

DEUXIÈME PARTIE

DEUXIÈME PARTIE

CHAPITRE PREMIER

TRAITEMENT DU CHANCRE INDURÉ

Le chancre induré est la première manifestation de l'infection syphilitique, toutes réserves faites, bien entendu, pour la syphilis conceptionnelle, la syphilis congénitale et l'hérédo-syphilis. Dès l'apparition du chancre, l'individu est déjà syphilisé ; aussi l'***excision du chancre***, si précoce soit-elle, ne peut-elle enrayer le développement de l'infection, et nous ne reviendrons pas sur les controverses multiples qu'a fait naître ce sujet, depuis plusieurs siècles.

Nous ne retiendrons pas l'avis de Mauriac, qui, regardant le chancre comme le foyer primitif de l'infection, déclarait qu'il ne faut pas hésiter à le détruire, à la condition qu'il soit « à l'état naissant », et ne date que de quelques heures, non plus que l'opinion de Ricord, qui prétendait, mais avant d'avoir différencié la nature du chancre simple et du chancre induré, que *tout chancre* détruit du premier au quatrième jour de la contagion n'était « jamais suivi des symptômes propres à l'infection constitutionnelle ».

Pour le professeur Fournier (1), s'il est facile de *supprimer* absolument le chancre, soit par l'excision, soit par la cautérisation, on n'a guère obtenu, et encore au prix d'une douleur plus ou moins marquée, qu'une plaie qui n'est ni moins bénigne, ni plus curable que lui, qui va laisser une cicatrice, alors que l'accident primitif guérit le plus souvent sans cela. Cette suppression

(1) A. FOURNIER, Cliniques de l'hôpital Saint-Louis, 1897.
(2) A. FOURNIER, Traitement de la syphilis, fasc. I, p. 218.

du chancre n'influence en rien la marche de la syphilis en cours, que l'excision porte sur un chancre *adulte* ou sur un chancre *naissant* et n'ayant pas encore eu de réaction apparente sur les ganglions.

Tout récemment, au Congrès de Lisbonne (1906), Neisser a rapporté le résultat de ses expériences sur le singe. « Nous avons fait, dit-il, chez le singe, une longue série d'expériences concernant l'excision du chancre, mais le résultat n'a malheureusement pas été favorable à ceux qui préconisent l'excision ou une autre méthode radicalement destructive. J'ai observé un macaque chez lequel la syphilis s'est développée régulièrement, quoique l'excision ait été pratiquée *huit heures* après l'inoculation. D'autre part, j'ai eu un singe qui, paraît-il, est resté sain quoique l'excision n'ait été faite que *douze jours* après l'inoculation. Pour la pratique, j'en tire cette conclusion, déjà acceptée par moi et par d'autres confrères, qu'il faut *essayer* l'excision chaque fois qu'elle ne produit pas de délabrements trop considérables; mais il n'est pas possible de savoir à l'avance quel en sera le résultat. »

« Deux raisons seulement, dit le professeur Fournier, retiennent encore, à l'égard de cette méthode, un verdict qui ne serait autre qu'une condamnation absolue, à savoir : 1° le respect dû à certains observateurs qui affirment devoir à l'excision de réels succès ; 2° la crainte tout humanitaire de priver nos malades de l'immense service que serait appelée à leur rendre la méthode abortive, si tant est qu'elle puisse être abortive. »

Or qui pourrait, à l'heure actuelle, en présence d'un succès apparent, tel que la suppression des accidents secondaires, affirmer qu'il n'y a pas eu erreur de diagnostic, que le chancre excisé, à l'état naissant, était bien syphilitique?

Aux quelques affirmations dénuées de toute espèce de démonstration scientifique, nous opposons l'opinion désormais unanime des syphiligraphes : l'excision ne modifie pas la syphilis en cours ; toutes les tentatives faites dans ce sens le prouvent.

Nous rejetons donc absolument la suppression chirurgicale du chancre, simple expression locale d'une infection généralisée, et passible à ce titre du seul traitement mercuriel.

Traitement prophylactique du chancre.

Ne peut-on **prévenir** le chancre, ne peut-on, pour parler plus exactement, s'opposer à la dissémination des spirochètes dans l'organisme en les détruisant au point même de l'inoculation ? C'est ce qu'ont tenté MM. Metchnikoff et Roux en opérant sur des singes : « Nous avons constaté, dit M. Metchnikoff dans son rapport, que l'**application de pommades préparées avec des sels de mercure détruit le virus syphilitique**, lorsqu'on frictionne les parties inoculées de 1 à 18 heures après l'inoculation du virus syphilitique. Nous avons appliqué cette méthode aux macaques, papions et chimpanzés avec le même résultat positif. »

Mais, dans son rapport au Congrès de Lisbonne (1906), M. Neisser est moins affirmatif que les auteurs précédents sur la valeur des frictions au point d'inoculation à l'aide de préparations mercurielles, et pourtant ses expériences portent sur des cas très nombreux.

« Quant à moi, dit-il, j'ai refait les mêmes expériences, mais malheureusement les résultats n'ont pas toujours été positifs. Même quand nous appliquions la pommade mercurielle *une heure après* l'inoculation, le chancre se développait cependant... Peut-être M. Metchnikoff a-t-il fait des inoculations beaucoup plus superficielles que les miennes. »

Cette question de la syphilis expérimentale chez les singes et de la prophylaxie par les frictions mercurielles au point d'inoculation est donc encore controversée.

MM. Metchnikoff et Roux se sont crus cependant assez sûrs de leur méthode pour tenter une expérience sur l'homme; un étudiant en médecine, M. M..., s'est offert pour l'expérience; des scarifications faites sur la rainure balano-préputiale et le scrotum ont été recouvertes du produit de sécrétion d'un chancre et de plaques muqueuses de deux syphilitiques, et quelques minutes après, les points d'inoculation ont été frottés à la pommade au calomel. Or, M. M... a été observé avec le plus grand soin pendant plusieurs semaines, et l'on n'a constaté chez lui aucune trace de chancre, d'adénopathie inguinale ou d'accidents secondaires.

Une telle expérience présente un intérêt considérable, tant par sa nouveauté que par le nom autorisé des savants qui l'ont tentée, mais peut-on, en présence de ce cas unique, poser des conclusions fermes, et croire définitivement établi le pouvoir prophylactique des frictions mercurielles ?

Nous ne le pensons pas, jugeant qu'en médecine moins qu'en aucune science on ne saurait se baser sur une seule expérience, et qu'ici plus que jamais le proverbe trouve son emploi : *testis unus, testis nullus.*

Si, en effet, en présence de savants aussi éclairés et aussi soucieux de l'exactitude de leur expérimentation que MM. Metchnikoff et Roux, on ne peut mettre en doute la bonne foi du sujet, peut-on cependant s'empêcher de songer à une immunité ignorée, conférée peut-être par une syphilis antérieure passée inaperçue ou bien plutôt par une syphilis héréditaire ?

Ne voyons-nous pas chaque jour des sujets qui paraissent réfractaires à la contamination syphilitique, et les faits quotidiens ne viennent-ils pas nous montrer les différences qui existent entre les divers sujets au point de vue de la facilité de cette contamination ?

Il arrive bien souvent que plusieurs jeunes gens, du même âge, également sains et bien portants, se succèdent à quelques minutes parfois, auprès d'une prostituée en puissance d'accidents éminemment contagieux. Or, que constatera-t-on au bout d'un certain temps ? Les uns ont un chancre, les autres — et la proportion est variable, — restent indemnes. Et pourtant, — si on les avait examinés lors du coït infectant, — l'on n'aurait pas plus chez les premiers que les seconds, trouvé de porte d'entrée, d'érosion tégumentaire, de troubles de la santé générale. La contamination a donc des causes mystérieuses ; nous ne connaissons qu'imparfaitement les lois qui la régissent, et il serait, jusqu'à plus ample informé, imprudent de s'autoriser pour une généralisation hâtive d'un fait encore isolé (1).

Au surplus, même si l'on pouvait conclure au succès assuré de la méthode prophylactique, on ne serait pas encore autorisé à considérer comme taries les sources de l'infection syphilitique. En effet, bien des syphilis ont pour origine, nous le savons, des chancres extragénitaux, et peu de gens, en dehors des médecins,

(1) Ajoutons à ces considérations que les observations de contamination malgré l'emploi de cette pommade au calomel se sont multipliées ces derniers temps (Zubber, Guillon, Butte, etc. *Société de médecine*).

peuvent en soupçonner les localisations si multiples, si étranges parfois. Admît-on même que tous ceux qui s'exposent au contage fussent renseignés, comment pourraient-ils faire des frictions mercurielles en certains points, la base de la langue, l'amygdale, le pharynx même ? Il y a là, certes, une impossibilité matérielle.

L'on peut nous objecter la rareté relative des chancres extra-génitaux, comparée au nombre immense des chancres génitaux, mais dans ces cas même, les plus favorables, semble-t-il, à la méthode, peut-on en attendre toujours des résultats heureux? A quelles difficultés mécaniques ne va-t-on pas se heurter chez la femme ! Comment traitera-t-on une contamination du col? Et plus encore chez l'homme, soit qu'il s'agisse d'inoculation du méat ou de l'urètre, ou même simplement d'une contamination sous-préputiale chez un individu atteint de phimosis !

C'est assez dire à quelles difficultés matérielles on se heurtera dans la pratique quotidienne, mais ces difficultés, dont quelques-unes pourraient à la rigueur être surmontées, ne nous paraissent que peu importantes en comparaison des considérations morales que soulève la méthode.

Une première difficulté, celle de l'offense à la femme suspectée, est tranchée par le succès obtenu par MM. Metchnikoff et Roux à la suite de frictions mercurielles pratiquées seulement quelques heures après le coït infectant (dix-huit heures dans certains cas). La possibilité d'attendre ainsi plusieurs heures pour stériliser un contact infectant permet de dissimuler à la partenaire une manœuvre que sans doute elle jugerait injurieuse et blessante pour elle.

Mais la question que nous nous posons maintenant est celle-ci : le sujet craindra-t-il en général la syphilis, et à la suite d'un coït infectant aura-t-il recours à la méthode prophylactique?

A cette question, nous croyons pouvoir répondre hardiment « non, au moins dans la majorité des cas ».

Certes, il peut arriver quelquefois que le sujet soit un homme sérieux, craintif, bien averti des dangers auxquels il s'expose, et en prévoyant les conséquences funestes. Mais le fait est bien rare, et n'y a-t-il pas une contradiction choquante dans ces termes mêmes d'un homme prudent et sage qui, de propos délibéré, s'exposerait à un contact qu'il sait dangereux? Ne peut-on supposer avec quelque raison que s'il s'expose, c'est au cours d'un état passager, d'ébriété le plus souvent, qui lui aura fait perdre, pour un temps, ses qualités mêmes de prévoyance, de sagesse et de prudence?

Le cas de cet homme sensé reste l'infime exception; la plupart des chances se rencontrent chez des jeunes gens, souvent ignorants ou dédaigneux des conséquences possibles de leur acte, le plus ordinairement entraînés par des camarades dont ils craignent les moqueries, en se montrant timorés et prudents!

Ce n'est encore qu'un côté de la question; peut-être pourrait-on, en prêchant la prudence, en instruisant les jeunes gens des dangers qu'ils courent, en leur montrant la facilité d'une méthode prophylactique, leur faire adopter cette méthode; mais il est une variété de contamination qu'aucune argumentation, qu'aucun conseil de prudence ne saurait empêcher, ce sont les contaminations qui proviennent des hommes et des femmes « du monde », gens de qualité des deux sexes chez lesquels on ne saurait soupçonner la présence d'une « maladie honteuse »!

En effet, l'homme le mieux averti ne soupçonne presque jamais la syphilis là où elle se trouve; pour lui, la vérole est une maladie réservée à une certaine catégorie de femmes, de basses prostituées, et tel même qui contamine sa propre femme se refusera à croire à la syphilis d'une maîtresse! L'on redoute une prostituée surveillée, une fille de maison, sans songer que son âge même, et la contamination presque fatale qu'elle a dû subir dans sa jeunesse, sont les plus sûrs garants de son innocuité actuelle, mais l'on se refuse avec énergie, avec indignation, à suspecter la syphilis chez une femme d'un certain rang.

Combien sont nombreux les hommes qui, redoutant la syphilis, vantent la sécurité de leurs amours mondaines, proclament l'intégrité physique incontestable de leur maîtresse! Et c'est cette certitude même qui crée leur stupéfaction, engendre souvent leur doute en présence du diagnostic inexorable du médecin.

Ils sont donc sûrs presque toujours de leurs relations, sûrs de l'innocuité de leur compagne; comment admettre alors que, jouissant ainsi d'une quiétude parfaite, ils aient toujours, dans tous les cas, recours à une méthode bonne seulement pour rencontres de hasard, à une manœuvre qu'ils jugent constituer une offense et une injure pour leur compagne!

Et comment consentiraient-ils à s'astreindre à semblables pratiques, ceux qui le plus souvent négligent les soins de propreté les plus élémentaires !

Telles sont les raisons qui nous font douter du succès d'une méthode prophylactique, ses effets fussent-ils même assurés !

Nous croyons donc exagéré de conclure à la stérilisation de la syphilis par le procédé de MM. Roux et Metchnikoff, mais nous attendons cependant avec espoir et confiance que de nouvelles expériences viennent confirmer l'efficacité de cette méthode. Elle aurait en effet un résultat qui intéresse directement le praticien, puisqu'elle permettrait de lutter contre les contaminations imméritées du médecin, de la sage-femme, du nouveau-né contaminé par un chancre récent de la vulve. Dans ces cas, la méthode devient pratique et d'un emploi facile. Le médecin ou la sage-femme pourront facilement faire une friction au calomel sur une érosion soumise au contact temporaire d'un chancre ou d'une plaque muqueuse ; ils n'auront plus à craindre la contamination due à la sputation du malade dont ils examinent les syphilides buccales !

En un mot, si la méthode des frictions mercurielles préventives ne nous paraît pas appelée à tarir les sources de la syphilis, à diminuer beaucoup le nombre des chancres génitaux ou extragénitaux, vénériens ou même « immérités », elle nous semble cependant, si ses résultats heureux se confirment, devoir faire disparaître une variété de chancres, les plus « immérités » de tous, les chancres professionnels, dont sont victimes tant de nos confrères, et à ce titre, ses promoteurs ont droit à toute notre gratitude.

Traitement du chancre non compliqué.

Nous prendrons comme type le chancre de la verge, de beaucoup le plus fréquent. Avant tout, il faut, dans le traitement de ce chancre, se pénétrer de ce fait qu'*il tend spontanément à la guérison*. Aussi devra-t-on s'abstenir, pour le combattre, de topiques inutiles ou dangereux, tels que l'iodoforme, à odeur révélatrice, l'alun, le sulfate de cuivre, le perchlorure de fer, l'acide phénique, le sublimé, etc. *Le nitrate d'argent ne réussit le plus souvent qu'à enflammer un chancre normal, et ne doit être employé que dans les cas de chancres diphtéroïdes, atones, bourgeonnants.*

L'on a même dit que le chancre se trouve d'autant mieux et guérit d'autant plus vite qu'on le traite moins ; cela n'implique pas cependant que l'on ne puisse favoriser et hâter sa guérison par une bonne hygiène, associée à quelques menus soins.

1° Recommander au malade la continence sexuelle, pour éviter l'irritation du chancre en même temps que dans un but de prophylaxie.

2° Proscrire du régime tous les excitants liquides ou solides (boissons alcoolisées, café, mets épicés, etc., etc.).

3° Interdire les exercices fatigants (équitation, danse, bicyclette).

4° Prescrire des soins minutieux de propreté, tels que : des lotions répétées à l'eau bouillie ou boriquée tiède, avec la solution de sublimé à 1 p. 4000 ; de permanganate de potasse à 1 p. 2000 ; des pulvérisations avec l'eau oxygénée, ou avec la solution d'hydrate de chloral à 10 p. 100, cela surtout si le chancre est souillé par l'urine. On peut encore recommander les bains locaux, d'une durée de dix à quinze minutes et au nombre de deux ou trois par jour. Il faudra ensuite déterger doucement le chancre, enlever avec précaution les enduits suppuratifs et les croûtes. Enfin, le malade devra prendre des bains généraux simples ou amidonnés, au nombre de deux ou trois par semaine.

5° Outre ces soins, le chancre sera pansé, soit avec des bandelettes de gaze, soit avec de l'ouate hydrophile stérilisée, enduite d'un corps gras, ce qui a l'avantage d'empêcher l'adhérence du tampon qu'on retire sans faire saigner, sans irriter.

Recommandons pour cela l'usage des pommades suivantes :

1°	Calomel	1 gramme.
	Cold-cream, ou vaseline fine	10 grammes.
		(Fournier, Gaucher.)
2°	Oxyde de zinc	2 à 3 grammes.
	Vaseline pure	30 —
3°	Vaseline boriquée	25 grammes.
	Amidon	2 —
	Calomel	ãã 1 gramme.
	Oxyde de zinc	
		(Mauriac.)

Ce pansement sera changé au moins deux fois par jour et toutes les fois qu'il aura été sali.

Si le chancre est sous-préputial, le prépuce devra être rabattu sur le gland après chaque pansement.

Enfin, dans la période de réparation du chancre, vers la troisième ou quatrième semaine, il sera préférable de remplacer les corps gras par des poudres inertes telles que : sous-nitrate de bismuth, oxyde de zinc, poudre de talc (A. Fournier), calomel pur, ou :

Calomel	1 gramme.
Oxyde de zinc	10 grammes.

Or, pour le professeur Gaucher, « le calomel est un bon cicatrisant du chancre, mais il a un inconvénient : dans les ulcérations de nature douteuse, quand le diagnostic de syphilis reste encore en suspens, l'application du calomel peut déterminer une cause d'erreur, car elle provoque souvent l'induration artificielle de l'ulcération. Il ne faut donc employer le calomel que lorsque la nature du chancre est indubitable ».

Nous avons rejeté l'iodoforme à cause de son odeur, il peut avantageusement être remplacé par l'une des poudres suivantes : aristol, iodol, europhène, dermatol, xéroforme, vioforme.

En résumé, ces pansements sont assez indifférents ; l'essentiel est d'employer des agents aussi peu irritants que possible. Ils ont surtout à jouer un rôle de pure et simple protection, protection contre l'irritation due au frottement et contre l'infection avoisinante.

Il n'y a rien d'absolu dans le choix des corps gras ou des poudres : en général, les uns et les autres sont fort bien supportés ; cependant, chez certains sujets particulièrement sensibles, ou quand il s'agissait de chancres légèrement irrités, nous avons remarqué, sans qu'il y ait de règle fixe à en tirer, que l'un des pansements pouvait être douloureux alors que l'autre était parfaitement supporté.

Traitement du chancre compliqué.

Le chancre ordinaire, non compliqué, dure de quatre à six semaines environ, mais lorsqu'il survient une complication, cette durée est plus longue et le traitement varie. Parmi les complications du chancre, les unes s'exercent sur le chancre lui-même, les autres sur les organes voisins et sont dues à la présence du chancre. Les premières, qui peuvent survenir dans toutes les régions, sont l'inflammation, la gangrène et le phagédénisme. Les secondes comprennent à la verge le phimosis et le paraphimosis et, plus fréquemment au niveau des organes génitaux qu'en tout autre point, la lymphangite et le bubon. Ce dernier, qui n'est qu'un symptôme normal du chancre, ne devient une complication que dans certaines conditions.

1° *Complications du chancre lui-même.* — L'inflammation, la gangrène et le phagédénisme ont entre eux d'étroites relations d'origine et de dépendance et, de ce fait, des indications thérapeutiques communes :

1° Rechercher la cause de la complication et la supprimer si possible (fatigues physiques, régime alimentaire défectueux : alcool, mets épicés, etc., traitement intempestif).

2° Prescrire au malade : *a.* le repos relatif si le chancre est très peu enflammé ; le repos absolu dans le cas contraire ;

b. Des bains locaux émollients de quinze à vingt minutes de durée, trois ou quatre fois par jour, ces bains locaux pouvant être remplacés par des pulvérisations avec l'appareil de Lucas-Championnière ;

c. Des bains généraux, simples ou émollients, répétés, c'est-à-dire quotidiens, prolongés de une à trois heures, et à la température de 35° environ.

Le **chancre enflammé** sera pansé avec le topique le moins irritant possible, ouate hydrophile enduite de cold-cream par exemple; la verge sera entourée d'un pansement humide, pansement à l'eau blanche ou à l'eau de guimauve. Et comme, dans ce cas, la *douleur* peut être assez violente, il sera bon d'appliquer des cataplasmes émollients additionnés de quelques gouttes de laudanum. On peut également dans ce cas ajouter la cocaïne à l'une des pommades précédemment indiquées, par exemple :

Calomel	} āā 1 gramme.
Oxyde de zinc	}
Chlorhydrate de cocaïne	0gr,50
Vaseline pure	15 grammes.

Marmonnier (1).

ou bien, suivant le même auteur, recouvrir le chancre avec un tampon d'ouate hydrophile, imbibé de la solution :

Chlorhydrate de cocaïne	1 gramme.
Eau distillée	50 grammes.

(1) Marmonnier, Formulaire pratique de thérapeutique pour le traitement de la syphilis.

Il peut arriver qu'un chancre induré présente une grande tendance aux **hémorragies** spontanées provenant d'érosions chancreuses très congestionnées ou ecchymotiques. Ces hémorragies ne présentent pas un réel danger, elles s'arrêtent d'elles-mêmes au bout d'un certain temps, alors qu'une intervention pourrait avoir pour conséquence l'infection ou la gangrène : il vaut donc mieux les négliger.

Quand le chancre est compliqué de **gangrène**, il peut arriver que celle-ci soit due à une balano-posthite ou à un phimosis, et que seule une opération chirurgicale soit capable de supprimer l'obstacle et de ramener l'intégrité de la circulation. Si le chancre gangreneux est directement accessible, il faut, plus que jamais, recommander le repos absolu, donner encore de grands bains prolongés, faire faire des lavages avec du vin aromatisé dilué, ou une solution chloralée (5 à 10 p. 1000), ou avec tout autre antiseptique (solution étendue de sublimé, d'acide phénique, de résorcine, de coaltar, d'eau oxygénée, etc.), saupoudrer encore avec un antiseptique et recouvrir d'ouate stérilisée. Il faut toujours procéder avec une extrême douceur, ne jamais toucher les parties sphacélées avec un instrument, ce qui pourrait entraîner des hémorragies parfois très abondantes et tenaces. Enfin, comme les plaques de gangrène locale peuvent s'accompagner de réaction générale, il n'est pas mauvais de remonter l'organisme et de prescrire une médication fébrifuge.

Quant au chancre **phagédénique**, il est, comme tout accident phagédénique, caractérisé par une évolution très *capricieuse*, et ne supporte, au moins pendant un certain temps, que les pansements les plus anodins (eau bouillie, eau de guimauve, cold-cream). Le médecin devra donc dans ce cas surveiller attentivement son malade, tâter pour ainsi dire la susceptibilité de la lésion, se tenir toujours prêt à changer de topique et à graduer leur application. M. le professeur Fournier conseille l'iodoforme (à l'odeur désagréable duquel on peut remédier) comme le meilleur des pansements, soit en poudre si le phagédénisme est faiblement éréthique (phagédénisme gangreneux), soit en pommade faible, à 1 p. 10, si le phagédénisme est inflammatoire. M. le professeur Gaucher adjoint aux applications iodoformées des lavages fréquents avec une solution faible (1 p. 1000) de chlorure de zinc. Il conseille même de recouvrir l'ulcération, préalablement saupoudrée d'iodoforme, de petits tampons d'ouate imbibés de la solution précédente.

D'après le premier auteur, il serait bon aussi, pour arrêter l'extension du phagédénisme, de toucher , à intervalles espacés, les bords de l'ulcération avec une solution de nitrate d'argent à 1 p. 20.

Nous nous sommes bien trouvé pour notre part de l'emploi du *vioforme* ; mais nous recommandons spécialement pour les lavages l'eau oxygénée étendue et pour les attouchements la teinture d'iode fraîche affaiblie. Dans les cas particulièrement graves on peut tirer un grand parti des irrigations prolongées *pendant plusieurs heures* chaque soir avec une solution de permanganate très faible, à condition que le jet n'ait aucune force.

Quand la lésion n'a qu'une gravité moyenne, malgré les inconvénients qu'il présente, c'est encore à l'*iodoforme* que nous donnons la préférence.

Enfin, il y a trois choses dont il faut se garder autant que possible :

a. D'employer toute médication irritante ou d'aventure ;

b. D'enlever au bistouri ou aux ciseaux les plaques sphacélées, vu la possibilité d'hémorragies ou d'infections septiques ;

c. De cautériser les parties malades, soit à l'aide de substances chimiques, soit au thermo ou galvano-cautère.

Ajoutons, pour terminer, que le chancre phagédénique, à l'encontre du chancre ordinaire, est d'habitude heureusement modifié par le traitement spécifique. C'est au traitement mixte (mercure et iodure de potassium), administré *à doses intensives*, que l'on devra avoir surtout recours, sans oublier cependant les toniques généraux, entre autres les injections de cacodylate de soude.

2° *Complications dues à la présence ou au voisinage du chancre.* — 1° **Chancre sous-phimosique.** — Contre le phimosis, on aura recours au traitement antiphlogistique (pansements humides émollients). Contre le chancre et la balano-posthite légère qui l'accompagne ordinairement, on agira comme il suit : *si le phimosis est incomplet*, c'est-à-dire si le malade peut encore découvrir le gland, quoique « en forçant », on pansera le chancre à découvert comme il a été dit plus haut et on rabattra sur lui le prépuce, pourvu, toutefois, qu'il n'y ait pas danger de provoquer un paraphimosis en relevant le prépuce. Si ce danger existe, on se gardera bien de cette manœuvre et on agira comme si le phimosis était absolu.

Dans ce cas, le traitement du chancre consistera en lavages antiseptiques auxquels on procédera de la manière suivante : on introduira entre le prépuce et le gland, aussi loin que possible, *une sonde* en caoutchouc rouge n° 14 ou 15 à l'aide de laquelle on fera trois ou quatre fois par jour une injection sous-préputiale d'eau bouillie ou boriquée tiède (un verre ordinaire environ).

Si la balano-posthite concomitante prend une certaine importance, si le pus est sécrété en assez grande abondance, on joindra à l'injection précédente, qui servira de balayage, une injection modificatrice faite avec un verre à bordeaux d'une solution à 1 ou 2 p. 100 de nitrate d'argent. Les injections seront d'autant plus nombreuses et rapprochées que la suppuration sera plus abondante. Au fur et à mesure de l'amélioration, le nombre des lavages sera diminué et le titre de la solution argentique sera abaissé.

Si le chancre sous-phimosique se complique de balano-posthite avec gangrène ou imminence de gangrène, il faudra recourir immédiatement au débridement du prépuce.

Voici la technique de ce débridement : faire à l'aide d'une sonde cannelée, sur laquelle on fait glisser une des lames des ciseaux ou un bistouri, une grande incision de toute la longueur du prépuce et siégeant sur la ligne médiane. Arrêter par compression l'hémorragie produite de ce fait, laver toutes les parties accessibles, en faire ensuite un pansement sec à l'iodoforme et à la gaze stérilisée. Comprendre toute la verge dans le pansement.

L'on conçoit cependant qu'une telle pratique présente un inconvénient : il faut intervenir ultérieurement et supprimer entièrement le prépuce ainsi divisé en deux lambeaux. *Nous préférons donc la circoncision totale d'emblée sur les avantages de laquelle il n'est pas besoin d'insister.*

Berdal (1), pour éviter le débridement, préconise par jour deux grands lavages sous-préputiaux avec une solution de permanganate de potasse au 1/3000[e]. Pour ces lavages, il se sert, comme dans la blennorragie, d'une *canule conique*. Après avoir fait pénétrer l'extrémité de la canule dans l'orifice préputial, il fixe

(1) Berdal, Traité pratique de la syphilis, Maloine, 1902.

avec les doigts le prépuce sur la canule, de façon à ne pas laisser sortir le liquide. Lorsque celui-ci distend la cavité balano-préputiale, on desserre les doigts : le liquide sort avec force en entraînant les détritus contenus dans la cavité, et l'on recommence la même manœuvre un grand nombre de fois.

Au cours des balano-posthites chancreuses compliquées de gangrène peuvent se produire des *hémorragies* autrement persistantes et abondantes que celles dont nous avons parlé plus haut. Le débridement est encore indiqué ici, et quand la compression directe à l'aide de tampons ne suffit pas, il ne faut pas hésiter à cautériser les points qui saignent soit au thermo, soit au galvano-cautère.

2° **Chancre compliqué de paraphimosis.** — Dans ce cas on emploiera d'abord pendant quelque temps le traitement antiphlogistique; puis on tentera la réduction du paraphimosis avec lenteur et patience, en facilitant au besoin la manœuvre par quelques mouchetures aseptiques du bourrelet œdémateux.

Si la réduction est impossible, mais s'il n'existe pas de signe d'étranglement, si le chancre ne souffre pas, on se contentera de continuer le traitement antiphlogistique (pansements humides) en surveillant attentivement les parties malades. Si, au contraire, le chancre paraît souffrir (tuméfaction, teinte livide, menace de gangrène, etc.), il faudra de suite lever l'étranglement au bistouri.

3° **Lymphangites et bubon symptomatique.** — Le bubon symptomatique et les lymphangites qui peuvent l'accompagner sont habituellement d'ordre phlegmasique et ne réclament aucun traitement. Ils guérissent en effet d'eux-mêmes 95 fois sur 100. Il suffit de recommander au malade d'éviter tout exercice fatigant.

Quand la résolution de l'adénite traîne en longueur, le médecin prescrira au malade des bains simples ou salés, des cataplasmes émollients, des badigeonnages soit à la teinture d'iode seule, soit à la teinture d'iode additionnée de laudanum, voire dans certains cas quelques pointes de feu très légères ou de petits vésicatoires volants qu'on pourra associer à une compression locale (amadou ou coton et caoutchouc).

Depuis longtemps on préconise dans ce cas les applications d'onguent napolitain simple ou belladoné. Nous en rejetons le plus souvent l'emploi, d'abord à cause du danger des éruptions artificielles, ensuite parce que cette pratique ne doit être employée que dans les chancres dont le diagnostic est dûment établi. L'on devine aisément que ces applications font passer dans l'organisme une certaine quantité de mercure, puisqu'elles sont faites dans une région où les glandes pilo-sébacées sont très abondantes, et qu'à la longue elles constituent un traitement spécifique général suffisant pour atténuer considérablement l'explosion secondaire, ou même pour la supprimer complètement.

Chez les scrofulo-tuberculeux, il sera bon d'ajouter, aux traitements local et spécifique, le traitement général antistrumeux (huile de foie de morue, iodure de fer, etc.).

Dans les cas relativement rares où l'adénite devient aiguë, soit qu'elle ait pour cause un chancre enflammé, soit qu'elle provienne de la concomitance des chancres simples, ou qu'il s'agisse d'une adénite bacillaire torpide réchauffée par l'infection syphilitique, on mettra le malade au repos absolu et on emploiera le traitement antiphlogistique (pansements humides, bains, etc.).

Enfin, si la glande vient à suppurer, le traitement chirurgical est de rigueur. On aura recours soit à l'incision simple, soit à l'incision suivie de curettage (abcès froid ganglionnaire). On repoussera toujours l'extirpation ganglionnaire radicale en raison des troubles de la circulation lymphatique que peut entraîner cette opération.

Traitement du chancre mixte.

Par définition, le chancre mixte est constitué par la coexistence et la superposition des deux chancres, mou et syphilitique. L'on voit, par exemple, d'abord un chancre mou typique évoluer normalement pendant une quinzaine de jours, puis à cette époque, dans les délais d'incubation du chancre syphilitique, l'ulcération change d'aspect et s'indure. Et comme ce chancre arrivé à cette période est ordinairement anfractueux, présente, malgré l'induration de ses bords, un fond suppurant, tomenteux, bourbillonneux, un traitement *local* s'impose ; c'est le même que celui que nous avons préconisé pour les chancres indurés compliqués d'ulcération profonde et suppurante. De plus, nous renvoyons le lecteur aux conseils énumérés plus haut à propos de toutes les complications du chancre induré, puisqu'elles peuvent survenir toutes, et plus facilement même à l'occasion du chancre mixte. L'iodoforme est ici un médicament de choix, car, en même temps qu'il est le spécifique du chancre mou, il n'irrite pas la lésion syphilitique et prévient les infections secondaires.

Traitement du chancre concomitant d'une blennorragie.

La concomitance de cette affection et de l'accident primitif n'est pas une rareté : ce qui se produit habituellement, c'est une durée insolite de l'ulcération spécifique, entretenue qu'elle est par les infections réitérées que cause le pus blennorragique, et cela surtout si le chancre siège au méat.

Il importe, en présence de cette coïncidence, de tarir avant tout l'écoulement, et de compter en même temps sur le traitement général pour amener la cicatrisation du chancre. Toutes les complications infectieuses précitées sont possibles, il ne faut pas l'oublier, et il faut, lorsqu'elles surviennent, les traiter de la façon que nous avons indiquée.

Traitement spécial à quelques chancres.

1° **Chancre de l'urètre.** — Le chancre intra-urétral est ordinairement très bénin et guérit seul. Toutes les indications thérapeutiques se réduisent, pour ainsi dire, à rendre l'urine moins irritante (régime, boissons abondantes).

Le chancre du méat, au contraire, est « un mauvais chancre, particulièrement dangereux et prédisposé à l'inflammation et au phagédénisme » (Fournier). Il est en effet, par sa situation même, exposé à être constamment irrité à chaque miction et difficile à panser. Ici, les soins de propreté doivent être plus minutieux et plus fréquents. Les pansements, qui devront être changés après chaque miction, seront fixés soit par un petit fourreau de toile, soit par un condom attaché à un suspensoir, soit encore par le port d'un caleçon de bain. A la moindre menace de complication, le malade sera tenu au lit.

Pour prévenir l'atrésie de l'urètre ou du méat, possible pour peu que le chancre soit ulcéreux, il sera bon, au moment de la période de réparation, d'introduire dans le canal de petits cylindres d'ouate comprimée, enduits d'une pommade inerte (vaseline simple, cold-cream, etc.). Lorsque la cicatrisation sera achevée, la dilatation graduelle à l'aide de bougies, le débridement au besoin seront employés pour remédier au rétrécissement.

2° **Chancres de l'anus et du rectum.** — Le chancre du canal de l'anus et celui du rectum exigent un certain nombre de précautions dont les principales sont les suivantes :

a. *Empêcher le constipation ;*

b. *Après chaque selle, faire des lavages prolongés de l'anus suivis d'un pansement immédiat ;*

c. *Pour éviter l'irritation du chancre par les matières fécales, on pourra aussi recommander au malade de prendre avant chaque selle un lavement huileux et de faire immédiatement avant la défécation des onctions graisseuses sur tout le pourtour de l'anus.*

Les suppositoires (1) et les mèches iodoformés associés aux anesthésiques locaux (cocaïne, menthol, opium, belladone, etc.) sont de mise comme moyens de pansement dans le chancre du canal de l'anus qui prend si souvent l'aspect fissurique.

Les grands lavements simples ou émollients, et, en cas de douleurs vives, les grandes irrigations chaudes d'eau chloralée à 1 p. 100 (Campenon), faites avec une sonde à double courant, peuvent rendre de grands services dans les cas de chancre rectal.

Enfin ici, comme pour l'urètre, on ne devra pas perdre de vue la possibilité d'un rétrécissement anal ou rectal, et on surveillera attentivement la cicatrisation de la lésion.

S'il existe des rhagades ou des fissures douloureuses, il faudra faire par jour plusieurs badigeonnages à l'aide d'un pinceau enduit de ce mélange :

Chlorhydrate de cocaïne	1 gramme.
Eau distillée	50 grammes.

ou encore :

Éther	ãã	10 grammes.
Chloroforme		
Iodoforme		à saturation.

(MAURIAC.)

(1) Voici quelques formules de suppositoires :

1° Iodoforme	1gr,20
Beurre de cacao	30 grammes.

Pour 6 suppositoires.

2° Iodoforme	0gr,20
Extrait de jus quiame	0gr,06
Beurre de cacao	3 grammes.

Pour un suppositoire.

(A. FOURNIER.

3° **Chancres du col utérin.** — Le chancre du col utérin ou de la partie profonde du vagin, qui passe si souvent inaperçu, est ordinairement, comme celui du canal de l'urètre, un chancre bénin guérissant rapidement. Des injections antiseptiques biquotidiennes, associées au besoin à l'application de tampons iodoformés ou à de rares attouchements à la teinture d'iode, sont des moyens de traitement largement suffisants.

4° **Chancres cutanés.** — Il faudrait faire entrer dans ce chapitre les chancres de toutes les parties du corps (face, cuir chevelu, tronc, membres,... et doigts en particulier). Les accidents primitifs de ces régions demandent tout d'abord un examen des plus minutieux au point de vue du diagnostic, mais, aussitôt que leur origine est nettement reconnue, leur traitement local ne diffère pas de celui des chancres génitaux. Des lotions à la liqueur de Van Swieten ou à l'eau boriquée, suivies de l'application de sparadrap de Vigo, d'emplâtre rouge de Vidal ou simplement de taffetas anglais, constituent le mode de traitement le plus simple et ordinairement suffisant des chancres cutanés en général. En cas de complications, ce qui a été dit plus haut, à propos du chancre de la verge, s'applique évidemment aux chancres des autres régions.

Avant de terminer ce chapitre sur le *Traitement du chancre*, nous voulons de nouveau insister sur ce point que toute la thérapeutique *purement locale* que nous avons indiquée est presque sans importance, et que la part prépondérante, la part presque unique dans le traitement, doit revenir au mercure ; *en un mot, le véritable traitement du chancre, c'est le traitement général.*

Ce traitement, associé aux soins locaux, amènera presque toujours une disparition rapide de l'accident primitif; cependant il est des cas où le chancre laisse des traces de son existence : induration, infiltration scléreuse, cicatrices pigmentaires, stigmates qui désolent certains malades et contre lesquels la médication est malheureusement impuissante.

Le médecin doit être prévenu de la possibilité de ces cicatrices persistantes, et doit en avertir son malade pour ne pas risquer de voir attribuer ces stigmates indélébiles à l'insuffisance d'un traitement local, dont la bénignité même est, dans le plus grand nombre des cas, le plus sûr garant contre de tels accidents.

CHAPITRE II

TRAITEMENT LOCAL DES ACCIDENTS SECONDAIRES ET TERTIAIRES

Ce que nous avons dit à propos du traitement local du chancre est encore de mise à propos des accidents secondaires et tertiaires de la syphilis ; ici non plus le traitement local ne suffit pas pour traiter la diathèse, il n'est que l'adjuvant du traitement général, mais tandis que dans le cas précédent il ne constituait qu'un traitement bien peu indispensable, un traitement de luxe pour ainsi dire (au moins dans le cas de chancre non compliqué), au cours des accidents secondaires et tertiaires, il devient un adjuvant toujours utile, et souvent indispensable ; *utile* contre les manifestations les plus bénignes de la syphilis secondaire, dont il hâte toujours la disparition, *indispensable* contre certaines formes plus graves, ulcéreuses, des périodes secondaire et tertiaire, dont il limite l'extension, intervenant favorablement et presque immédiatement sur des parties qui ne seraient modifiées qu'à la longue par le traitement général. Et si le traitement local a une influence heureuse sur les manifestations cutanées de la syphilis, que dire de son action si intense, si rapide, sur les plaques muqueuses ?

Nous étudierons successivement ce traitement local dans le cas de syphilides cutanées et de syphilides muqueuses.

I

TRAITEMENT DES SYPHILIDES CUTANÉES

A. — Période secondaire.

Le début de la période secondaire est, on le sait, marqué, entre autres signes, par l'apparition d'accidents cutanés et muqueux, les *syphilides*. Ce sont tout d'abord des lésions « superficielles, bénignes d'allure, bénignes de fond, spontanément résolutives pour la plupart » (1). Aussi bien, d'abord en raison de cette bénignité, ensuite et surtout du fait que le traitement mercuriel exerce sur elles une influence des plus marquée, les syphilides semblent-elles peu justiciables de traitements locaux. Ceci est vrai pour la plupart des syphilides cutanées qu'on peut à la rigueur laisser à leur évolution normale, étant donnée leur tendance à une rapide résolution, et leur non-contagiosité. Leur plus grand inconvénient réside, quand leur nombre est considérable, dans leur caractère dénonciateur.

Ces syphilides peuvent revêtir trois types : 1° le *type sec, érythémateux ou papuleux*, cédant très vite au traitement général et ne présentant aucun danger de contagion ;

2° Un type d'intensité moyenne, plus tenace que le précédent, et dont la contagiosité est indéniable ; c'est le *type érosif ou suintant* ;

3° Le *type ulcéreux*, très rebelle, grave parfois et toujours extrêmement contagieux.

1° ***Type sec.*** — Il ne vient guère à la pensée de traiter localement les éléments maculeux ou papuleux de la roséole, pas plus que les petites syphilides érythémateuses plus ou moins confluentes. Ce sont, dans l'un ou l'autre cas, des dermatoses sans aucun caractère inflammatoire, indolentes, et dont la plupart sont « aprurigineuses ». Le principal inconvénient de ces manifestations est, nous le répétons, de constituer une éruption essentiellement dénonciatrice, puisqu'elles peuvent siéger, en nombre plus ou moins considérable, sur toutes les parties du corps, découvertes ou non. Elles frappent l'œil, soit par leur confluence, soit par leur teinte spéciale, soit enfin par la disposition classique de leurs éléments.

Il importe donc, contrairement à l'opinion d'anciens auteurs qui croyaient nécessaire une éruption prolongée, il importe donc de faire disparaître celle-ci au plus tôt. Et pour atteindre ce but, pour aider le traitement général, on peut prescrire certaines règles hygiéniques, prophylactiques en quelque sorte, capables d'atténuer, sinon de prévenir, l'éruption secondaire.

Nous voulons dire par là, qu'il peut être intéressant et utile

(1) A. Fournier, Traité de la syphilis secondaire, p. 271.

de supprimer dans la mesure du possible toutes les causes d'appel à la production de manifestations cutanées, dermatoses de toute nature, eczéma, séborrhées, intertrigo..., qui en effet se compliquent très fréquemment de manifestations secondaires et qu'il est bon de soigner en même temps qu'on administre le traitement mercuriel.

Dans le même ordre d'idées, on devra apporter la plus grande attention à toutes les causes d'irritation locale, compression, vésication, traumatisme, pustules vaccinales même, qui peuvent devenir chez le syphilitique en puissance d'accidents de véritables foyers de manifestations secondaires.

Mais ce qui plus encore appelle les syphilides, c'est la malpropreté, l'incurie de tant d'individus auxquels il importe de prescrire une hygiène particulière : entretien d'une propreté scrupuleuse de la peau, grands bains simples, savonneux ou additionnés de son, d'amidon.

Chez d'autres personnes, on devra lutter contre une susceptibilité particulière et proscrire dans l'alimentation les aliments excitants ou épicés, les salaisons, la viande en excès, le poisson de mer, les crustacés. Dans d'autres cas, on sera forcé d'interdire certaines atteintes directes du revêtement cutané produites par l'eau de mer, les bains de vapeur, des applications d'électricité.

Mais ce n'est là qu'un traitement prophylactique, auquel on ne doit pas se borner.

Le **traitement local** proprement dit, traitement *actif* des syphilides, a en effet pour certains auteurs une extrême importance : beaucoup d'entre eux ont maintes fois constaté l'aide puissante qu'il apporte au traitement général, et cela, surtout en présence de certaines infections dont la malignité semble plus intense, de par la résistance des accidents au seul traitement général. Il en est de même sur certains terrains, plus aptes que d'autres à l'envahissement ; on sait par exemple que, d'une façon générale, les manifestations secondaires semblent plus rebelles chez les arthritiques, les scrofuleux, les tuberculeux, les paludéens, enfin et surtout chez les alcooliques. Certains auteurs, comme Neisser (Congrès de Wiesbaden), voient dans le traitement local un moyen de s'opposer à la diffusion du virus qui se produit au niveau de toute localisation syphilitique, surtout aux premiers temps de la maladie.

Cette action du traitement local a pu être prouvée de façon

bien évidente : Kölner, en traitant par des frictions faites sur le dos une roséole, la voit disparaître à ce niveau plus rapidement que sur la partie antérieure du thorax, non soumise aux frictions ; Lewin (de Berlin), a repris cette expérience en opérant sur une moitié du corps ; il a vu de ce côté l'éruption rétrocéder près de trois semaines avant celle du côté opposé.

Mais il est encore certains désagréments, le *prurit* par exemple afférent à certaines syphilides [formes lichénoïdes, syphilides des régions velues ou des régions à téguments adossés (aisselles, grandes lèvres, scrotum, etc.)], que l'on peut calmer par des bains alcalins, des douches tièdes ou certaines pommades, telles que la pommade à l'oxyde de zinc, le glycérolé tartrique et autres antiprurigineux.

Cependant, il ne faudra guère mettre en œuvre le traitement local que contre des lésions très prurigineuses, ou contre celles que leur confluence ou leur situation sur des régions apparentes rendra trop indicatrices. Mais, bien entendu, dans tous les cas, même les plus discrets, il faudra ordonner les bains qui, d'une part éloignent les causes d'irritation locale, et de l'autre favorisent les fonctions cutanées.

Si le cas fournit des indications suffisantes, on se trouvera bien de l'adjonction au grand bain tiède, de 8 à 10 grammes de sublimé corrosif, ou du mélange suivant, dit « bain mercuriel des hôpitaux de Paris » :

Bichlorure de mercure	} āā 20 grammes.
Chlorhydrate d'ammoniaque	}
Eau distillée	200 grammes.

Il est d'ailleurs difficile, dans ce cas, de savoir la part qui revient à l'action locale du mercure, ou à son action générale sur l'organisme dans lequel il peut s'introduire, comme au cours des frictions par exemple. Cette absorption est indéniable ; elle ne va même pas sans quelque danger, et on a pu voir des accidents d'intoxication survenir à la suite de bains trop répétés.

Il n'est plus guère question, de nos jours, des savons, emplâtres, mousselines mercuriels. L'on emploie plus volontiers les *traumaticines mercurielles*, et particulièrement la traumaticine au calomel de Paroni (de Turin), expérimentée par M. Jullien, et dont voici la formule :

Gutta-percha	10 grammes.
Chloroforme	40 —
Calomel	15 à 25 —

On badigeonne la région avec un pinceau enduit de ce mélange ; les substances volatiles s'évaporent très vite, laissant une couche grisâtre de métal, intimement adhérente à la peau.

On peut aussi se trouver bien de fumigations partielles, qui ne présentent pas les inconvénients des fumigations généralisées (diarrhée, stomatite, dangers de l'inhalation pulmonaire).

On peut traiter localement les syphilides à l'aide de diverses pommades modificatrices : onguent napolitain, pommades au calomel, telles que l'une de celles-ci :

Calomel	1 gramme.
Vaseline pure	10 grammes.

ou :

Tannin	4 grammes.
Calomel	2 —
Glycérolé d'amidon	40 —

(VAUCAIRE.)

pommades au turbith, aux précipités blanc, jaune ou rouge ; par exemple :

Axonge benzoïnée / Vaseline boriquée	āā 15 grammes.
Oxyde de zinc	3 —
Précipité blanc	1 gramme.

(MAURIAC.)

pommades au proto-iodure, au sublimé, etc.

Les pommades au calomel et au turbith hâtent singulièrement la disparition des *syphilides croûteuses ou acnéiformes du cuir chevelu et de la barbe* ; on peut favoriser leur action par le rasage et le décapage des croûtes au moyen de la vaseline stérilisée, et des lavages à l'eau boriquée chaude.

Il ne faut pas oublier, dans ces formes localisées, l'action bienfaisante et la commodité d'emploi des *emplâtres de Vigo, de Vidal,* de l'*emplâtre au calomel de Quinquaud,* de l'*emplâtre hydrargyrique de Unna.* Ces emplâtres sont appliqués sous forme de bandelettes qu'on laisse plusieurs heures en contact avec les parties malades, le soir de préférence, après de fréquents lavages antiseptiques pratiqués dans le courant de la journée.

On a préconisé encore des *lavages* ou plutôt des *attouchements* à l'aide de certains *liquides.* C'est ainsi que l'on a conseillé les solutions d'hydrate de chloral à 1 p. 100, les solutions de nitrate d'argent, la liqueur de Labarraque, la teinture d'iode.

On s'est servi aussi de poudres : poudre de talc, d'oxyde de zinc, de sous-nitrate de bismuth, succédanés de l'iodoforme, etc.

Tous ces moyens doivent être employés avec discernement ; on se gardera des pommades et des poudres irritantes qui, employées dans un but thérapeutique, ne peuvent servir, dans certains cas, qu'à enflammer les éléments et à les rendre de ce fait plus apparents et plus rebelles au traitement général.

La *cautérisation* ne doit être réservée en général qu'aux grosses papules qui, restant d'ailleurs rarement sèches, ne doivent pas nous occuper pour l'instant. Cependant les larges placards cutanés, les hypertrophies spécifiques des joues, les plaques circinées situées souvent au pourtour de la bouche et au menton, sont avantageusement traités par l'ignipuncture et de légères raies de feu pratiquées au thermocautère (Mauriac). Nous préférons nous servir dans ce but de la double pointe, beaucoup plus fine, du galvanocautère.

Quant aux *cautérisations chimiques*, elles sont fort bien réalisées à l'aide du nitrate acide de mercure, ou d'une solution saturée de chlorure de zinc. La plus grande prudence devra, bien entendu, toujours être observée dans le maniement de ces caustiques.

M. Balzer a préconisé le *massage* des parties qui sont le siège d'éléments éruptifs, et cela dans le but d'amener une guérison plus rapide, en favorisant la circulation. « En trois semaines, dit cet auteur, le massage a plus avancé la résolution des syphilides rebelles que ne l'avaient fait pendant longtemps le mercure et l'iodure. »

Dans les cas particulièrement rebelles on retirera le bénéfice le plus certain des injections mercurielles locales pratiquées suivant notre technique personnelle que nous avons exposé ailleurs (Voy. p. 224).

Tels sont les moyens locaux dont nous pouvons disposer comme adjuvants au traitement général, dans les accidents cutanés de cette nature. Facultatifs en somme, ils ont cependant, comme on le voit, des effets heureux, et se recommandent tant par leur efficacité certaine dans bien des cas, que par leur facilité d'application surtout dans les formes localisées à une région limitée.

Il nous reste, pour terminer, à dire un mot de la **syphilide pigmentaire** (syphilide pigmentaire du col, leuco-mélanodermie), accident parasyphilitique si rebelle au traitement général, et qui n'est guère justiciable que du traitement des pigmentations cutanées en général et de l'application de fards palliatifs.

Le Dr Robin a conseillé le traitement suivant : 1° Frictionner tous les jours les taches avec :

Alcool		100 grammes.
Sublimé	ãã	1 gramme.
Salol		
Essence de bergamote		Q. s. pour parfumer.

Laisser sécher sans essuyer.

2° Au bout de quelques jours, quand les marques sont un peu atténuées, les frotter légèrement avec :

Glycérine	ãã	50 grammes.
Eau de roses		
Borax		4 —
Liqueur de Van Swieten		20 —

et appliquer ensuite le mélange suivant :

Poudre de talc		
Oxyde de zinc	ãã	10 grammes.
Camphre		
Salol		

mais les effets de ce traitement sont encore bien incertains.

2° ***Type érosif ou suintant.*** — Les syphilides *érosives* ou *papulo-érosives* de la peau, les *plaques muqueuses cutanées*, se rencontrent dans les régions qui sont le siège de transpirations locales ou d'humidité permanente : creux de l'aisselle, plis de l'aine, pli génito-crural, face interne des cuisses, plis interdigitaux, sillon sous-mammaire chez les femmes grasses à seins tombants.

Ces syphilides doivent leur nom de plaques muqueuses cutanées à l'apparence papuleuse et humide que leur donnent leurs sécrétions, les rapprochant des papules du revêtement muqueux et les différenciant au contraire des lésions squameuses que nous avons étudiées jusqu'ici.

Toutes ces syphilides, et surtout celles de l'aisselle, des plis inguinal et sous-mammaire, devront être traitées par l'isolement et l'asséchement des parties ; leur régression pourra être hâtée par quelques attouchements au nitrate d'argent.

Les plaques muqueuses interdigitales, provoquées, entretenues et enflammées par la marche, les frottements et la malpropreté, peuvent s'accompagner de lymphangite réticulaire ou même linéaire et d'adénite dues à des infections secondaires de la plaie ou de l'érosion tégumentaire. Le repos, les bains, les pansements humides seront employés contre ces complications banales. Contre les plaques interdigitales elles-mêmes, on pratiquera l'asepsie de la peau, bains, lavages, puis l'*isolement* des surfaces à l'aide de gaze aseptique ou de coton hydrophile enduit de pommade au calomel à 1 p. 10. Lorsque l'inflammation sera calmée et que la douleur aura disparu, on remplacera la pommade par une poudre sèche (calomel, oxyde de zinc, talc, bismuth). Chaque pansement sera fait au moins une fois par jour.

Quant aux syphilides des plis génito-cruraux, du pli interfessier, nous verrons plus loin (syphilides génitales et périgénitales) le traitement qu'il convient de leur appliquer. Dans les formes rebelles, les injections mercurielles locales sont encore à recommander.

3° ***Type ulcéreux***. — Dans ce type rentrent les *syphilides pustuleuses* (impétigo syphilitique), les *syphilides pustulo-ulcéreuses* (echtyma syphilitique). Outre les soins d'hygiène générale de la peau (grands bains simples, amidonnés ou naphtolés ; se méfier des bains de sublimé, à cause de l'intoxication possible, vu l'état des téguments dénudés), le traitement local de ces divers accidents sera le suivant :

Lorsque ces éléments éruptifs seront recouverts de croûtes molles et minces, il faudra d'abord faire tomber ces croûtes par des onctions vaselinées, des cataplasmes de fécule faits à l'eau boriquée, tièdes, et changés toutes les deux ou trois heures (Brocq). Une fois les croûtes tombées, les ulcérations seront lotionnées avec une solution de sublimé à 1 p. 1000, ou d'hydrate de chloral à 1 p. 1000, ou encore avec l'un des mélanges suivants :

Acide phénique	10	grammes.
Glycérine	5	—
Eau	950	—

ou encore :

Naphtol camphré	10	grammes.
Eau	100	—

et pansées avec des pommades antiseptiques ou mieux avec un morceau d'emplâtre de Vigo ou de taffetas rouge de Vidal, appliqué suivant les règles du pansement occlusif, que nous donnons plus loin.

Les cautérisations au nitrate d'argent ou au nitrate acide de mercure peuvent aussi être parfois indiquées contre certaines syphilides exubérantes et dans le traitement des *syphilides en rhagades*, ulcérations effilées très persistantes qui se rencontrent au niveau des sillons cutanés normaux.

B. Période tertiaire.

Les syphilides tertiaires, ou accidents cutanés tardifs, sont fréquentes surtout dans les premiers temps de la période tertiaire. On peut, avec le professeur Fournier, les classer sous deux types principaux : syphilides tuberculeuses et syphilides tuberculo-ulcéreuses.

1° ***Syphilides tuberculeuses.*** — La *syphilide tuberculeuse* est constituée par une infiltration solide, néoplasique du derme. Elle finit par donner une cicatrice , ou du moins une petite tache absolument semblable à une cicatrice, bien qu'à aucun moment il n'y ait eu de plaie. Indolente, elle ne donne lieu à aucun incident au cours de son évolution. Aussi le traitement local est-il à son sujet absolument inutile et sans intérêt pratique. Rappelons donc simplement que le mercure semble avoir sur ces lésions une influence beaucoup plus nette que l'iodure. Dans les cas rebelles, on pourra essayer des frictions mercurielles sur la lésion même ou des injections mercurielles *in situ*.

2° ***Syphilides tuberculo-ulcéreuses.*** — La *syphilide tuberculo-ulcéreuse* ou *syphilide gommeuse* est la plus fréquente des manifestations cutanées d'ordre tertiaire. Généralement recouvertes d'une croûte épaisse, comme enchâssées dans la peau, de coloration verdâtre, ces syphilides ne provoquent en général aucune réaction locale ni générale. Elles peuvent, bien que cela soit relativement assez rare, se compliquer, et ces complications sont l'inflammation, l'érysipèle, la gangrène, le phagédénisme.

Cette forme de syphilide tertiaire est justiciable d'un traitement local, et ce traitement est même absolument indiqué, car il permet souvent une cicatrisation beaucoup plus rapide et fait éviter les complications que nous venons de signaler.

S'il y a des croûtes épaisses recouvrant l'ulcération, on commencera par les faire tomber, car elles ne servent qu'à masquer la marche de l'ulcération sous-jacente. Quelques bains ou cataplasmes émollients y suffisent. Ou bien l'on se servira d'emblée d'un pansement occlusif à l'aide de bandelettes de diachylon ou mieux d'emplâtres de Vigo ou de Vidal. Ce pansement occlusif doit, pour être vraiment efficace, se faire d'une façon un peu spéciale, suivant le procédé dit de Chassaignac :

On prend un emplâtre bien souple et récent, et on le découpe en petites bandelettes de 8 millimètres de large environ et de longueur proportionnelle au diamètre de l'ulcération à panser. La bandelette doit en effet dépasser de quelques millimètres de chaque côté les limites de l'ulcération. On fixe bien exactement ces bandelettes sur la plaie en les croisant en X, mais de façon à ce qu'elles soient imbriquées et se recouvrent l'une l'autre d'un tiers de leur largeur environ. On maintient le tout en place à l'aide de quelques tours de bande. Sous l'influence de ce pansement, les croûtes se ramollissent et se désagrègent au bout d'un temps variable avec leur épaisseur et leur consistance. Lorsqu'elles sont tombées, il reste à leur place une surface tantôt déjà cicatrisée, tantôt plus ou moins ulcérée.

Sur ces ulcérations on continuera à appliquer le même pansement. Si la suppuration est abondante, le pansement sera fait au moins une fois par jour et les ulcérations seront chaque fois lavées à la liqueur de Van Swieten. Dans le cas où la sécrétion de pus est nulle ou légère, le pansement peut rester en place un temps plus ou moins long, en moyenne deux ou trois jours.

Au pansement précédent, on peut substituer, après désinfection de la plaie (lavage au savon et lotion au sublimé), un pansement antiseptique ordinaire, par exemple l'application de poudre d'iodoforme, de gaze iodoformée et de coton hydrophile. Ce dernier pansement, moins simple que le premier, ne présente aucun avantage ordinairement sur lui et souvent même réussit moins bien.

Si, à un moment donné, la plaie cutanée venait à se compliquer de lymphangite, à s'enflammer, ou si, par suite d'un manque de soins antérieurs, elle est déjà enflammée quand on la voit, il est bien entendu que c'est au traitement antiphlogistique (bains, pansements humides) que l'on devra s'adresser tout d'abord.

Au moment de la cicatrisation, si la plaie reste atone, on pourra exciter le bourgeonnement à l'aide d'attouchements à la teinture d'iode, voire au naphtol camphré. Si au contraire le bourgeonnement est exubérant, des cautérisations au nitrate d'argent ou au crayon de zinc (attouchements d'abord au nitrate d'argent, puis au bâton de zinc) seront indiquées.

Enfin, dans certains cas, quand la néoformation gommeuse s'est produite au niveau d'une surface osseuse (face interne du tibia, cuir chevelu, etc.), il arrive que la réparation de la plaie soit empêchée et que la suppuration soit entretenue par la présence d'un séquestre osseux ; il faut alors avoir recours à une intervention chirurgicale (grattage, etc.).

Si les ulcérations siègent au membre inférieur, il faut, comme dans toutes les localisations de cette espèce, insister sur les avantages, la nécessité même du *repos absolu* qui aide considérablement à l'action des interventions locales et du traitement général.

Quant au phagédénisme des ulcérations tertiaires, il sera combattu à l'aide du même traitement que le chancre phagédénique.

Tel est le traitement local le plus habituellement mis en usage contre les syphilides tertiaires, traitement qui n'est, à peine est-il besoin de le dire, qu'un adjuvant du traitement général par le mercure et l'iodure.

Rappelons encore une méthode de traitement que nous avons déjà décrite ailleurs (Voy. *Traitement ioduré*) et qui tient le milieu entre la médication locale et la médication générale. Nous voulons dire les *injections locales d'iodure de potassium.*

On injecte avec une fine aiguille et tout autour des ulcérations gommeuses, en couronne, à 1 ou 2 centimètres des tissus malades, une solution d'iodure de potassium à 3 p. 100. On injecte 2 centimètres cubes à chaque séance, ce qui fait 6 centigrammes d'iodure, et on répète ces injections tous les jours ou tous les deux jours.

Cette méthode est analogue à celle que nous avons décrite ailleurs pour les injections de sels mercuriels solubles employées pour le traitement local de certaines syphilides rebelles.

Elle peut rendre de grands services contre des accidents peu nombreux, comme le sont d'ordinaire les accidents tertiaires, et permettent d'obtenir la guérison avec des doses minimes de médicament, la dose injectée étant tout entière utilisée par les tissus malades et par eux seuls. Cinq à dix injections suffisent en moyenne, et leur action est assez rapide.

En outre, et précisément à cause de la petite dose d'iodure absorbée, elles ne s'accompagnent jamais d'accidents d'intoxication iodique, même chez les malades qui ne supportent pas ce médicament absorbé par la bouche.

Boisseau (1), qui a consacré sa thèse à l'étude de ces injections, conclut qu'elles doivent être utilisées de préférence à l'administration de l'iodure par voie buccale dans les cas où le traitement mercuriel est contre-indiqué par une élimination rénale défectueuse, en raison de la rapidité de leur action et de la dose minime de médicament introduite dans l'organisme, ce qui n'est pas à dédaigner quand les éliminations se font mal. Elles peuvent parfois guérir des lésions qui ont résisté au traitement mercuriel et peuvent aussi servir de moyen de diagnostic, de traitement pierre de touche.

II

TRAITEMENT DES SYPHILIDES MUQUEUSES

S'il est utile, pour éviter dans la mesure du possible le développement de syphilides cutanées, d'ordonner au malade de fuir toute cause d'irritation cutanée, si une hygiène soigneuse de la peau peut beaucoup à cet égard, ces précautions préventives deviennent plus nécessaires, plus indispensables encore pour empêcher l'apparition des syphilides muqueuses. Toute irritation, et surtout toute irritation chronique d'une muqueuse, devient aisément une cause d'appel et de localisation pour les syphilides.

Nous avons déjà insisté assez longuement sur ce point pour n'avoir pas besoin d'y revenir ici. Contentons-nous donc de rappeler que les prescriptions hygiéniques : soins minutieux de la bouche et des dents, mise et entretien en excellent état de l'arcade dentaire, suppression de tout excitant : alcool, tabac, aliments épicés ; traitement des affections génitales, propreté scrupuleuse des organes génitaux externes, etc., que toutes ces prescriptions sont indispensables à suivre et que tout malade désireux de n'avoir que peu d'accidents et de voir disparaître

(1) Boisseau, Traitement local des gommes syphilitiques par les injections d'iodure de potassium. *Thèse de Paris*, 1906.

rapidement ceux qu'il présente doit s'y conformer avec soin. Il est du devoir strict du médecin d'y veiller.

Ceci dit, on sait que M. le professeur Fournier divise les syphilides muqueuses en quatre types :

Syphilides érosives ;

Syphilides papuleuses ;

Syphilides papulo-hypertrophiques ;

Syphilides ulcéreuses.

Quelle que soit la forme qu'elles revêtent, les plaques muqueuses affectent de préférence deux muqueuses : la muqueuse génitale et la muqueuse buccale.

Nous ne nous attarderons pas à les décrire, d'autant qu'elles prennent souvent, suivant leur siège, des aspects différents. Nous rappellerons cependant que ce sont toutes des lésions plus ou moins suintantes, survenant surtout au cours des deux ou trois premières années de l'infection, et toutes extrêmement contagieuses. Elles sont dans la très grande majorité des cas assez faciles à guérir, mais souvent aussi elles reparaissent et récidivent avec une désolante fréquence.

Nous verrons plus loin, à propos de la SYPHILIS BUCCO-PHARYNGÉE dans son ensemble, quel traitement il faut opposer aux syphilides buccales. Point n'est besoin, par conséquent, de nous y arrêter ici. Nous nous occuperons donc surtout des syphilides des muqueuses génitales.

Traitement des syphilides génitales et périgénitales.

Les accidents éruptifs se localisent très fréquemment sur la vulve chez la femme, aussi bien sur sa face muqueuse que sur sa face cutanée, sur le gland, le scrotum, le pli génito-scrotal chez l'homme, sur l'anus et le périnée dans les deux sexes et principalement dans le sexe féminin.

La malpropreté, les frottements répétés, les sécrétions cutanées, les écoulements urétraux ou vaginaux sont autant de points d'appel pour ces manifestations et les causes principales du développement et de la persistance parfois extraordinaires que les éléments papuleux prennent en ces régions. Une bonne part du traitement devra donc être dirigée contre elles. Les bains généraux et locaux, la protection et l'asséchement des surfaces sécrétantes, les injections vaginales trouveront ici une indication de premier ordre.

Contre les syphilides vulvaires et périvulvaires, le traitement qui donne les meilleurs résultats consiste en des lotions biquotidiennes des régions malades avec la *liqueur de Labarraque* (chlorure de soude liquide), coupée aux deux tiers d'eau bouillie. Ces lotions sont faites avec des tampons de coton hydrophile imbibés de cette solution, puis les parties sont saupoudrées largement sans être essuyées, avec de la poudre d'oxyde de zinc. Le tout est recouvert d'ouate hydrophile et fixé par un bandage en T. Entre les lèvres de la vulve, il faut avoir soin de placer une plaque de coton recouvert du même topique, afin d'empêcher autant que possible le frottement et l'irritation des surfaces muqueuses en regard l'une de l'autre et le développement consécutif de syphilides à leur niveau. On attribue généralement les bons effets de ce traitement à la production *in situ* de chlorure de zinc qui exercerait une action caustique sur les éléments éruptifs. Il est bon d'ajouter que la poudre de talc, la poudre de bismuth, etc., remplissant les mêmes indications d'asséchement et d'isolement des surfaces, donnent des résultats identiques.

Il arrive, et non rarement, que chez les femmes, surtout celles qui sont atteintes de vaginite et à qui les notions les plus élémentaires de la propreté font défaut, les syphilides prennent un développement exagéré. Ces syphilides *papulo-hypertrophiques* (condylomes plats) forment parfois par leur confluence une véritable cuirasse, une *nappe muqueuse* en garniture, recouvrant toute la région comprise entre les faces internes des deux cuisses d'une part, le pubis et l'anus de l'autre.

Le traitement énoncé plus haut devient alors insuffisant et il est nécessaire de lui adjoindre des cautérisations au *nitrate d'argent* ou même au *nitrate acide de mercure*. Les badigeonnages au nitrate d'argent seront faits largement et tous les deux ou trois jours, soit avec le crayon, soit, et de préférence, avec la solution au cinquième qu'il est plus facile de manier dans ces régions. Si l'on a recours au nitrate mercurique, il faudra agir prudemment. Ce caustique ne devra être employé que par places et légèrement pour éviter les accidents d'hydrargyrisme, la réaction inflammatoire parfois violente à laquelle il peut donner lieu, ainsi que les pertes de substance résultant d'une cautérisation trop forte.

Les plaques muqueuses de l'anus et du gland seront traitées, comme celles de la vulve, par des lotions au chlorure de soude et la poudre d'oxyde de zinc. De légers attouchements au nitrate d'argent en cas de ténacité ou de développement excessif, des pansements à la pommade au calomel au cas où les poudres seraient mal tolérées, suffisent ordinairement comme moyens thérapeutiques.

Les *syphilides érosives*, papuleuses ou même hypertrophiques ne nécessitent guère, en général, de traitement compliqué. Pourvu qu'on leur évite toute cause d'irritation, elles guérissent vite et bien.

Les syphilides ulcéreuses demandent souvent plus de temps et plus de peine. Il faut les panser avec beaucoup de soin, les laver fréquemment avec une solution faible de nitrate d'argent. Les meilleurs pansements sont les pansements à l'iodoforme, soit en poudre, soit en pommade. Si l'odeur gêne trop le malade, on peut remplacer l'iodoforme par le vioforme, l'aristol ou quelque autre topique analogue.

Traitement de quelques accidents spéciaux.

1° ***Onyxis et périonyxis.*** — L'*onyxis* proprement dit ne réclame aucun traitement spécial.

Le *périonyxis*, au contraire, demande des soins variables avec la forme devant laquelle on se trouve. Lorsqu'il s'agit de *périonyxis sec*, on peut se contenter de protéger la ou les phalanges affectées, à l'aide d'un pansement occlusif avec du sparadrap diachylon ou de Vigo. Cet emplâtre sera maintenu en place par un doigtier.

Le *périonyxis inflammatoire* sera traité au début par des bains locaux (maniluves, pédiluves) tièdes, légèrement antiseptiques (boriqués, au sublimé, faibles) et des pansements humides également boriqués. Plus tard, quand l'inflammation sera calmée, on agira comme dans le périonyxis sec.

Le *périonyxis ulcéreux* est justiciable de soins divers selon l'état de l'ulcération. Si celle-ci est enflammée, on se conduira comme dans le périonyxis inflammatoire ; si elle est atone, on activera son bourgeonnement par des attouchements à la teinture d'iode ; si les bourgeons charnus sont au contraire exubérants, les cautérisations avec le nitrate d'argent trouveront leur indication. On enlèvera l'ongle s'il tarde à se détacher et s'il forme obstacle à la cicatrisation.

Les caustiques chimiques et le fer rouge ne doivent jamais être employés, au moins d'emblée, contre la lésion.

Enfin le repos absolu, dans les formes inflammatoires et ulcéreuses et quand la lésion siège au pied, sera ordonné au malade.

Rappelons qu'une médication mercurielle énergique est indispensable (calomel), surtout dans le traitement de certains onyxis (onychogryphose pachyonyxis, malformations diverses).

2° *Syphilides psoriasiformes palmaires et plantaires* — Les syphilides palmaires et plantaires dans leur forme moyenne ne réclament guère, comme traitement local, que des bains émollients associés à des onctions avec une pommade quelconque (calomel par exemple), afin d'éviter les craquelures douloureuses des téguments.

Au contraire, lorsqu'on se trouve en présence de cette forme intense désignée sous le nom de psoriasis palmaire ou plantaire syphilitique, forme dans laquelle les téguments sont épaissis et sillonnés de crevasses et de fissures très douloureuses, le traitement local devient de toute nécessité et doit être l'objet de soins minutieux. Voici ce qu'en pareil cas conseille le professeur Fournier :

1° Une ou deux fois par jour douche de vapeur locale ou fumigation locale;

2° Pansement permanent de toutes les fissures avec des bandelettes de taffetas de Vigo, renouvelées matin et soir ;

3° Le soir, onctions de tous les placards éruptifs avec une pommade mercurielle (onguent napolitain, calomel). On peut remplacer l'onction par l'application sur les placards de bandelettes de Vigo;

4° Le matin, savonnage et au besoin bain de son tiède et local, puis renouvellement du pansement maintenu en place par un gant.

Les soins de propreté ainsi pratiqués et l'occlusion permanente des crevasses empêchent leur inflammation et calment parfaitement les douleurs.

Nous n'avons fait mention, dans ce chapitre, ainsi qu'on a pu le voir, que des traitements locaux ; nous avons montré leurs indications, limitées et pour ainsi dire facultatives dans les cas bénins, formelles au contraire dans les cas graves.

Mais bien entendu, dans tous les cas que nous avons passés en revue, le traitement général est de rigueur, et pour en faire connaître les règles, nous n'avons qu'à faire reporter le lecteur aux différents articles concernant le traitement mercuriel. Son application est commandée ici par la *nature des accidents en cours*; si ces accidents sont bénins, passagers, si d'heureux résultats sont rapidement obtenus, il faut s'en tenir aux doses usuelles (1); au contraire, dans les cas rebelles, graves, de *nature maligne*, il faut mettre en œuvre les *méthodes intensives* (2).

Nous ne saurions revenir sur ce sujet déjà longuement traité.

Mais, comme les accidents dont nous venons de parler sont des accidents de début, comme leur bénignité ou leur gravité ne peuvent en rien faire présager de l'avenir, comme il faut toujours se méfier et prémunir au maximum le malade, nous conseillerons une fois de plus d'abandonner tous les procédés insuffisants ou incertains de mercurialisation et de ne songer, dans la mesure du possible, qu'aux injections solubles (biiodure, benzoate ou bibromure de mercure).

Il est bien rare que les formes ordinaires ne cèdent pas rapidement aux injections quotidiennes de l'un ou l'autre de ces trois sels à la dose de 2 centigrammes *pro die* pour les deux premiers et d'un centimètre cube, c'est-à-dire 1 centigramme de mercure métallique pour le troisième. Quant aux formes les plus rebelles, elles pourront nécessiter l'usage du calomel aux doses de 5, 7 ou 10 centigrammes.

Cependant il est des cas où le seul traitement mercuriel ne suffit pas, du moins aux doses normales, et où il est indiqué de lui adjoindre l'*iodure de potassium*. L'on sait que les indications de ce médicament sont des plus restreintes dans la période secondaire, et qu'à part les cas de céphalée, de douleurs ostéocopes, ou d'autres troubles fonctionnels, la majorité des auteurs s'accorde à nier son influence, en particulier sur les manifestations secondaires cutanées ou muqueuses.

Cependant, il est certains accidents contre lesquels il a une

(1) Cf. *Conditions relatives à la maladie*, p. 276.
(2) Cf. *Traitement intensif*, p. 284.

action manifeste, et, d'après le professeur Fournier (1), il se montre particulièrement efficace contre deux ordres de manifestations cutanées : « 1° contre les syphilides *d'un stade avancé* de la période secondaire, syphilides en quelque sorte *intermédiaires*, c'est-à-dire servant de transition entre celles de la seconde période et celles de la période tertiaire (exemple : syphilides ulcéreuses superficielles) ; — 2° contre les *syphilides secondaires malignes*, qui, elles aussi, elles surtout, reproduisent, dans l'étape secondaire, des types éruptifs d'un âge ultérieur de la maladie ».

Enfin, certaines formes demandent encore, en sus du traitement mixte, un traitement particulier, adjuvant pour ainsi dire. Son utilité est manifeste dans les cas rebelles qui tiennent plus au terrain qu'à la nature même de l'accident en cours. C'est ainsi que les scrofuleux se trouvent mieux de l'usage de l'huile de foie de morue ou de l'arsenic, et que certains accidents (ne survenant guère d'ailleurs que chez des individus prédisposés en raison de leur état général), tels que les *syphilides psoriasiques, herpétiformes* ou *eczématiformes* qui sont l'apanage des grands arthritiques, sont avantageusement combattus par l'adjonction de l'arsenic au traitement mixte.

L'on prescrit l'arsenic sous forme d'arséniate de soude :

Arséniate de soude	0gr,10
Eau distillée..........................	500 grammes.

Deux cuillerées à soupe par jour.

ou sous forme de granules de Dioscoride, de gouttes amères de Baumé, etc., etc...

Mauriac conseillait, en plus du traitement mercuriel, la formule suivante :

Arséniate de soude	0gr,10
Iodure de potassium	30 à 40 grammes.
Eau distillée..........................	400 —

Deux à trois cuillerées à soupe par jour.

L'atoxyl, ainsi que l'avons dit ailleurs, peut rendre dans ces cas de réels services.

(1) A. Fournier, Traité de la syphilis secondaire, vol. I, p. 379.

CHAPITRE III

SYPHILIS BUCCO-PHARYNGÉE
LES LEUCOPLASIES

La cavité bucco-pharyngée est le siège très fréquent de manifestations syphilitiques que l'on peut y rencontrer tant au cours de l'hérédo-syphilis qu'au cours de la syphilis acquise. C'est là qu'il faut rechercher les manifestations qu'on n'a pas trouvées aux organes génitaux, là qu'on les découvre dans des cas très nombreux : la bouche sert en effet souvent de voie de pénétration à la syphilis, qui y détermine fréquemment des chancres. Elle est l'un des sièges de prédilection des accidents secondaires et est atteinte de façon presque constante par les syphilides. Enfin l'on sait combien sont fréquentes, pour ne parler que d'une manifestation, les glossites tertiaires.

La disposition de la cavité bucco-pharyngée, les fonctions nombreuses dévolues aux organes qui en font partie impriment aux manifestations syphilitiques de cette région certains caractères particuliers et commandent dans leur traitement certaines précautions.

Ce sont ces caractères spéciaux et les indications particulières qui en découlent pour le traitement que nous nous proposons de passer rapidement en revue au cours de ce chapitre.

I. — Chancres.

Parmi les chancres extra-génitaux, ceux de la cavité buccale sont les plus fréquents, puisque d'après la statistique de M. Fournier, on en aurait rencontré 451 sur 553 chancres céphaliques et 780 chancres extra-génitaux, soit 58 p. 100.

On les rencontre surtout chez l'homme, à l'âge adulte. Ils peuvent être le premier stade soit de « syphilis méritées » d'origine vénérienne, soit de syphilis non vénériennes, dues, chez l'enfant, au contact du mamelon d'une nourrice syphilitique, chez l'homme à la contagion médiate par l'intermédiaire d'un objet quelconque, contagion accidentelle ou professionnelle. Le chancre buccal est surtout fréquent aux *lèvres* ; on le rencontre ensuite, par ordre de fréquence, à la *langue*, aux *amygdales*, aux *gencives*, au *palais*, au *voile*, au *pharynx*.

Il est bien difficile, et d'ailleurs presque superflu, de vouloir entreprendre, dans le cadre restreint que nous accordons ici à la clinique, une description typique du chancre de la cavité bucco-pharyngée sous ses différents aspects. Ceux-ci sont en effet tellement variables, si souvent dénaturés par des causes d'irritation secondaire, qu'il ne faut rien moins que l'œil exercé d'un spécialiste éprouvé pour les reconnaître du premier coup. Les causes d'erreur sont très nombreuses. Nous n'en voulons pour preuve que les confusions qui sont faites journellement, entre le chancre de l'amygdale et l'angine de Vincent par exemple, entre le chancre de la lèvre et les lésions tertiaires de cette région qui revêtent si souvent l'aspect chancreux. Il n'est pas jusqu'à certaines formes de néoplasmes qui, ulcérés par une cause d'irritation permanente, ne puissent parfois induire en erreur. Il conviendrait à ce propos de faire ici un chapitre de diagnostic différentiel très important et très détaillé entre les affections syphilitiques et les affections inflammatoires, néoplasiques ou tuberculeuses, qui revêtent si souvent un aspect presque identique. Mais une telle étude nous entraînerait trop loin du but que nous poursuivons. Aussi devrons-nous nous contenter d'une assez brève énumération des diverses formes de chancre.

« Le chancre syphilitique est, le plus souvent, à la bouche comme ailleurs, une érosion, ronde ou ovalaire, grande comme une pièce de 20 centimes ou de 50 centimes, sans bords, de couleur rouge, lisse et brillante, ou grise et recouverte d'une fausse membrane diphtéroïde. Cette érosion repose sur une base d'induration tantôt parcheminée, tantôt nummulaire ou plus profonde et comparable à un gros noyau. La forme ulcéreuse est rare, sauf sur l'amygdale. Les chancres buccaux peuvent s'enflammer, devenir douloureux, et s'entourer d'un empâtement œdémateux. Le bubon qui accompagne toujours le chancre apparaît au bout de cinq à sept jours et affecte les ganglions correspondants au siège de l'accident initial : sous-mentonnier et médian pour le chancre de la lèvre inférieure et quelquefois pour celui de la pointe de la langue ; — sous-maxillaire pour celui de la commissure buccale, de la lèvre supérieure et de la langue ; — également sous-maxillaire et rétro-maxillaire pour le chancre des gencives, du palais ou de l'isthme du gosier. Les ganglions sont durs, peu mobiles, souvent multiples et très gros. Ils s'enflamment assez souvent ; même en l'absence de cette complication, ils peuvent causer, par leur développement, une difformité très apparente qui, jointe à leur indolence et à leur longue persistance, est importante pour le diagnostic et souvent même révélatrice (1). »

Ces caractères s'appliquent à la plupart des chancres de la bouche qui prennent, en effet, le plus souvent, le caractère érosif, se recouvrant fréquemment d'un enduit diphtéroïde.

Le chancre peut parfois, surtout à la langue, prendre le caractère ulcératif, s'enflammer, devenir douloureux, parfois même phagédénique.

Aux *lèvres* il faut mentionner : le chancre de la surface cutanée, qui se revêt d'une croûte noirâtre, solide, adhérente ; — le chancre fissuraire occupant le milieu de la lèvre inférieure ou les commissures ; — les chancres élevés en plateau ou à surface bombée.

Le ***chancre de l'amygdale*** a des caractères plus particuliers. Il se recouvre d'une couche pseudo-membraneuse grisâtre, lardacée, épaisse, consistante et très adhérente qui peut faire croire à une angine diphtérique. En détachant la fausse membrane, on aperçoit une surface rouge foncé, érodée, saignante. Tout le pourtour de l'amygdale est tuméfié, infiltré.

Le toucher de l'amygdale, qu'il sera prudent de ne pratiquer que le doigt recouvert d'un protecteur en caoutchouc, donne la sensation d'une dureté particulière (Du Castel).

Le chancre peut être seulement érosif ; il peut aussi devenir ulcéreux, parfois même gangreneux.

Le chancre de l'amygdale détermine une angine persistante, unilatérale, parfois accompagnée de nasonnement et de signes généraux plus ou moins marqués : dépression, lassitude, état fébrile.

(1) Darier, Manuel de médecine de MM. Debove et Achard, t. V.

II. — Syphilides secondaires.

La cavité bucco-pharyngée est un des lieux d'élection des syphilides et peu de malades échappent à ces manifestations secondaires.

Peut-être peut-on trouver l'explication de cette prédilection dans les irritations nombreuses dont la bouche est le siège, ce qui explique aussi leur plus grande fréquence chez l'homme, en général moins soigneux que la femme de son hygiène dentaire et plus qu'elle adonné à l'alcoolisme et à l'usage du tabac.

Les syphilides peuvent se rencontrer partout dans la bouche, mais on les observe de préférence dans l'isthme du gosier, sur les lèvres, et sur la langue.

Elles peuvent revêtir les formes communes à toutes les syphilides, mais le type *érosif* est de beaucoup le plus fréquent. On rencontre encore assez souvent les *syphilides ulcéreuses*. Les types papulo-hypertrophiques et papulo-érosifs sont au contraire exceptionnels.

Nous ne nous attarderons pas sur ces syphilides dont la description n'est que celle des plaques muqueuses en général. Nous nous contenterons d'attirer l'attention sur quelques formes assez spéciales et assez caractéristiques.

A **la langue**, on peut observer sur les bords de l'organe des *fissures* subulcéreuses, perpendiculaires à ces bords, qui, négligées et irritées par le tabac, « entament profondément le derme et laissent à leur suite un sillon indélébile » (1).

Sur la face dorsale de la langue peut se développer une variété spéciale de syphilides, la *plaque lisse* ou glossite *dépapillante* décrite par M. Fournier. Ces plaques, plus rouges que les régions saines, variables d'étendue et de configuration, « se montrent, au milieu du gazon, du chevelu papillaire de la langue, comme des surfaces bien circonscrites qui sont devenues lisses, unies, polies, comme *si l'on avait rasé les papilles*, et par cela même contrastent avec l'état villeux des parties voisines. On dirait — la comparaison est si exacte qu'elle s'impose — des surfaces fauchées dans une prairie » (Fournier).

Sur l'**amygdale**, les plaques muqueuses peuvent se présenter

(1) Berdal, Traité pratique de la syphilis, Paris, 1902.

sous forme d'érosions rouges ou opalines, de *plaques fissuraires* ou même ulcéreuses. Elles peuvent se recouvrir comme le chancre d'une exsudation pseudo-membraneuse grisâtre, sale, adhérente, et prendre l'aspect de l'angine diphtérique.

Les amygdales sont en général très tuméfiées.

Surle ***voile dupalais***, la luette, les piliers du voile, les syphilides peuvent, pour leur confluence, former une véritable nappe. Elles déterminent une rougeur diffuse de tout l'isthme du pharynx, donnant naissance à l'**angine syphilitique secondaire**. Cette angine détermine de la dysphagie parfois marquée, dysphagie qui peut d'ailleurs exister à la période secondaire en l'absence de toute plaque muqueuse.

Siégeant à la langue, surtout à la pointe et aux bords latéraux, les syphilides peuvent déterminer des troubles de la mastication et de la déglutition, devenir agaçantes, douloureuses même. Dans la plupart des cas, au contraire, les plaques muqueuses sont indolentes et ne provoquent aucun symptôme fonctionnel, même léger. Le malade les ignore, et elles deviennent de ce fait un grand danger de contamination pour ses proches. Aussi est-ce un devoir rigoureux pour le médecin d'examiner soigneusement la bouche de tout syphilitique et de le prévenir des conséquences possibles des syphilides.

III. — Lésions tertiaires.

Pour être moins fréquentes que les plaques muqueuses, les manifestations tertiaires de la cavité bucco-pharyngée se rencontrent bien souvent encore ; les graves lésions qu'elles peuvent déterminer, les troubles fonctionnels intenses qu'elles amènent fréquemment, leur confusion facile avec d'autres affections de la bouche et surtout de la langue, avec la tuberculose et le cancer en particulier, enfin l'influence merveilleuse que le traitement spécifique exerce sur leur développement, toutes ces raisons en font des lésions extrêmement importantes dont les caractères doivent être présents à l'esprit de tous les praticiens.

Ces accidents, fréquents dans la syphilis héréditaire, s'observent surtout chez l'homme. On peut les voir survenir à tous les âges de la syphilis, mais ils apparaissent avec un maximum notable de fréquence entre la cinquième et la quinzième année de la diathèse (Fournier).

« Anatomiquement, ces lésions se résument en une hyperplasie, une infiltration cellulaire qui est capable d'évoluer soit dans le sens de l'organisation (sclérose) ou de la mortification suivie d'élimination (gomme). Les deux processus sont assez souvent combinés (1). »

Elles peuvent siéger en des points différents ; on les rencontre aux lèvres, au voile du palais et à l'isthme du pharynx, mais surtout à la langue.

1° **Lèvres.** — On peut rencontrer aux lèvres, en dehors des syphilides tuberculeuses ou tuberculo-ulcéreuses qui ne diffèrent pas de celles des autres régions de la peau, deux lésions principales qui peuvent exister simultanément : la *gomme* et le *syphilome hypertrophique diffus.*

Les *gommes*, qui ne présentent ici rien de particulier, siègent de préférence à la lèvre supérieure et forment au début un noyau dur qui se ramollit ensuite pour s'ouvrir au dehors, presque toujours sur la surface cutanée.

Le *syphilome diffus*, ou *labialite tertiaire*, se présente sous forme d'hypertrophie localisée ou généralisée d'une lèvre avec ou sans participation des régions voisines. Les parties atteintes sont d'un rouge jaunâtre ou violacé, dures au début, ramollies par la suite. Leur surface est mamelonnée par la présence de petits foyers gommeux qui se creusent en cratère en s'ouvrant au dehors.

Cette lésion, qui peut devenir considérable et donner au visage déformé l'aspect du *léontiasis syphilitique*, « a une durée très prolongée, n'obéit parfois qu'imparfaitement au traitement et est essentiellement sujette à des récidives incessantes ».

2° **Voile du palais et voûte palatine.** — On rencontre assez rarement à ce niveau les syphilides ulcéreuses ou tuberculo-ulcéreuses. On y observe au contraire très fréquemment l'*infiltration gommeuse*, la « *suffusion gommeuse du voile* », selon l'expression de Mauriac.

Cette infiltration gommeuse s'établit « sournoisement, insidieusement très souvent, chez un sujet qui a oublié sa vérole ; on n'assiste pas au début de l'affection et le plus souvent on arrive lorsqu'elle est entièrement constituée, voire même lorsqu'elle a accompli ses dégâts » (2).

(1) Darier, *loc. cit.*
(2) Berdal, *loc. cit.*

Au début, la lésion s'accuse par une déformation de la région, proéminente et rouge, que le toucher montre épaissie et indurée. Le voile est partiellement immobilisé.

Tout d'un coup la tumeur se vide, donnant naissance soit à une ulcération en cupule, soit à une échancrure ou à une perforation du voile, pouvant amener la division en « rideaux retroussés » (Fournier) ou la destruction plus ou moins totale de l'organe. La perforation, en général unique, de dimensions variables, est ronde ou ovalaire ; elle paraît taillée à l'emporte-pièce. On peut voir se produire des cicatrisations vicieuses, des adhérences entre la luette, les piliers et le pharynx, amenant des atrésies de l'isthme du gosier.

La perforation du voile ne va pas sans troubles fonctionnels : nasonnement de la voix, rejet des aliments par le nez, plus ou moins marqués selon les dimensions de la perforation.

Au *pharynx*, aux *amygdales*, on peut rencontrer encore des infiltrations diffuses ou des gommes; plus gênantes que douloureuses, elles ne déterminent pas en général d'accidents bien graves.

3° ***Langue***. — Les déterminations de la syphilis tertiaire frappent la langue avec une extrême fréquence, et cela surtout chez l'homme, probablement à cause du défaut d'hygiène locale, à cause de l'alcoolisme et du tabagisme, que nous avons déjà signalés dans l'étiologie générale des lésions buccales.

Les deux processus gommeux et scléreux que nous avons vus se produire simultanément ou séparément, peuvent exister à la langue, de façon isolée ou en se combinant, sous forme de *glossite scléreuse* et de *glossite gommeuse*.

Ces glossites, fait important, bien mis en relief par le professeur Fournier, ont un siège de prédilection, essentiel à connaître. « Ce siège affectionné est la face dorsale de l'organe. C'est presque toujours, presque invariablement sur le dos de la langue qu'on rencontre ces lésions, et cela soit au niveau des régions moyennes (ce qui est le cas le plus habituel), soit dans les régions antérieures, latérales ou marginales. Jamais on ne les observe à la face inférieure » (1).

La **glossite scléreuse** peut être superficielle ou profonde.

Superficielle, elle est formée par des indurations étalées, comme

(1) Fournier, Glossites tertiaires, Paris, 1877.

parcheminées, en îlots ou en nappe, arrondies ou ovalaires, présentant une surface rouge, vernissée, dépapillée. Il peut y avoir formation de sillons longitudinaux et transversaux dont les anastomoses donnent à la langue l'aspect caractéristique de la « langue parquetée ». On peut voir parfois des îlots présenter une coloration blanche, « blanc de lait » (1). Dans certains cas, cette sclérose superficielle extrêmement minime ne se traduit que par une sorte de dépapillation de la région. Elle n'est guère alors perceptible qu'à un examen attentif de la muqueuse linguale déplissée et tendue entre deux doigts. Cette muqueuse porte aisément les empreintes des dents, et s'ulcère avec facilité sur des points très limités correspondant à des arêtes dentaires. Or, chose remarquable, ces dépapillations sont souvent sensibles et parfois même très douloureuses chez les névropathes.

Profonde ou parenchymateuse, la glossite scléreuse donne à la langue un aspect tout particulier, connu sous le nom de « langue de Clarke ». La langue, tuméfiée au début, est atrophiée quand on la voit à une période plus avancée ; « sa face dorsale est transformée en une série de mamelons inégaux et irréguliers séparés par des sillons, les uns larges, étalés, les autres presque fermés par l'adossement des lobules qu'ils séparent. La palpation révèle une induration superficielle et profonde. La muqueuse est ici d'un rouge vineux, là blanche et exsangue. Souvent elle s'ulcère, soit qu'un ou plusieurs mamelons subissent la dégénérescence gommeuse, soit qu'il y ait érosion inflammatoire, mécanique ou traumatique de la muqueuse anormalement rigide. Les sillons dégénèrent ainsi en fissures, et l'organe devient douloureux au contact des aliments chauds, épicés, irritants » (2).

La **glossite gommeuse** comprend aussi une variété superficielle et une variété profonde.

Les gommes superficielles ou *muqueuses* sont de petites nodosités siégeant surtout sur la moitié postérieure de la muqueuse linguale; elles restent souvent sèches ou se vident en laissant des ulcérations cupuliformes.

La variété profonde ou *gomme musculaire* constitue, à proprement parler, la gomme de la langue.

Elle consiste en un noyau dur, ovoïde, du volume d'une noi-

(1) Fairlie Clarke, A treatise on the diseases of the tongue. Londres, 1873.
(2) A. Broca, Traité de chirurgie Duplay-Reclus, t. V.

sette ou d'un haricot. Les gommes peuvent être solitaires ou multiples; elles peuvent parfois devenir confluentes, et la langue paraît, suivant l'expression de Ricord, « rembourrée de noisettes ».

Peu à peu la gomme se ramollit, devient fluctuante puis, perforant la muqueuse et évacuant son contenu, elle se transforme en ulcère gommeux.

Cet ulcère est très creux, encadré par une aréole dure et rouge ; ses bords sont découpés à pic, nettement entaillés; son fond est inégal, irrégulier, bourbillonneux. Fait important : *il n'y a pas d'adénopathie concomitante*, signe négatif de grande valeur pour le diagnostic, mais qui n'est malheureusement pas tout à fait constant.

Les signes fonctionnels sont peu marqués. Au début, la langue est embarrassée et maladroite. Après l'ulcération, la mastication d'aliments chauds ou épicés peut devenir douloureuse ; il y a un peu de gêne de la déglutition et de la phonation ; il peut y avoir de la salivation exagérée.

Non traité, l'ulcère gommeux peut durer des années; il peut, dans de rares cas, devenir le siège d'un phagédénisme térébrant ou serpigineux.

Traité, l'ulcère guérit comme par enchantement (Darier). Cependant les récidives sont fréquentes et parfois indéfiniment répétées.

TRAITEMENT DE LA SYPHILIS BUCCO-PHARYNGÉE

Formuler le traitement de la syphilis bucco-pharyngée, c'est formuler celui de la syphilis à ses trois périodes. Nous ne pourrions donc que répéter ici ce que nous avons dit ailleurs à propos de l'hygiène du syphilitique, à propos du traitement en général et des divers accidents, et nous prions simplement le lecteur de se reporter à ces chapitres.

Mais il est certaines notions particulières qui doivent guider le praticien dans le traitement des lésions buccales, et nous voulons les indiquer ici tout en reprenant brièvement les indications générales de ce traitement.

Il importe tout d'abord, à toutes les périodes de l'affection, d'imposer au syphilitique une **hygiène buccale rigoureuse.** Cette hygiène, nous le répétons encore, doit être dans tous les cas minutieusement surveillée, puisque c'est grâce à elle que l'on peut éviter toute stomatite mercurielle même au cours des traitements les plus intensifs. Mais vient-on à constater une lésion buccale, il faudra redoubler de soins, car il ne s'agit plus ici de prévenir une stomatite possible, mais bien d'empêcher une lésion existante de progresser, de persister indéfiniment, ou d'amener des complications parfois graves.

C'est dans ces cas particulièrement que l'on veillera à l'**hygiène alimentaire** des malades. On leur interdira les aliments épicés ou trop chauds, surtout les brusques variations de température (boissons glacées ou brûlantes), les viandes trop dures et nécessitant une mastication prolongée, l'alcool, le vin en grandes quantités, bref, toutes les causes d'irritation locale. La bouche sera rincée après chaque repas, les dents brossées deux fois par jour. S'il y a une lésion douloureuse : chancre ulcéreux, gomme de la langue, etc., le malade pourra se trouver bien d'une nourriture semi-liquide ne nécessitant pas de trituration, composée de bouillons, de soupes, de gelées, de laitage, de jus et de hachis de viande, de purées, etc.

L'on proscrira aussi, de la façon la plus formelle, l'usage du tabac sous toutes ses formes. Nous avons vu en effet que les accidents bucco-pharyngés se rencontraient surtout chez les fumeurs, et que c'est probablement à l'usage du tabac qu'il faut attribuer leur plus grande fréquence chez les hommes. Comme l'a dit Mauriac, «le tabac est, comme l'alcool, un ennemi des syphilitiques. Chez les fumeurs acharnés, les plaques muqueuses de la bouche, des lèvres et de la gorge sont interminables. Quantité de glossites, superficielles et profondes, qui s'éternisent ne reconnaissent pas d'autre cause qu'une excitation nicotinique continuelle ». Si l'on ne peut obtenir du fumeur invétéré un abandon total du tabac, il faudra du moins exiger qu'il y renonce pendant la durée de ses accidents buccaux, en lui faisant entendre que la guérison est à ce seul prix.

Les dents devront faire l'objet d'une attention scrupuleuse (1). Bien souvent des lésions secondaires ou tertiaires sont entretenues indéfiniment par une irritation dentaire directe ou de voisinage ; il faudra avec le plus grand soin examiner et faire traiter les mâchoires, extraire ou limer les racines, combler les

(1) Voir Hygiène buccale, p. 14.

caries. Souvent un fragment de racine, caché dans la gencive, pourrait échapper à l'attention, et cependant sa présence suffit à déterminer parfois une irritation dans son voisinage, et partant, à fixer une lésion secondaire ou tertiaire. On s'astreindra à rechercher soigneusement de telles racines, et pour cela on explorera la sensibilité des gencives en appuyant le doigt sur leurs faces interne et externe, sur l'alvéole apparemment laissée vide par la chute de la dent.

Non moins importante sera, surtout aux périodes primaire et secondaire, l'**hygiène prophylactique.**

En effet, il n'est pas d'accident dont la dissémination soit aussi facile que celle du chancre et des syphilides de la bouche. Le malade risque, en les embrassant, de contaminer tous les siens. Les objets dont il se sert, son verre, sa fourchette, sa pipe, deviennent dangereux. S'il est musicien, c'est l'instrument à vent dont il peut jouer; s'il est souffleur de verre, c'est sa canne à souffler qui deviendront les agents de transmission de la maladie.

Aussi faudra-t-il prévenir le malade du danger qu'il fait courir à ceux qui l'entourent, et, comme nombre de syphilitiques sont peu scrupuleux et ne craignent guère la contagion... pour les autres, veiller autant que possible à ce que toutes les précautions prophylactiques soient prises : usage exclusif du verre, des couverts, etc., etc., par le syphilitique.

La propreté la plus rigoureuse devra être observée, nous le répétons. On a, à cet effet, prescrit de nombreux gargarismes ou lavages de bouche : gargarismes au chlorate de potasse, à l'alun, au borate de soude. Mais ces diverses préparations ont souvent l'inconvénient d'être irritantes, et l'on pourra avantageusement les remplacer par une décoction de guimauve simple, « assez épaisse pour être onctueuse » (Fournier), ou additionnée de chlorate de potasse et d'acide borique, par exemple :

Décoction de guimauve	200 grammes.
Tête de pavot concassée	N° 1
Sirop diacode	40 grammes.
Acide borique	} ãã 5 —
Chlorate de potasse	

ou encore une décoction d'eau d'orge, telle que :

Eau d'orge	500 grammes.
Alun	7 —
Miel rosat	} ãã 100 —
Sirop diacode	

On se servira de ces diverses préparations sous forme de « bains de bouche prolongés plusieurs minutes (cinq minutes au minimum) » et répétés à satiété, vingt et trente fois par jour, le plus souvent possible en un mot (1).

On aura recours aussi à des douches émollientes, pratiquées à l'aide de l'irrigateur. Elles seront très utiles pour déterger les ulcérations linguales ou palatines, les ulcères anfractueux et caverneux surtout, pour en détacher les produits muco-purulents et permettre ainsi aux topiques divers d'atteindre leur fond laissé à nu.

Dans ces cas on se trouvera bien aussi de pulvérisations antiseptiques : on pourra se servir d'une solution iodo-iodurée, telle que celle-ci.

Eau	250 grammes.
Iodure de potassium	2 à 3 —
Teinture d'iode	XL gouttes.

En cas d'éréthisme douloureux de la cavité buccale, on pourra ajouter aux gargarismes ou aux lavages, des *feuilles de coca* à raison de 2 p. 100 grammes, ou de la *teinture de belladone* à raison de 5 p. 1000 (Lermoyez).

Si au contraire on trouve un point nettement localisé, particulièrement douloureux, plaque muqueuse, chancre enflammé, gomme ulcérée, foyer de glossite scléreuse dépapillante chez un névropathe, on pourra le toucher avec un pinceau imbibé de l'une des solutions suivantes :

Chlorhydrate de cocaïne	1 gramme.
Eau distillée	20 grammes.

ou :

Hydrate de chloral	2 grammes.
Eau distillée	100 —

ou encore :

Stovaïne	1 gramme.
Eau distillée	20 grammes.

Tels sont les soins locaux auxquels on aura recours dans toutes les manifestations de la syphilis bucco-pharyngée ; ces soins naturellement, bien que fort importants, ne sont que secondaires si on les compare au traitement général, qu'il faudra, dans tous les cas, appliquer sans hésiter. Ce traitement pourra varier suivant

(1) Fournier, Glossites tertiaires, Paris, 1897.

la lésion que l'on voudra atteindre, tout comme d'ailleurs doivent varier les médications locales. Nous allons maintenant, à propos de chaque accident particulier, indiquer le traitement qui lui devra être plus spécialement opposé.

I. — Accident primitif bucco-pharyngé.

TRAITEMENT GÉNÉRAL. — Le traitement général, dans le cas de chancre de la cavité bucco-pharyngée, sera celui de la syphilis à son début. Nous ne reviendrons pas sur les considérations que nous avons déjà émises sur la nécessité d'un traitement précoce et intensif.

TRAITEMENT LOCAL. — Quant au traitement local, il devra, comme nous venons de l'indiquer, assurer une hygiène buccale rigoureuse.

Contre le chancre lui-même, l'excision sera, ici comme toujours, inutile et douloureuse ; de plus, elle serait en général difficile, sauf au niveau de la lèvre, mais risquerait en ce point de déterminer une cicatrice persistante et disgracieuse. On n'aura donc recours qu'à des médications palliatives.

Le **chancre de la lèvre,** s'il siège sur la surface cutanée, sera soigneusement lavé, puis pansé : soit avec des bandelettes étroites de sparadrap de Vigo ou d'emplâtre rouge de Vidal, soit avec un morceau de baudruche ou de taffetas gommé, soit avec un linge fin, etc., enduit sur l'une de ses faces de pommade au calomel.

Si le chancre devient douloureux, on pourra, comme le conseille Mauriac, frictionner le soir la partie cutanée voisine avec :

Onguent napolitain	20 grammes.
Extrait thébaïque	1 gramme.

Les **chancres de la surface muqueuse** (lèvres, langue, etc.) seront traités suivant les préceptes généraux que nous avons donnés déjà. On fera sur leur surface des attouchements quotidiens à l'aide du collutoire :

Borate de soude	10 grammes.
Glycérine pure	30 —

et, s'ils déterminent de la douleur, on fera sucer au malade des pastilles au chlorhydrate de cocaïne ou l'on prescrira l'un des gargarismes suivants :

Feuilles de coca	2 grammes.
Décoction de guimauve	200 —
Chlorhydrate de cocaïne	0 gr, 25
Miel rosat	20 grammes.

ou :

Liqueur de Van Swieten	ãã 50 grammes.
Sirop thébaïque	
Eau d'orge	150 —
	(Jullien)

A-t-on besoin de modifier l'état des surfaces, on touchera le chancre tous les jours ou tous les deux jours soit avec de la teinture d'iode, soit avec la solution chloroformo-éthérée d'iodoforme ainsi composée :

Éther	ãã 10 grammes.
Chloroforme	
Iodoforme	saturation.
	(Mauriac)

soit enfin avec le crayon ou la solution de nitrate d'argent.

Les **complications gangréneuses** demanderont une grande prudence dans l'emploi du mercure ; celui-ci peut, dans ces cas, déterminer facilement une stomatite dont les effets néfastes viennent s'ajouter aux symptômes si pénibles du chancre. On prescrira alors l'iodure de potassium aux doses de 2, 3 grammes et plus si on le juge nécessaire.

On combattra la douleur à l'aide des topiques précités ou bien de tampons imbibés d'une solution de cocaïne à 1 p. 50 ou à 1 p. 25. On pourra enfin toucher les points gangréneux au thermo-cautère (Mauriac).

II. — Accidents secondaires bucco-pharyngés.

Traitement général. — Le traitement général sera continué selon ses préceptes ordinaires. On se tiendra seulement prêt à suspendre l'administration du mercure en présence de tout début de stomatite, car celle-ci ne pourrait qu'exaspérer les lésions buccales.

Traitement local. — C'est à cette époque surtout que l'on devra recourir localement aux bains de bouche, aux lavages répétés, aux gargarismes.

Quant aux **plaques muqueuses** elles-mêmes, il faudra les cautériser avec le nitrate d'argent. Cette cautérisation ne sera pas trop fréquente (tous les deux ou trois jours) ; elle devra porter aussi sur ces petites plaques fissuraires des commissures labiales que leur situation rend parfois assez rebelles au traitement, en même temps que très dangereuses pour l'entourage du malade. Les attouchements quotidiens de ces plaques, pratiqués par le malade lui-même avec de l'eau oxygénée pure à 12 volumes nous ont paru donner les meilleurs effets.

Pour les syphilides pharyngées, il faut employer, de préférence au crayon, la solution argentique (à 1 p. 10 ou 1 p. 5). Le crayon peut en effet se casser, être avalé par mégarde. D'autre part, et c'est une remarque applicable à tous les accidents spécifiques, il faut se méfier du crayon de nitrate d'argent qui peut être employé dans la suite par oubli ou par erreur chez des individus non syphilitiques et les contaminer.

On pourra aussi, si le malade est très pusillanime et redoute la douleur des cautérisations, pratiquer des *fumigations au calomel* qui ont l'avantage de n'être douloureuses ni pendant, ni après leur application.

En présence de l'*angine secondaire* et des *amygdalites pultacées* qui accompagnent souvent les plaques muqueuses amygdaliennes, on prescrira des gargarismes et l'on fera des attouchements avec les collutoires suivants :

Miel rosat	ãã 10 grammes.
Borax	

ou bien :

Glycérine pure	45 grammes.
Borate de soude	15 —

(Gaucher)

S'il y a des ulcérations recouvertes d'enduits pultacés ou de fausses membranes, on tentera de les détacher, à l'aide du doigt soigneusement protégé ; puis on fera des lavages répétés de la bouche suivis de badigeonnages détersifs avec :

Acide phénique	2 gr, 50
Eau	100 grammes.
Alcool ou glycérine	20 —

ou :

Liqueur de Labarraque	50 grammes.
Eau	250 —

ou :

Créosote	0 gr, 50
Eau	200 grammes.

(Mauriac)

On pourra aussi toucher au nitrate d'argent la muqueuse que recouvraient les fausses membranes.

Dans les cas où l'on a affaire à des *plaques muqueuses subulcéreuses* ou à des *syphilides tenaces* sur lesquelles le nitrate d'argent a échoué, il est quelquefois nécessaire de faire des cautérisations avec le nitrate acide de mercure. C'est avec *les plus grandes précautions qu'il faudra manier cet agent.* Outre sa causticité extrême, il possède encore la faculté de pouvoir déterminer, quand son application a été trop étendue, des accidents d'hydrargyrisme. On a vu de plus une simple gouttelette de liquide, lors de cautérisations de syphilides pharyngées, produire, en tombant dans le larynx, un accès de suffocation grave pouvant même être rapidement mortel. Pour se servir de ce topique, il faudra donc rejeter tout pinceau quel qu'il soit, tout tampon même et surtout la baguette de verre qui ne tient pas le liquide, et n'employer qu'une mince baguette de bois à bout pointu ou plus ou moins arrondi suivant la surface que l'on voudra toucher, l'imbiber légèrement de nitrate acide de mercure et faire suivre l'attouchement d'un tamponnement immédiat à l'eau stérilisée fraîche et d'un lavage de la bouche.

Il sera bon, dans ces cas, de ne pas cautériser dans la même séance trop de points malades, de crainte de déterminer une trop vive réaction inflammatoire.

Les mêmes précautions seront de mise pour les cautérisations pratiquées avec la solution d'acide chromique à 1 p. 50.

III. — Accidents tertiaires bucco-pharyngés.

Les manifestations tertiaires de la syphilis bucco-pharyngée nécessitent un traitement général intensif, seul capable souvent de s'opposer à une perforation du voile, à l'ulcération d'une gomme linguale. Mais ici plus que jamais, le traitement général doit trouver dans le traitement local un adjuvant puissant ; en effet, « la propreté buccale et l'éloignement des causes d'irritation suffiront souvent pour améliorer des lésions qui, jusque-là, restaient absolument réfractaires au traitement » (1).

Traitement général. — Comme au cours de toutes les

(1) Berdal, Traité pratique de la syphilis, Paris, 1902.

lésions tertiaires, le traitement général sera un *traitement mixte*, mais; selon la manifestation que l'on voudra combattre, on se trouvera conduit à donner la prépondérance au mercure ou à l'iodure. C'est ainsi qu'au cours des *glossites*, les indications seront différentes en face d'une *glossite gommeuse* ou d'une *glossite scléreuse*.

Pour la **glossite gommeuse**, c'est l'*iodure* qui devra tenir la première place ; c'est lui qui fera résoudre, ou amènera la cicatrisation des gommes avec la plus grande rapidité. « L'iodure suffit en général au traitement des gommes, lésions assez facilement résolutives », dit le professeur Fournier. « Mais pour être actif, ce remède doit être administré à doses assez élevées, c'est-à-dire de 3 à 4, 5 et 6 grammes quotidiennement. Souvent même il est indiqué de dépasser cette dose, et d'aller jusqu'à 8 et 10 grammes (1). »

Il sera utile de donner du mercure concurremment à l'iodure. Les *injections solubles* par la surveillance qu'elles permettent d'exercer et par la sécurité qu'elles donnent au point de vue d'une stomatite redoutable en pareil cas, constituent la méthode de choix. Si on ne le donne pas à ce moment, il faudra le prescrire plus tard comme préventif. On se trouvera bien alors des *injections d'huile grise*, dont le pouvoir préventif est marqué, et dont la commodité, l'absence de douleur, seront appréciables à cette époque tardive.

On pourrait avoir recours encore aux *frictions*, mais nous avons déjà dit pourquoi leur action incertaine, leur dosage impossible, nous les faisaient rejeter en général. De plus, elles ont le gros inconvénient de déterminer fréquemment des stomatites, et c'est là, nous l'avons vu, un écueil plus que jamais à éviter lorsqu'on veut traiter une lésion buccale.

Pour les **glossites scléreuses**, le *mercure* devient le médicament principal, auquel l'*iodure* est adjoint de façon accessoire. « Ces lésions, en effet, sont bien autrement rebelles que les gommes, et ce n'est pas trop de l'union des deux agents spécifiques pour les modifier, même dans la mesure où elles restent modifiables par une intervention thérapeutique. » « De même que l'iodure de potassium, le mercure a besoin ici, pour exercer une action cura-

(1) FOURNIER, Des glossites tertiaires.

tive, d'être administré à doses énergiques. Donné parcimonieusement, à doses courantes, il ne produirait aucun effet (1). »

Dans ce cas de *glossites scléreuses*, le besoin se fait sentir d'une action rapide et intensive du médicament. Ces indications ne seront remplies par nulle forme du traitement aussi bien que par les *injections de calomel* hebdomadaires, à la dose de 5 à 8 centigrammes. Leur action *durable, persistante* en même temps qu'*énergique*, le peu de danger de mithridatisation doivent nous les faire préférer dans ce cas aux injections solubles. Celles-ci seront encore absolument nécessairss pour le traitement des formes en apparence les plus anodines, telles que les scléroses à peine perceptibles se traduisant par une dépapillation plus ou moins étendue sans altération de coloration de la muqueuse, sur laquelle apparaissent si faiblement les dépressions dentaires accompagnées ou non d'ulcérations vraies.

Ce sont encore ces raisons qui nous guideront dans le choix de ces mêmes *injections de calomel* pour combattre les **accidents tertiaires du pharynx et de la voûte palatine.** Ici, plus que jamais il faut agir énergiquement, car de la rapidité du traitement peut dépendre la guérison ; insuffisant au contraire, il permettra une ulcération, amenant une perforation du voile, infirmité dont le malade pourra souffrir toujours.

Le *mercure* est très utile dans ces cas, bien qu'il passe au second plan ; *moins actif que l'iodure*, il aide cependant puissamment à la réparation des lésions. On l'administrera encore ici sous la seule forme qui soit susceptible de quelque efficacité contre des lésions occupant ce siège, c'est-à-dire les *injections de calomel*, à la dose de 5 à 10 centigrammes par semaine. Elles aideront à guérir des ulcérations phagédéniques rebelles au traitement ioduré seul, et en tout cas, agissant comme préventif, elles s'opposeront aux récidives si fréquentes des accidents tertiaires de la région.

Mais, nous l'avons dit, l'*iodure est ici le médicament de choix*; se trouve-t-on en face d'une infiltration diffuse, et sans menace de grosse perforation, on le donnera aux doses moyennes de 3 à 4 grammes par jour. Voit-on au contraire une gomme prête à s'ulcérer, il faudra avoir recours aux doses massives, prescrire d'emblée des doses de 6, 8 et 10 grammes par jour,

(1) FOURNIER, *loc. cit.*

quitte à les diminuer plus tard, lorsque le danger aura été conjuré. On se heurtera parfois aux récriminations des malades, craignant les inconvénients de l'iodure, ou déjà atteints par eux ; mais il faudra user de patience, s'adresser à leur raison, et leur faire sentir la disproportion entre ces accidents en somme légers, et la grave menace que constitue pour leur avenir une perforation du voile, une destruction des piliers, un rétrécissement de l'isthme du gosier et des fosses nasales par cicatrisation vicieuse, etc.

La conduite sera la même, et l'on s'adressera encore au *traitement mixte intensif* pour guérir les lésions tertiaires des lèvres, la *labialite tertiaire*, le *syphilome diffus* ou *gommeux*.

Traitement local. — Nous avons déjà indiqué dans ses grandes lignes le traitement local ; nulle part plus qu'ici il n'est important, et comme nous l'avons dit, il est souvent *indispensable* à la guérison des accidents.

Nous ne reviendrons par sur les préceptes d'hygiène buccale, sur le traitement des dents, sur la nécessité d'une propreté rigoureuse de la bouche, sur les lavages et les bains de bouche que nous avons indiqués déjà à plusieurs reprises.

Mais quelques indications sont nécessaires, à propos de chacune des diverses manifestations en particulier.

Pour les **glossites tertiaires**, le professeur Fournier recommande les *pulvérisations*, qui lui ont rendu des services réels dans le traitement de ces glossites ; « non seulement, dit-il, elles ont une action détersive des plus manifeste, mais, de plus, il me paraît impossible de leur refuser une action modificatrice ». On pourra les pratiquer avec la solution suivante :

Iodure de potassium	4 grammes.
Eau distillée	250 —

Quant aux *cautérisations*, il faudra ne les utiliser qu'à bon escient.

Dans les *glossites scléreuses*, leur utilité est incontestable contre les excoriations, les érosions, les crevasses qui compliquent la maladie. Encore doivent-elles être faites avec certaines précautions : employer le nitrate d'argent de préférence au nitrate acide de mercure ; — toucher exclusivement, sans les déborder, les surfaces érosives ; — distancer les cautérisations ; ne les répéter que tous les six à huit jours ; « plus fréquentes, elles deviennent nuisibles, irritantes, entretiennent l'éréthisme local, et accroissent les exulcérations bien plutôt qu'elles ne contribuent à les réparer ».

Dans les *formes gommeuses*, les cautérisations seront moins utiles. Cependant, on pourra faire quelques attouchements légers à la teinture d'iode répétés une ou deux fois par jour : on hâtera ainsi l'élimination de la gomme.

Quand le fond de l'ulcération tend à bourgeonner, la réparation cicatricielle pourra être activée par quelques cautérisations légères au crayon de nitrate d'argent.

Cette cicatrisation sera favorisée encore par l'application de pommades, telles que :

Iodoforme	1 gramme.
Baume du Pérou	1 —
Vaseline	20 grammes.

(Berdal.)

Si les gommes sont douloureuses, on badigeonnera les parties avec une solution de cocaïne à 1 p. 20.

En cas de gangrène, on fera rincer la bouche plusieurs fois par jour avec une solution de permanganate de potasse à 1 p. 5 000, ou d'eau oxygénée au tiers ou au quart.

S'agit-il de **gommes du voile du palais**, il faudra, avant leur ulcération, savoir s'abstenir de tout traitement local énergique ; en effet, toute cautérisation, tout gargarisme violent, astringent, risque d'amener une perforation, et, après cette perforation, de retarder ou d'empêcher définitivement le travail cicatriciel.

A la période de crudité, on se contentera de prescrire des gargarismes émollients, des bains de bouche prolongés.

La gomme une fois ulcérée, on fera alterner ces gargarismes émollients avec un gargarisme ioduré :

Iodure de potassium	2 à 6 grammes.
Teinture d'iode	L gouttes.
Eau distillée	200 grammes.

(Fournier.)

ou avec un gargarisme à l'eau oxygénée.

De plus, on touchera l'ulcération chaque jour à la teinture d'iode, puis, quand commencera le travail de réparation, on fera des attouchements soigneux au crayon de nitrate.

Existe-t-il un séquestre osseux, on l'enlèvera soigneusement avec des pinces, en ayant soin toutefois de prévenir le malade de l'existence de la perforation, pour ne pas être accusé de l'avoir provoquée. Une fois la perforation constituée, on tentera, si elle est petite, d'en obtenir la réunion par la cautérisation de ses bords au crayon de nitrate d'argent, celui-ci favorisant le bourgeonnement et le travail de réparation.

Est-elle plus grande, on pourra la fermer à l'aide d'un appareil prothétique, ou, si le malade s'y prête, avoir recours à l'uranoplastie, à la staphylorraphie.

***

Nous n'avons parlé jusqu'ici que des cas où le diagnostic des lésions s'impose. Mais il n'est pas rare que le diagnostic reste douteux, et le traitement devient alors une véritable « pierre de touche » de la nature des lésions.

Nous ne saurions insister ici sur la difficulté de ce diagnostic des lésions spécifiques, sur leur confusion possible avec de nombreuses affections buccales : ulcération dentaire, lichen plan, glossites diverses, etc., et surtout ulcérations tuberculeuses ou cancéreuses.

Le diagnostic est rendu plus ardu encore dans bien des occasions par une sorte de fusion de deux affections ; c'est ainsi qu'une lésion syphilitique peut se greffer sur une ulcération dentaire banale, que l'on peut voir certaines formes mixtes de cancer et de syphilis. La biopsie elle-même est souvent impuissante à trancher la question ; ne trouve-t-on pas des cellules géantes dans les lésions syphilitiques, et bien des gommes prétendues tuberculeuses ne sont-elles pas merveilleusement et radicalement influencées par le traitement spécifique ?

Donc, on est souvent conduit à voir dans le traitement iodo-mercuriel un moyen de diagnostic.

Mais si une telle pratique ne présente pas d'inconvénients dans le cas d'une tuberculose linguale, par exemple, très souvent améliorée, et en tout cas jamais activée par le traitement spécifique, il n'en est plus de même en présence du cancer.

L'épithéliome lingual reçoit en effet du traitement spécifique un véritable *coup de fouet*, et il faut pouvoir, dès que le doute est levé, suspendre immédiatement l'influence de la médication. Aussi faudra-t-il avoir recours dans ces cas au traitement intensif, à l'administration de l'iodure à hautes doses, et de la mercurialisation intensive, de préférence sous forme d'*injections solubles*, grâce auxquelles on peut suivre le malade chaque jour, et du jour au lendemain interrompre l'absorption du mercure.

LEUCOPLASIE BUCCALE.

Il est, parmi les affections buccales, une lésion particulière dont les rapports avec la syphilis ont fait depuis quelques années l'objet de discussions nombreuses : c'est la leucoplasie buccale. La pathogénie de cette affection reste un des chapitres les plus controversés de la pathologie, et l'importance même de cette pathogénie, d'où découlent les règles d'un traitement logiquement appliqué, explique le nombre des travaux qu'elle a pu susciter. Si l'on démontre en effet que la leucoplasie est nettement et toujours d'origine syphilitique, l'on sera amené à diriger contre elle le traitement antisyphilitique, et l'on sera en droit d'en attendre d'heureux résultats; si, au contraire, la leucoplasie n'est qu'une affection banale « et dont la cause n'est nullement spécifique (1) », nous serons désarmés et nous n'aurons plus de raison de la traiter par le mercure.

L'étude des rapports de la leucoplasie avec la syphilis a depuis longtemps fixé l'attention des cliniciens. Kaposi, le premier, affirma qu'il s'agissait d'une lésion proprement syphilitique, mais ce n'est que beaucoup plus récemment que cette opinion trouva de nouveaux défenseurs.

En 1900, le professeur Fournier, dans une étude très documentée et portant sur plus de 300 cas, affirma les relations de la leucoplasie avec la syphilis : « On peut dire, écrivait-il, que, sinon exclusivement, tout au moins dans l'immense majorité des cas, la leucoplasie reste imputable à la syphilis et constitue une manifestation de syphilis (2). »

Le professeur Gaucher déclare que toute plaque de leucoplasie est en quelque sorte une preuve certaine de l'existence de la vérole dans les antécédents du sujet qui la porte.

(1) MERKLEN, Psoriasis buccal. *Annales de dermat. et de syph.*, 1883, t. IV.
(2) A. FOURNIER, *Gazette hebdomadaire de méd. et de chir.*, 15 nov. 1900.

Pour M. Barthélemy « il y a évidence de rapports entre la syphilis et la leucoplasie », et d'après Lacapère la leucoplasie est une sorte de cicatrisation d'une lésion syphilitique antérieure *in situ* (1).

Mais, à côté de ces partisans convaincus de l'origine syphilitique de la leucoplasie, on trouve des auteurs plus circonspects qui, comme Bénard, déclarent que « malgré quelques observations récemment publiées qui tendraient à la faire admettre, on ne peut encore affirmer l'existence de la leucokératose syphilitique (2) », ou qui même, comme Bergmann (3), la nient absolument.

Comment peut-on concilier des opinions aussi contradictoires en apparence? A notre avis, ces opinions opposées sont dues à une confusion dans les termes mêmes, car, comme l'a déjà fait remarquer Milian, « on ne s'entend pas sur la définition à donner de la maladie et sur les limites à lui assigner (4) », et **nous pensons qu'il faut, pour bien comprendre la leucoplasie et se rendre un compte exact de son étiologie, établir une démarcation très nette entre les divers accidents leucoplasiformes que l'on peut rencontrer dans la bouche.**

Et tout d'abord il importe au premier chef de retrancher, de cette catégorie d'accidents, plusieurs affections que l'on a souvent confondues avec la leucoplasie vraie, ce qui n'a pas peu contribué à occasionner des erreurs d'interprétation sur la pathogénie de la maladie et sur l'action thérapeutique de la médication antisyphilitique à son égard.

Une affection surtout doit être séparée de la leucoplasie, c'est le **lichen plan de la bouche.**

Un examen superficiel pourrait en effet faire prendre le lichen plan buccal pour de la leucoplasie. Voici quels sont, d'après M. Brocq (5), les caractères particuliers de cette affection :

« Le lichen plan occupe la face dorsale de la langue, parfois ses bords, beaucoup plus rarement sa face inférieure. Il y forme des plaques ou des traînées plus ou moins irrégulières de contour, par

(1) Lacapère. *Arch. gén. de Médec.*, 1905.

(2) Bénard, Art. *Langue, in* Pratique dermatologique de Besnier, Brocq et Jacquet, t. II, p. 1017.

(3) Bergmann, Sur les affections qui précèdent le cancer. *Soc. de méd. de Berlin*, 5 juillet 1905.

(4) Milian, La leucoplasie. Rapport au Congrès de Lisbonne, 1906.

(5) Brocq, Art. *Lichen, in* Pratique dermat. de Besnier, Brocq et Jacquet.

confluence d'éléments primitifs arrondis ou ovalaires. Elles sont d'un blanc mat et ressemblent au premier abord à des plaques de leucoplasie vraie... ; elles sont constituées par une sorte d'épaississement de l'épiderme lingual qui submerge pour ainsi dire les papilles de la langue. Parfois les papilles sont véritablement moins développées à leur niveau et subissent même un processus réel d'atrophie. En somme, presque toujours, le lichen plan de la langue au début ressemble à la lésion que produit sur cet organe une cautérisation légère avec du nitrate d'argent. »

Malgré tout, un examen attentif permet parfaitement de différencier les deux affections : les plaques de lichen sont moins nacrées que celles de la leucoplasie; elles présentent souvent une forme arborescente, étoilée, que n'a jamais la leucoplasie, qui est « uniforme d'aspect, un peu mamelonnée (1) ». En outre, on peut observer la coexistence de lichen cutané.

Les **plaques commissurales des fumeurs** décrites par le professeur Fournier peuvent également prêter à confusion. Cette affection, d'importance médiocre, comme l'a dit Milian, mais à notre avis beaucoup plus fréquente que ne le pense cet auteur, est constituée par des plaques opalines triangulaires situées au niveau des commissures labiales.

Leur sommet, dirigé en arrière, correspond à l'interligne dentaire et se continue souvent en une ligne blanchâtre un peu plus saillante répondant à cet interligne.

Leur surface est striée de petites lignes horizontales, sorte de replis superficiels de la muqueuse qui laissent apercevoir une muqueuse rosée sous-jacente.

Ces lésions purement traumatiques sont indépendantes de la syphilis. Elles sont, croyons-nous, le résultat d'un traumatisme permanent de la muqueuse génienne. Chez les fumeurs endurcis, celle-ci est en général tuméfiée comme le prouve l'empreinte habituelle des dents qui se marquent sur elle. Elle vient donc d'elle-même s'interposer entre les arcades dentaires surtout pendant le sommeil. Constamment pincé par les constrictions involontaires des mâchoires, l'épithélium s'épaissit et prend un aspect cicatriciel. Aussi ces lésions sont-elles toujours plus accentuées du côté où le malade se couche.

(1) BROCQ. *loc. cit.*

Essentiellement traumatique, cette lésion ne s'accompagne jamais d'autre localisation leucoplasique ni surtout de leucoplasie linguale chez les sujets indemnes de syphilis.

Cela ne veut pas dire qu'elle ne puisse apparaître chez des syphilitiques. Bien au contraire. Mais, chez ces derniers, elle se complique habituellement d'autres foyers leucoplasiques. A leur niveau même le placard opalin s'étale plus ou moins loin sur la muqueuse dépassant les limites habituelles de la simple traînée cicatricielle interdentaire. Dans ces cas, la plaque commissurale des fumeurs se complique de *placards leucoplasiques vrais* qui ont pour caractères d'être plus franchement laiteux, plus épais, plus chagrinés de surface.

Le diagnostic éliminatoire une fois établi, la **leucokératose est toujours,** à notre avis, **d'origine syphilitique**; autrement dit, le substratum syphilitique est toujours la condition essentielle de son apparition. Telle est, du moins, la conclusion à laquelle nous ont amenés nos observations personnelles. Nous avons en effet presque toujours retrouvé la syphilis dans les antécédents des leucoplasiques qu'il nous a été permis d'étudier, et le plus souvent, dans les cas où cependant l'interrogatoire restait à cet égard muet, il nous a été possible de retrouver des accidents ou des stigmates d'accidents dont l'origine syphilitique n'était pas douteuse.

Quelle que soit, d'ailleurs, la forme de leucoplasie que l'on considère, il est un certain nombre de conditions nécessaires à son apparition ; en dehors de la syphilis, cause primordiale selon nous, la plus importante de ces conditions, celle que l'on trouve à l'origine de toute plaque de leucoplasie, c'est l'*irritation de la muqueuse buccale.*

Dans toutes les formes de leucoplasie, il est toujours facile, par un examen attentif de la bouche, de trouver la preuve de cette irritation de la muqueuse. C'est le plus souvent un traumatisme répété qui détermine l'apparition de la plaque leucoplasique, et l'on sait la réputation fâcheuse et méritée d'ailleurs dont jouit la pipe à cet égard ; son rôle est évident lorsque la leucoplasie siège à la partie médiane de la langue ou aux lèvres, sur leurs commissures ou leur bord libre. Mais beaucoup plus souvent encore, il faut rechercher les causes du traumatisme, de l'irritation chronique, dans l'état défectueux de la dentition et quelquefois dans la mauvaise disposition d'un appareil prothétique. Le fait est parfois évident et s'impose pour ainsi dire si la lésion correspond à une aspérité quelconque due à la persistance d'un vieux chicot, à une implantation vicieuse des dents, à un appareil mal posé. Mais souvent aussi il s'agit de défectuosités beaucoup moins accentuées, et il faut parfois regarder avec attention pour découvrir la lésion causale. C'est qu'il est certaines de ces lésions qu'un médecin non prévenu pourrait fort bien tenir, et il faut le dire, tient souvent pour négligeables ; c'est ainsi que la chute totale ou l'extraction d'une dent favorise le frottement des bords de la langue contre les arêtes des dents voisines : ces arêtes sont mousses, à peine marquées, et pourtant il n'en faut pas plus pour déterminer aux points de friction la formation d'une plaque leucoplasique. Et si le fait se produit avec une langue normale, combien plus souvent encore le rencontrera-t-on lorsque la langue aura été primitivement déformée et tuméfiée par la syphilis. Cette tuméfaction présente des degrés variables, depuis la simple glossite congestive jusqu'à la glossite scléreuse hypertrophique, mais dans ces cas son augmentation de volume seule et la pression qui en résulte contre l'arcade dentaire même saine suffit à y imprimer plus ou moins fortement l'empreinte des dents. Ce n'est plus la malformation dentaire, mais la malformation linguale qui a déterminé le traumatisme.

Aux lèvres nous retrouvons des causes analogues d'irritation et, sans revenir sur le rôle du tabac, plus funeste encore peut-être que pour la langue, ne voyons-nous pas sans cesse les lèvres irritées, atteintes d'œdèmes, de lymphangite chronique, de fissures, en dehors de la syphilis et plus souvent encore au cours de cette affection ?

Donc **syphilis et irritation répétée,** *telles sont les deux causes essentielles de la leucoplasie.* Quant au rôle souvent attribué à ce qu'on appelle l'*arthritisme* et qui est d'ailleurs si mal défini, il ne peut être, croyons-nous, que secondaire et se borne à une influence prédisposante encore mal prouvée.

Mais les accidents leucoplasiques ne sont pas tous identiques, et il est nécessaire d'établir une division suivant la période de la syphilis à laquelle on les voit apparaître, et suivant l'action plus ou moins nette que peut avoir sur leur évolution le traitement spécifique.

La leucokératose peut être précoce et appartenir chronologiquement à la période secondaire, ou bien être tardive et d'ordre tertiaire.

A la période secondaire, on peut observer dans la bouche des plaques d'un blanc nacré en deux circonstances : **soit qu'il s'agisse de plaques muqueuses leucoplasiformes, soit qu'on se trouve en présence de leucoplasie vraie, précoce.**

De même à la période tertiaire, la leucoplasie peut apparaître : **1° comme complication d'une lésion nettement spécifique, une glossite scléreuse par exemple ; 2° isolément et formant à elle seule toute la maladie, c'est la leucoplasie franche, tardive.**

A ces deux périodes différentes de la syphilis, on peut donc observer des **leucoplasies franches, idiopathiques,** et des **fausses leucoplasies.** Qu'il s'agisse en effet de plaques muqueuses leucoplasiformes ou de ces placards blanchâtres apparaissant sur une langue atteinte de glossite scléreuse, dans les deux cas on a affaire à des accidents proprement spécifiques ayant revêtu un aspect particulier, et non à de la leucoplasie vraie. Dans les plaques muqueuses leucoplasiformes, il s'agit d'un simple exsudat superficiel d'aspect blanchâtre ; dans la glossite scléreuse, que ce soit une glossite scléreuse totale ou cette macroglossie qui précède la sclérose proprement dite, les placards blancs laiteux que l'on peut observer parfois sont dus à une atrophie interstitielle de la muqueuse : « c'est la muqueuse même devenue exsangue et fibreuse, mais encore revêtue d'épithélium (1) », qui a pris cet aspect blanchâtre. Tandis que dans la leucoplasie vraie, les plaques blanches, outre qu'elles sont plus étendues, sont superposées à la muqueuse.

Dans ces deux cas, il est permis, *a priori*, de penser que le traitement spécifique bien administré et bien suivi pendant un temps suffisant, doit amener la guérison de ces fausses leucoplasies. Et c'est ce qui se produit en effet : dans ces cas, la guérison est la règle.

Mais en est-il de même dans la leucoplasie franche, soit secondaire, précoce, soit tertiaire? M. Barthélemy, au Congrès de 1900, déclara avoir obtenu la guérison de certaines leucoplasies à l'aide du traitement spécifique par les injections d'huile grise. Pour M. le professeur Fournier, au contraire, la leucoplasie est une lésion

(1) Fournier, Traité de la syphilis, t. II, p. 272.

parasyphilitique et le traitement n'a sur elle aucune action.

Nos observations personnelles nous ont conduits à des conclusions moins sévères : la leucoplasie précoce, secondaire, peut guérir par le traitement spécifique à condition de l'appliquer à doses semi-intensives longtemps prolongées.

La leucoplasie tardive, tertiaire, est moins accessible au traitement. Cependant lorsqu'on l'attaque de bonne heure, dans les cas encore peu avancés, le traitement peut, sinon la guérir, au moins arrêter son évolution et même parfois la faire regresser dans une certaine mesure. Dans les formes avancées, dans les leucoplasies végétantes et cornées, on devra encore tenter le traitement, mais on n'en obtiendra aucun résultat appréciable. Peut-être pourrait-il cependant retarder les transformations fâcheuses des placards leucoplasiques.

Mais il n'est pas indifférent d'employer pour ce traitement n'importe quel procédé de mercurialisation. Déjà en 1900, M. Barthélemy disait avoir obtenu des succès par les injections d'huile grise, et c'est aussi par ce mode de traitement que nous avons obtenu les meilleurs résultats. La leucoplasie est une affection à marche lente, essentiellement chronique : c'est *une irritation chronique qui la fait naître, et son évolution est de même nature. Il faut donc lui opposer un traitement chronique et continu ; c'est par une mercurialisation lente, prolongée, soutenue longtemps à doses suffisantes que l'on peut le mieux espérer la combattre et la vaincre.* Or, d'après tout ce que nous en savons, l'**huile grise** est, sans contredit, la médication la mieux appropriée, et nous en trouvons la cause non dans l'intensité de son action, mais dans son influence continue et soutenue.

Au traitement général il est, à peine avons-nous besoin de le dire, absolument indispensable dans tous les cas d'adjoindre le *traitement local.* Et ce traitement comporte, comme première condition essentielle, la recherche et la suppression de la cause d'irritation, du traumatisme répété qui a amené le développement de la plaque leucoplasique.

On devra donc s'occuper de la mise en parfait état de l'arcade dentaire : on fera extraire les racines, combler les cavités, limer les moindres aspérités. On supprimera, si besoin en est, tabac et alcool. Enfin, et ce but pourra être beaucoup plus difficile à atteindre, on tâchera d'améliorer l'état des parties molles, de la langue, des lèvres, du plancher de la bouche ; on ne pourra plus guère ici agir directement sur les parties en cause, et l'on devra avoir recours à des moyens indirects : traitement décongestif, nettoyage des voies digestives, etc. Bien des insuccès du traitement général s'expliquent par la négligence mise à la suppression de cette irritation locale dont nous avons vu plus haut l'importance.

Nombre de médecins ont tenté d'aider à la guérison par des applications locales de topiques. Divers produits ont été employés dans ce but : l'acide chromique, le nitrate acide de mercure, les pastilles de sublimé comprimé, etc., etc. Le professeur Gaucher conseille l'emploi du bichromate de potasse à 1 p. 50. Nous faisons souvent usage de la préparation suivante qui nous donne de bons résultats :

Teinture de myrtilles	ãã p. e.
Glycérine..................................	

Mais nous pensons qu'il importe avant tout de n'exercer aucune action caustique irritante sur les plaques de leucoplasie. On ne saurait être trop circonspect sur l'emploi des topiques qui ont été préconisés et auxquels, pour notre part, nous préférons le plus souvent des applications émollientes ou même la simple abstention.

En résumé, étant donnée l'ignorance où nous sommes des causes précises de la leucoplasie, et la fréquence avec laquelle on retrouve, chez les malades qui en sont atteints, soit la syphilis reconnue et avouée, soit des stigmates concomitants nettement syphilitiques, il est indiqué dans tous les cas d'administrer le traitement spécifique. La plaque leucoplasique, si elle n'est pas toujours syphilitique, l'est assez souvent pour qu'on soit en droit de dire, comme le professeur Gaucher, qu'elle permet de reconnaître des syphilis ignorées, et par conséquent ce nous est une raison de plus d'ordonner le traitement spécifique qui, s'il n'améliore pas la leucoplasie elle-même, permettra au moins de prévenir d'autres accidents possibles.

Et pour ce traitement on emploiera, de préférence à tout autre procédé de mercurialisation, **les injections d'huile grise qui, par son action lente, continue, soutenue, est la médication la mieux appropriée à ces lésions elles-mêmes chroniques et d'évolution lente.**

CHAPITRE IV

SYPHILIS DU NEZ ET DES FOSSES NASALES

On rencontre dans la syphilis des lésions des différentes parties de la région nasale : peau, muqueuse, os et cartilage. Ces lésions sont même fréquentes, et elles sont au nombre des stigmates les plus constants de l'hérédo-syphilis. Utiles à connaître comme telles, pour le diagnostic de l'infection spécifique, elles sont encore intéressantes au point de vue du traitement ; certaines manifestations spécifiques de la région peuvent en effet donner lieu à des déformations et à des difformités persistantes, et c'est le rôle du médecin de les dépister à temps, pour s'opposer, par une thérapeutique convenable, à leur évolution et à leurs conséquences souvent graves.

La région nasale peut être le siège de manifestations spécifiques à toutes les périodes de l'infection.

Le **chancre du nez** et de la muqueuse nasale a pu être observé ; il est d'ailleurs d'une excessive rareté, puisque les statistiques de Bossereau, Clerc, Fournier et Le Fort, portant sur 1 775 chancres de l'homme, ne font mention que d'un chancre du nez.

Sur le nez même, le chancre présente en général l'aspect des chancres cutanés ordinaires ; parfois, sur les ailes de l'organe, il peut revêtir la forme d'*ulcus elevatum*, prendre un volume considérable et déformer la région.

Ce sont des signes fonctionnels : sensation de cuisson, de démangeaison, écoulement sanieux et d'odeur fade, qui attirent l'attention sur le **chancre de la muqueuse pituitaire** ; la muqueuse vue au spéculum nasi est rouge, tuméfiée, saignante, et obstrue plus ou moins la narine. On note en même temps un engorgement sous-maxillaire.

L'évolution du chancre nasal ne présente rien de caractéristique.

Le traitement est celui du chancre en général : on traitera de plus le coryza qu'il peut déterminer, selon les méthodes ordinaires.

Nous ne nous étendrons pas davantage sur les ***lésions secondaires*** des fosses nasales ; peu fréquentes et peu bruyantes, elles passent le plus souvent inaperçues.

Aux narines, les syphilides se présentent sous forme d'**érosions** ou de **fissures**, parfois recouvertes de croûtelles jaunâtres ; dans les fosses nasales, on peut observer encore des érosions, siégeant le plus souvent à la partie antérieure de la cloison, superficielles, arrondies, à fond rouge, donnant naissance à du coryza et parfois à des épistaxis.

D'autres fois on peut encore, au même siège, constater un érythème, diffus le plus souvent, amenant un gonflement de la muqueuse, donnant lieu encore à un coryza plus ou moins intense; dans de rares cas, on peut trouver dans les fosses nasales des **syphilides végétantes**, sous forme de masses grisâtres, indolores, assez volumineuses pour obstruer totalement une fosse nasale ; comme les formes précédentes, elles peuvent s'accompagner d'épistaxis, mais non de sécrétion purulente.

Toutes ces lésions sont bénignes, et passent très vite sous l'influence du traitement approprié ; il sera intéressant, par conséquent, d'instituer le plus vite possible ce traitement sans lequel les syphilides, laissées à leur évolution propre, peuvent parfois donner naissance à des adhérences, entre un cornet, par exemple, et la cloison : adhérences qui, sans être dangereuses, peuvent amener des phénomènes plus ou moins pénibles, tels qu'éternuements, migraines répétées, etc.

Le TRAITEMENT GÉNÉRAL sera naturellement celui de la période secondaire. Au mercure on pourra, s'il y a un violent coryza, et pour l'empêcher de devenir ulcéreux, adjoindre l'iodure à raison de 2 à 3 grammes par jour.

Il sera indiqué aussi de faire un TRAITEMENT LOCAL, cautérisations des plaques au nitrate d'argent, pansements au calomel, irrigations nasales, avec de l'eau tiède additionnée de sel marin.

Beaucoup plus importantes sont les ***lésions tertiaires*** des fosses nasales ; c'est en leur présence qu'un traitement hâtif et intensif s'impose.

Elles doivent être rangées au nombre des manifestations tardives les plus sérieuses de la vérole, car elles peuvent entraîner la mort, et leur guérison ne s'obtient qu'au prix de déformations qui marquent sur le visage les stigmates connus du mal vénérien, et causent parfois des troubles fonctionnels persistants.

Ainsi l'avenir, la vie même des malades, dépendent de la perspicacité avec laquelle le médecin saura dépister les premières manifestations nasales de la syphilis, et de l'habileté avec laquelle il dirigera son traitement.

Dans les formes les plus légères, il ne s'agit que d'une atteinte superficielle de la muqueuse, de **syphilides ulcéreuses**, parfois fort tenaces, mais qui cèdent néanmoins au traitement général, après n'avoir donné lieu qu'aux symptômes d'un coryza banal.

Mais beaucoup plus fréquentes sont les **gommes**, et elles sont beaucoup plus graves aussi, du fait du retard ordinaire du diagnostic, qui ne les fait découvrir qu'après leur ramollissement et leur ulcération; du fait aussi de leur prédilection pour le squelette, sur lequel elles débutent. Elles peuvent amener ultérieurement la formation de séquestres, la production de vastes délabrements d'où dérivent des cicatrisations vicieuses et des déformations irréductibles.

Les symptômes du début sont habituellement obscurs, consistant en céphalée, en douleurs névralgiformes, accompagnées d'enchifrènements, d'anosmie, de gêne respiratoire, d'écoulement catarrhal ou purulent parfois hémorragique.

Si dans cet écoulement on trouve de petits séquestres, il faudra de suite penser à la syphilis.

L'examen objectif montre un épaississement des os du nez ; la rhinoscopie, plus instructive, fait découvrir, en dehors d'une hypertrophie générale de la muqueuse, l'existence en différents points d'ulcérations larges et profondes, gris sale, à bords déchirés, souvent recouvertes par des croûtes jaunâtres.

L'exploration au stylet des ulcérations les plus avancées conduira sur des os nécrosés, montrera des séquestres plus ou moins mobiles ; l'attention devra se porter surtout sur deux régions, la région de la *fente olfactive*, où se dissimule aisément l'évolution d'une ostéite naso-cranienne, et la *région du plancher*, où le travail destructif se fait insidieusement jusqu'au jour où se déclarent, « comme par un coup de théâtre » (Fournier), les accidents les plus graves : perforation palatine, destruction de la cloison, voire même coma mortel.

Le traitement intensif, appliqué de bonne heure, aura en général raison des gommes qui ont, sous son influence, une grande tendance à la guérison.

Mais dans certains cas elles évoluent avec une rapidité extrême, deviennent diffuses, et peuvent, sans se limiter aux fosses nasales, déterminer des destructions osseuses étendues, laissant communiquer et transformant en un vaste cloaque les cavités du nez, de la bouche et du pharynx.

Dans les cas moins prononcés, la destruction de la charpente osseuse de l'organe donne naissance aux déformations décrites par le professeur Fournier, sous le nom de nez « en selle », « en lorgnette » (1).

Mais ces accidents ne se produisent pas seulement à la période de destruction, ils peuvent encore être dus au travail de réparation lui-même, et la cicatrisation, les infections secondaires, peuvent entraîner de graves infirmités nasales : disparition de la cloison, atrophie des cornets, rhinite atrophique secondaire, déformations diverses.

En somme, le malade atteint de syphilis nasale tertiaire est exposé aux plus graves accidents ; aussi, « en présence de l'insidiosité et de la rapidité de l'évolution de la maladie, faut-il, dès que l'hypothèse d'une syphilis nasale commence à prendre corps, et sans attendre qu'elle se confirme pleinement, intervenir avec énergie, par un traitement à la fois général et local » (Lermoyez) (2).

Le TRAITEMENT GÉNÉRAL sera aussi intensif que possible ; on administrera à la fois le mercure et l'iodure à hautes doses. **L'iodure est ici, comme dans la syphilis tertiaire du pharynx ou de la voûte palatine, le médicament essentiel.** L'action du mercure bien que réelle est trop lente en pareilles circonstances. Quand des déformations pénibles, affichantes et graves comme celles qui sont la conséquence de la syphilis nasale tertiaire, menacent le malade, il faut choisir entre toutes les méthodes de traitement la plus rapide et la plus active. On administrera donc l'iodure et, comme le recommandait Ricord, on le prescrira *larga*

(1) FOURNIER, Les stigmates de l'hérédo-syphilis. *Presse médicale*, 1894, n° 16.
(2) LERMOYEZ, Traitement de la syphilis nasale tertiaire, *Presse médicale*, 1895.

manu, sans craindre les accidents d'iodisme dont l'importance est ici secondaire. Il faut agir vite et avec force. On aura donc d'emblée recours aux doses élevées de 6 à 8, et même 10 grammes.

Pour l'administration du mercure, on aura recours à la méthode la plus énergique, l'**injection de calomel,** seule vraiment utile en pareil cas, et que l'on remplacera, si pour une raison quelconque on se croit obligé d'y renoncer, par des injections solubles, ou au pis aller par des frictions. Mais il faudra, plus que jamais, soumettre le malade à une surveillance rigoureuse, prendre les précautions les plus minutieuses pour éviter la stomatite dont l'apparition, en commandant une suspension de traitement, pourrait avoir les conséquences les plus graves.

Quant au TRAITEMENT LOCAL, il est ici indispensable et doit être rigoureusement conduit.

Deux cas doivent être considérés ici :

1° *S'il n'existe pas de séquestres*, il sera bon de s'abstenir de cautérisations énergiques, ou d'intervention locale trop active.

On fera pratiquer plusieurs fois par jour des douches nasales qui, s'opposant à la stagnation du pus, suppriment la fétidité du nez et facilitent la cicatrisation des ulcères. On se servira pour ces lavages de solutions antiseptiques peu irritantes et souvent alternées, telles que : sublimé à 1 p. 10 000, permanganate de potasse à 1 p. 3000, phénosalyl à 1 p. 1000, hydrate de chloral à 1 p. 1000, etc.

Après chaque lavage, on fera une insufflation, à l'aide de poudres à priser médicamenteuses, telles que :

Iodol ou aristol ou vioforme	āā p. e.
Sucre de lait	

ou :

Iodol	3 grammes,
Acide borique pulvérisé	12 —
Menthol	0 gr, 50

ou :

Précipité rouge	0 gr, 20
Sucre ou talc	15 grammes.

ou :

Calomel	0 gr, 50
Sous-nitrate de bismuth	5 grammes.
Sucre ou talc	10 grammes.

ou :

Menthol	0 gr, 25
Chlorhydrate de cocaïne	0 gr, 25
Antipyrine	2 grammes.
Sucre de lait	8 —

(Mauriac).

Quand les ulcérations occupent une région difficilement accessible, telle que l'infundibulum ou le méat moyen, l'irrigation doit être faite par le médecin au moins tous les deux jours.

Le jet liquide sera dirigé vers le point où stagne le pus, à l'aide d'une canule de Hartmann, à coudure appropriée, et de la poudre d'iodoforme sera projetée sur les ulcérations ainsi détergées.

On pourra toucher les ulcères avec de la glycérine iodée à 1 p. 100 ou de la teinture d'iode.

On protégera l'entrée des narines contre l'irritation des sécrétions nasales, à l'aide de vaseline boriquée.

2° *S'il existe des séquestres*, il faut redoubler de précautions antiseptiques, multiplier les lavages et les insufflations.

D'autre part, il faut absolument hâter la mobilisation et l'expulsion des séquestres, car le travail utile de réparation ne commence que quand toutes les parties osseuses ou cartilagineuses nécrosées ont été éliminées (Lermoyez).

On pratiquera donc une cocaïnisation énergique des fosses nasales, pour rechercher à l'aide du stylet le séquestre et son degré de mobilité.

On devra attendre qu'il soit mobile, avant d'agir, en essayant de l'extraire par les narines, ou les choanes, d'un bloc, ou par morcellement ; au besoin par l'*opération de Rouge.*

Naturellement on redoublera de soins antiseptiques après l'extraction du séquestre.

Enfin on pourra aussi avoir à traiter les malades pour des lésions consécutives aux gommes, pour des perforations palatines ou des déformations nasales. Dans ces cas, on devra s'adresser, soit à la prothèse, soit à des opérations autoplastiques, dans le détail desquelles nous n'avons pas à entrer ici.

Les lésions nasales sont, nous l'avons déjà dit, d'une extrême fréquence, au cours de la **syphilis héréditaire** ; elles peuvent se montrer dès la naissance, ou au contraire faire partie du tableau symptomatique de l'hérédo-syphilis tardive. Elles sont importantes à connaître, car elles peuvent à elles seules faire diagnostiquer une syphilis héréditaire, et commander la mise en œuvre d'un traitement si utile et si nécessaire.

Chez le *jeune enfant, le coryza* est souvent le premier signe de l'hérédo-syphilis, précédant même parfois l'éruption cutanée.

Les narines, rouges et fendillées, laissent écouler un liquide d'abord séreux, puis bientôt purulent.

Il se forme des croûtes, qui gênent la respiration et l'allaitement.

Le coryza non traité n'a aucune tendance à la guérison, et les lésions se propagent souvent de la muqueuse aux os, voire aux méninges, et peuvent emporter le petit malade.

C'est encore le coryza qui traduit tout d'abord l'atteinte des fosses nasales dans la syphilis héréditaire tardive ; la respiration est gênée, les narines laissent écouler un liquide d'abord muqueux, puis purulent, fétide, strié de sang, renfermant parfois des séquestres ; les lésions progressent pour aboutir en définitive aux conséquences diverses : perforation et destruction, que nous avons déjà signalées au cours de la syphilis acquise.

Il peut en résulter les mêmes déformations du nez, *en selle* ou *en lorgnette*, et en raison même de la plus grande fréquence de l'affection dans l'hérédo-syphilis, ces difformités sont plus fréquentes à la suite de l'hérédo-syphilis que de la syphilis acquise.

Le TRAITEMENT sera analogue à celui de la syphilis acquise : traitement général d'une part, local de l'autre.

La difficulté réside dans l'étroitesse des fosses nasales, qui peut rendre délicates les manœuvres de l'exploration et les interventions.

Il faudra en tout cas, « on le peut et on le doit :

« 1° Nettoyer les fosses nasales, pour faciliter la respiration et la déglutition;

« 2° Désinfecter, aseptiser la muqueuse pour détruire les germes purulents et empêcher l'infection;

« 3° Guérir le coryza.

« Empêcher les complications si elles menacent, ou lutter contre elles si elles se sont produites. »

Pour nettoyer les fosses nasales, on se servira soit d'un tampon stérilisé, monté sur un stylet, soit d'une poire aspiratrice, à l'aide de laquelle on aspirera les mucosités nasales, soit au besoin de la douche d'air.

Pour désinfecter et aseptiser la muqueuse, on introduira dans la narine de l'huile mentholée, à 1 p. 100 ou 1 p. 50. On pourra aussi faire des attouchements profonds avec la solution suivante :

Créosote de hètre	0 gr, 20 à 0 gr, 50
Glycérine	10 grammes.

Il sera bon aussi de faire, sous une pression très faible, des injections nasales ; on se servira, pour cet usage, soit d'eau bouillie simple, soit d'eau boriquée à 20 p. 1000, ou mieux, comme le conseille M. Lermoyez, de solutions de bicarbonate de soude à 1 p. 100, ou de résorcine à 1 p. 1000.

On pourra aussi, avec avantage, utiliser l'eau oyygénée en solution étendue, par exemple :

Eau oxygénée à 10 volumes	2 cuillerées à soupe.
Bicarbonate de soude	1 gramme.
Eau bouillie tiède	200 grammes.

Disons ici que Laurens repousse les lavages et les injections, en raison de l'effraction possible de la trompe d'Eustache par le liquide et les mucosités purulentes qu'il entraîne, de la chute d'une partie de l'injection dans le larynx, ou de l'*intoxication possible* par des solutions antiseptiques généralement employées.

Il emploie au contraire la pratique suivante : instillation dans chaque narine, trois à quatre fois par jour, au moyen d'un compte-gouttes, de 4 à 5 gouttes d'*eau oxygénée à* 12 *volumes*, coupée de quatre fois son volume d'eau. C'est un excellent moyen pour désagréger les croûtes et faire l'antisepsie des fosses nasales. Ces instillations d'eau oxygénée devront alterner avec des instillations d'huile de vaseline stérilisée, par exemple.

Les fosses nasales nettoyées, il faudra chercher à guérir le coryza.

Pour cela, on pourra insuffler, après les lavages, une petite quantité d'une des poudres suivantes :

Iodoforme	1 gramme.
Benjoin	3 grammes.
Acide borique	10 —

ou :

Calomel à la vapeur	0 gr, 50
Bicarbonate de soude	3 grammes.
Talc	8 —

puis associer aux lavages des cautérisations par des solutions au nitrate d'argent à 1 p. 200, à 1 p. 100, à 1 p. 40, suivant la tolérance de l'enfant et la réaction de la muqueuse.

On essayera même, en cas de coryza intense et fétide, des

attouchements avec une solution de sublimé à 1 p. 100, trois ou quatre fois par jour, ou avec de l'eau oxygénée pure.

Enfin, pour obvier à l'obstruction nasale et faciliter l'alimentation, on se trouvera bien, cinq minutes avant les tétées, d'instiller dans chaque fosse nasale 3 à 4 gouttes d'une solution de chlorhydrate d'adrénaline à 1 p. 1000 qui, amenant une vaso-constriction de la muqueuse, rétablira pour un moment la perméabilité respiratoire.

Si le moyen échoue, on devra nourrir l'enfant à la cuillère, ou au besoin à la sonde œsophagienne.

Enfin, pour empêcher les complications, on devra protéger les lèvres et la face de l'enfant, avec de la vaseline neutre, des poudres inertes. On n'oubliera pas de joindre au traitement local une hygiène et un traitement toniques, et surtout un *traitement spécifique*.

CHAPITRE V

SYPHILIS OCULAIRE

La syphilis frappe souvent l'organe de la vision ; héréditaire ou acquise, elle peut, à chacune de ses trois périodes, attaquer l'œil ou ses annexes.

Portant sur un organe aussi important que l'œil, on conçoit que les lésions déterminées par la syphilis prennent une gravité toute particulière ; alors qu'en effet, sur un autre point du corps, une gomme, par exemple, en s'ouvrant, ne détermine qu'une perte de substance plus ou moins étendue, sans autre dommage qu'une cicatrice plus ou moins vicieuse, à l'œil, une telle lésion détermine un foyer de sclérose, qui vient remplacer le tissu propre de l'organe, et amène la perte de la vision.

« Comme pour la syphilis cérébrale, dont la syphilis oculaire n'est souvent qu'une manifestation (paralysie musculaire des nerfs moteurs de l'œil par exemple), le danger résulte de la noblesse de l'élément atteint.

« Il faut donc intervenir vite, et ces accidents doivent être traités avec une grande énergie » (1).

La connaissance des faits de syphilis oculaire est très importante encore pour le traitement de la syphilis en général. En effet, en dehors de l'iritis, toutes les atteintes du globe oculaire indiquent une forme sévère de l'infection spécifique, la manifestation oculaire constituant le plus souvent le phénomène avant-coureur ou contemporain d'une syphilis cérébrale.

La constatation d'accidents oculaires pourra donc amener le médecin à redoubler de soins et d'efforts pour enrayer la marche de la vérole ; ce sont encore, dans certains cas de syphilis acquise ou héréditaire, des lésions constatées par un ophtalmologiste qui seront la révélation première d'une syphilis latente jusque-là,

(1) FOURNIER, Syphilis de l'œil et de ses annexes, Paris, 1905.

et qui commanderont ainsi la mise en œuvre d'un traitement spécifique.

La vérole, nous l'avons dit, peut atteindre l'œil à ses trois périodes; nous allons donc très rapidement étudier l'accident primitif, les manifestations secondaires et tertiaires de cet organe.

Chancre de l'œil.

Le *chancre* improprement appelé « chancre de l'œil » n'atteint en réalité que les annexes du globe oculaire : paupières, conjonctive, appareil lacrymal.

Relativement plus fréquent chez la femme que chez l'homme, il est assez rare, ne venant, comme fréquence, que bien loin après ceux de la bouche, de la joue et du menton.

En dehors des procédés de contagion ordinaires, baiser, contagion par le doigt, etc., il faut signaler un moyen d'infection qui intéresse plus spécialement le praticien, la *sputation* : un malade atteint de syphilides buccales projette en parlant, ou dans un accès de toux, des particules de salive sur l'œil du médecin ; on ne saurait donc être trop prudent lors de l'examen ou de la cautérisation de plaques muqueuses.

Le chancre des annexes de l'œil emprunte à la disposition des parties sur lesquelles il siège certains caractères particuliers.

A la paupière, il a l'aspect ordinaire des chancres cutanés. Au bord ciliaire, siège de prédilection du chancre, surtout au niveau de la commissure interne, il se présente comme une *saillie papuleuse*, bien circonscrite, allongée dans le sens du bord ciliaire, d'une *dureté cartilagineuse*, de coloration rouge vineux parfois masquée par un revêtement croûteux.

Le **chancre de la conjonctive** se montre surtout à l'*angle interne*, où il présente les caractères du précédent ; à l'*angle externe*, il affecte la forme de *chancre fissuraire*, chancre en *branche de compas*; il présente souvent, au point de réunion des paupières, « un sillon en rhagade, à ulcération plus ou moins creuse, de mauvais aspect, souvent bordé, d'un côté de la peau, par une demi-couronne croûtelleuse » (Fournier).

Cette ulcération jointe à l'induration marquée du chancre peuvent lui donner l'aspect d'un cancroïde.

Sur le reste de la conjonctive, le chancre, très rare, apparaît comme une érosion aplatie, arrondie ou ovalaire, fréquemment recouverte par une fausse membrane. Il détermine souvent de la conjonctivite bénigne.

Le chancre de l'œil, comme tout chancre infectant, s'accompagne d'une *adénopathie* que l'on trouve : dans la région sous-maxillaire pour le chancre de l'angle interne, dans la région préauriculaire et parotidienne pour le chancre de l'angle externe.

Traitement du chancre. — On se rappellera que le chancre guérit seul; on évitera donc tout topique irritant, et on se bornera à des lotions chaudes, légèrement antiseptiques, et à l'emploi de pommades à l'iodoforme ou mieux à la cocaïne lors d'un chancre conjonctival, pour diminuer la gêne produite par le gonflement de la muqueuse.

S'il y a une inflammation oculaire menaçante, on pourra recourir aux émissions sanguines (sangsues à la tempe), aux scarifications du chémosis, aux instillations d'atropine.

Le traitement général se confond naturellement avec celui de l'infection spécifique.

Enfin, il sera bon, comme toujours, de veiller à la prophylaxie, on mettra soigneusement le malade en garde contre le danger de contamination possible ; d'ailleurs, le diagnostic étant souvent fort délicat, il sera bon de le réserver, de ne pas se montrer trop affirmatif, et d'attendre quelques semaines, pour laisser à l'évolution le soin de trancher le diagnostic.

Accidents secondaires et tertiaires de l'œil.

Beaucoup plus fréquentes que le chancre, et beaucoup plus importantes aussi au point de vue de la fonction visuelle sont les manifestations secondaires et tertiaires de la syphilis oculaire. Celle-ci peut influencer toutes les parties de l'appareil oculaire, avec une fréquence d'ailleurs inégale. L'iris, la choroïde, puis la rétine sont affectées le plus souvent; plus rares sont les atteintes des autres membranes, des paupières, de l'appareil lacrymal. Nous n'attacherons pas, dans la question de la syphilis oculaire, une grande importance à la chronologie des accidents ; il est en effet, ici plus que dans aucune autre manifestation syphilitique, difficile de dire d'une lésion qu'elle appartient à la période secondaire ou tertiaire ; on peut rencontrer aux périodes les plus précoces ou les plus tardives de la maladie les diverses affections, iritis, kératites, rétinites etc., que nous allons décrire.

D'ailleurs, et c'est ce qui nous importe le plus, en dehors de certaines variétés particulières d'accidents, l'époque d'apparition ne modifie en rien la nature du traitement à leur opposer. Nous nous occuperons surtout ici des affections les plus communes et les plus connues, de la kératite interstitielle et surtout de l'iritis syphilitique, manifestation que le syphiligraphe peut rencontrer tous les jours, et qu'il doit bien connaître ; nous passerons rapidement sur les lésions choro-rétiniennes, pour le diagnostic desquelles il faut avoir recours à l'ophtalmoscope et pour la description desquelles nous renverrons le lecteur aux traités spéciaux.

Au niveau des paupières, comme sur les commissures et *sur la caroncule* même, on peut observer des plaques muqueuses, *en nappe* sur la face libre des paupières, *allongées* sur le bord ciliaire, en forme de *double bandelette érosive* au niveau des angles de l'œil ; ces syphilides, ordinairement *érosives*, peuvent devenir ulcéreuses et même diphtéroïdes, occasionnant parfois des pertes de substance des paupières.

Sur la conjonctive, on peut observer, très rarement d'ailleurs, des syphilides érosives, parfois papuleuses ; elles ne déterminent que quelques troubles fonctionnels peu importants.

Il n'y a rien de particulier à dire sur le traitement local de ces syphilides, c'est celui des plaques muqueuses en général : hygiène locale, lavages répétés, cautérisations légères.

La cornée, rarement affectée, peut être le siège de *syphilides papuleuses* ; on peut la voir aussi réagir à l'infection sous deux modes différents : *kératite ponctuée*, *kératite interstitielle*.

La *kératite ponctuée* s'observe comme un simple épiphénomène au cours de l'iritis ; la face postérieure de la cornée, entrant en contact avec les exsudats de la chambre antérieure, participe à l'inflammation et se couvre de taches grisâtres ponctiformes extrêmement lisses, assez nombreuses.

Ces taches n'ont aucune importance intrinsèque et ne prennent de signification qu'en tant que preuve de l'atteinte irienne.

La *kératite interstitielle*, au contraire, est primitive. On l'observe surtout dans l'hérédo-syphilis, mais elle apparaît aussi dans la syphilis acquise, au cours de la deuxième ou de la troisième année ; seulement elle est alors en général unilatérale, plus courte et plus bénigne.

Le début se fait par l'apparition de points grisâtres intracornéens presque toujours situés à la périphérie de la cornée et de vaisseaux injectés ; les points deviennent plus ou moins confluents, donnant à la cornée l'aspect d'un verre dépoli, puis la vascularisation devient de plus en plus intense, donnant à la cornée une teinte rouge-cerise et pouvant faire croire à un épanchement sanguin intralamellaire.

Il en résulte une opacité cornéenne amenant des troubles de la vue pouvant aller jusqu'à la cécité, de la photophobie, du blépharospasme, des douleurs irradiées.

Vers le deuxième mois, la régression commence, portant d'abord sur la dilatation vasculaire, puis sur l'opacité cornéenne. Cependant la résolution est assez souvent incomplète, et de petites taies peuvent persister, gênant plus ou moins la vue; il peut y avoir formation de leucomes, de néphélions; enfin l'on peut voir se produire des complications, moins fréquentes d'ailleurs que dans la kératite de l'hérédo-syphilis, telles que : irido-choroïdites, opacité du cristallin, modifications du tonus et ectasies de la sclérotique, kératite bulleuse.

La kératite interstitielle sera naturellement justiciable du traitement général, mais il faudra agir aussi localement, de façon intensive.

A la période d'infiltration, on prescrira le repos de l'œil : port de verres fumés, maintien du malade dans la demi-obscurité.

On fera appliquer sur les paupières des compresses humides chaudes, qui seront renouvelées toutes les deux ou trois minutes pendant une demi-heure, les séances étant répétées deux ou trois fois par jour.

On instillera quotidiennement dans l'œil une ou deux gouttes d'un *collyre à l'atropine* à 1 p. 100, jusqu'à dilatation suffisante de la pupille, cette dilatation étant destinée à empêcher la formation de synéchies postérieures et d'exsudats dans le champ pupillaire.

Bien entendu, on surveillera toujours la tension oculaire pour suspendre l'atropine si l'on constate de l'hypertonie.

A la période de régression, on pourra recourir aux moyens excitants, pulvérisations d'eau chaude, pommades au calomel, au précipité jaune, telles que :

Protoxyde jaune d'hydrargyre	0gr,25
Vaseline blonde neutre	ãã 1gr,50
Lanoline de Liebreich	

en s'assurant que l'œil n'est pas irrité. Ces pratiques seront dirigées contre les taies de la cornée que l'on tentera ainsi d'éclaircir.

Si l'on n'y parvient pas, on pourra recourir au traitement chirurgical.

Iritis syphilitique.

L'iritis est la plus fréquente des ophtalmies secondaires; on la rencontre chez 3 à 4 p. 100 des syphilitiques; elle constitue donc un signe important de l'infection, laquelle doit être invoquée, d'après de Wecker et Panas, dans 60 à 70 p. 100 des cas d'iritis.

Elle constitue une manifestation précoce de la syphilis, et s'observe vers le cinquième ou sixième mois de la maladie ; elle serait le signe d'une syphilis grave, et cela d'autant plus qu'elle serait plus précoce.

Les SYMPTÔMES n'ont rien de particulier et sont ceux de toute iritis.

Le malade se plaint *de douleurs* névralgiques orbitaires et périorbitaires d'intensité variable, parfois à recrudescence nocturne; elles peuvent se réduire à une sensation de pesanteur péri-orbitaire ou de plénitude oculaire.

Les *troubles de la vue* consistent en photophobie avec larmoiement, et diminution de l'acuité visuelle. Cette diminution, étant due à la formation dans l'humeur aqueuse d'exsudats plastiques, est naturellement fort variable : la vision peut être seulement trouble, les objets étant vus comme à travers un brouillard, ou être presque abolie.

L'*examen objectif*, plus intéressant, permet de constater quelques signes importants :

1° L'*injection vasculaire* périkératique, formant autour de la cornée une *cercle rouge vineux* de fins vaisseaux qui se ramifient sur la sclérotique, de sorte que la rougeur va en diminuant du centre vers la périphérie;

2° *Rétrécissement*, *immobilité de la pupille*, *plus petite* que du côté sain ; *paresseuse* et ne *réagissant plus* à la lumière, la pupille est de plus *déformée*, et cette déformation, surtout visible après dilatation par l'atropine et due à des synéchies, fixe la pupille dans les formes les plus diverses : trèfle, huit de chiffre, etc. ;

3° *Modification de la couleur de l'iris*, qui perd son brillant, devient terne et jaunâtre pendant que la pupille devient d'un gris sale.

Ces modifications sont dues en partie aux *exsudats* tombés dans la chambre antérieure et au trouble de l'humeur aqueuse.

Enfin on peut observer des *syphilides de l'iris*, sous forme d'*infiltration*, de *papule plate*, ou de *condylome irien*. Pour terminer l'examen, il faut, par la pression de la partie supérieure du globe oculaire, rechercher l'état du *tonus* oculaire, *généralement diminué*, et la douleur à la pression ; l'existence de cette douleur montre la coexistence de *cyclite* et assombrit le pronostic.

L'Évolution est assez lente ; dans les *formes légères*, en deux ou trois semaines l'iritis rétrocède, sans laisser de trace, surtout si l'on a pu, par un emploi rapide de l'atropine, éviter les synéchies.

Dans les *formes graves* au contraire, caractérisées par des douleurs très vives, l'abolition presque complète de la vision, et l'existence au maximum des signes objectifs, la guérison, plus lente, s'accompagne rarement d'une *restitutio ad integrum* ; on voit persister des déformations pupillaires, des adhérences, des exsudats, qui obstruent le champ pupillaire et compromettent la vision.

L'iritis, de plus, a une tendance à envahir successivement les deux yeux, et à récidiver.

Diagnostic. — Il est en général assez facile de reconnaître l'iritis ; au début, l'affection peut ne pas se manifester d'une façon bien nette, mais avec un peu d'attention on la reconnaîtra aux signes suivants : existence du cercle périkératique, rétrécissement, paresse ou immobilité totale de la pupille.

Mais il est une autre question souvent plus difficile à résoudre, et qui pourtant est bien importante pour l'établissement du traitement : *l'iritis est-elle syphilitique* ?

On arrivera à cette notion par un examen soigneux des antécédents du malade, par la recherche d'accidents cutanés ou muqueux qui peuvent accompagner l'iritis.

L'existence, sur l'iris, d'une *papule irienne* tranchera presque avec certitude le diagnostic.

Enfin la marche même de l'iritis, *son évolution froide*, le peu d'intensité de ses phénomènes douloureux, doivent faire prévoir son origine spécifique.

« Lorsque vous rencontrerez, dit le professeur Fournier, une iritis qui évolue sans grands phénomènes d'acuité, qui a débuté lentement et sourdement, qui n'excite que peu de douleur, peu ou pas de larmoiement, peu ou pas de photophobie, qui n'a qu'un cercle périkératique peu développé; lorsque, dis-je, vous rencontrerez une iritis qui procède en apparence de la façon la plus bénigne, qui n'inquiète pas les malades, qui les laisse indifférents, méfiez-vous, car il y a toute chance, en ces conditions, que la vérole soit en cause (1). »

Traitement de l'iritis. — En présence de tels caractères, on pourra donc conclure à la nature syphilitique de l'iritis, et l'on sera amené à diriger contre elle le traitement spécifique.

Mais en face d'une telle affection, alors que des synéchies peuvent s'établir, que des troubles visuels définitifs peuvent en être la conséquence, on ne saurait agir de façon trop active ; le traitement général sera institué, mais en même temps, avant lui même, on s'adressera au traitement local, qui sera rigoureusement instauré et surveillé avec la plus grande attention.

Nous ne saurions mieux faire que d'emprunter à M. Terrien la description du **traitement local de l'iritis syphilitique.**

« Deux cas sont à considérer :

« *L'œil a la tension normale ou même est légèrement hypotone.* — C'est le cas le plus habituel. On instillera une ou deux fois par jour, suivant l'intensité de l'affection, une solution d'atropine au centième. L'atropine forme le fond du traitement local et remplit un triple but : elle supprime ces alternatives continuelles de contraction et de dilatation de la pupille sous l'influence des variations de lumière et met l'iris au repos, condition première à réaliser dans toute inflammation. En second lieu, la dilatation de la pupille a pour conséquence le rétrécissement des vaisseaux iriens et par là même la diminution de l'afflux sanguin. Enfin l'atropine, en supprimant le contact de la membrane irienne avec la cristalloïde antérieure, empêchera la formation d'adhérences entre les deux surfaces ; on rompra les synéchies nouvellement formées si celles-ci ne sont pas trop résistantes.

(1) Fournier, Leçons sur la syphilis.

« Une fois les adhérences établies, on multipliera les instillations d'atropine ; celles-ci, longtemps continuées, peuvent arriver à rompre des synéchies rebelles.

« La solution sera prescrite sous cette forme :

Sulfate neutre d'atropine....................	0gr,10
Eau distillée bouillie........................	10 grammes.

« On y ajoutera deux ou trois sangsues appliquées sur la tempe du côté malade. La médication antiphlogistique donne en pareil cas des résultats excellents : la rougeur de l'œil diminue, les douleurs disparaissent et le malade recouvre le sommeil. De plus, cette saignée locale, en décongestionnant l'iris, rend l'action du mydriatique plus efficace et favorise la dilatation de la pupille. Des applications de compresses chaudes plusieurs fois par jour, le port de verres fumés (teinte n° 3), des frictions quotidiennes à la tempe du côté malade avec l'onguent mercuriel belladoné, des purgatifs légers, des bains de pieds sinapisés et, dans les cas sévères, une injection de morphine à la tempe, viennent compléter la médication.

L'œil est hypertone. — Le mydriatique devient inutile et dangereux ; il n'agit plus en présence de l'hypertonie et n'aurait d'autre résultat que d'élever encore la tension.

« On multipliera les émissions sanguines, sangsues à la tempe, ventouse de Heurteloup (toujours inférieure aux sangsues, comme effet thérapeutique), compresses chaudes, calmants ; l'atropine sera remplacée par les myotiques.

« On prescrit par exemple :

Nitrate de pilocarpine	0gr,10
Salicylate d'ésérine..........................	0gr,02
Eau distillée bouillie........................	5 grammes.

« Pour instillations, deux ou trois fois par jour.

« L'iridectomie qui a été recommandée pour combattre l'inflammation ne sera pratiquée qu'exceptionnellement au cours de l'attaque d'iritis. Cette iridectomie peut être indiquée plus tard, soit dans un but optique, lors d'occlusion de la pupille, ou comme opération antiglaucomateuse lors de séclusion pupillaire (1). »

Si la résolution est très lente à se faire, on pourra appliquer

(1) TERRIEN, Syphilis oculaire.

successivement de petits vésicatoires autour de l'orbite, et les panser avec :

Onguent napolitain	āā 15 grammes.
Vaseline	

S'il persiste comme reliquat de l'inflammation, de petites synéchies rebelles, on continuera longtemps le collyre d'atropine, ou plutôt le mélange d'atropine et de cocaïne, selon la formule :

Sulfate neutre d'atropine	āā 0gr,05
Chlorydrate de cocaïne	
Eau distillée	10 grammes.

en se tenant d'ailleurs toujours prêt à suspendre l'usage du collyre *à la moindre menace d'hypertonie.*

La **choroïdite** peut exister seule; plus souvent elle s'associe à une lésion de la rétine et devient **choroïdo-rétinite.**

Cette affection constitue le type habituel des lésions du fond de l'œil; elle est d'ailleurs fort grave, car elle peut, malgré le traitement, amener la cécité.

Elle n'atteint guère que les adultes et ne s'observe guère avant trente ans.

D'abord unilatérale, elle peut rester assez longtemps ignorée. Les objets sont vus comme à travers un brouillard, avec des transformations de forme, des lacunes dans le champ visuel ; la vue a beaucoup baissé, surtout par les temps sombres; les malades voient « de la poussière dans l'air, ou les objets couverts d'une espèce de dentelle, de guipure fine » (Gabrowski) ; il y a de la dyschromatopsie.

L'ophtalmoscope montre la pupille voilée, apparaissant « comme la lune à travers un nuage » (Gabrowski), un état nuageux de la rétine et un trouble poussiéreux du corps vitré, surtout accentué au niveau du pôle postérieur de l'œil.

Plus tard les poussières semblent se collecter pour former de gros flocons, entre lesquels on aperçoit mieux la rétine et la papille.

On constate de l'infiltration pigmentaire de la rétine, des lésions de choroïdite disséminées, et de l'atrophie papillaire.

La choroïdo-rétinite aboutit donc souvent à l'atrophie papillaire et à la cécité ; très grave par conséquent, elle a cependant une marche lente avec rémissions temporaires pouvant en imposer et faire croire à la bénignité de la maladie.

La **rétinite** peut s'observer à l'état isolé, sous ses différentes formes :

Rétinite hémorragique, avec opacité rétinienne, rougeur de la papille, dilatation vasculaire et taches hémorragiques dans le fond de l'œil. Comme signes subjectifs, on remarque une diminution de la vision centrale, avec champ visuel bien conservé (Dimmer).

Rétinite centrale récidivante, caractérisée par la production de troubles visuels intermittents : scotome central, photophobie, métamorphopsie, micropsie, séparés par des intervalles de plus en plus éloignés de vision normale.

Rétinite pigmentaire, assez rare, caractérisée par la diminution de la vision centrale, le rétrécissement concentrique du champ visuel, l'héméralopie.

Les **lésions du nerf optique**, annoncées par des phénomènes subjectifs : rétrécissement du champ visuel, amblyopie, amaurose, hémianopsie, se présentent sous trois formes :

a. *Névro-rétinite.*

b. *Papillite* ou *stase papillaire*, œdème local, montrant l'existence d'un obstacle intra-orbitaire (gomme, exostose) ou cérébral (tumeur du cerveau).

c. *Atrophie optique*, soit primitive, soit consécutive à l'inflammation papillaire.

Les **gommes** du globe oculaire, très rares sur l'enveloppe externe, rares sur la choroïde et l'iris, s'observent surtout sur le *corps ciliaire.*

Nulle part on n'observe mieux le défaut de chronologie des lésions syphilitiques oculaires, puisque ces gommes peuvent apparaître deux ou trois mois après le chancre.

Le début est marqué en général par une iritis intense, suivie bientôt d'un soulèvement jaunâtre, gros comme une tête d'épingle, de la partie antérieure de la sclérotique aboutissant à un véritable fongus qui peut en imposer pour une tuberculose du corps ciliaire.

L'iris à ce moment est terne, la cornée devient opaque, les

pupilles sont fermées; la vision est presque abolie, il y a de violentes douleurs amenant l'atrophie de l'œil.

La terminaison est en général mauvaise, et seul un traitement intensif permet quelquefois la conservation de la vision.

Les *annexes de l'œil* peuvent être aussi le siège de gommes. Rares dans l'orbite, on peut les observer aux paupières, où elles ne déterminent que peu de troubles.

Les gommes de la conjonctive et des voies lacrymales sont rares.

Mais on a assez souvent l'occasion d'observer à l'orbite des lésions d'**ostéo-périostite**, surtout fréquente sur le rebord orbitaire, se manifestant sous forme d'une tuméfaction soulevant la peau, très douloureuse au toucher et spontanément, surtout la nuit.

Les ostéo-périostites peuvent amener parfois des déplacements de l'œil, de l'exophtalmie, de la névrite optique même ; il peut y avoir enfin compression au niveau de la fente sphénoïdale de tous les nerfs de l'orbite.

Enfin les diverses lésions syphilitiques, gommes, compressions nerveuses, artérite, méningites localisées, contribuent à produire des **paralysies oculaires** qui peuvent porter sur les musculatures intrinsèque ou extrinsèque.

Ces paralysies peuvent être totales (ophtalmoplégie totale), ou partielles, portant sur les moteurs oculaires interne ou externe ou sur le pathétique. Ce sont là en réalité des phénomènes qui relèvent de la syphilis cérébrale plutôt que de la syphilis oculaire, et nous ne nous en occuperons pas davantage.

Nous n'insisterons pas non plus sur les troubles pupillaires et les ophtalmoplégies diverses, si fréquentes au cours des affections parasyphilitiques, de la paralysie générale et du tabes.

*
* *

Les lésions oculaires ne sont pas moins fréquentes au cours de ***la syphilis héréditaire***, que de la syphilis acquise ; on les rencontre si souvent, en effet, qu'elles constituent un des stigmates les plus intéressants de l'hérédo-syphilis, et qu'elles peuvent suffire à affirmer un diagnostic hésitant.

Ces affections ne diffèrent d'ailleurs pas de celles que nous avons passées en revue déjà ; on peut rencontrer indifféremment, à part, bien entendu, le chancre oculaire, des lésions de toutes les membranes ; cependant, il existe pour certaines d'entre elles une date d'apparition plus fréquente, et on peut, d'une façon un peu schématique peut-être, mais assez conforme cependant à la réalité, diviser les manifestations oculaires de l'hérédo-syphilis en affections de l'*hérédo-syphilis précoce* et de l'*hérédo-syphilis tardive*.

Au nombre des premières se rangent les malformations congénitales et les altérations du fond de l'œil : la kératite interstitielle, la kératomalacie, et certaines paralysies musculaires sont du nombre des manifestations tardives.

Aux premiers mois ou aux premières années de l'hérédo-syphilis, on pourra donc rencontrer la plupart des affections oculaires dont nous avons parlé déjà.

Celles-ci pourront porter sur le segment antérieur du globe : iritis, irido-cyclite, ou sur le segment postérieur : choroïdites, chorio-rétinites et lésions de la papille.

L'*iritis* et l'*irido-cyclite* apparaissent dans les premiers mois de la vie ; l'iritis ne diffère pas en général de la forme acquise, dont elle a la torpidité et l'indolence relatives, mais dont elle possède aussi la tendance aux synéchies postérieures et à l'obstruction pupillaire.

Au niveau du segment postérieur on peut observer des choroïdites, des chorio-rétinites, des rétinites, des névrites optiques analogues aux altérations correspondantes de la syphilis acquise.

On a mis enfin sur le compte de la syphilis héréditaire toutes les malformations oculaires congénitales : *colobome*, le plus souvent limité à l'iris et généralement situé en bas, *absence de l'iris*, *ectopie pupillaire*, *microphtalmie* avec degrés variables de l'acuité visuelle, depuis une conservation presque totale jusqu'à disparition complète ; *mégalocornée* et *glaucome infantile* ; *cataractes congénitales* se présentant sous divers aspects : ponctuée, fusiforme, zonulaire, restant en général stationnaire et n'exigeant aucune intervention; *nystagmus* surtout horizontal, plus rarement vertical, exceptionnellement oblique, etc.

L'on peut rencontrer, au cours de la *syphilis héréditaire tardive*, toutes les manifestations précédentes, mais elles deviennent plus rares, tandis que devient beaucoup plus fréquente la *kératite interstitielle* qui, dans plus de la moitié des cas, reconnaît une origine syphilitique.

Nous ne reviendrons pas sur la description de cette affection, semblable de tous points à la kératite de la syphilis acquise et justiciable du même traitement.

Nous mentionnerons encore comme stigmate possible de la syphilis héréditaire tardive, la *kératomalacie* qui ne s'observe que chez l'enfant ; elle débute par une sécheresse de la conjonctive qui s'étend bientôt à toute la cornée dont la surface devient mate, insensible et opaque ; puis l'infiltration s'exagérant peut détruire la cornée en quelques heures.

C'est une lésion grave qui paraît due, en même temps qu'à la syphilis, à un état de dénutrition de l'organisme, à l'athrepsie; aussi le traitement, s'inspirant de cette notion, devrait-il consister en un régime fortifiant, prescrit concurremment au traitement intensif, et en un traitement local qui consiste à protéger la cornée et à exciter sa vitalité au moyen de compresses bien chaudes, fréquemment renouvelées.

On peut observer enfin, mais exceptionnellement, au cours de l'hérédo-syphilis, des paralysies des muscles intrinsèques et extrinsèques de l'œil.

TRAITEMENT DE LA SYPHILIS OCULAIRE

Ici, comme dans toutes manifestations syphilitiques et plus même que dans la plupart, le traitement général de l'infection syphilitique doit être complété par un traitement local; en effet, le traitement général, malgré ses résultats remarquables, est impuissant à prévenir certains accidents, très graves, puisque la vision est en jeu, et c'est à l'oculiste qu'il appartient, par des soins locaux, de s'opposer à ces accidents, et de traiter en particulier chacune des manifestations oculaires que nous avons passées en revue.

Comme le dit M. Terrien, « dans les affections de globe oculaire lui-même, la structure anatomique si particulière de chacun des éléments constituants de l'organe imprime à l'affection un cachet tout particulier ». De plus, en raison de la noblesse de l'élément atteint (cornée, corps ciliaire, rétine, nerf optique), des désordres rapides peuvent survenir, et des troubles visuels définitifs en être la conséquence. Dans l'iritis, par exemple, des synéchies postérieures peuvent s'établir en quelques heures et résister ensuite à tous les moyens. Aussi, dans la plupart des cas, le traitement local doit-il être institué tout d'abord et attentivement surveillé. Nous l'avons d'ailleurs décrit pour quelques-unes des affections que nous avons étudiées.

« Sans doute le traitement général ne sera pas négligé et sera institué en même temps, mais on se rappellera que dans bien des cas, le traitement local seul, par son action immédiate (emploi de l'atropine dans l'iritis, par exemple), pourra prévenir des complications redoutables et des lésions irrémédiables dans la suite ».

Cependant le traitement local ne sera pas toujours de mise, et ses indications pourront se trouver réduites à néant par le siège même de l'affection.

« Dans toutes les lésions des annexes du globe oculaire (paupières, muscles de l'œil, conjonctive, appareil lacrymal, orbite), il n'y a guère de traitement local.

« On se trouve ici en présence d'une lésion syphilitique banale, chancre, gomme ulcérée ou non, périostite, exostose, etc., et n'offrant de particulier que sa localisation sur l'appareil de la vision. Les accidents pouvant en résulter dérivent nettement de cette localisation, et non pas de la nature des lésions. Une périostite de la fente sphénoïdale par exemple, en déterminant la compression de tous les nerfs moteurs et sensitifs qui la traversent, ou même du nerf optique, immédiatement contigu à la fente sphénoïdale, peut entraîner les plus graves désordres, et souvent même la cécité, si un traitement intensif n'est pas rapidement institué » (1).

Une périostite du rebord orbitaire, au contraire, guérira le plus souvent sans laisser de traces. C'est donc le siège de la lésion qui règle le pronostic et la nature du traitement général à instituer.

Ce ***traitement général*** de la syphilis oculaire ne diffère pas du traitement des autres manifestations syphilitiques : comme toujours, il consiste dans l'emploi du mercure et de l'iodure, mais surtout du mercure.

(1) Terrien, Syphilis de l'œil et de ses annexes.

L'**iodure** en effet est peu employé dans la thérapeutique oculaire, car s'il convient aux syphilides des paupières, aux ostéopériostites et aux gommes de l'orbite, s'il est bien indiqué lorsqu'il s'agit de paralysies musculaires, il a une action nulle ou parfois même nocive (Alexander, Abadie) sur les affections des membranes profondes, sur l'évolution d'une irido-choroïdite ou d'une névrite optique.

On se montrera donc fort réservé dans l'emploi de l'iodure au cours des accidents oculaires de la période secondaire, et on ne l'emploiera guère que contre les gommes de la période tertiaire ou les périostites.

On a proposé, depuis quelques années, l'emploi des **huiles hyperiodées, iodipin** et **lipiodol**, contenant 20 et 40 p. 100 d'iode. Ces deux corps, qui s'emploient en injections intra-musculaires, à raison de 5 centimètres cubes, représentant $2^{gr},05$ d'iodure, agiraient comme l'iode et les iodures sans en avoir les inconvénients.

Cependant leur usage est trop récent, et les expériences trop peu nombreuses pour que l'on puisse être fixé sur leur valeur dans la thérapeutique oculaire.

Le **mercure**, au contraire, est ici comme toujours le véritable spécifique de la syphilis.

Nous ne parlerons pas ici des méthodes par ingestion ou par friction ; leurs résultats trop lents, leur dosage imprécis les rendent impraticables.

Si cependant on avait recours, pour une raison quelconque, à l'ingestion, il faudrait recourir aux doses de 15 à 20 centigrammes de protoiodure, mais momentanément, en exerçant sur le malade une surveillance rigoureuse.

Mais, de façon générale, on n'aura guère recours qu'aux *injections mercurielles.*

Celles-ci seront presque toujours, selon la coutume, les injections intramusculaires de sels solubles ou insolubles, mais il faut se rappeler que c'est en thérapeutique oculaire que MM. Abadie, Baccelli, etc., ont préconisé la méthode des INJECTIONS INTRAVEINEUSES.

Nous avons vu, dans le chapitre consacré à cette question, les avantages invoqués par les auteurs précités, rapidité et intensité d'action, indolence absolue, dangers moindres d'intoxication, absence d'accumulation et de mithridatisation; nous avons vu aussi les solutions qu'ils préconisent.

Bacelli se sert du sublimé, sous la forme suivante ;

Sublimé	1 gramme.
Chlorure de sodium	3 grammes.
Eau distillée....................................	1000 —

Abadie donne la préférence au cyanure de mercure, dont la solution neutre ou légèrement alcaline ne coagule pas les albuminoïdes.

Il utilise la solution :

Cyanure de mercure...............................	1 gramme.
Eau distillée....................................	100 grammes.

On fait des injections de 1 centimètre cube répétées tous les deux ou trois jours ou même, dans les cas graves, tous les jours, jusqu'à concurrence de quinze et vingt injections.

On pourra recourir pour éviter les difficultés des injections intraveineuses aux *injections intramusculaires*, solubles ou insolubles. Les injections solubles seront toujours essayées tout d'abord, et constituent le traitement de choix de la syphilis oculaire. Nous ne reviendrons par sur les avantages multiples que nous leur avons reconnus : rapidité d'action, surveillance plus efficace du malade, dangers moindres d'intoxication, douleur provoquée moindre que celle des injections de calomel, etc.

On se sert surtout de la solution de biiodure de mercure.

On pourra d'ailleurs se servir d'autres sels, entre autres du *bibromure* et du *benzoate de mercure* préconisé par le professeur Gaucher, et employé par lui dans son service de Saint-Louis, à raison de 2 centigrammes de sel par jour.

« Toutes les syphilis oculaires, sous quelque forme qu'elles se présentent, seront donc justiciables de cette méthode. Dans les affections des membranes profondes, en particulier dans les irido-choroïdites, chorio-rétinites ou névro-rétinites avec troubles du corps vitré, il n'est pas rare de voir les opacités disparaître, les milieux s'éclaircir, et l'acuité visuelle remonter rapidement après un traitement suivi. Celui-ci devra donc être institué, quelle que soit l'ancienneté de l'affection, pour peu qu'il y ait un léger degré d'acuité visuelle. »

Quant aux injections insolubles, elles présentent, ici comme toujours, leurs multiples inconvénients : douleurs, irritations vives, lenteur d'absorption. Cependant, dans certains cas de syphilis oculaire, lorsque pour une raison quelconque les injections solubles seront restées sans effet, ou ne peuvent être régulièrement continuées, on pourra avoir recours aux injections insolubles, huile grise ou calomel.

On se rappellera, quelle que soit la méthode que l'on emploie de préférence, qu'il faut, ici plus que dans le traitement d'aucun autre accident, « insister, comme le fait remarquer le professeur Fournier, sur le traitement mercuriel longtemps après la guérison, c'est-à-dire :

« 1° **Continuer un certain temps la médication mercurielle, après disparition complète des accidents ;**

« 2° Y revenir à assez bref délai, après avoir accordé au malade un certain temps de repos et de désaccoutumance. »

Puisque nous parlons des injections, la question nous amène au ***traitement local*** que l'on a tenté dans certaines affections, telles que choroïdites nodulaires ou disséminées, rétinite pigmentaire, irido-cyclite, kératites parenchymateuses, etc., par des injections sous-conjonctivales de sels mercuriels ou d'autres substances.

La substance employée est tantôt le *sublimé* (Abadie), dont on injecte tous les quatre ou cinq jours deux ou trois gouttes d'une solution au millième, tantôt le *cyanure de mercure* à 1 p. 1000. On a employé encore : l'eau salée en solution physiologique, des injections iodo-iodurées telles que :

Iode métallique	0gr,02
Iodure de potassium	2 grammes.
Eau distillée	40 —

(Sourdille.)

à raison de 4 ou 5 gouttes tous les deux jours ou la *solution d'acoïne* recommandée par M. Darier :

Acoïne	0gr,10
Chlorure de sodium	0gr,08
Eau distillée	10 grammes.

La méthode donne des résultats satisfaisants : activant la circulation oculaire, elle facilite les échanges et les phénomènes d'osmose ; il faudra naturellement, pour obtenir les meilleurs résultats, pratiquer les injections avant la destruction des éléments anatomiques.

C'est d'ailleurs, rappelons-le, en thérapeutique oculaire que fut utilisée pour la première fois la formule de Panas, qui renfermait 4 milligrammes de biiodure par centimètre cube.

Cette dose paraît infinitésimale; de nos jours on est arrivé, dans le traitement des accidents oculaires, à injecter de très fortes quantités de mercure, et nous avons vu que Prokhorov conseille des injections massives de biiodure à la dose de 0^{gr},003 par kilogramme du poids du malade !

H. de Abreu Fialho (de Rio-de-Janeiro), ayant appliqué cette méthode dans un grand nombre de cas de syphilis oculaire, dit en avoir toujours obtenu des résultats satisfaisants. Cependant, pour tâter la susceptibilité du malade, il n'injecte les premières fois que le tiers, la deuxième fois la moitié, la troisième fois seulement la totalité de la dose préconisée par M. Prokhorov.

En outre, pour rendre la piqûre aussi peu douloureuse que possible, il se sert d'une solution très concentrée.

Biiodure de mercure	0^{gr},30
Iodure de potassium	0^{gr},60
Eau	20 grammes.

Pour un homme de 60 kilogrammes, qui doit recevoir 0^{gr},18 de mercure, il suffira d'injecter 12 centimètres cubes de cette solution.

Hâtons-nous de rappeler que **pareilles doses**, comme nous l'avons dit plus haut au chapitre du Traitement intensif (v. p. 289), **nous paraissent dangereuses**. Notre expérience personnelle nous oblige à en déconseiller l'emploi. Il ne faut pas ordonner plus de 4 à 5 centigrammes de biiodure ou de benzoate de mercure par 24 heures. Ces doses maxima, bonnes seulement pour des cas tout à fait exceptionnels, ne doivent en outre être atteintes que *progressivement*, quand on connaît bien la tolérance du patient, et leur emploi nécessite une surveillance attentive et rigoureuse du malade par le médecin.

CHAPITRE VI

SYPHILIS DU LARYNX

Nulle étude ne peut, mieux que celle des lésions syphilitiques du larynx, montrer comment les lésions spécifiques doivent leur gravité à leur localisation plutôt qu'à leur nature même, et combien est nécessaire leur connaissance, qui, permettant un diagnostic rapide, amènera le praticien à instituer un traitement spécifique énergique et à éviter souvent ainsi, à son malade, des accidents graves, et parfois funestes. Telle manifestation syphilitique, bénigne partout ailleurs (la plaque muqueuse par exemple), peut, au niveau du larynx, déterminer les plus graves accidents, en amenant de l'œdème, du spasme de la glotte, et nous avons vu, pour notre part, un syphilitique succomber à la suite de simples lésions secondaires du larynx.

Aussi, en présence de toutes les manifestations syphilitiques laryngées, le médecin doit-il redoubler de soins, veiller jalousement sur son malade, et instituer un traitement rigoureux ; de son rôle peut dépendre la vie du patient, ou, tout au moins, l'intégrité de ses fonctions respiratoires et vocales.

La syphilis frappe le larynx, comme tous les autres organes, à ses premières périodes, ou à une époque reculée, qu'elle soit acquise ou héréditaire, et dans ce dernier cas, précoce ou tardive.

Le *chancre* n'a pas été signalé au larynx ; nous n'avons donc à nous occuper que des manifestations syphilitiques laryngées secondaires et tertiaires. Il faut faire une place à part aux paralysies des muscles du larynx qui peuvent apparaître à la fin de la période secondaire aussi bien qu'à la période tertiaire, et dont la pathologie est encore mal connue.

Syphilis secondaire du larynx.

La syphilis secondaire du larynx, plus rare que celle du pharynx et de la bouche, paraît cependant encore assez fréquente ; les auteurs d'ailleurs ne s'entendent guère sur cette fréquence, et si Mauriac ne la trouve que dans 15 p. 100 des cas chez les hommes, et 5 p. 100 chez les femmes, elle existerait, d'après Gehrardt et Roth (1), chez un tiers des syphilitiques, et M. Gouguenheim l'a rencontrée chez 59 malades de Lourcine sur 113 examinées dans ce sens.

Toutes les causes d'irritation de l'organe, l'usage immodéré de la voix, le tabac, l'alcool, sont susceptibles d'attirer vers le larynx une syphilis en activité, et ces causes prédisposantes expliquent la plus grande fréquence des lésions laryngées dans le sexe masculin ; il faut, d'ailleurs, tenir compte aussi de la propagation fréquente, au larynx, de plaques muqueuses pharyngées, beaucoup plus souvent rencontrées chez l'homme.

Les laryngopathies secondaires surviennent le plus souvent du troisième au sixième mois de l'infection, mais elles peuvent être plus précoces, et surtout plus tardives : on les a vu n'apparaître que dix-huit mois à deux ans après le début de la maladie.

Les lésions secondaires de la syphilis laryngée peuvent se présenter objectivement sous les aspects divers de **laryngite érythémateuse**, de **plaques muqueuses du larynx**, ou de **laryngite hypertrophique.** Mais ces divers modes d'envahissement de l'organe déterminent des *troubles fonctionnels* à peu près semblables ; ce sont ces troubles qui attirent l'attention vers le larynx, et qui resteront souvent, pour le médecin peu familiarisé avec l'usage du laryngoscope, les seuls symptômes de la maladie.

A la vérité, ces symptômes se réduisent à un seul, l'*altération de la voix*, l'*enrouement*, qui gêne et agace les malades. Cet enrouement présente « toutes les nuances, depuis l'asynergie vocale là plus insignifiante, jusqu'à la raucité la plus voisine de l'aphonie, et jusqu'à l'aphonie elle-même » (Mauriac).

Il est persistant, parfois très durable, mais, fait caractéristique, varie du matin au soir, d'une heure à l'autre ; un malade peut,

(1) Gehrardt et Roth, *Archiv. für Path. Anat.*, t. XXI, 1861.

dans le courant d'une journée, retrouver sa voix, pour redevenir le soir aussi aphone que le matin. Cette altération vocale est durable, avons-nous dit ; « il y a des raucités très légères, intermittentes ou rémittentes, qui se prolongent indéfiniment ». Au contraire, l'aphonie n'est en général que de courte durée ; la voix revient bientôt, puis, peu à peu, reprend son timbre et sa sonorité, en parlant au moins, car la voix chantée reste plus longtemps altérée.

En dehors de cette altération vocale, il n'existe aucun signe qui vienne accuser une gêne laryngée, et cette absence même de symptômes, de dyspnée, de douleurs, de dysphagie, d'expectoration, de toux, constitue un argument en faveur de la syphilis.

Cependant, s'il en est ainsi dans la plupart des cas, il faut faire une réserve pour la **forme ulcérative**, qui, d'ailleurs, appartient plutôt au tertiarisme précoce, et qui peut, en déterminant de l'œdème de la glotte, amener des accès de suffocation et des menaces d'asphyxie.

Mais, encore une fois, c'est là une manifestation exceptionnelle, et l'on peut dire avec Mauriac, de la syphilis secondaire du larynx, que : « l'on n'a pas à se préoccuper des troubles respiratoires ; ces troubles ne sont pas à craindre ; ils sont nuls ou à peine sensibles. C'est l'instrument vocal qui est seul en souffrance ».

L'examen objectif du larynx permet, comme nous l'avons dit, de reconnaître un certain nombre de formes de laryngite spécifique.

a. **Laryngite érythémateuse.** — L'érythème syphilitique apparaît comme une *rougeur en nappe*, allant d'une teinte légère au rouge sombre, surtout marquée sur certains points : cordes vocales inférieures et supérieures, épiglotte, cartilages aryténoïdes. Cette rougeur s'accompagne d'un gonflement, d'un aspect rugueux et dépoli de la muqueuse, qui lui donne, surtout au niveau des cordes vocales inférieures, l'aspect de la *langue de chat*. Les sécrétions sont nulles ou peu abondantes.

Cette rougeur est, comme la raucité de la voix, soumise à des variations fréquentes, mais elle est aussi très persistante, et, point qui nous intéresse tout particulièrement, « ne se laisse point influencer par le traitement local, et même très peu par le traitement général. Elle finit cependant par disparaître, en obéissant à une loi d'évolution naturelle qui relève de la diathèse, cédant sans doute aussi au traitement général, mais sans qu'il soit facile de saisir jusqu'à quel point et à quel moment on pourrait admettre une relation entre la disparition du catarrhe et le traitement qui s'y attaque » (1).

b. **Les plaques muqueuses** du larynx accompagnent fréquemment l'érythème que nous venons de décrire ; elles peuvent se présenter sous forme de taches rouges, simulant une *roséole*, de petites *érosions* rougeâtres ou opalines, ou de *papules érosives*.

c. **La laryngite hypertrophique** consiste en un *épaississement permanent* de la muqueuse laryngée, qui est rouge, tomenteuse, et comme veloutée, épaississement qui modifie les formes et gêne les fonctions des parties atteintes. Les cordes vocales inférieures, souvent affectées, sont « épaisses, inégales et comme dentelées au niveau de leur bord libre » (2). « Leur fonction est visiblement entravée ; pendant l'émission du son, on voit deux gros bourrelets rubanés s'approcher lourdement l'un de l'autre, et au lieu de se toucher par des points précis, selon la qualité des sons que le malade essayera, du reste, en vain, de produire, les cordes vocales semblent chevaucher l'une sur l'autre, pour peu que l'une d'elles soit plus gonflée que l'autre, ce qui arrive presque toujours » (3).

d. Enfin, nous avons vu qu'il existe des **syphilides ulcéreuses** du larynx : celles-ci, en réalité, appartiennent, de par leur marche et leurs caractères, au tertiarisme, mais leur chronologie les fait parfois ranger parmi les accidents secondaires. Nous avons vu, qu'à l'inverse des manifestations nettement secondaires, elles déterminent des troubles respiratoires fréquents et graves, pouvant aller jusqu'à l'asphyxie. C'est d'elles surtout que Mauriac a pu dire que : « des érosions presque insignifiantes n'en deviennent pas moins un centre fluxionnaire dangereux, autour duquel se forme brusquement un œdème de la glotte ».

Vues au laryngoscope, ces syphilides ulcéreuses apparaissent « plus larges, plus creuses que les syphilides érosives ; leurs bords sont parfois saillants, d'un rouge vif, et la muqueuse environnante est œdématiée ; elles occupent, par ordre de préférence, l'épiglotte,

(1) MAURIAC et KRISHABER, Laryngopathies syphilitiques, in *Annales des maladies de l'oreille et du larynx*, 1876.
(2) BERDAL, Traité pratique de la syphilis.
(3) MAURIAC et KRISHABER, *loc. cit.*

la région aryténoïdienne, les bandes ventriculaires, les cordes vocales » (1).

« Le **pronostic** des laryngites secondaires est ordinairement bénin ; mais lorsque l'affection n'est pas soignée, lorsque le larynx n'est pas soustrait à toutes les causes d'irritation locale, et que les lésions s'y maintiennent quelque temps, elles peuvent donner lieu au développement de modifications de structure de la muqueuse, aboutissant à la *pachydermite diffuse* du larynx » (2).

Il faudra donc, tout d'abord, prescrire au malade une *hygiène rigoureuse*, lui interdire les efforts de voix, les excès de chant et de phonation, l'usage des instruments à vent s'il y a lieu. On devra, comme toujours, proscrire le tabac, les aliments forts ou épicés, l'alcool sous toutes ses formes.

Le malade devra éviter soigneusement les refroidissements, éviter aussi le séjour dans une atmosphère enfumée, poussiéreuse, ou chargée de vapeurs irritantes.

Quant au ***traitement*** proprement dit, il consistera avant tout dans le ***traitement général*** dont le **mercure** fera ici presque tous les frais.

En effet, l'**iodure**, inutile dans les cas de laryngopathies précoces et superficielles, pourrait même parfois être nuisible dans les formes érythémateuses et catarrhales, en raison de l'hyperémie sécrétoire qu'il détermine sur la muqueuse laryngée comme d'ailleurs sur toutes les muqueuses.

Il ne devient indiqué que dans les cas où les lésions, secondaires de par leur temps d'apparition, appartiennent par leurs caractères à la période tertiaire ; c'est le cas des lésions ulcéreuses ou hyperplasiques, des syphilides ulcéreuses ou ulcératives. L'iodure sera alors employé concurremment avec le mercure.

Le mercure reste donc le grand spécifique des laryngopathies secondaires. Il faut l'administrer à hautes doses, longtemps continuées, sans se lasser, en se rappelant que, très persistantes, les laryngopathies secondaires guérissent très lentement, quelque méthode qu'on leur oppose.

On emploiera de préférence les injections d'huile grise ou les frictions.

(1) DIEULAFOY, Manuel de Pathologie interne. T. I.

(2) RUAULT, Art. *Larynx*, *in* Traité de médecine Charcot-Bouchard.

Cependant, en présence d'accidents alarmants, on pourra avoir recours à une médication plus énergique, et les injections de calomel seront alors souvent indiquées. Mauriac a conseillé de faire des frictions mercurielles sur la partie externe du cou, au niveau du larynx.

Tel est le traitement général, surtout important. Mais il trouvera un adjuvant utile dans le *traitement local* bien que celui-ci soit loin de produire une amélioration aussi rapide qu'on pourrait l'espérer.

Cependant, il faudra toujours le prescrire, à la condition de pouvoir contrôler son effet à l'aide du laryngoscope.

Certaines indications du traitement local seront fournies par tous les cas de laryngite syphilitique.

C'est ainsi que le malade se trouvera bien toujours de gargarismes émollients, de pulvérisations chaudes, répétées plusieurs fois par jour, faites à l'aide de liqueur de Van Swieten ou de liqueur de Labarraque.

Si les lésions laryngées sont douloureuses, on obtiendra un soulagement par des pulvérisations de chlorhydrate de cocaïne à 1 p. 100.

On pourra enfin conseiller des fumigations mercurielles, à l'aide de trochisques au cinabre, par exemple :

Cinabre	8 grammes.
Amidon	15 —
Mucilage de gomme	Q. S.

On placera un trochisque de 15 centigrammes sur une plaqne de fer rouge, et le malade aspirera d'un coup sec la fumée qui se dégage.

Dans le cas de syphilides érosives ou ulcéreuses, on pourra pratiquer des attouchements de la muqueuse laryngée avec des topiques légèrement astringents ou caustiques, tels que :

Nitrate d'argent cristallisé	1 gramme.
Eau distillée	10 grammes.

ou :

Glycérine	30 grammes
Extrait thébaïque	0 gr, 10
Iode métallique	āā 1 gramme.
Iodure de potassium	āā 1 gramme.

(Isambert.)

ou :

Chlorure de zinc	1 gramme.
Eau	50 grammes.

Dans tous les cas, la muqueuse laryngée devra être préalablement cocaïnée.

Enfin, lorsqu'il existe des syphilides ulcératives, lorsqu'il y a une menace d'œdème de la glotte et de suffocation, il faudra se tenir prêt à intervenir, surveiller rigoureusement le malade, et pratiquer, sans hésiter, le tubage ou la trachéotomie, qui souvent pourront seuls le sauver.

Syphilis tertiaire du larynx.

Fréquentes sont les lésions laryngées de la syphilis tertiaire ; il semble même que le larynx soit un siège de prédilection du tertiarisme, au même titre d'ailleurs que les autres régions des voies respiratoires supérieures, le nez, par exemple, ou l'arrière-gorge.

Le tertiarisme laryngé est un accident tardif de la vérole ; on le rencontre surtout de la cinquième à la quinzième année qui suivent l'infection ; on observe d'ailleurs des récidives fréquentes.

Cependant, il peut exister des lésions tertiaires précoces, et nous avons vu déjà que certaines syphilides ulcéreuses, secondaires de par leur époque d'apparition, étaient en réalité de nature tertiaire.

Les lésions tertiaires du larynx sont très polymorphes, et toute description est un peu schématique. On peut les diviser en lésions aiguës et chroniques ; les premières, d'origine nettement syphilitique, sont heureusement modifiées par le traitement ; au contraire, les lésions chroniques, peu influencées par le mercure, paraissent plutôt de nature parasyphilitique.

Les ***lésions aiguës*** de la laryngite tertiaire sont caractérisées par l'évolution des *gommes* du larynx.

Ces **gommes**, qui siègent dans le tissu sous-muqueux et surtout à l'épiglotte, aux replis aryténo-épiglottiques, aux bandes ventriculaires, ces gommes peuvent se présenter sous l'aspect d'une *infiltration diffuse*, localisée ou généralisée, ou sous forme de *grosses nodosités circonscrites*, à surface tendue, rouge et luisante. Leur nombre est variable, comme leur volume ; elles peuvent, par leur confluence, former un « petit nodule syphilitique ».

Les gommes peuvent s'ulcérer ; l'ulcération, peu étendue au

(1) REVOL, *Thèse de Lyon*, 1905.

début, gagne bientôt en surface et en profondeur; ses bords, saillants, taillés à pic, surplombent un fond sanieux, gris pâle, couvert d'une sécrétion purulente, tranchant sur la coloration vive de la muqueuse voisine.

Cette ulcération peut par son extension détacher de vastes lambeaux de muqueuse, qui peuvent causer des crises de suffocation.

D'autres fois, c'est la *périchondrite* que l'on voit apparaître à titre de complication des formes précédentes; des abcès se forment, de vastes délabrements se produisent, et le cartilage nécrosé, l'aryténoïde le plus souvent, peut être expulsé en partie ou en totalité.

D'ailleurs, l'infiltration gommeuse peut débuter au milieu même du cartilage, et s'abcéder en un point de la muqueuse ; il peut en résulter des phénomènes d'asphyxie, par œdème glottique.

Sous l'influence du traitement, on voit en général le processus ulcératif s'arrêter et la réparation se faire par des cicatrices blanchâtres, parfois exubérantes.

Cette cicatrisation même peut devenir vicieuse, sténosante, déterminer des ankyloses des aryténoïdes, de la paralysie des cordes vocales, avec troubles graves de la respiration, de la phonation, de la déglutition.

On peut observer encore, comme **lésions chroniques**, des *hypertrophies*, caractérisées par la production de formations exubérantes, qui croissent sans cesse, et *ne rétrocèdent pas sous l'influence du traitement spécifique.*

Sur ces hypertrophies peuvent d'ailleurs venir se greffer des poussées aiguës d'infiltration, véritables récidives qui, elles, sont nettement améliorées par le traitement.

Les **troubles fonctionnels** des laryngopathies tertiaires sont beaucoup plus nombreux et plus marqués que ceux de la période secondaire. Ils peuvent prendre une gravité considérable, et les troubles respiratoires, très fréquents et souvent intenses, doivent faire porter sur le tertiarisme laryngé un pronostic sévère.

Ces signes subjectifs et fonctionnels varient naturellement suivant la localisation, l'étendue et la nature des lésions.

C'est la *douleur* qui le plus souvent attire l'attention du malade ; inquiétante par sa persistance et son intensité, elle peut survenir spontanément, mais est surtout exaspérée par la pression, les mouvements du larynx, la déglutition. Localisée au larynx, elle irradie souvent vers l'oreille; elle peut devenir d'une acuité extrême dans les cas d'ulcération des cartilages ou des articulations.

Les *troubles vocaux*, peu prononcés en général, sont ceux de toute laryngite chronique : voix rauque, sourde, parfois bitonale; parfois aphonie complète. Ces troubles ne prennent un caractère diagnostique important que lorsqu'ils sont *permanents et progressifs*.

Au contraire, les *troubles respiratoires* ont une importance et une gravité extrêmes ; ils peuvent apparaître soudainement ; aussi peut-on dire avec Mauriac, que, chez un syphilitique atteint de lésions tertiaires du larynx, « l'asphyxie est toujours imminente ».

Cependant, la dyspnée apparaît en général lentement et ne progresse que peu à peu, le malade s'habituant à respirer avec un larynx de plus en plus étroit. Mais un jour apparaît une attaque d'asphyxie, avec angoisse respiratoire, tirage et cornage, attaque qui nécessite le plus souvent la trachéotomie, et qui peut se terminer par la mort.

Les lésions laryngées s'accompagnent d'une *toux* fréquente avec *expectoration*, muqueuse au début, purulente et pouvant contenir des fragments de cartilage nécrosé après ouverture d'un abcès périchondritique.

L'*haleine* est fétide.

L'*état général*, du fait de la dysphagie, de la dyspnée, des complications fréquentes, telles que phlegmons péri-laryngiens, arthrites et ankyloses laryngées, atteinte du poumon, est souvent précaire et fréquemment les malades sont pris pour des tuberculeux.

Les troubles fonctionnels que nous venons d'étudier peuvent encore être dus à des **laryngoplégies**, le plus souvent unilatérales, surtout gauches, pouvant porter sur les constricteurs ou les dilatateurs de la glotte, séparément ou simultanément.

Les troubles respiratoires et vocaux varient naturellement selon les groupes de muscles atteints ; aphonie complète s'il y a paralysie bilatérale, voix bitonale dans le cas contraire, dyspnée intense, suffocation et asphyxie en cas de paralysie des dilatateurs de la glotte, etc... Le siège et la cause directe de ces lésions, qui peuvent apparaître à la fin de la période secondaire et pendant toute la période tertiaire, sont encore inconnus.

Le ***diagnostic*** des laryngopathies tertiaires est souvent très délicat ; les confusions sont faciles avec les lésions tuberculeuses, avec les laryngites chroniques banales, les tumeurs bénignes, et surtout le cancer; bien souvent, malgré l'examen laryngoscopique, « la nature des lésions ne peut être affirmée que si l'on parvient à établir cliniquement l'existence de la syphilis et à éliminer les autres affections susceptibles de se fixer sur le larynx » (1).

C'est dire que, bien souvent, le diagnostic reste en suspens et que le *traitement* sera la pierre de touche de ce diagnostic.

La nature de ce ***traitement général*** a été discutée, les uns proscrivant, les autres prônant l'iodure; actuellement, cependant, on est d'accord pour appliquer le traitement mixte, de façon intensive.

Le **mercure** sera administré à hautes doses; on pourra faire des injections solubles quotidiennes, ou des injections hebdomadaires de 5 centigrammes de calomel.

Les frictions auront un effet moins heureux ; on pourrait cependant les associer aux piqûres et les pratiquer sur la région malade, sur les faces latérales du larynx, à la partie supérieure du sternum.

Quant à l'**iodure**, il sera également donné à hautes doses : de 5 à 6 grammes, jusqu'à 8 à 10 grammes par jour.

Mais il faut savoir que l'iodure n'est pas exempt de danger ; l'*œdème iodique* est loin d'être une rareté, et l'iodure peut déterminer l'apparition ou la brusque aggravation d'accidents dyspnéiques. Aussi faut-il être très prudent dans l'administration de l'iodure et *s'en abstenir de façon absolue chez les malades qui ont déjà de l'œdème laryngé.*

Dans tous les cas, une surveillance quotidienne est de rigueur; la prudence commande même de garder le malade absolument sous la main, pendant les deux ou trois premiers jours du traitement, de façon à pouvoir lui porter un secours rapide en cas d'accidents.

(1) BERDAL, *loc. cit.*

Les résultats tirés de l'administration du mercure et de l'iodure varieront selon l'ancienneté des lésions ; il semble que l'iodure ait une action prépondérante dans les lésions anciennes, que cette prépondérance appartienne au contraire au mercure dans certaines affections jeunes. Mais le *traitement mixte* remplira toujours les indications des divers cas.

Le **traitement local** a moins d'action qu'on le pourrait croire sur ces syphilis tertiaires du larynx ; cependant, il ne devra pas être négligé, d'autant qu'il permettra un examen rigoureux et suivi de la cavité laryngée, et pourra ainsi préparer le médecin à des complications plus ou moins graves.

Au début, à la période d'infiltration gommeuse, on ne fera que surveiller l'évolution des lésions ; on attendra l'ulcération pour intervenir plus activement.

Lorsque l'ulcération est bénigne et superficielle, on pourra la toucher tous les deux ou trois jours, avec un pinceau imbibé de teinture d'iode.

Si les lésions deviennent destructives et menaçantes, on devra procéder, après badigeonnage préventif à la cocaïne, à des cautérisations plus énergiques, cautérisations au crayon, ou avec la solution forte de nitrate d'argent, à l'acide chromique, au chlorure de zinc, et mieux encore, destruction au galvanocautère.

Lorsqu'on donne de l'iodure, il faudra toujours éviter les cautérisations au nitrate acide de mercure, comme tous les topiques mercuriels, la combinaison du mercure à l'iodure pouvant amener la formation de biiodure de mercure, très irritant.

Si l'on voit de la congestion, de l'œdème laryngé, on appliquera des sangsues sur les parties latérales du cou, en même temps que l'on se tiendra prêt à pratiquer la trachéotomie.

A la période des déformations chroniques, on pourra avoir recours à la *dilatation lente* du larynx.

Contre les paralysies laryngées, enfin, il y a peu à faire; on pourra tenter l'électrisation des nerfs laryngés, sur les faces latérales du cou, mais bien souvent, on sera encore amené, en présence d'une paralysie des dilatateurs de la glotte, à pratiquer la trachéotomie.

Nous ne reviendrons pas sur les préceptes d'hygiène que devra observer le malade, ce sont les mêmes qu'à la période secondaire, et nous nous contenterons de rappeler une fois de plus que ces préceptes d'hygiène sont non seulement utiles, mais indispensables.

CHAPITRE VII

SYPHILIS HÉPATIQUE

Nous sommes aujourd'hui bien loin de l'époque où Malgaigne affirmait n'avoir jamais rencontré un foie syphilitique. Depuis lors, de nombreuses recherches ont fait de la syphilis hépatique l'une des mieux connues des syphilis organiques, montrant qu'elle est, « à la fois, une des plus fréquentes et des plus graves, et cela à tous les âges et dans toutes les modalités de la vérole » (1).

En effet, extrêmement fréquente chez l'hérédo-syphilitique, si fréquente que l'on ne doit jamais, en cas de doute, négliger chez le nouveau-né l'examen du foie, la syphilis hépatique peut encore se rencontrer chez l'adulte : elle constitue l'une des formes graves et trop fréquentes du tertiarisme, et elle existe aussi à la période secondaire, dans les syphilis jeunes, se manifestant à cette époque sous forme d'*ictère syphilitique*.

1° Syphilis secondaire.

La *syphilis secondaire*, nous venons de le dire, peut atteindre le foie, et cette atteinte se traduit par l'**ictère secondaire**; celui-ci est d'ailleurs assez rare, il affecte en général les allures de l'*ictère bénin*, avec ses caractères habituels : *coloration ictérique* de la peau et de l'urine, *décoloration des fèces*, *hypertrophie* et *douleurs hépatiques*, *troubles fonctionnels* divers qui accompagnent la rétention de la bile dans le sang.

Le DIAGNOSTIC d'ictère peut être assez délicat. Rien, en effet, si ce n'est peut-être une tuméfaction hépatique plus prononcée, plus persistante que dans les autres ictères infectieux bénins, tuméfaction uniforme, lisse, *sans bosselures ni dépressions et qui*, d'après Mauriac, *ne disparaît qu'au bout de trois ou quatre*

(1) CHAUFFARD, Traité de médecine de MM. BOUCHARD et BRISSAUD. Tome VI.

mois (1), rien, en dehors de ce symptôme, ne permet d'affirmer la nature spécifique de l'ictère, et l'on doit, en l'absence d'autres causes d'ictère, se baser, pour affirmer cette nature, sur les antécédents connus, et surtout sur la coexistence d'accidents de syphilis secondaire.

Le PRONOSTIC est favorable, la résolution survenant presque toujours après quelques semaines ; il importe cependant de faire une réserve, pour les cas, rares à la vérité, mais connus cependant, où un ictère, bénin au début, prend, après quelques jours, les caractères de l'*ictère grave*.

Cet **ictère grave** a donc un début généralement insidieux; il est pris pour un ictère bénin ordinaire, mais tout d'un coup on assiste à une transformation subite; la *température monte* à 38 ou 39°; le pouls s'accélère; on observe des *troubles digestifs* prononcés, des *hémorragies* diverses (hématémèses, purpura, épistaxis, hématurie); des *troubles nerveux* : excitation ou dépression, avec somnolence, état comateux, relâchement des sphincters, etc.

La mort est, dans ces cas graves, la terminaison fatale de l'ictère grave.

Mais il est des cas moins aigus, et Sénator, Lende, ont rapporté des cas *d'atrophie aiguë du foie*, terminés par la guérison. C'est en effet, au point de vue anatomique, d'une atrophie aiguë, atrophie jaune du foie avec désintégration des travées cellulaires, dégénérescence des cellules hépatiques, qu'il s'agit dans les cas d'ictère grave.

Quelle est, d'ailleurs, la part exacte qui revient à la syphilis dans la pathogénie de cette atrophie hépatique ? Les auteurs ne sont pas encore très fixés à ce sujet ; s'agit-il d'une affection parasyphilitique ? Ne faut-il y voir qu'une pure coïncidence ? La question est encore mal élucidée ; d'ailleurs la résistance ordinaire des cas d'ictère grave au traitement spécifique permet bien de penser que l'on se trouve en présence de causes complexes.

Quant à l'ictère bénin, les auteurs s'accordent bien à en faire une manifestation nettement syphilitique; ils s'entendent moins sur la cause directe, immédiate, du passage de la bile dans le sang.

Gübler le croit dû à un exanthème syphilitique, véritable roséole du cholédoque.

(1) MAURIAC, Syphilis primitive et syphilis secondaire, Paris, 1890.

Sénator (1) se range à l'opinion de Gübler, de même que Roque et Devic (2).

Pour Cornil (3) et Lancereaux (4), il s'agit d'une compression des canaux biliaires par les ganglions lymphatiques prévertébraux et hépatiques tuméfiés.

Miller croit à une stase veineuse, dans les racines de la veine porte; Mauriac (5), à une obstruction des canalicules biliaires par une desquamation exagérée de l'endothélium des vaisseaux.

Pour M. Simionescu (6), qui a rapporté un certain nombre de faits intéressants d'ictère syphilitique, il faut admettre qu'il existe une relation intime entre l'ictère et la syphilis et, de ce fait, une même localisation des manifestations secondaires sur la face interne des canaux biliaires.

L'on conçoit tout l'intérêt que présente, au point de vue du TRAITEMENT, cette notion de la cause directe de l'ictère. Qu'il s'agisse en effet, d'un ictère banal, reconnaissant pour cause un embarras gastrique, par exemple, ou un état dyspeptique plus ou moins marqué, *lié parfois à l'intoxication mercurielle* elle-même, et le traitement spécifique sera contre-indiqué, puisqu'il ne pourra, surtout s'il s'agit d'ingestion de mercure, qu'aggraver encore l'infection causale de l'ictère secondaire ; et, au contraire, si l'ictère est bien sous la dépendance directe de la syphilis, s'il s'agit de manifestations secondaires portant sur la paroi des canaux biliaires, l'on peut s'attendre à voir le traitement spécifique produire ses effets curateurs et amener une amélioration rapide. Or, il paraît bien en être ainsi ; l'ictère secondaire semble de nature spécifique, et l'on est amené à diriger contre lui le traitement mercuriel.

Dans ces cas, on aura recours comme toujours aux **injections solubles** de préférence, puisqu'il s'agit ici d'obtenir un effet rapide et que l'on ne doit pas, avec un foie malade, risquer l'intoxication que pourrait amener l'absorption du calomel par exemple ; à leur défaut, on pourra injecter de l'huile grise, mais à petites doses et en exerçant une surveillance rigoureuse.

(1) SÉNATOR, *Congrès médecine interne de Wiesbaden*, 1893, 13 avril.
(2) ROQUE et DEVIC, *Congrès de médecine de Lyon*, 1894.
(3) CORNIL, Leçons sur la syphilis, Paris, 1879, p. 308.
(4) LANCEREAUX, Traité de la syphilis, Paris.
(5) MAURIAC, *loc. cit.*
(6) SIMIONESCU, Étude clinique sur l'ictère syphilitique. *Presse médicale*, 10 octobre 1903.

A la médication mercurielle, le professeur Gaucher conseille d'adjoindre l'iodure de potassium aux doses habituelles.

Le syphilitique atteint d'ictère devra, bien entendu, observer plus que jamais l'hygiène générale et surtout gastrique ; il sera bon de le mettre à la diète, pendant quelques jours, et de proscrire par la suite les mets faisandés ou fortement épicés, et surtout les liqueurs alcooliques.

2° Syphilis tertiaire.

La *syphilis tertiaire du foie* n'est pas rare, et peut-être même est-elle assez fréquente, beaucoup de cas étant méconnus, surtout dans la forme gommeuse pure, ou passant inaperçus.

Elle constitue en général une manifestation tardive de l'infection syphilitique et ne s'observe le plus souvent que quinze, vingt et même quarante ans (Chvostek) (1) après le début de la maladie.

Cependant on peut observer des atteintes hépatiques moins tardives ; la cirrhose syphilitique peut faire partie des premières manifestations tertiaires ; elle pourrait même apparaître de façon très précoce, deux mois après l'infection dans un cas de Druhe.

On l'observe surtout chez les malades qui ne sont pas traités, et c'est ainsi qu'à l'exemple des manifestations tertiaires elle succède surtout à des syphilis bénignes et ignorées.

Toutes les atteintes antérieures du foie, le paludisme, la dysenterie, mais avant tout l'*alcoolisme*, sont autant de causes d'appel pour la vérole, et c'est probablement à ces causes prédisposantes, plus fréquentes dans le sexe masculin, qu'est due la prédominance dans ce sexe de la syphilis hépatique : 25 hommes contre 10 femmes dans une statistique de Gerhardt (de Berlin) (2).

Comme dans toutes les syphilis viscérales, on peut observer aussi, au niveau du foie syphilitique, deux formes principales : les **formes gommeuses** et la **forme scléreuse** ou **hépatite interstitielle diffuse** ; mais bien souvent ces deux formes se fusionnent et donnent une troisième forme qui participe des deux premières, la **forme scléro-gommeuse** ; il faut savoir, d'ailleurs, qu'il existe,

(1) Chvostek, Ueber syphilitische Hepatitis. *Vierteljahresschrift, f. Dermat.* 1881, p. 385.

(2) Gerhardt. La syphilis du foie chez l'adulte. *Semaine médicale*, juin 1898.

entre ces diverses formes principales, bien des formes de transition à caractères mal déterminés.

Le type du foie syphilitique *est le foie scléro-gommeux*, que son aspect particulier fait bien facilement reconnaître. Il est en effet irrégulier, atrophié, ou hypertrophié, selon les points que l'on considère, échancré sur ses bords, parsemé de dépressions, de cicatrices fibreuses épaisses et rubanées, qui lui donnent l'aspect du *foie ficelé.*

Sa capsule est épaisse, sa consistance augmentée et fibreuse. On y rencontre des *noyaux gommeux*, dont le volume peut varier de celui d'un grain de mil à celui d'une noix ; ils ont une forme arrondie, une consistance ferme, une coloration jaunâtre ; selon la prédominance ou l'existence isolée de la fibrose où des gommes, on aura une forme plus ou moins pure, gommeuse ou scléreuse.

« L'HISTOIRE CLINIQUE de la syphilis hépatique de l'adulte est pleine d'incertitudes, de lacunes, d'autant plus regrettables qu'il s'agit ici de lésions dont un diagnostic exact permet d'obtenir la guérison. Mais bien souvent ce diagnostic ne peut être que soupçonné » (1).

Les **gommes du foie** peuvent rester absolument silencieuses et n'être retrouvées qu'à l'autopsie; elles ne donnent lieu à quelques troubles fonctionnels que lorsqu'elles compriment un organe (ictère par compression d'un conduit biliaire important, ascite par compression d'une grosse branche veineuse), ou lorsque, très nombreuses, elles détruisent presque entièrement le parenchyme hépatique.

La **forme scléreuse**, ou **scléro-gommeuse**, peut rester latente elle aussi ; cependant son histoire est en général mieux connue et ses signes plus marqués que ceux de la forme gommeuse.

Le début est toujours très vague, et l'on observe seulement une atteinte de l'état général, que traduisent l'amaigrissement, la perte des forces, la lassitude, le malaise profond, les troubles digestifs : anorexie, météorisme, alternatives de diarrhée et de constipation, tous symptômes qui, s'ils dénotent une atteinte profonde de l'organisme, sont totalement impuissants à attirer l'attention sur le foie.

(1) A. CHAUFFARD, *loc. cit.*

La détermination hépatique ne se révèle que quand l'organe est déjà sérieusement atteint.

Le malade accuse alors de la douleur de la région hépatique, sensation de gêne, de pesanteur, qu'exaspèrent la marche, les efforts, la pression de l'hypocondre droit.

Il est sujet à des troubles digestifs plus marqués qu'au début, à des crises de vomissements et de diarrhée ; il maigrit, sa peau se sèche, et devient jaunâtre mais rarement ictérique.

La *fièvre*, déjà signalée par Wunderlich (1) a été retrouvée par Gerhardt (2) chez un certain nombre de malades.

L'attention attirée vers le foie, on pourra observer de l'*ascite* : fréquente, elle est l'un des signes les plus constants de la maladie, elle se développe lentement, mais de façon continue, et se reproduit très vite après la ponction; elle peut par son abondance, masquer les *modifications de forme du foie.*

Le foie est en effet en général *augmenté de volume* ; il dépasse les fausses côtes et peut descendre jusqu'à l'ombilic ; au contraire, aux phases ultimes de la maladie, il est souvent rétréci, diminué de volume. Son hypertrophie est *irrégulière*, portant sur un lobe, alors qu'elle laisse l'autre indemne ; la tumeur donne une sensation particulière de saillies et de dépressions, de mamelons alternant avec des cavités ; le bord libre est épaissi et irrégulier, creusé d'encoches profondes.

Les saillies sont dures, parfois presque ligneuses, et cette dureté rappelle celle du cancer.

La rate est aussi augmentée de volume et de consistance.

L'hépatite, arrivée à ce degré, mène presque toujours à la mort, mais sa marche est très lente.

Le PRONOSTIC est donc grave, mais il varie suivant les diverses formes cliniques, parmi lesquelles on peut considérer avec Gerhardt :

Le ***gros foie syphilitique***, forme qui apparaît aux phases tardives de la syphilis, dans laquelle l'hypertrophie considérable du foie s'accompagne souvent de phénomènes fonctionnels peu prononcés et dont le pronostic est en somme favorable, les lésions rétrocédant en général à la suite d'un traitement énergique

(1) WUNDERLICH, De la température dans les maladies, Leipzig, 1870.
(2) GERHARDT, *loc. cit.*

et disparaissant sous l'influence du mercure et de l'iodure, sans laisser même d'altérations scléreuses.

La ***forme pseudo-cancéreuse***, avec foie gros, mamelonné, dur hypertrophié, splénique, est plus rebelle que la précédente au traitement spécifique, et souvent on n'obtient d'amélioration qu'après une médication énergique et prolongée (Gerhardt).

Les ***formes hypertrophiques*** ou ***atrophiques***; le ***foie lobé*** avec échancrures profondes, lobes adhérents et mobiles, s'accompagnant de troubles graves de la nutrition, d'ascite; cette forme résiste fortement au traitement et son pronostic est très sévère.

La ***cirrhose syphilitique*** rappelle la cirrhose de Laennec, mais est d'un pronostic moins sombre, car le traitement mercuriel semble assez bien agir sur cette forme.

Signaler ces formes diverses, c'est montrer en même temps quelles sont les difficultés du DIAGNOSTIC, et combien il peut être délicat de conclure à une syphilis hépatique plutôt qu'à une cirrhose alcoolique, ou tuberculeuse, paludéenne, etc., plutôt surtout qu'à un cancer du foie. C'est surtout dans ce dernier cas que l'hésitation est fréquente, et, bien souvent, il faudra faire un traitement d'essai pour être fixé sur la nature de l'hépatite.

Bien entendu, il faudra fouiller avec le plus grand soin les anamnestiques du malade, rechercher d'autres lésions spécifiques du larynx, de la langue, du derme, du rein, etc., en même temps qu'on s'enquerra de toutes les autres causes susceptibles de donner naissance à une affection hépatique : tuberculose, paludisme, alcoolisme surtout.

Donc, si l'on se croit autorisé à conclure à une syphilis du foie, l'on instituera un TRAITEMENT SPÉCIFIQUE; ce traitement, nous l'avons vu, agit bien dans certaines formes de syphilis hépatique : gros foie syphilitique, cirrhose, moins heureusement dans d'autres. Dans tous les cas, il faut savoir le prolonger assez longtemps.

En effet, la guérison « semble se faire ici en deux temps (1) »; comme premier résultat immédiatement appréciable, on constate que le foie diminue de volume, que l'ascite cesse de se reproduire ; en même temps les forces, l'appétit, l'embonpoint reviennent, le malade se croît guéri : toutefois, l'intégrité fonctionnelle de la

(1) CHAUFFARD, *loc. cit.*

cellule hépatique ne se récupère que tardivement, après un *traitement longtemps prolongé*, et, chez ces soi-disant guéris, on peut encore constater l'existence de l'urobilinurie, de la glycosurie alimentaire.

Il faut donc persévérer dans le traitement spécifique, ne le cesser, après des intervalles de repos, que quand le foie a recouvré toute son intégrité fonctionnelle; alors la guérison est acquise. *Être intensif et prolongé*, telles sont les conditions que doit remplir, comme d'ailleurs dans toutes les modalités de la vérole, le traitement de la syphilis hépatique.

Le ***traitement général*** devra être mis en œuvre dans tous les cas de syphilose du foie, confirmée, ou seulement soupçonnée, et dans ce dernier cas à titre d'épreuve thérapeutique.

Ce traitement sera le **traitement iodo-mercuriel**; en effet, le traitement ioduré seul, indiqué dans quelques rares cas d'intolérance absolue à l'égard des préparations hydrargyriques, et qui peut à la rigueur suffire dans quelques cas légers, fait toujours perdre un temps précieux, et même s'il amène une amélioration plus ou moins notable, ne met pas à l'abri de rechutes souvent graves.

L'iodure ne sera donc administré en général que parallèlement au mercure ; on pourra le donner par la voie buccale, ou rectale; par le rectum, il est en effet rapidement emporté au foie par les branches de la veine porte.

C'est encore à l'iodure que l'on aurait recours dans les cas où un état général particulièrement mauvais fait hésiter entre le diagnostic de cancer et celui de syphilis, et où l'on redoute l'emploi du mercure.

Dans tous les cas, on le prescrit à doses élevées, de 5 à 8 grammes par jour; mais, encore une fois, en dehors de cas exceptionnels, on devra s'adresser au mercure, que l'on emploiera avec énergie.

Il faudra d'ailleurs proscrire la voie buccale ; en effet, le mercure n'est pas, comme nous l'avons vu, sans influence sur le foie, et il sera prudent de ne pas lui faire traverser la glande dès le premier moment de son absorption, ainsi que cela arrive à la suite d'ingestions de mercure, ce médicament étant immédiatement porté au foie par les branches de la veine porte.

On pourra donc de préférence avoir recours aux **injections solubles** ou **insolubles**, ou mieux aux **frictions mercurielles**, qui paraissent, dans ce cas particulier, rendre les plus grands services.

Le traitement, comme nous l'avons indiqué, devra être continué jusque et même après la disparition des accidents.

Il sera bon de le répéter l'année qui suivra, en en abrégeant d'ailleurs la durée.

Mais il ne faudra pas, sous prétexte d'un mauvais état général, s'attarder à des médications préparatoires et tonifiantes, qui ne sauraient que faire perdre un temps précieux. Il faudra s'inspirer de ces deux notions : que, en matière de syphilis, il n'est de meilleur tonique que le mercure, et que, d'autre part, l'influence du traitement dépend ici plus que jamais de sa précocité.

Il ne saurait naturellement, dans l'affection qui nous occupe, guère être question du ***traitement local***; cependant on pourra appliquer sur la région hépatique un carré d'emplâtre de Vigo, ou y pratiquer des frictions avec 2 ou 3 grammes d'onguent double.

Telles sont les indications générales du traitement de la syphilis hépatique. Mais il est, comme nous l'avons vu, un certain nombre d'accidents ou symptômes de l'affection qui peuvent nécessiter un ***traitement spécial.***

L'**ascite** est parmi les plus gênants de ces accidents ; nous avons vu qu'elle se reproduit très vite après la ponction ; aussi ne faudra-t-il avoir recours à ce moyen que dans les cas où l'épanchement devient par sa quantité très gênant ou dangereux.

En général, pendant le traitement spécifique, on ne s'occupera de l'ascite que pour voir si elle augmente ou rétrograde, et elle deviendra ainsi un indice de l'influence plus ou moins heureuse du traitement.

Cependant on pourra, si l'état général le permet, favoriser par des sudations énergiques, jointes aux diurétiques, l'évacuation de l'épanchement péritonéal.

Ce seront en général des moyens assez efficaces et au moins inoffensifs; on n'en pourrait pas dire autant des drastiques, toujours peu recommandables.

Pour provoquer la sudation, Gerhardt recommande des bains de sable chaud à la température de plus de 50° ; il dit en avoir obtenu de bons effets et avoir vu, grâce à elle, disparaître les dernières traces d'ascites rebelles.

Ces bains chauds seraient aussi utiles contre certaines complications rénales.

On a tenté d'utiliser contre l'ascite le calomel, qui a en même temps une action si nettement antisyphilitique ; mais l'emploi de ce sel est dangereux pour le foie ; de plus, il peut provoquer des hémorragies intestinales abondantes, parfois même mortelles ; enfin des améliorations qu'il semble avoir déterminées parfois n'étaient que passagères; aussi, pour ces diverses raisons, convient-on d'abandonner ce médicament.

Contre les hémorragies intestinales, on dirigera les moyens ordinaires : glace (*intus et extra*), ergotine, adrénaline, etc.

La diarrhée sera combattue au moyen des astringents et des opiacés.

Enfin **on évitera toutes les causes d'irritation hépatique**, et, tout en prescrivant un régime tonique, fortifiant, en favorisant les fonctions cutanées par les douches et le massage, on écartera de l'alimentation toutes les substances qui pourraient léser le foie en le traversant.

C'est ainsi que l'on doit proscrire de l'alimentation : l'alcool sous toutes ses formes, les mets épicés, les viandes faisandées, les poissons, les fromages forts ; on prescrira aussi une rigoureuse hygiène alimentaire, une mastication lente et soigneuse, une alimentation peu abondante et autant que possible végétarienne; on évitera ainsi la dyspepsie toujours si fâcheuse dans les affections hépatiques et les causes d'irritation qui, partant de l'estomac, peuvent aller léser le foie.

Dans les cas graves, on pourra prescrire le régime lacté, le lait agissant comme diurétique, en même temps qu'il constitue un aliment inoffensif et reposant.

3° Syphilis hépatique héréditaire.

La syphilis du foie se rencontre beaucoup plus fréquemment au cours de l'hérédo-syphilis qu'à la suite de la syphilis acquise ; elle peut apparaître d'ailleurs à des époques variables ; on peut l'observer avant la naissance ; chez le nouveau-né, elle forme l'une des localisations les plus fréquentes de l'infection héréditaire ; elle peut être alors congénitale et entraîner une mort rapide ou n'apparaître que dans un délai de un à trois mois après la naissance.

Dans ces cas, assez rares à la vérité, la syphilis hépatique peut être l'expression d'une syphilis héréditaire tardive, et son maximum de fréquence se produit, d'après les statistiques du professeur Fournier (1), entre onze et vingt ans.

Les lésions anatomiques sont à peu près identiques dans tous les cas, mais leurs conséquences cliniques sont bien différentes et doivent être envisagées aux différentes époques.

Pendant la vie intra-utérine, la syphilis hépatique détermine une gêne profonde dans la circulation veineuse du foie ; il en résulte, par l'augmentation de pression dans la veine ombilicale, une exsudation de liquide, une augmentation de volume de l'amnios et la production d'hydramnios.

Cet *hydramnios*, gênant et parfois dangereux pour la mère, par la dyspnée, les vomissements, la douleur, les compressions uretérales suivies d'urémie qu'il peut déterminer, devient aussi une cause d'accouchement prématuré et de dystocie amenant des présentations vicieuses, des procidences, de l'inertie utérine. D'ailleurs, dans 23 p. 100 des cas, d'après Bar, le fœtus meurt du fait de sa syphilis viscérale.

Chez le nouveau-né, on observe les stigmates divers de l'hérédo-syphilis : facies vieillot et cachectique, amaigrissement, pemphigus, coryza, déformations osseuses, si bien que les lésions du foie passent au second plan.

Aussi faut-il souvent rechercher avec soin les signes divers de la syphilis hépatique.

L'*ictère* est rare, comme dans la syphilis acquise d'ailleurs, et fait plutôt place à une teinte sale, bistrée, de la face et des téguments. L'*ascite* est rare aussi et en général peu abondante.

Au contraire, les *troubles digestifs* sont constants et très marqués, consistant en inappétence, en vomissements, en diarrhée. On conçoit que, dans ces conditions, l'enfant dont la santé est déjà bien ébranlée ne puisse augmenter et aille au contraire le plus souvent vers une cachexie plus ou moins prononcée, et presque toujours vers une terminaison fatale.

Si l'on examine le ventre, on trouve un *foie gros*, mais, à l'in-

(1) Fournier, La syphilis héréditaire tardive.

verse de celui du syphilitique adulte, *uniformément hypertrophié*, énorme parfois et pouvant descendre jusqu'à la crête iliaque. Son bord tranchant est lisse, très dur; la palpation en est douloureuse et fait crier le petit malade.

La rate est grosse aussi, douloureuse, lisse, régulière ; l'hypertrophie des deux organes détermine une augmentation de volume de l'abdomen, que l'on est porté à attribuer à l'ascite; mais un examen attentif montre l'absence ordinaire de liquide.

La gêne de la circulation porte se traduit par le développement d'un réseau veineux sous-cutané, surtout développé au niveau de l'hypocondre droit.

A côté de la forme commune que nous venons de décrire, M. Chauffard (1) a signalé une forme spéciale de la syphilis héréditaire, la *forme spléno-hépatique* ; « pendant le premier mois, dit-il, bonne santé apparente, mais augmentation très faible de poids ; puis le ventre se ballonne, devient douloureux; le foie et la rate s'hypertrophient, s'indurent, alors que seulement quelques papules cuivrées, quelques fissures commissurales des lèvres attestent sur les téguments l'infection syphilitique, puis disparaissent bientôt, tandis que les lésions viscérales continuent à évoluer, pour céder après trois mois de traitement ininterrompu, alors que l'enfant avait absorbé en frictions la quantité énorme de près de 300 grammes d'onguent mercuriel ».

Cette forme serait moins grave que la précédente, puisqu'un traitement intensif pourrait amener la guérison.

Quant à la *syphilis héréditaire tardive*, elle est assez peu fréquente; elle s'observe surtout, comme nous l'avons dit déjà, entre onze et vingt ans ; elle peut se montrer suivant les modalités signalées dans la syphilis acquise, mais plus fréquemment sous la *forme scléreuse*.

Ce qui fait la gravité de cette manifestation, c'est que, souvent méconnue, elle n'est pas traitée, alors qu'au contraire un traitement précoce et intensif peut la guérir. « Il y a donc, dit le professeur Fournier (2), un grand intérêt pratique, dans tous les cas où des accidents hépatiques viennent à se produire chez un enfant,

(1) Chauffard, Syphilis héréditaire à forme spléno-hépatique. *Semaine médicale*, 1er juillet 1901.

(2) Fournier, *loc. cit.*

un adolescent, voire un adulte, à rechercher la syphilis dans les antécédents du malade, comme origine possible, de la lésion hépatique, et à la rechercher non pas seulement dans les antécédents personnels dudit malade, mais jusque chez ses ascendants. »

Nous ne reviendrons pas sur les conditions du traitement de la syphilis héréditaire hépatique : **traitement prolongé et intensif des parents avant la conception, de la mère pendant la grossesse, de l'enfant après la naissance**, telles en sont les indications, que l'on trouvera longuement développées au chapitre du traitement de l'hérédo-syphilis.

CHAPITRE VIII

SYPHILIS RÉNALE

« La toxine syphilitique est un terrible poison pour le filtre rénal ; elle exerce sur le rein une action délétère et parfois meurtrière (1) », et cela à la période secondaire aussi bien qu'à la période tertiaire de la maladie; c'est là une notion courante de nos jours, et, depuis que l'attention a été attirée sur ces faits, les observations se sont faites de plus en plus nombreuses et ont montré la fréquence relative des atteintes du rein au cours de la syphilis. Et pourtant la connaissance de la syphilis rénale est relativement récente; c'est en 1840 seulement que Rayer, le premier, attribue, « *au moins en grande partie*, le développement de la maladie des reins à la cachexie vénérienne ». Avant lui, vers le commencement du XIXe siècle, Wells, Blackall et Gregory avaient observé l'albuminurie chez les syphilitiques, mais ils l'attribuaient à l'action du mercure, théorie reprise d'ailleurs plus tard par Güntz.

Mais Rayer ne connaissait encore que la syphilis tertiaire, peut-être sous sa forme de dégénérescence amyloïde. A sa suite, Virchow, Lancereaux, Cornil, E. Wagner, etc., décrivirent d'autres formes de syphilis rénale, le gros rein blanc, le petit rein rouge, les gommes du rein et approfondirent la connaissance de la syphilis rénale tertiaire.

Mais la connaissance des *néphrites secondaires* d'origine syphilitique est plus récente. C'est là d'ailleurs un fait commun dans l'histoire de la syphilis, et nous retrouvons l'erreur ancienne qui ne faisant voir dans la syphilis secondaire que des lésions superficielles, « à fleur de peau », lui refusait des lésions viscérales qu'elle ne reconnaissait qu'à la période tertiaire.

C'est en 1867 que Perroud (de Lyon) fit pour la première fois mention de la néphrite secondaire; en 1869, Jaccoud et Mauriac

(1) Dieulafoy, Manuel de pathologie interne.

en signalent de nouveaux cas, et, depuis lors, de très nombreux travaux (Labadie-Lagrave, Drysdale, Bamberger, Lécorché et Talamon, Darier et Hudelo, etc., etc.) sont venus en montrer les caractères cliniques, tandis que les examens histologiques de Perroud, Cornil et Brault, Darier, etc., en révélaient les lésions anatomiques.

Enfin l'on doit aux observations anatomiques ou cliniques de Klebs, Virchow, Mollière, Negel et Potain, Hutchinson, Bartels, la connaissance des lésions rénales au cours de l'hérédo-syphilis récente, à celles de Coupland, Mahomed, Ewart et Moore, Hutchinson, Fournier (1), la notion de l'hérédo-syphilis tardive à détermination rénale.

Nombreuses sont les formes sous lesquelles peut se manifester la syphilis rénale, depuis l'albuminurie transitoire de la période secondaire jusqu'aux néphrites diffuses à marche aiguë ou subaiguë, aux gommes, à la dégénérescence amyloïde.

« En réalité, il semble que la toxine syphilitique se comporte différemment suivant qu'elle attaque le rein à une époque voisine ou éloignée de l'infection.

« **L'infection rénale précoce** (2), qui attaque les reins dès les premiers mois de la syphilis, détermine une *néphrite* au vrai sens du mot ; les deux reins sont atteints comme ils le sont dans toutes les néphrites infectieuses aiguës, dans la néphrite scarlatineuse par exemple, et cette néphrite syphilitique précoce se traduit tantôt par des accidents légers ou de moyenne intensité, tantôt par des accidents urémiques terribles et mortels. Au contraire, l'**infection rénale tardive** se traduit plutôt que par des lésions de néphrite vraie, par des lésions chroniques, scléreuses, gommeuses, amyloïdes, qui se cantonnent plus volontiers à un rein, ou à des parties limitées des reins ; aussi le tableau clinique et les conséquences de la lésion sont-ils différents. »

L'examen anatomique montre bien cette dualité des lésions aux deux périodes de la syphilis. En effet, bien que l'on ait pu constater des lésions de sclérose prédominantes à la période secondaire, les autopsies de Brault, Darier, Étienne, ont montré en

(1) A. FOURNIER, La syphilis héréditaire tardive, Paris, 1886. *Congrès de dermatologie et syphiligraphie*, 1889.

(2) DIEULAFOY, *loc. cit.*

général des lésions de *néphrite parenchymateuse diffuse*, et cela d'autant plus que l'infection était plus récente, la sclérose s'observant plus volontiers à mesure que l'on se rapproche chronologiquement de la période tertiaire.

De même, on observe, macroscopiquement, aux premières périodes de l'infection, le *gros rein blanc*, auquel fait suite, à mesure que la syphilis devient plus ancienne, le *rein bigarré* et le *petit rein rouge contracté*. A la *période tertiaire*, on ne rencontre plus qu'exceptionnellement les formes aiguës ; ce que l'on observe plus fréquemment, ce sont des *néphrites chroniques* avec néoformation fibreuse, glomérulite fibreuse, endartérite oblitérante, etc.

Mais on trouve aussi des lésions beaucoup plus caractéristiques, les *gommes*, qui, coexistant souvent avec des lésions hépatiques et spléniques, peuvent occuper la substance corticale ou les pyramides, plus rarement ces deux parties à la fois. Grosses en général comme un pois ou une noisette et multiples, elles peuvent parfois suppurer.

L'*amylose* est fréquente aussi au cours de la syphilis tertiaire du rein; d'abord glomérulaire, puis artérielle, puis canaliculaire, elle devient très rarement épithéliale.

Dans la *syphilis héréditaire*, on a pu retrouver avec quelques variations les lésions diverses que nous avons signalées : fibrose périvasculaire, néphrite interstitielle avec artérite totale intense, dégénérescence granulo-graisseuse des épithéliums tubulaires, gommes, degénérescence amyloïde, etc.

Il est, nous l'avons dit, de nombreuses formes sous lesquelles se manifeste l'atteinte du rein au cours de la syphilis; cependant on peut les ramener à trois :

1° **Néphrite affectant une allure rapide et survenant au moment de la période secondaire**;

2° **Néphrite tardive en rapport avec la cachexie syphilitique, représentée, nous le savons, par la dégénérescence amyloïde;**

3° **Gommes du rein.**

A ces trois formes de lésions rénales, Négel (1) en a ajouté deux autres, relatives à l'hérédo-syphilis :

4° **Syphilis rénale du nouveau-né et de l'enfant;**

5° **Syphilis héréditaire tardive.**

(1) Négel, De la syphilis rénale, Paris, 1882.

A la ***période secondaire***, on rencontre donc des néphrites aiguës (1) ou subaiguës, qui rappellent trait pour trait la néphrite scarlatineuse. Ces néphrites, souvent précoces dans leur apparition, pouvant survenir dès le deuxième mois de l'infection, « au seuil même de la période secondaire » suivant l'expression du professeur Fournier, s'observent encore pendant tout le cours de la période secondaire.

Fébriles ou non, ces néphrites, dans leurs formes aiguës, s'accompagnent d'œdèmes multiples, d'anasarque, d'œdème pulmonaire, de dyspnée intense, de vomissements incoercibles, de diarrhée profuse, d'épistaxis ; l'oligurie est de règle, et, fait très important, l'urine contient une quantité énorme d'albumine ; les quantités de 10, 15, 25, 30 grammes par litre ne sont pas rares ; dans un cas observé par Fournier et Brouardel, il y avait jusqu'à 110 grammes d'albumine par jour ; Descouts (2) en a observé 100 grammes par *litre*. Le pronostic est, dans ces cas, extrêmement grave ; le professeur Fournier insiste sur « la rapidité singulière de l'évolution » et sur « l'échéance singulièrement précoce des accidents urémiques » souvent mortels.

Sur ces formes aiguës, le TRAITEMENT paraît n'avoir que peu ou pas d'action ; le mercure et l'iodure sont mal tolérés, mal éliminés par le rein, et l'on n'en obtient pas l'action heureuse qui accompagne leur administration dans certaines formes de *néphrites subaiguës*, qui, graves par leurs symptômes, analogues à ceux de la forme précédente, s'amendent cependant à la longue et « guérissent, en fin de compte, au bout de trois mois, six mois, ou un an, comme peut guérir la néphrite scarlatineuse, même quand elle a acquis une certaine intensité » (3).

Cependant, la guérison peut être traînante ou incomplète ; on peut retrouver un bruit de galop persistant, une albuminurie durable, qui peuvent être les indices d'un passage à l'état chronique.

On peut observer encore, à la période secondaire, des *syphilis latentes* révélées seulement par la recherche de l'albuminurie et des cylindres urinaires; ce serait, d'après Fürbringer, une albu-

(1) DELAMARE, Revue générale. *Gaz. des hôp.*, 12 mai 1900.
(2) DESCOUTS, De l'albuminurie survenue dans le cours des accidents secondaires de la syphilis, *Thèse de Paris*, 1878.
(3) DIEULAFOY, *loc. cit.*

minurie transitoire contemporaine de la roséole. Elle ne s'accompagne d'aucun signe fonctionnel, sauf parfois d'un léger degré de bouffissure des paupières, surtout perceptible le matin au réveil.

Ces formes latentes, peu graves par elles-mêmes, doivent cependant être surveillées et traitées avec soin; car, guérissant rarement du premier coup, elles reparaissent et récidivent parfois, sous des formes autrement graves.

C'est peut-être encore aux manifestations secondaires de la syphilis qu'il faut rapporter un certain nombre de faits d'*hémoglobinurie paroxystique*. En effet, quelques auteurs, et surtout Murri (1), ont noté chez des sujets atteints de cette affection la fréquence des antécédents syphilitiques et même la coexistence des accidents secondaires. Ils ont remarqué aussi, et le fait a une grande valeur, l'influence heureuse du traitement dans ce cas.

Bien entendu, la syphilis n'agirait pas ici en créant une lésion du rein, mais bien par son influence dyscrasique.

A la ***période tertiaire***, on peut encore observer des néphrites aiguës ou subaiguës, qui ne diffèrent en rien de celles de la période précédente.

La *néphrite chronique* se manifeste par ses signes habituels : petits signes du brightisme au début, puis plus tard pollakiurie, albuminurie légère, hypertension artérielle, bruit de galop ; elle a un pronostic grave et conduit lentement à la mort, presque toujours par urémie, à moins d'un traitement hâtif et énergique. L'*amylose* n'est pas plus caractéristique, et aucun symptôme particulier, en dehors des anamnestiques, ne permet d'affirmer son caractère spécifique.

Quant aux *gommes*, elles évoluent sans histoire clinique.

Les ***lésions hérédo-syphilitiques*** peuvent donner naissance aux diverses formes cliniques, que nous avons passées en revue, ce que pouvait faire prévoir l'examen anatomique, montrant des lésions si diverses. On peut observer ici encore des néphrites aiguës, subaiguës ou chroniques, des gommes ou de la dégénérescence amyloïde.

« Le seul cachet un peu spécial de la maladie lui vient des

(1) Murri, Emoglobinurie e sifilide. *Revista clinica di Bologna*, 1885.

lésions hépato-spléniques concomitantes, des lésions ostéopériostiques ou muqueuses, des stigmates dystrophiques de l'hérédo-syphilis (voûte palatine ogivale, altérations dentaires, dent d'Hutchinson, malformations de l'oreille, etc.) » (1).

On conçoit qu'en présence de symptômes aussi vagues que ceux de ces dernières formes de syphilis rénale leur diagnostic puisse présenter de réelles difficultés ; bien souvent, en effet, elles passent inaperçues, et ce n'est que par un examen des urines répété à plusieurs reprises que l'on pourra les dépister. Mais alors une autre difficulté se présentera, celle de reconnaître la nature syphilitique des accidents en cours ; on ne pourra trouver de probabilités que dans les anamnestiques et dans une recherche soigneuse d'accidents syphilitiques concomitants.

Mais encore, **le fait d'une syphilis antérieure ne prouve pas la nature spécifique de la lésion rénale**, et, seule, l'*épreuve thérapeutique* sera capable, bien souvent, par l'amélioration qu'elle détermine, de prouver cette nature spécifique de la néphropathie.

La néphrite secondaire, plus aiguë, évoluant parfois à grand fracas, sera en général plus facile à reconnaître ; il existe toutefois encore des formes latentes qui ne seront découvertes que par un examen soigneux et quotidien de l'urine.

Dans les formes graves, la nature syphilitique sera souvent démontrée par la quantité énorme d'albumine contenue dans l'urine ; en dehors de ces cas, on se trouvera, pour établir le diagnostic étiologique, dans le même embarras que précédemment, et l'on pourra se demander encore si la syphilis est bien véritablement l'origine des troubles rénaux.

Cette PATHOGÉNIE de la syphilis rénale a été fort discutée ; on a émis à son sujet de nombreuses hypothèses, et il semble bien que chacune d'elles puisse s'appliquer dans un certain nombre de cas.

On a parlé de *coïncidence*, et Roberts a voulu démontrer la banalité de toutes les néphrites des syphilitiques secondaires ; il est certain que l'existence d'une néphrite antérieure à la syphilis peut souvent être prouvée ; mais on ne saurait songer à généraliser cette théorie, infirmée par des cas bien authentiques de néphrite syphilitique secondaire.

(1) DELAMARE, *loc. cit.*

De cette opinion on peut rapprocher celle de Wagner et Rosenstein, pour qui la néphrite serait due aux pyogènes habituels, qui trouveraient leur porte d'entrée dans l'angine de la période secondaire...

Plus intéressante est la théorie de Frerichs, qui fait de la néphrite des syphilitiques une *affection parasyphilitique*. Cette notion rend compte d'un certain nombre de formes, de l'amylose, de l'hémoglobinurie, de certaines néphrites enfin sur lesquelles le traitement mercuriel reste sans effet. Dans ces cas, la syphilis n'agirait que d'une façon médiate, par l'intermédiaire des lésions cutanées, celles-ci déterminant des perturbations de la fonction éliminatrice de la surface cutanée, en même temps que des portes ouvertes à l'infection banale.

Mais, dans le plus grand nombre des cas, ces diverses interprétations ne rendent pas compte des phénomènes, et l'on se trouve en présence de deux théories pathogéniques principales :

Nature mercurielle des accidents rénaux;

Nature syphilitique de ces mêmes accidents.

La *nature mercurielle* était, nous l'avons vu, la seule admise avant le travail de Rayer. Depuis, elle fut reprise par Güntz (1), qui voyait dans le mercure la cause exclusive des accidents rénaux survenant chez les syphilitiques. Plus récemment, Fürbringer (2), Lang (3) et Welander (4) ont établi, à côté des néphrites syphilitiques, l'existence d'une néphrite mercurielle aussi certaine que la stomatite et que l'entéro-colite, et d'ailleurs fort bénigne.

Il est évident que la néphrite mercurielle existe; elle est rare d'ailleurs, car on ne la retrouve pas chez les intoxiqués professionnels ; mais on en a des cas évidents, par exemple les deux cas cités par Chauffard (5), consécutifs à des empoisonnements par le sublimé, et terminés l'un par la mort, l'autre par guérison. Ce qu'il y eut de remarquable dans ces deux cas, c'est une *anurie* durant cinq jours, suivie du retour progressif de la diurèse; l'urine recueillie les jours suivants contenait de *très faibles quan-*

(1) GUNTZ, Memorabilien, 1885, Heft 5.

(2) FÜRBRINGER, Albuminurie mercurielle et syphilis, IVe *Congrès de médecine interne*, Wiesbaden, 1885.

(3) LANG, *Centralblatt. f. d. Gesammte Therapie*, 1892.

(4) WELANDER, *Archiv. f. Dermat. u. syphilig.*, 94, t. XXXI, fasc. 3.

(5) CHAUFFARD, Intoxication mortelle par le sublimé. *Bull. méd.*, 8 février, 1899. ID., La néphrite par le sublimé. *Semaine médicale*, 11 janvier, 1905.

tités d'albumine; il n'y avait ni œdèmes, ni hémorragies, aucun symptôme de grande ou de petite urémie.

On voit combien un tel tableau est différent de celui de la néphrite syphilitique.

D'ailleurs, on a reconnu des cas où la néphrite s'était montrée chez des syphilitiques non traités, et, fait bien plus significatif encore, on a vu fréquemment ces néphrites céder avec une rapidité surprenante au traitement mercuriel.

Si donc nous pouvons admettre que les pathogénies diverses que nous avons citées peuvent rendre compte d'un certain nombre de cas, il n'en reste pas moins établi que les accidents rénaux apparaissant chez les syphilitiques relèvent, dans la majorité des cas, de la syphilis même.

L'on conçoit toutes les conséquences pratiques qu'il est possible de tirer d'une telle notion.

Banale ou *mercurielle*, la néphrite ne pourrait en rien être améliorée et serait au contraire aggravée par la mercurialisation; *spécifique* au contraire, elle devient justiciable du mercure; l'on peut *a priori* admettre que celui-ci aura sur le rein les effets merveilleux qu'il détermine au cours de toutes les lésions de nature syphilitique, et l'on est conduit à traiter les malades d'après les préceptes du traitement antisyphilitique.

D'ailleurs, si la syphilis joue le rôle prépondérant dans les lésions rénales, il semble bien que son action nocive actuelle puisse être favorisée par l'existence de causes antérieures banales, telles que l'alcoolisme, le surmenage, les refroidissements, peut-être des atteintes antérieures du rein, néphrite des typhiques, des saturnins, etc.; on pourrait expliquer par la plus grande fréquence de ces causes morbides chez l'homme la fréquence plus grande aussi chez lui de la néphrite syphilitique.

Ces causes adjuvantes, qui déterminent ainsi la localisation de la vérole sur le rein, nous montrent une fois de plus combien doit être rigoureuse l'hygiène du syphilitique, avec quel soin il doit éviter les excès de toute sorte, le surmenage physique ou moral.

Il y a, en effet, chez le syphilitique, une véritable *fragilité du rein*, selon l'expression de M. Rénon (1), et cet auteur a pu

(1) Rénon, La fragilité du rein dans la syphilis. *Presse médicale*, 15 avril 1899.

observer plusieurs syphilitiques chez lesquels une néphrite aiguë a pu être déterminée par un refroidissement.

Ici, une question très importante se pose : quelle est sur cette « fragilité du rein » l'influence, bonne ou mauvaise, du traitement syphilitique antérieur ; en somme, peut-il être question d'un **traitement prophylactique** pour la néphrite syphilitique.

Or M. Rénon, dans l'article que nous avons cité, s'est attaché à déterminer l'influence d'un traitement mercuriel antérieur sur la fragilité rénale ; il est arrivé à cette conclusion que, pour la néphrite secondaire au moins, un tel traitement n'avait aucun effet, utile ou nuisible, car, sur 260 observations, il a trouvé 13 cas de malades non traités et 13 autres qui avaient subi un traitement mercuriel.

Pour nous, nous avons vu des néphrites secondaires subaiguës, bien caractérisées, apparaître malgré un excellent traitement préventif, et l'on sait que nous n'accordons ce titre qu'à un traitement intensif et prolongé, et nous en avons conclu qu'**il n'y a pas de traitement abortif de la néphrite secondaire.** Le fait n'est d'ailleurs pas isolé, et il n'y a rien là qui doive nous surprendre ; la néphrite secondaire n'est qu'une des multiples manifestations si tenaces et si récidivantes de la période secondaire. Elle survient à cette période où l'infection, jeune encore, oppose au traitement préventif une résistance désespérante, et l'on ne doit pas s'étonner de voir le traitement prophylactique impuissant à prévenir une néphrite, puisque l'on est à même si souvent de constater son impuissance en présence de syphilides diverses, des plaques muqueuses surtout, qui, malgré le traitement préventif le mieux conduit, se montrent et se reproduisent avec ténacité.

Il y a à nos yeux une période de début pendant laquelle le traitement mercuriel, bien que curatif, n'a qu'une action préventive faible ou nulle. Cette action préventive ne peut être espérée que contre les accidents éloignés de la maladie à la suite d'une administration prolongée du médicament ; quant à ceux du début, ils sont presque nécessaires, inéluctables pour ainsi dire.

Quant aux cas de syphilis rénale tertiaire, il est plus difficile de démontrer sur elle l'effet d'un traitement antérieur ; en effet, chez la plupart des malades observés, il y a eu traitement antisyphilitique ; mais, dans la plupart des cas, ce traitement est trop peu prolongé pour que l'on puisse être autorisé à en tenir compte.

Que pourrait donner le traitement intensif au point de vue de la prophylaxie ? il est permis de penser, au moins par analogie, qu'il ne serait pas sans influence sur le développement de la syphilis tertiaire du rein; mais nous manquons à l'heure actuelle, vu la rareté des accidents de syphilis rénale (M. le professeur Fournier n'en a observé que 9 cas sur 3 429 syphilitiques), de données précises pour établir son action.

Mais l'on doit, d'après M. Rénon, étant données les analogies de la néphrite syphilitique et de celle des scarlatineux, se comporter comme à l'égard de cette dernière. Aussi pourrait-on, à part les recommandations d'hygiène, faire suivre au malade le *régime lacté* pendant deux mois, trois mois et plus, comme traitement préventif. « Je me demande même, écrit le professeur Dieulafoy (1), si, au point de vue prophylactique, le régime lacté ne devrait pas être ordonné pendant quelques mois à tout individu qui vient d'avoir un chancre syphilitique. Quand on voit avec quelle intensité, avec quelle rapidité les épithéliums du rein sont frappés par la toxine syphilitique, on peut se demander si les reins ne bénéficieraient pas d'un régime préventif qui les placerait dans les meilleures conditions pour résister au poison. »

Cependant le régime lacté peut ne pas être sans inconvénient, à cause de l'anémie due à la syphilis, et M. Audry (de Toulouse) le repousse, ne l'instituant que dans la néphrite confirmée, et encore seulement en cas de menaces d'urémie. D'après MM. Baker et Alquier (2), on serait en droit d'instituer plutôt un régime déchloruré, analogue à celui qui a été expérimenté par MM. Achard, Widal, Vaquez (pommes de terre ou pain déchloruré, viande crue, sucre, beurre, lait, eau ou tisanes).

Quelle conduite devra-t-on tenir en face des accidents constitués? La question est double : il y a en effet lieu d'instituer un régime, puis de songer au traitement proprement dit.

Pour le *régime*, nous ne pouvons que répéter ce que nous avons dit du régime prophylactique ; tout au plus pourra-t-on se montrer ici plus sévère et imposer le régime lacté, mais en veillant sur l'état général et en stimulant l'organisme. D'ailleurs le régime

(1) Dieulafoy, Clinique de l'Hôtel-Dieu, 1898, p. 286 et 288.

(2) Baker et Alquier, Contribution à l'étude de la néphrite diffuse aiguë ou subaiguë de la période secondaire de la syphilis. *Gaz des hôp.*, 1904, n° 1.

lacté, à l'inverse de ce que l'on serait tenté de croire, ne donne pas toujours les résultats heureux que l'on pourrait en attendre et peut même n'être pas supporté. Dans un cas rapporté par Vivès (1) concernant un homme de cinquante-huit ans, qui, huit mois après le chancre, fut pris d'une néphrite intense, le régime lacté était fort mal toléré ; le malade fut mis à un régime mixte, composé de 1l,5 de lait, de potages, d'œufs, de viandes blanches, en même temps qu'on prescrivait un traitement spécifique. Le second régime fut beaucoup mieux supporté et l'état général alla en s'améliorant.

On pourra donc « tâter le terrain » pour instituer un régime, et, si le lait est mal toléré, instituer soit un régime déchloruré, soit un régime de convalescent analogue à celui que nous venons de citer ou mieux encore un régime végétarien composé de légumes, de pâtes et de fruits.

Quant à la question du traitement proprement dit, elle a été fort discutée. **La grosse question en effet est celle-ci : faut-il donner du mercure?** Nous avons vu déjà que les antimercurialistes accusent le mercure de créer les lésions rénales au cours de la syphilis, « et pour certains, comme Güntz et Welander, les malades qui, au cours de leur roséole, se présentent avec de l'anasarque, de l'albuminurie et des accidents urémiques quelquefois mortels, sont porteurs d'une néphrite mercurielle et non syphilitique (2) ». Mais cette opinion n'est pas acceptée par la majorité des auteurs ; ceux mêmes qui, comme Fürbringer (3), admettent la fréquence de la néphrite mercurielle, déclarent cependant que l'albuminurie due au traitement mercuriel est moins fréquente et moins grave que celle des syphilitiques non traités, et surtout, fait beaucoup plus important encore au point de vue pratique, *qu'elle ne contre-indique pas l'administration du traitement usuel de la syphilis.*

C'est là, d'ailleurs, l'opinion de la plupart des médecins français, de Mauriac, de Dieulafoy, de Fournier, qui n'hésitent pas, en face d'une néphrite syphilitique, à instituer le traitement spécifique.

(1) Vivès, Contribution à l'étude des néphrites graves de la période secondaire de la syphilis, Toulouse, 1900.

(2) Josserand, La néphrite syphilitique de la période secondaire. *Revue internationale de médecine et de chirurgie.*

(3) Fürbringer, *loc cit.*

Il faut d'ailleurs scinder la question pour pouvoir établir un traitement rationnel.

Il est évident que le même traitement ne saurait convenir aux néphrites syphilitiques de la période secondaire, néphrites d'origine toxique dues à l'élimination rapide du virus syphilitique et aux lésions rénales tertiaires, sclérose, gommes, artérites rénales, dégénérescence amyloïde.

A la première de ces formes, comme aux néphrites de l'hérédo-syphilis précoce, convient surtout le mercure; contre les néphropathies tertiaires et les lésions hérédo-syphilitiques tardives, on luttera à l'aide de l'iodure. Mauriac considère même que, pour ces dernières, l'emploi du mercure est non seulement inutile, mais nuisible.

Dans toutes les autres circonstances enfin, on prescrira **le traitement mixte**, l'iodure favorisant l'élimination du mercure.

Quels résultats vont nous donner ces méthodes de traitement?

Il faut encore ici distinguer entre les diverses périodes. Lorsqu'il s'agit de **néphropathies tertiaires**, du *syphilo-brightisme*, on n'obtient souvent que des résultats médiocres ou nuls. C'est qu'en effet, dans ce cas, les lésions, même spécifiques au début, sont arrivées à un stade parasyphilitique, au même titre que celles du tabès ou de la paralysie générale par exemple, et leur caractère même interdit tout espoir thérapeutique.

Comment pourrait-on espérer, en effet, voir reprendre ses fonctions à un rein ratatiné par la sclérose ou détruit presque entièrement par la dégénérescence amyloïde?

Dans de pareils cas, il faut savoir s'abstenir, et, après un traitement d'épreuve rapide, ne pas persister à mercurialiser un sujet anasarqué et albuminurique, sous prétexte que l'on retrouve la syphilis dans ses antécédents.

Tout autre est le cas au cours des **néphrites syphilitiques secondaires.** C'est dans ces faits que le mercure donne de merveilleux résultats, que l'on peut voir des néphrites à grand fracas, avec anasarque, forte albuminurie, etc., rétrocéder très rapidement sous l'influence du traitement spécifique.

Cependant, ici encore, on peut se demander quelle action peut avoir le mercure sur des lésions dégénératives aussi prononcées que celles des néphrites intenses de la période secondaire? Les cas qui guérissent ne sont-ils pas ceux-là seulement dans lesquels le rein est peu touché; les sujets dont les reins présentent des lésions très prononcées ne sont-ils pas au contraire voués à une mort certaine ?

C'est qu'en effet le traitement spécifique, si souvent efficace, peut échouer aussi. MM. Chauffard et Gouraud (1) ont publié un de ces insuccès et le professeur Fournier déclare qu'il a vu dans sa pratique des cas, même précocement traités, où il n'y a rien à faire, et où les accidents urémiques se déroulent avec une ténacité et une rapidité déconcertantes. Aussi considère-t-il la néphrite comme une des complications les plus graves de la période secondaire, puisqu'elle peut résister complètement au traitement spécifique.

Quelle est la cause de ces cas si graves ? Faut-il y voir, comme se le demande M. Chauffard, une atteinte profonde du rein, faut-il incriminer la malignité particulière du virus syphilitique, ou une institution trop tardive du traitement, une insuffisance du traitement des premiers accidents, comme le pense Rutten ? Ce sont là autant d'hypothèses plausibles, mais auxquelles l'état de nos connaissances ne nous permet pas d'apporter une réponse satisfaisante. Mais il n'en reste pas moins évident que le traitement spécifique agit dans la plupart des cas, et il ne faut pas hésiter à le mettre en œuvre.

M. Fournier estime que le traitement doit être mixte, et il associe l'iodure au mercure, sans pouvoir dire, à propos de ce dernier, si l'on doit donner la préférence aux pilules, aux injections solubles ou aux frictions.

Pour nous, **nous prescrirons sans hésiter le mercure,** mais en nous rappelant que son élimination par des reins atteints de néphrite est fort défectueuse, et que, dans ces conditions, on arrive vite à l'intoxication, et en particulier à la stomatite. Pour cette raison, on devra, suivant les conseils de M. Chauffard, « tâter le terrain » et commencer par de faibles doses, en veillant avec soin à l'hygiène buccale. Cependant, « il importe que cette prudence ne dégénère pas en timidité, car lorsque le cas est très grave, le salut du malade est souvent au prix d'une intervention intensive du traitement spécifique (2) ». Nous avons nous-mêmes à plusieurs reprises, apprécié la valeur de ce conseil.

(1) CHAUFFARD et GOURAUD, *Presse médicale*, 1902.

(2) DELAMARE, *loc. cit.*

Il est d'ailleurs un fait que nous avons souvent remarqué, c'est qu'**au cours des néphrites subaiguës, le traitement mercuriel est généralement très bien supporté** ; l'administration du mercure est beaucoup plus facilement tolérée chez le néphritique d'origine syphilitique qu'elle ne le serait, à doses égales, si l'on venait, par erreur, à prescrire une préparation hydrargyrique, au cours d'une néphrite banale, scarlatineuse par exemple ou *a frigore*. Le rein syphilitique tolère admirablement le mercure ; et comme nous l'avons vu déjà, ce fait même peut devenir un élément de diagnostic et de certitude, au cours d'une néphrite d'étiologie douteuse.

Mais il faut bien savoir aussi que **cette tolérance ne dure pas indéfiniment ; la répétition de petites doses, administrées sans discontinuité entraîne seulement une fatigue, une intoxication de l'organisme ; ces petites doses n'ont aucun rôle curateur sur la néphrite** ; au contraire, elles provoquent des accidents d'autant plus graves, que le filtre rénal, nullement modifié par un traitement, devient de plus imperméable. La néphrite, curable au début alors que les lésions, jeunes encore, n'avaient pas désorganisé le rein, suit son évolution et devient peu à peu inaccessible au traitement le plus énergique.

Il faudra donc, d'*emblée*, et tout en « tâtant le terrain » comme le veut M. Chauffard, **instituer un traitement, sinon très intensif, au moins suffisant**. Mais, en aucun cas, on ne devra laisser le malade livré à ses propres ressources ; on n'aura recours qu'à un traitement permettant une surveillance quotidienne et rigoureuse du malade, et ne risquant pas de provoquer dans l'organisme une accumulation exagérée de mercure.

Ces deux indications sont remplies par les frictions et surtout par les injections solubles. Les frictions peuvent donner de bons résultats, mais nous avons déjà à plusieurs reprises insisté sur leurs inconvénients, sur leur dosage difficile, sur l'incertitude de leur action, les accidents d'intoxication, et surtout le ptyalisme qu'elles peuvent amener brusquement.

Nous nous adresserons donc de préférence aux injections solubles, aux préparations de biiodure ou de benzoate de mercure, à une dose quotidienne qui ne sera pas inférieure à 2 centigrammes.

Encore faudra-t-il prendre de grandes précautions, surveiller attentivement le malade, interrompre toutes les trois semaines environ le traitement, pendant une durée variable de huit à quinze jours, **pour ne le reprendre qu'après un examen répété de l'urine qui aura prouvé l'élimination totale du mercure en réserve dans l'organisme.**

Avec de telles précautions, on pourra être autorisé à augmenter les doses, à donner 3 centigrammes de sel, et l'on pourra ainsi voir s'atténuer progressivement les accidents de néphrite.

On obtiendra de cette façon, dans un assez grand nombre de cas, des résultats heureux ou au moins encourageants. Souvent on n'obtient que des succès partiels et, d'après Prendergast (1), on voit chez la plupart des malades une albuminurie persister, plus ou moins considérable, mais en général assez bien tolérée. Toutefois ces insuccès relatifs ne doivent pas décourager le médecin ni priver le malade d'un traitement qui le guérit quelquefois tout à fait, et presque toujours le sauve de l'urémie aiguë.

(1) PRENDERGAST, Syphilis brightique précoce. *Thèse de Paris*, 1892.

CHAPITRE IX

TRAITEMENT DE LA SYPHILIS NERVEUSE

Parmi les manifestations viscérales de la syphilis, les lésions du système nerveux central occupent de beaucoup le premier rang, comme fréquence et comme gravité.

Sur 3 429 cas d'accidents tertiaires, le professeur Fournier n'en a pas relevé moins de 1 085 intéressant le système nerveux sous diverses formes : syphilis cérébrale ou médullaire, monoplégies, paralysies plus ou moins étendues, etc.

Aussi croyons-nous devoir consacrer un chapitre important au traitement de la syphilis nerveuse.

Nous commencerons par le traitement de la syphilis cérébrale et de ses nombreuses modalités cliniques, pour aborder ensuite celui des myélites et des névrites syphilitiques.

Ceci nous amènera à parler, au point de vue de leur traitement, des accidents nerveux parasyphilitiques, et enfin nous aborderons, toujours au point de vue thérapeutique, l'étude d'autres accidents nerveux observés chez les syphilitiques, accidents d'ordre plutôt psychique, dont le type est constitué par la neurasthénie des syphilitiques.

***

SYPHILIS CÉRÉBRALE

L'anatomie pathologique nous apprend que les lésions d'origine syphilitique peuvent se rencontrer tantôt dans le cerveau lui-même, tantôt au niveau de ses enveloppes, et que ces lésions se présentent sous deux formes différentes principales, la forme inflammatoire et la forme dégénérative.

Nous passerons en revue la genèse histologique et l'évolution de ces deux formes ; cette étude nous aidera à comprendre les données de la clinique, et l'action que peut avoir sur les lésions la mise en œuvre d'un traitement.

A. ***Artérite.*** — C'est, on le sait, de la *vascularite*, et en particulier de l'*artérite* que procèdent les multiples formes caractérisant la syphilis cérébrale. Or, dans ce premier stade, uniquement vasculaire, la lésion des vaisseaux peut, à elle seule, amener des accidents d'une redoutable gravité. L'infiltration embryonnaire ou scléreuse des parois vasculaires prépare une oblitération bientôt suivie du *ramollissement* de tout le territoire dont dépend l'artère ; ou bien cette même infiltration détermine un *anévrysme* ou une *ulcération* du vaisseau atteint.

La dégénérescence des parois est heureusement lente et marquée par des symptômes qui peuvent la révéler, au moins de façon assez fréquente ; les commémoratifs et l'observation clinique aidant, on peut généralement prévoir l'atteinte du système vasculaire et conjurer le danger à l'aide d'un traitement énergique. Plus tard au contraire, et surtout s'il s'agit de gros vaisseaux, il devient impossible, quoi que l'on puisse faire, de remédier aux ramollissements plus ou moins étendus.

Les lésions syphilitiques des artères centrales, toutes terminales comme on le sait, et irriguant la capsule interne à ses différents étages, ont pour conséquence des **hémiplégies** dont le mode d'apparition est variable. Le plus souvent, des troubles prémonitoires précèdent l'attaque ; ce sont, entre autres : la céphalée, les vertiges, l'affaiblissement intellectuel, des troubles passagers de la vision ou de la parole, très souvent aussi la faiblesse progressive et l'engourdissement d'un membre, tous symptômes qui, chez un syphilitique, doivent commander la mise en œuvre immédiate des traitements intensifs.

Il faut encore signaler, au nombre des complications relevant directement de l'artérite, l'**anémie cérébrale**, qui n'est souvent que le premier stade du ramollissement ; les **hémorragies méningées et cérébrales,** cette dernière déjà fréquente à la période secondaire, et ayant alors pour siège de prédilection les ganglions centraux ; la **sclérose cérébrale diffuse** ou les **foyers circonscrits de sclérose.**

Quant aux *lésions syphilitiques des veines et des sinus*, elles peuvent occasionner de la congestion cérébrale, et, dans certains cas, l'augmentation de tension du liquide ventriculaire qu'elles déterminent peut jouer un grand rôle dans la production d'accès épileptiformes.

B. ***Lésions des méninges.*** — A côté des lésions d'ordre vasculaire que nous venons d'étudier, on observe très fréquemment l'atteinte des méninges, qui suit dans son évolution les différents stades habituels aux lésions syphilitiques : **à l'infiltration embryonnaire succèdent les gommes ou la sclérose.**

Le simple épaississement congestif et les granulations caractérisent le premier stade au cours duquel peuvent survenir des *hémorragies*.

Quant au deuxième stade, s'il comporte parfois la formation de gommes petites et peu nombreuses, il est plus souvent marqué par l'apparition simultanée des gommes et des foyers de sclérose donnant naissance alors à une **forme scléro-gommeuse.** Les **gommes** peuvent prendre rapidement un volume insolite et occasionner de ce fait les troubles multiples inhérents à la présence des tumeurs intracraniennes : attaques d'épilepsie jacksonnienne, paralysies oculaires et troubles sensoriels à apparition brusque, hallucinations de la vue, diminution de l'acuité visuelle, vertiges, vomissements cérébraux, etc., etc.

Quant à la **sclérose méningée,** elle peut être diffuse, donner lieu à une *pachyméningite* totale, mais toujours plus marquée à la base, entraînant des lésions vasculaires et nerveuses avec leurs multiples conséquences, toujours graves.

Il faut encore signaler les **méningites syphilitiques** proprement dites, méningites qui, localisées, diffèrent peu de la méningite gommeuse dont elles ne sont le plus souvent qu'un stade initial, mais qui, lorsqu'elles sont diffuses, peuvent présenter une marche identique à celle des autres méningites aiguës (1).

C. ***Lésions cérébrales.*** — Quant au processus anatomique de la *syphilis du cerveau* proprement dite, il comprend encore l'**encéphalite scléreuse** et l'**encéphalite gommeuse**, celle-ci pouvant d'ailleurs être diffuse, ou en plaques circonscrites ; on observe fréquemment aussi une combinaison des deux atteintes du parenchyme.

(1) Debove. Les méningites cérébro-spinales ; à propos d'un cas de méningite syphilitique (*Gaz. hebdomad.*, 15 sept. 1901, p. 877).

Ajoutons enfin, pour terminer, que « *tous les nerfs craniens* peuvent être lésés primitivement ou secondairement dans la syphilis, mais que ce sont les nerfs optiques et les nerfs moteurs oculaires qui sont de beaucoup le plus fréquemment frappés. Ces lésions des nerfs sont rarement isolées ; elles évoluent parallèlement à d'autres lésions cérébrales, et surtout à des lésions d'artérite » (1). Il en est de même de la *neuro-rétinite*.

Ce court exposé de la genèse anatomo-pathologique des lésions de la *syphilis cérébrale* ne nous semble pas déplacé dans un traité de thérapeutique. De cette façon, il nous sera plus aisé de comprendre l'influence du traitement sur certaines lésions, tandis que des lésions définitivement constituées, sclérose ou ramollissement, ne peuvent subir sous l'influence du mercure aucune modification heureuse. Enfin, cette étude anatomique fait plus aisément comprendre le rôle et la valeur du traitement préventif.

Les quelques petits signes de début que nous avons signalés à propos des artérites (point de départ constant) se retrouvent pour toutes les formes ; il faut savoir les reconnaître, car, traité à temps, le malade guérit. Au contraire, aux lésions constituées, devenues incurables, correspondent de nouveaux symptômes en présence desquels il est inutile de lutter.

Reconnaître la gravité des accidents en cours par les signes cliniques devient donc ici, plus que dans toute autre branche de la pathologie, d'une importance capitale.

Aux *périodes de début* appartiennent, comme nous venons de le dire, un certain nombre de SIGNES, à peu près constants, *avertisseurs*, pourrait-on dire, et communs à toutes les formes de syphilis cérébrale.

Parmi eux, il faut placer au premier rang la **céphalée**; profonde, intense, elle constitue, suivant l'expression du professeur Fournier, une *encéphalalgie*; les malades la comparent à la douleur que provoqueraient des coups de marteau, l'enfoncement de clous dans la tête... Parfois diffuse, elle peut être localisée à une partie plus ou moins étendue du cerveau, à tout un lobe par exemple ; plutôt nocturne, elle devient un obstacle absolu au sommeil, et entraîne, soit un degré de stupeur voisin de l'abru-

(1) MARCHAND, Rôle de la syphilis dans les maladies de l'encéphale.

tissement, soit un délire furieux, tenace, qui conduit bien souvent les malades au suicide.

On observe, à côté de la céphalée, une série de malaises d'ordre cérébral. Tout travail, toute attention deviennent impossibles ; le **caractère s'assombrit;** les **amnésies,** les **vertiges** sont fréquents ; les membres deviennent le siège de fourmillements et même de douleurs vives, spéciales, auxquelles le professeur Fournier donne le nom de **douleurs cérébrales des membres.** Ou bien encore, ceux-ci s'affaiblissent ; les jambes se dérobent, l'écriture devient imprécise. L'abattement, l'anémie, la pâleur et l'amaigrissement s'accusent ; on voit souvent survenir des vomissements sans efforts, sans nausées.

Plus caractéristiques encore sont les **troubles divers dans la sphère des nerfs craniens.** Les *paralysies* et les *parésies des muscles de l'œil* sont particulièrement fréquentes. Elles sont incomplètes, transitoires, parcellaires. Tout, au début, se réduit à un peu de strabisme, de chute de la paupière, d'inégalité pupillaire, de diplopie. La parésie du nerf facial est également assez fréquente. La névralgie du trijumeau est, elle aussi, très souvent syphilitique. C'est rarement la grande névralgie telle qu'elle existe dans le tic douloureux de la face ; ce sont des souffrances sourdes, une sensation de fourmillements, d'engourdissement. Parfois le malade a l'impression bizarre d'un masque, d'une toile d'araignée posée sur un côté de la figure. La névralgie présente très souvent l'exacerbation nocturne (1).

Il est inutile d'insister sur l'interprétation de ces différents symptômes au point de vue thérapeutique.

Plus rarement, le début est brusque ; ce peuvent être une *attaque épileptiforme ou apoplectiforme*, un ictus bientôt suivi d'hémiplégie, ou même le *coma*, installé d'emblée et constituant toute la scène. Dans ces cas, on ne pourra déterminer avec certitude ni la nature de la lésion, ni même son siège anatomique.

A la ***période d'état***, la prédominance marquée de certains signes a amené le professeur Fournier à ranger sous plusieurs formes les manifestations de la syphilis cérébrale : formes *céphalalgique*, *congestive*, *convulsive ou épileptique*, *aphasique*, *mentale ou para-*

(1) Plicque, La syphilis cérébrale et son traitement. *Revue médicale*, 25 octobre 1899.

lytique ; mais aucune de ces formes ne peut constituer un type pur, car les associations de symptômes pullulent.

De même la participation des méninges est le plus souvent connexe de celle du cerveau et réciproquement.

Seules, certaines méningites, plutôt circonscrites, fréquentes au niveau de la base, peuvent s'annoncer par des signes assez caractéristiques. C'est par exemple la précocité des paralysies des nerfs craniens, surtout des oculo-moteurs, paralysies de la totalité du nerf, à distinguer des paralysies *parcellaires* de la névrite syphilitique ou du tabes, et qui déterminent des troubles variés (strabisme, diplopie, inégalité pupillaire, ptosis, chémosis, etc.). Plus tard apparaissent des altérations du fond de l'œil, puis des perturbations des rythmes cardiaque et respiratoire.

Les méningites localisées peuvent encore intéresser certains points de la convexité, déterminant des céphalalgies intenses et localisées, en même temps que des phénomènes d'excitation générale, ou même locale, sous forme de convulsions, de contractures, suivies plus tard de paralysies monoplégiques ou hémiplégiques.

Mais l'envahissement des méninges se caractérise surtout par deux syndromes, différents suivant qu'ils sont dominés par l'*excitation*, ou par la *dépression*.

Dans le **cas d'excitation**, aux symptômes de début, succèdent des phases délirantes, actives, violentes, accompagnées d'hallucinations. La céphalée devient atroce ; les rares moments de somnolence sont troublés par des cauchemars. La constipation est absolue, les vomissements incessants. Il y a des convulsions constantes, et presque toujours de l'inégalité pupillaire, du strabisme, de la fièvre.

La **forme dépressive** plus fréquente que la précédente, est encore marquée par la fièvre et la céphalée. Mais ici, les phénomènes d'excitation sont remplacés par un état constant de stupeur, de torpeur morne, coupée de rares accès convulsifs.

Dans les deux cas, on peut trouver des signes de localisation : *paralysies oculaires*, *aphasies*, *monoplégies*, *hémiplégies*....

L'une et l'autre de ces formes aboutissent souvent au *coma*, lequel peut d'ailleurs, comme nous l'avons vu déjà, survenir d'emblée, sans phénomènes prémonitoires ; on peut en dire autant des attaques apoplectiformes.

Troubles psychiques d'origine syphilitique.

Nous avons jusqu'ici étudié les lésions du cerveau et de ses enveloppes dont l'ensemble constitue la *syphilis cérébrale*.

Mais à côté de ces faits bien établis, à déterminations histologiques nettes, il est une série d'affections qui n'intéressent encore que la clinique, ne peuvent se grouper que parmi les manifestations d'ordre PSYCHIQUE, et qui, faute de preuves histogénétiques certaines, ont été mises sur le compte de l'extrême sensibilité du système nerveux central en présence de la toxine syphilitique, comme de toutes les autres toxines (Bouchard).

Ces troubles ont fait l'objet de nombreuses études. M. L. Marchand (de Blois) (1) n'a pas relevé moins de 22 noms d'auteurs qui se sont occupés de la question, et dont les travaux s'échelonnent depuis 1532 avec Nicolas Massa (2), jusqu'à nos jours.

Nous pouvons en effet à l'étranger noter les travaux de Read (3), Duncan (4), Esmarch et Jessen (5) Grainger Stewart, Skae, Klouston, Mickle, Savage (6), de Linstow (7), Batty-Tuke (8), Hayes Newington (9), Erlenmayer (10), Ripping de Duren (11), Kiernan (12); en France, ceux de Ricord (13), Mauriac (14), Luys (15), Voisin (16), Parant (17), Sollier (18), Bouveret, Levillain, Morel Lavallée, Mairet (19), Régis, Magnan (20), Hagelstein (21), mais c'est surtout par les travaux et les leçons du

(1) L. MARCHAND, *Revue de psychiatrie*, mars 1895.
(2) NICOLAS MASSA, De morbo gallico.
(3) READ, *The Dublin quarterly Journal*, 1852.
(4) DUNCAN, Cases of syphilitic insanity and epilepsie, *Ibid.*, 1863.
(5) ESMARCH et JESSEN, Syphilis und Geistess törungen. *Allg. Zeit*, Bd XIV, 1857.
(6) SAVAGE, Congrès international de Washington, 1887.
(7) LINSTOW, *Arch. für Psych.*, 1873.
(8) BATTY-TUKE, *The journal of mentàl science*, vol. XIX.
(9) HAYES NEWINGTON, *Ibid.*, vol. XX.
(10) ERLENMAYER, Die Syphilitischen Psychosen, 1877.
(11) RIPPING DE DUREN, *Allg. Zeit. f. Psych.*, 1880.
(12) KIERNAN, *Journal of nerv. and mental diseases*, 1880.
(13) RICORD, Clinique iconographique, 1851.
(14) MAURIAC, Affections syphilitiques précoces des centres nerveux, 1879.
(15) LUYS, Maladies mentales, 1881, p. 257.
(16) VOISIN, Leçons cliniques sur les maladies mentales, 1883.
(17) PARANT, Syphilis et folie. *Ann. médico-psych.*, 1888.
(18) SOLLIER, Manuel de médecine mentale.
(19) MAIRET, Aliénation mentale syphilitique. *Thèse de Montpellier*, 1893.
(20) MAGNAN, Des délires systématisés dans les diverses psychoses. *Arch. de neurologie*, vol. XXVIII, oct. 1894.
(21) HAGELSTEIN, De la folie parasyphilitique. *Thèse de Nancy*, 1894.

professeur Fournier que ces faits sont le mieux connus.

Nous ne pouvons entrer dans le détail de **l'épilepsie syphilitique**, avec ses différents types (lingual, facial, brachial, crural), de **l'apoplexie**, de **l'hémiplégie**, s'annonçant en général par un ictus résolutif sans perte de connaissance, toujours progressive et toujours accompagnée de troubles mentaux ; mais nous allons insister un peu plus sur les ***troubles intellectuels.***

M. Marchand, dans une étude toute récente, que nous avons déjà eu l'occasion de consulter au cours de ce chapitre, a condensé dans un travail très documenté les opinions émises au sujet de certains symptômes qu'il étudie sous le nom de « troubles cérébraux toxiques ».

En se basant sur ce fait que toute toxine, tout poison introduit dans l'organisme peut déterminer, chez un individu prédisposé, la lésion d'un organe aussi sensible que le cerveau, il est facile de rapporter à la syphilis *certaines manifestations mentales* qui ont pour caractères de se montrer peu après le contage, de coexister fréquemment avec des accidents cutanés, et de se constater surtout chez les sujets qui n'ont pas suivi de traitement. Ces troubles sont surtout constitués par la manie, la mélancolie, la stupeur, le délire hallucinatoire, et s'accompagnent habituellement de céphalée, de tremblement et de troubles gastro-intestinaux. **L'épilepsie précoce des syphilitiques** [Collotti (1), Feinberg (2)] reconnaîtrait la même cause toxique, à condition que le sujet soit prédisposé héréditairement (Voisin) (3).

Les malades atteints de ces troubles mentaux guérissent habituellement grâce au traitement, mais certains d'entre eux font plus tard de la syphilis cérébrale, tandis que d'autres arrivent à la démence progressive.

De là le nom de **folie syphilitique** donné à un état de déchéance mentale qui ne diffère cliniquement en rien de l'aliénation habituelle. Beaucoup plus fréquente à la période tertiaire, elle consiste, d'après l'étude qu'en a faite le professeur Fournier, en un *état mélancolique* plus ou moins aigu, avec dépression générale, délire variable à prédominance hypocondriaque, hallucinations

(1) Collotti, Syphilis et folie. *The alienist and neurolog. Journal*, avril 1899.

(2) Feinberg, Contribution à la clinique de l'épilepsie syphilitique. *Neur. Centralblatt*, 1er septembre 1901, n° 17.

(3) Voisin, Épilepsie, Paris, 1897.

de tous les sens, tendance au suicide. D'autres fois, l'ensemble des signes est dominé au contraire par une *excitation* qui peut aller jusqu'à la manie aiguë, avec agitation automatique, incohérence, et violences.

Le professeur Fournier signale enfin une autre forme de démence, la **pseudo-paralysie générale syphilitique**, qui se distingue de la paralysie générale vraie par l'absence de divagations ambitieuses, la rareté du tremblement, la fréquence plus grande des troubles moteurs d'origine paralytique; d'autre part, tandis que dans la maladie de Bayle, les troubles intellectuels se montrent les premiers, ici, la scène s'ouvre souvent par un ictus apoplectiforme ou une paralysie soudaine. Enfin, cette pseudo-paralysie générale n'a pas d'évolution définie; sa marche est irrégulière et sa durée indéfinie, et, point capital, elle peut guérir dans certains cas.

Quelle est la CAUSE DÉTERMINANTE de ces accidents cérébraux, de ce « nervosisme secondaire », selon l'expression du professeur Fournier? Ce sont des phénomènes « d'ordre toxique », dit M. Marchand, mais quelle est la genèse de cette intoxication ? Y a-t-il là une action *indirecte* de l'infection syphilitique, une *auto-intoxication* due aux modifications que la syphilis secondaire apporte au fonctionnement du foie et du rein (Seglas), à l'anémie, aux troubles de la nutrition qui préparent le terrain à la folie (Gaucher et Crouzon)? Faut-il y voir au contraire une action *directe* de la toxine syphilitique, qui altère le chimisme des cellules cérébrales (Mickle, Régis, Kowalewski, Hagelstein, Jacquin)? Quelque hypothèse que l'on adopte, le rapport ne persiste pas moins entre l'intensité des troubles mentaux et de l'infection syphilitique; « toute syphilis, qu'elle soit bénigne ou grave, peut s'accompagner de manifestations psychiques, et ces dernières paraissent être d'autant plus fréquentes que la syphilis n'est pas traitée » (Marchand).

Pour le professeur Fournier, les connexions pathologiques du « nervosisme secondaire » avec la syphilis s'attestent par sa fréquence au cours de cette affection, par son invasion contemporaine des manifestations spécifiques, par l'absence fréquente de toute autre cause, enfin parce que la nature même de la syphilis favorise sa naissance ; c'est en effet « une maladie infectieuse, dépressive, anémiante, exerçant sur le moral une réaction parfois des plus intense », et de plus « particulièrement disposée à porter ses atteintes sur le système nerveux ».

Tous les auteurs que nous avons cités ont noté l'action déprimante de la syphilis, l'hypocondrie, les accès de manie manifestés surtout par les exagérations dans le traitement et dans l'observation de l'hygiène, les faillites de l'intelligence, de la volonté et de la mentalité, et surtout la perpétration d'erreurs qui ont fait de la maladie l'objet d'une terreur dont souffre le monde civilisé, et qui frappe jusqu'à des individus exempts de toute atteinte spécifique.

Neurasthénie secondaire.

Ces troubles peuvent être tellement précoces, que certains auteurs ont songé à les mettre sur le compte de la fièvre d'infection ; ils consistent surtout en une *asthénie* générale, avec périodes transitoires d'excitation, s'accompagnant de vertiges, de douleurs névralgiques, d'élancements douloureux, et surtout de céphalée et d'insomnie. Puis, outre les troubles de la sensibilité (analgésies plutôt qu'hyperesthésies partielles), on note encore des troubles digestifs, liés à l'asthénie gastrique ou intestinale, des modifications du rythme cardiaque (arythmie) et de la pression artérielle (mollesse, dépressibilité du pouls), de l'asthénie musculaire, des bourdonnements d'oreille et des troubles de la vue (éblouissements, taches, mouches volantes).

Que le point de départ de toutes ces anomalies soit spécifique ou psychique, il n'en est pas moins vrai que ces troubles en entraînent d'autres, que leur réunion constitue un tout de caractère essentiellement déprimant, et qu'on ne tarde pas à assister à des phénomènes graves de dénutrition. Les malades, amaigris, anémiés, rompus par leur courbature musculaire et leur insomnie, deviennent incapables de toute pensée suivie et de tout effort, et conscients de leur mal, s'acheminent vers une véritable déchéance.

Il faut ajouter à cela la pensée constante de la syphilis, la terreur qu'elle inspire à ces malades tombés dans le plus noir pessimisme, hantés par l'idée d'un avenir qu'ils considèrent comme à jamais compromis, de la contagion qu'ils sèment, du mariage qui leur est défendu, et, s'ils sont mariés, de la naissance d'enfants voués à une mort précoce ou aux suites les plus funestes.

Pour eux, la moindre érosion, la plus petite douleur, l'anomalie fonctionnelle la plus banale, tout est d'origine syphilitique !...

Souvent, ils se gorgent de mercure et d'iodure, ajoutant ainsi à la cause spécifique un élément toxique qui, comme nous le verrons, n'est pas sans influence sur le cerveau. Ils mettent sur le compte de la vérole les accidents toxidermiques, buccaux, gastro-intestinaux, rénaux, d'origine médicamenteuse, qui viennent encore hâter la dénutrition et accroissent l'hypocondrie. Chez d'autres malades, on voit au contraire s'adjoindre à la *syphilophobie* la crainte des médicaments antisyphilitiques, et en particulier du mercure, au sujet duquel règnent encore tant de préjugés. Le médecin est alors désarmé, puisque le mercure constitue justement le meilleur traitement de la neurasthénie syphilitique, et l'avenir mental de ces prédisposés est de plus en plus compromis, tant par la neurasthénie constituée que par la paralysie générale, si fréquente chez eux.

D'ailleurs, il faut bien le dire, un tel tableau symptomatique ne se déroule guère qu'en vertu de prédispositions acquises ou héréditaires, d'un éréthisme antérieur des centres nerveux, tout préparés à la germination des idées hypocondriaques.

Hystéro-neurasthénie.

On peut voir parfois se joindre aux symptômes de neurasthénie des symptômes hystériques; la syphilis devient une amorce à l'*hystéro-neurasthénie* par l'excitation qu'elle détermine sur les centres psychiques en même temps que par l'auto-suggestion, et le névro-traumatisme que constitue l'infection syphilitique. Dans ce cas, aux troubles organiques que nous avons énumérés plus haut viennent se joindre des symptômes un peu différents; à l'insomnie des neurasthéniques fait suite un sommeil agité, coupé de rêves et de cauchemars; à la dépression habituelle s'associe une impressionnabilité particulière. La vue est troublée; le champ visuel est rétréci, phénomène qui peut s'accompagner de spasme oculaire. L'ouïe, le goût, l'odorat, sont amoindris; les zones d'anesthésie sont plus franches; il peut y avoir hémianesthésie totale. Enfin, si au début des inquiétudes bien nettes dominent la pensée, on les voit bientôt perdre leur fixité; puis on constate un manque absolu de l'équilibre mental, ou des idées fixes subconscientes; somme toute, la neurasthénie primitive, et peut-être causale, fait place peu à peu à la grande névrose, avec son délire et ses symptômes caractéristiques.

Neurasthénie parasyphilitique.

A côté de la neurasthénie précoce dont nous venons de parler, on peut observer une forme plus tardive, apparaissant après la sixième, après la dixième année même qui suit le chancre. On peut se demander alors quelle part revient à la syphilis dans la production de cette neurasthénie. Pour le professeur Fournier, « elle n'a pas besoin d'une escorte d'accidents syphilitiques pour que son origine spécifique puisse être légitimement affirmée »; elle peut être due à la déchéance organique qu'amène la syphilis, mais on peut encore incriminer la syphilis à un point de vue plus psychique, pour ainsi dire.

L'apparition de cette neurasthénie coïncide en effet avec la période des grands accidents nerveux. Bien des malades connaissent le moment de ces redoutables échéances tertiaires, du tabes, de la paralysie générale. Que ces malades soient des prédisposés, *qu'ils aient déjà fait de la neurasthénie secondaire*, qu'ils aient lu, en l'interprétant le plus souvent fort mal, ce qui a trait à la syphilis, *qu'ils soient médecins*, surtout, et l'on verra se constituer une nouvelle forme de neurasthénie.

Ce n'est plus sur leur peau, sur leurs muqueuses que ces malheureux cherchent des manifestations de syphilis, mais en examinant leurs réflexes, leurs pupilles, leur stabilité. La céphalée la plus banale est mise par eux sur le compte d'une gomme encéphalique; les troubles gastro-intestinaux ne sont rien moins qu'une forme des crises viscérales du tabes; la lenteur et la difficulté de la miction sont l'indice d'une lésion médullaire avancée; la polyurie nerveuse, souvent très marquée, évoque à leur esprit la néphrite; l'asthénie génitale (diminution des désirs sexuels, éjaculation prématurée) est une preuve d'impuissance.

Si l'on voit parfois la neurasthénie secondaire prendre les formes maniaque ou mélancolique, on les rencontre beaucoup plus souvent à la période tardive. En effet, M. Marchand (1) a noté la forme

(1) MARCHAND, *loc. cit.*

maniaque 7 fois sur 23, et 8 fois la forme mélancolique, celle-ci s'accompagnant 3 fois de stupeur. Il a également noté au cours de ces neurasthénies du délire hallucinatoire, et rappelle que Œtecke a signalé des cas de folie systématique.

Tous les symptômes de la maladie sont aggravés encore et exagérés par la dénutrition générale et souvent aussi par l'anémie d'origine mercurielle, car mus par leur craintes persistantes, se croyant insuffisamment traités, les malades recommencent à faire des excès médicamenteux.

TRAITEMENT DE LA SYPHILIS CÉRÉBRALE

Indications du traitement. — A ce point de vue thérapeutique, il est une notion qui prime tout et qui doit s'appliquer à tous les cas de syphilis nerveuse, c'est **la nécessité absolue d'un traitement précoce et intensif.**

Mais peut-on faire ce traitement de façon assez précoce? arrive-t-on jamais assez tôt pour modifier des lésions non encore organisées, pour s'opposer à la production de complications d'un pronostic fatal?

Les travaux publiés sur cette question, les statistiques en particulier, prouvent manifestement l'action curative, l'efficacité du traitement intensif.

Mais tous les cas suivis de guérison ont été décelés à temps, au moment où la syphilis nerveuse était encore *latente*, suivant l'expression heureuse de M. Mantoux, qui a consacré à ce sujet son intéressante thèse inaugurale (1).

Cet auteur conclut que « si le virus syphilitique retentit avec une extrême fréquence sur le système nerveux », il engendre, outre les affections caractérisées, « une série de troubles qui restent latents et qui demandent à être recherchés d'une façon méthodique ». Ces troubles peuvent rester isolés, mais, bien souvent, ils ne sont que le prélude d'autres accidents nerveux plus graves ; en tout cas, ils sont l'*indice d'une syphilis existante, souvent encore en activité et qui de ce fait réclame un traitement.*

(1) Ch. Mantoux, La syphilis nerveuse latente, et les stigmates nerveux de la syphilis, *Thèse de Paris*, 1904.

Tout d'abord, on peut observer des **troubles pupillaires** : de l'irrégularité de l'orifice de la pupille et des troubles réflexes.

« L'*irrégularité pupillaire*, indice d'une asynergie de l'innervation irienne, est étroitement liée aux troubles réflexes ; elle peut les précéder et en faire prévoir l'apparition.

« Les *troubles réflexes* peuvent affecter isolément le réflexe accommodateur et le réflexe photomoteur, ou les atteindre tous les deux ; toutes les combinaisons sont possibles, mais la plus fréquente, de beaucoup, est l'abolition ou l'atténuation du réflexe lumineux, avec conservation du réflexe accommodateur : c'est le *signe d'Argyll-Robertson*.

« L'inégalité pupillaire, lorsqu'elle n'est pas due à des troubles réflexes, ne saurait être imputée à la syphilis.

« Viennent ensuite :

« Les **réflexes tendineux** (achilléen et patellaire) qui peuvent être, au cours de la syphilis, exaltés d'une façon précoce, exaltés d'une façon tardive ou abolis. L'exaltation précoce, très fréquente, est contemporaine de la roséole ; elle dure quelques jours seulement, est suivie d'une chute au-dessous de la normale, puis d'un retour à celle-ci. L'exaltation tardive est très rare. L'abolition, rare, est également tardive et permanente. La recherche du *réflexe patellaire* peut montrer, d'une façon absolument isolée, l'existence du signe de Babinski (extension des orteils).

« Quant à la **lymphocytose céphalo-rachidienne**, elle appartient à toutes les périodes de la maladie. Chez les syphilitiques secondaires, elle est très fréquente (40 p. 100) et constitue généralement un symptôme nerveux isolé. Chez les syphilitiques tertiaires, elle est infiniment plus rare, et s'accompagne presque toujours d'autres symptômes nerveux.

« Ces signes de SYPHILIS NERVEUSE LATENTE peuvent être classés et répartis en deux périodes : **période des réactions passagères et période des lésions fixes.**

« Les **premières,** lymphocytose secondaire, troubles légers et fugaces des réflexes pupillaires, exagération temporaire des réflexes tendineux, ont comme caractères d'être *fréquentes, précoces* et *passagères.* Survenant au moment où l'infection est le plus virulente, elles sont très comparables au point de vue *pathogénique*, d'une part aux réactions générales qui se produisent dans la syphilis à une époque à peu près contemporaine, d'autre part aux réactions nerveuses qu'on observe au cours d'autres infections. Leur signification *pronostique* est nulle, et *elles ne comportent aucune indication thérapeutique particulière.*

« Les **secondes**, *lésions fixes*, sont : le signe d'Argyll-Robertson, avec la lymphocytose qui l'accompagne, et l'abolition des réflexes tendineux. Ce groupe s'oppose, point par point, au précédent : les symptômes qui le constituent sont, en effet, *rares*, *tardifs et permanents.*

« *Indices*, comme le prouvent certains examens anatomo-pathologiques, d'une *localisation fixe sur le système nerveux*, ils comportent une signification pronostique très réservée, sauf cependant dans les cas où l'infection est extrêmement ancienne. Ils nécessitent un traitement spécifique intense et prolongé, et l'observation d'une hygiène convenable. »

Nous avons eu déjà (Voy. *Hygiène du syphilitique*) l'occasion d'insister sur l'importance qu'il y a à maintenir chez le syphilitique une bonne santé morale, et l'intégrité du système nerveux. Nous avons dit l'importance du rôle que peut jouer à cet égard le médecin. C'est chez les surmenés intellectuels que les accidents de la syphilis cérébrale sont les plus fréquents et toutes les manifestations névropathiques y prédisposent singulièrement. Il faut donc veiller avec soin sur l'état moral du syphilitique, et faire tout le possible pour maintenir son système nerveux intact.

Nous ne reviendrons pas ici sur ces principes d'hygiène générale, qui sont, au total, un moyen de prévenir les accidents de la syphilis cérébrale. Mais dans certains cas, il peut devenir nécessaire d'y insister particulièrement.

Lorsque la syphilis frappe un sujet dont le système nerveux est déjà atteint antérieurement, un descendant d'alcoolique, un surmené de la moelle ou du cerveau, un nerveux héréditaire, il faudra, par un régime hygiénique sévère, contrebalancer l'influence fâcheuse de ces antécédents. L'**hydrothérapie** devient alors un procédé de traitement de première importance. Elle permet en effet de ramener au calme un système nerveux surexcité, et d'agir heureusement contre ces tares héréditaires ou acquises. On emploiera, suivant les cas, suivant les nécessités du moment, les longs bains tièdes, les douches chaudes ou froides, etc. Dans d'autres cas, l'isolement momentané, l'éloignement du malade de son milieu habituel, le changement d'air peuvent également être indiqués.

Ce traitement préventif lorsqu'il est bien conduit et bien suivi, mettra presque certainement le malade à l'abri des accidents nerveux de la syphilis qui, dans ces conditions, deviennent presque des raretés.

Si cependant, malgré les soins du médecin, ou faute d'une hygiène suffisante, les accidents nerveux éclatent, il faudra alors mettre en œuvre le traitement curatif, dont nous allons maintenant formuler les indications et les méthodes.

Traitement curatif. — Qu'il s'agisse de syphilis « nerveuse latente » ou d'accidents caractérisés, il ne faut pas hésiter à mettre en œuvre le traitement que nous savons le plus actif, le **traitement intensif.** Dans toutes les formes, ce traitement peut avoir une action merveilleuse; si les résultats ne sont pas toujours concordants, c'est qu'il s'agit d'interventions plus ou moins précoces, ou plus ou moins tardives, si bien qu'en définitive, tout, dans le traitement, devient *une question de temps.*

Si, dans la statistique du professeur Fournier, sur 90 cas de syphilis cérébrale à terminaisons connues, 47 ont été malheureux, ayant abouti à la mort ou à la survie avec infirmités graves ; si, sur les 43 cas heureux, 30 seulement ont fourni une guérison véritable, *c'est que, dans cette statistique, ne figurent pas les cas traités à la période des prodromes et guéris* EN GERME.

Il faut donc, au début d'un traitement, envisager avec grand soin l'ancienneté des troubles. L'âge des sujets et celui de la syphilis n'ont pas grande importance, bien qu'après quarante ans, et lorsque les accidents éclatent dix ans après le chancre infectant, on obtienne, d'après Naunyn, des succès plus incertains.

Dès l'APPARITION DES PRODROMES que nous avons signalés, sitôt reconnus les stigmates de syphilis nerveuse latente, on instituera le traitement, qui, devenu alors, à proprement parler, *prophylactique*, fournira les meilleurs résultats.

La guérison est également de règle lorsque l'on met en œuvre les méthodes intensives en présence d'accidents que l'on sait être à leurs débuts.

A la PÉRIODE D'ÉTAT, les lésions cérébrales peuvent entraîner des conséquences graves, même lorsqu'on réussit à arrêter leur évolution anatomique. La vie du malade est sauvée le plus souvent, mais la profondeur ou l'étendue des lésions tardivement attaquées peut se traduire par des troubles irrémédiables, tels que paralysies plus ou moins étendues ou abolition des fonctions psychiques, accidents qui peuvent relever du processus même de la guérison, de la sclérose partielle ou généralisée.

C'est ainsi que certaines périartérites qui ne manqueraient pas d'occasionner, tôt ou tard, les plus graves désordres sont enrayées par le traitement dans leur marche dégénérative ; mais elles laissent alors les malades dans un état qui rappelle de tous points la paralysie générale ; avec cette différence toutefois que l'état reste indéfiniment stationnaire sans plus de tendance à l'aggravation qu'à l'amélioration des symptômes.

Enfin, il importe de connaître l'extrême variabilité des effets du traitement. Si tous les signes du début disparaissent assez vite, si la céphalalgie, les vertiges, les phénomènes d'excitation, les phénomènes convulsifs même peuvent rétrocéder en moins d'une semaine, il en est rarement ainsi des symptômes plus marqués, de l'hémiplégie, par exemple, surtout quand elle est liée à l'artérite des sphères sensorielles. Il persiste toujours de la gêne plus ou moins marquée des mouvements ou un certain degré de contracture.

D'autres fois, de simples endartérites, de forme maligne, peuvent, malgré le traitement, aboutir à la mort.

Au contraire, les localisations méningées guérissent facilement, surtout s'il s'agit de gommes qui disparaissent ordinairement sans aucun reliquat. S'agit-il de méningite, le traitement garde également une indéniable puissance, ainsi que le prouvent les quelques observations publiées par MM. Widal et Le Sourd, Brissaud et Brécy, Galliard et d'Olsnik, Babinski, Bensaude et Rivet.

Nous avons parlé plus haut des reliquats les plus fréquents : hémiplégie, amnésie, dépression, déchéance psychique ; il faut encore faire entrer en ligne de compte la grande tendance aux récidives et aux recrudescences chez les individus dont le cerveau a été lésé par une première atteinte.

Aussi, ne saurait-on agir trop énergiquement, à la moindre menace.

C'est, dans tous les cas, à une médication ***mixte*** et ***intensive*** qu'il faudra avoir recours.

Il faut toujours prescrire l'*iodure de potassium* à hautes doses

(4 à 5 grammes et, plus tard, s'il en est besoin, 6 à 8 grammes). L'on prescrit en même temps un *traitement mercuriel*, et lorsque les symptômes les plus menaçants ont été conjurés, c'est sur ce dernier traitement qu'il faut insister.

Ce traitement consistera en **frictions** ou en **injections mercurielles.** Nous avons dit, déjà, pourquoi nous préférions de beaucoup ce dernier mode de mercurialisation ; il est plus que jamais indiqué ici, puisqu'il s'agit de porter au contact des lésions les plus grandes quantités possibles de mercure, dans un délai rapide.

Mais **à quelles injections aura-t-on recours ?**

Si le malade est jeune, s'il présente une intégrité organique absolue, on prescrira l'injection massive de **calomel** : 0gr,10 de ce sel pour une injection hebdomadaire.

Au contraire, si le malade est déjà d'un certain âge, si des troubles trophiques, tels que des escarres des régions fessière et sacrée se produisent de bonne heure, si la fièvre est déjà vive, et qu'on ne puisse compter sur les défenses de l'organisme, il vaut mieux employer **les sels solubles**, atteindre du premier coup les doses fortes, et se réserver ainsi la possibilité de suspendre, du jour au lendemain, l'assimilation d'un médicament dont les doses accumulées ne pourraient qu'accroître la gravité de la situation générale.

L'idéal est d'arriver, par une progression quotidienne, à dépasser rapidement les doses habituelles de 3 ou de 4 centigrammes de benzoate ou de biiodure, et de les faire supporter pendant plusieurs jours consécutifs.

Bien entendu, il est plus que jamais nécessaire, chez ces malades, souvent incapables de se diriger, de prendre le maximum de précautions au point de vue des lésions buccales.

Lorsqu'il s'agit d'accidents chroniques, il faut se contenter d'un traitement capable de s'opposer à l'extension des lésions, mais incapable de nuire à un organisme affaibli par une crise aiguë, souvent aussi par une mercurialisation antérieure, et qui supporterait mal un nouvel apport de médicament. Un tel traitement doit être d'intensité moyenne, et si l'on a pu, au début, administrer des doses intensives, il ne faudra pas les poursuivre longtemps. Ces doses moyennes devront même être espacées, séparées par des périodes pendant lesquelles on pourra, suivant les indications, soit soumettre le malade au repos absolu, soit recourir aux moyens habituels pour tonifier son système nerveux.

Pour poursuivre le traitement, il faudra encore se baser sur l'ancienneté de la syphilis, et sur le moment d'apparition des accidents qui ont nécessité l'intervention thérapeutique : plus les accidents de syphilis cérébrale sont précoces, plus le traitement prophylactique ultérieur devra être sérieux et prolongé. Il faut encore considérer l'importance des médications antérieures, leur intensité, leur durée, et savoir qu'il sera d'autant plus urgent de mettre en œuvre un traitement, que le malade en aura moins suivi auparavant.

Tel doit être le traitement spécifique proprement dit. Mais il peut être bon, dans certains cas, de lui adjoindre d'autres procédés de traitement.

Seul le traitement spécifique arrêtera l'évolution anatomique des lésions, et seul il est capable de guérir vraiment les malades. Il n'en est pas moins vrai que cette guérison peut être hâtée **par ces médications adjuvantes.**

Dans la neurasthénie syphilitique, le traitement appliqué à la neurasthénie en général peut être également mis en œuvre et donner des résultats excellents. Le repos du corps et de l'esprit ; dans les périodes graves, le repos au lit, plus tard les repos prolongés avec exercice régulier, méthodique et n'allant jamais jusqu'à la fatigue, une vie calme et tranquille, aident singulièrement à l'action rapide de la médication mercurielle.

Le médecin dans ces cas, comme nous l'avons dit ailleurs, en parlant de la syphilophobie, dont sont si souvent atteints les malades de cette catégorie (Voy. *Hygiène du syphilitique*), a, par l'autorité qu'il sait prendre sur ses malades, une action personnelle considérable. Par les conversations qu'il peut avoir avec eux, il les réconforte, les rassure et peut faire autant pour la guérison, grâce à cette psychothérapie continuelle, que les médicaments les plus actifs.

SYPHILIS HÉRÉDITAIRE ET SYPHILIS CÉRÉBRALE

La fréquence des accidents cérébraux se retrouve dans la syphilis héréditaire ; là encore on observe soit les lésions inflammatoires ou dégénératives, soit les phénomènes d'origine toxique.

Cependant, ce n'est qu'après un certain nombre d'années que l'on voit apparaître les divers ordres d'accidents, et cela en raison du peu d'importance que prennent les manifestations de l'activité cérébrale chez l'enfant. Mais plus tard, les accidents nerveux comptent parmi les plus fréquents de la *syphilis héréditaire tardive*, et c'est vers l'âge de douze ans que le professeur Fournier a le plus souvent observé leur début.

On retrouve, chez l'hérédo-syphilitique, les **psycho-névroses** d'origine toxique, qui ne diffèrent en rien de celles que nous avons signalées au cours de la syphilis acquise, sinon qu'elles donnent une prédisposition beaucoup plus nette encore aux déchéances mentales, aux lésions du cerveau et des méninges.

Quant au deuxième groupe de manifestations, liées à des lésions inflammatoires ou dégénératives, elles prédisposent autant que les phénomènes d'origine toxique aux maladies mentales et aux autres affections du système nerveux, et cela parce que l'organisme de l'hérédo-spécifique reste toujours exposé à l'action de la toxine ; un très grand nombre, par exemple, meurent de convulsions. Et bien des morts aussi peuvent être, sans hésitation, mises sur le compte de lésions syphilitiques de l'encéphale qui, chez l'enfant, ne peuvent être décelées cliniquement. Le fait est bien évident lorsque, par exemple, la mort a été précédée de symptômes superposables à ceux des méningites; mais même en leur absence, il faut soupçonner bien souvent la syphilis cérébrale, si rien ne peut mettre sur la voie d'un autre diagnostic ; c'est à elle encore qu'on peut attribuer l'arrêt de développement de bien des fœtus arrivés presque à terme et de bien des mort-naissances.

En dehors de ces cas, communs à la syphilis héréditaire et à la syphilis acquise, il reste à relever chez les hérédo-spécifiques des *lésions vasculaires*, des *gommes*, très rares au cerveau, plus fréquentes sur les méninges, des *scléroses* atrophiques ou hypertrophiques, mais surtout les *méningites*, les méningo-encéphalites et l'hydrocéphalie, cette dernière due le plus souvent à une inflammation chronique des méninges, mais pouvant tenir également à la présence de lésions diverses, des gommes en particulier.

La **méningite** est très commune chez les hérédo-syphilitiques. Pour le professeur Fournier, les prétendus succès de l'iodure de potassium dans la méningite tuberculeuse ne s'expliquent que par le caractère spécifique des lésions contre lesquelles ce remède est administré. Mortelle dans ses formes vraiment aiguës, elle aboutit dans ses formes lentes à un état voisin de l'idiotie. « Soyez sûrs, écrit le professeur Fournier, qu'un certain nombre d'enfants arriérés, pauvres d'esprit, imbéciles ou idiots ne sont rien autre que des produits de l'hérédité syphilitique (1). »

*
* *

SYPHILIS MÉDULLAIRE

La syphilis frappe la moelle moins fréquemment que le cerveau, surtout en ce qui concerne les atteintes exclusives. C'est ainsi que sur 1085 cas de syphilis du système nerveux, l'axe cérébro-spinal a été 416 fois le siège de lésions plus ou moins diffuses, tandis que 77 cas seulement de myélite pure ont pu être relevés.

L'atteinte médullaire de la syphilis acquise est le plus souvent *diffuse*, irrégulière, non systématisée et, comme nous le disions plus haut, elle tend à se propager à l'axe cérébro-spinal tout entier, au cerveau, ainsi qu'aux nerfs périphériques. Le processus morbide, à l'inverse de ce qui existe le plus souvent dans les affections systématisées de la moelle épinière, touche primitivement à la fois les *méninges* et le tissu nerveux : il y a donc méningo-myélite.

Cet accident peut être très précoce : sur 74 cas de cet ordre que Savard (2) a réunis, 26 fois l'affection médullaire avait débuté de six à huit mois après le chancre. Il s'agit alors de *myélites aiguës secondaires*.

A côté de cette forme clinique se placent les *myélites chroniques*.

De cette distinction même découle une conclusion pratique et thérapeutique des plus importante, à savoir : *les myélites*

(1) Fournier, Syphilis et mariage, Paris, 1890, p. 102.
(2) Savard, Études sur les myélites syphilitiques, Paris, 1882.

aiguës, d'origine secondaire, sont curables lorsqu'elles sont attaquées suffisamment tôt par le mercure ; les myélites chroniques se montrent beaucoup plus rebelles, pour ne pas dire incurables.

Quant à l'ensemble clinique créé dans les deux cas, il peut être infiniment varié, même si l'on considère les myélites proprement dites.

Méningite spinale. — Si l'on envisage la méningite spinale au point de vue thérapeutique, il importe une fois de plus de savoir la dépister de bonne heure. Ce peut être un accident précoce, ne se traduisant tout d'abord que par de la rachialgie et de la rigidité du rachis, mais presque toujours accompagnées de phénomènes généraux.

L'existence d'une syphilis récente, ou sa recherche attentive font éliminer le mal de Pott, qui est le plus susceptible de prêter à confusion, car la mise en œuvre du traitement spécifique intensif fait le plus souvent tout rentrer dans l'ordre, ainsi qu'en font foi de très nombreuses observations.

Et ici encore, le choix du médicament est guidé par l'âge de la vérole : aux *très rares* méningites spinales de la période *tertiaire* il faut appliquer le *traitement mixte* ; aux accidents de cet ordre survenant au début de l'infection, il faut opposer le traitement *mercuriel seul*, mais intensif, et comme nous le comprenons.

Myélites aiguës.

Si l'évolution n'est entravée par aucune médication, elle se fera plus nette, tantôt du côté de la moelle, tantôt du côté des racines médullaires.

Les phénomènes cliniques peuvent alors se grouper sous trois chefs principaux qui sont :

1° **Les paralysies spinales de forme paraplégique ;**

2° **La myélite transverse ;**

3° **La myélite aiguë généralisée.**

1° ***Paralysies de forme paraplégique.*** — Tandis que nous n'avons précédemment noté qu'un retentissement local, nous allons voir ici l'atteinte réelle de l'axe spinal se manifester par des troubles d'une allure très caractéristique.

On peut signaler parmi eux, et tout à fait au début : la faiblesse vésicale, l'impuissance, les engourdissements, l'*exagération des réflexes*, et une analgésie plus ou moins marquée, légère le plus souvent.

Plus tard apparaissent des troubles de la marche, de la rigidité des membres exagérée par la fatigue; les phénomènes vésicaux, sexuels et réflexes précédemment cités prennent une importance considérable... et malgré cela, on ne note ni atrophie musculaire, ni réaction de dégénérescence, ni escarres, et l'on voit tout céder au traitement spécifique, et d'une façon extraordinairement rapide, étant donnée l'allure de gravité que présentaient les phénomènes.

2° ***Myélite transverse (Charcot).*** — Le début de cette forme ne diffère en rien de celui des paraplégies. Ce sont les mêmes troubles des réservoirs et des réflexes, mais à ceux-ci viennent bientôt s'ajouter les **troubles trophiques.**

La paraplégie plus ou moins étendue peut revêtir deux formes : elle peut s'accompagner de contractures ou au contraire rester flasque.

En même temps qu'elle, il faut signaler des troubles constants de la sensibilité, consistant en douleurs ou en anesthésie ; et parmi les troubles trophiques : l'amyotrophie et les escarres.

De la forme de cette paraplégie dépend tout le pronostic : malgré les complications paraissant les plus redoutables, malgré la déchéance générale observée parfois, si la paraplégie reste flasque, on peut, ici encore, tout attendre du traitement spécifique. Si, au contraire, la paraplégie s'accompagne de contractures, la thérapeutique devient impuissante et rien ne peut enrayer les progrès du mal : la mort survient après la paralysie totale, l'infection des escarres, et souvent aussi la participation des méninges craniennes, de bulbe ou du cerveau.

3° ***Myélite aiguë généralisée.*** — Le début peut être extrêmement brusque. Un matin au réveil, le malade constate que les jambes lui refusent tout service, et la paraplégie peut n'être précédée que de quelques phénomènes subjectifs dont la durée n'est parfois que de quelques jours.

La durée de cette période prémonitoire est cependant assez longue d'habitude et le malade peut venir consulter le médecin dans les semaines qui précèdent l'apparition de la paraplégie, pour des accidents divers dont les uns se rapportent à la moelle et les autres au cerveau, indiquant déjà la participation de tout le système cérébro-spinal, ainsi que nous le signalions plus haut.

Les accidents d'origine médullaire sont : la **rachialgie** surtout nocturne, siégeant à la région dorsale ou lombaire ; des douleurs intercostales, des troubles sphinctériens transitoires ; des troubles génitaux, impuissance ou érections fréquentes et douloureuses. Les jambes se fatiguent vite, se dérobent. On peut observer de la **claudication intermittente.** Ce dernier symptôme est important au point de vue du diagnostic et mérite qu'on s'y arrête.

Elle s'observe chez des sujets dont la moelle est légèrement touchée et correspond à un trouble de la circulation médullaire (1). Elle est analogue à la claudication intermittente qui accompagne l'artérite des membres inférieurs : après avoir marché un certain temps, les membres inférieurs deviennent lourds et difficiles à remuer, puis refusent tout service. Quelques instants de repos suffisent à tout faire rentrer dans l'ordre. Immédiatement après la marche, on trouve de l'exagération nette des réflexes patellaires, de la trépidation spinale, et parfois le signe de Babinski — symptômes qui n'existent pas après le repos. La sensibilité est intacte. En l'absence de signe d'artérite et de tout trouble vaso-moteur (cyanose, refroidissement), ce symptôme seul doit faire penser à la syphilis et faire ordonner le traitement intensif. On pourra ainsi éviter souvent au malade une paraplégie qui tend à s'établir (2).

Les **accidents cérébraux** que l'on peut observer sont de la céphalée, des troubles de la parole ou de l'intelligence, des paralysies de la troisième ou de la sixième paire, qui, elles aussi, doivent toujours attirer l'attention sur la syphilis possible.

Il semble, dit Sottas (3), que la syphilis oscille d'un point à l'autre du névraxe. Or il ne faut pas prendre la rachialgie syphilitique pour un simple lumbago, ni les douleurs intercostales pour des névralgies banales, ni les troubles sphinctériens pour une affection locale de l'urètre ou de la vessie. **Il faut toujours dans ces cas penser à la syphilis, car reconnaître la myélite syphilitique dès cette période est de la plus haute importance.**

La paraplégie en effet s'installe rapidement, puis la sensibilité des téguments du segment inférieur du corps s'altère vite. La sen-

(1) DEJERINE, *Rev. neurol.*, 30 avril 1905.

(2) A. THOMAS, *La Clinique*, 1906.

(3) SOTTAS, Contribution à l'étude des paralysies spinales syphilitiques. *Thèse de Paris*, 1894.

sibilité thermique surtout est le plus souvent détruite. Les réflexes sont généralement abolis. — Des troubles trophiques se montrent : des escarres se forment au niveau du sacrum, des fesses, des trochanters, des talons. Puis la fièvre s'allume et la mort peut survenir dans le marasme très peu de temps après les premières douleurs [Goldflam (1), Lamy (2), Sottas (3)].

Elle peut encore prendre la forme dite **envahissante** (Gilbert et Lion), où la paraplégie s'accompagne bientôt de paralysie des membres supérieurs et se termine par l'envahissement du bulbe.

Cependant **si les myélites aiguës affectent généralement une très grande gravité, elles n'aboutissent pas toujours à la terminaison fatale** et le pronostic en est même très difficile à poser.

Tout d'abord la guérison complète peut être obtenue : appliqué de façon intensive aux premières menaces sérieuses, d'où l'utilité du diagnostic précoce, le mercure suffit à lui seul à conjurer le danger, et bien des observateurs ont signalé la guérison de la myélite aiguë à quelque degré qu'elle soit parvenue.

Cette guérison peut être rapide et se faire en une fois. Dans d'autres circonstances elle ne se produit qu'après des rechutes plus ou moins nombreuses, ainsi que cela se constate surtout dans les premiers stades de l'évolution syphilitique.

Enfin, lorsque le traitement est insuffisant ou trop tardivement appliqué, la myélite peut aboutir à la *forme chronique*.

Myélites chroniques.

Erb (4) avait groupé sous le nom de **paraplégie spinale spasmodique** les différentes atteintes chroniques de l'axe spinal. Charcot les rangeait sous le nom de **myélite transverse syphilitique.** On les comprend aujourd'hui sous le nom de **paraplégie syphilitique commune** (Gilles de la Tourette) (5).

Nous venons de voir cette forme succéder à la myélite aiguë. La myélite **chronique d'emblée** est peut-être plus fréquente. On l'observe surtout chez les vieux syphilitiques ; au moment de l'invasion, l'infection causale est le plus souvent perdue de vue et aux

(1) Goldflam, *Wiener Klinik*, février-mars 1893.
(2) Lamy, La méningo-myélite syphilitique. *Thèse de Paris*, 1893.
(3) Sottas, *loc. cit.*
(4) Erb, *Neurol. Centr.*, 1892, n° 6.
(5) Gilles de la Tourette, *Nouvelle Iconographie de la Salpêtrière*, janvier 1893.

troubles que nous allons rapidement passer en revue, se joint le plus souvent une dépression générale accompagnée d'anorexie, d'hypocondrie et d'insomnie qui, avec la faiblesse dont tous les membres sont envahis, en impose assez fréquemment pour une myélasthénie.

Nous verrons pourquoi **on aurait le plus grand tort de considérer ces malades comme des neurasthéniques.**

Les douleurs vives à proprement parler sont rares; il s'agit plutôt ici de phénomènes d'engourdissement, de fourmillements passagers, marqués surtout dans les membres inférieurs. Les troubles des sphincters existent, irréguliers. S'il n'y a pas d'amyotrophie notable, ou de troubles réflexes, il y a des troubles de la sensibilité, consistant en plaques d'anesthésie ou d'hyperesthésie. On constate aussi des troubles concomitants de l'appareil de la vision, sans paralysie de la musculature externe; il existe plus fréquemment du « myosis unilatéral, joint à un certain degré de rétrécissement de la fente palpébrale et à un peu d'enfoncement du globe de l'œil » (Gilles de la Tourette) (1).

L'évolution de la paraplégie syphilitique commune est essentiellement chronique : l'impotence succède à la faiblesse des membres inférieurs, mais la paraplégie spasmodique est rarement assez complète pour rendre la marche tout à fait impossible ou confiner le malade dans le décubitus horizontal. Ce qui atténue encore le pronostic dans une certaine mesure, c'est que la maladie est susceptible de s'arrêter dans son évolution ; elle peut même rétrocéder, mais il est très rare que, en dehors du traitement, cette rétrocession soit équivalente à une guérison.

A quelque période qu'en soit la syphilis causale, il importe donc de préconiser le traitement spécifique. Ce dernier sera mixte et intensif, prolongé s'il n'entraîne aucun désagrément, et aidé par les moyens reconstituants le plus généralement employés.

L'**électricité** peut rendre de grands services, non par la faradisation des membres inférieurs, qui pourrait augmenter la tonicité déjà trop exagérée des muscles et pourrait provoquer la rigidité des membres, mais par l'électricité galvanique.

Il convient, au cours de son application (pôle positif, sous forme de plaque de 25 centimètres carrés, au niveau de la région lom-

(1) Gilles de la Tourette, *loc. cit.*

baire ; pôle négatif promené sur les membres en voie de paralysie), de faire de temps en temps des interruptions qui exciteront la contractilité musculaire sans nuire à l'action trophique du courant.

D'ailleurs, l'examen électrique des muscles s'impose préalablement à toute intervention, et ses résultats guideront dans le choix des divers modes d'application.

On peut également pratiquer les effluves statiques le long de la colonne vertébrale, car il ne faut songer à la révulsion active que dans les cas aigus.

Mais c'est encore de l'**hydrothérapie** qu'il convient d'attendre les meilleurs résultats. Outre qu'elle permet l'assimilation plus rapide de doses élevées de mercure, elle redonne à l'organisme et à l'état général les forces qui lui manquent. L'on sait enfin que si l'hydrothérapie est, en ce qui concerne les maladies organiques du cerveau et de la moelle épinière, contre-indiquée dans la période aiguë ou au moment des poussées inflammatoires, au contraire, lorsque la lésion est définitivement établie à l'état chronique, l'*eau froide* devient le seul agent physique ayant une réelle influence sur l'évolution de ces affections.

Formes irrégulières.

A côté de ces atteintes, en quelque sorte systématiques, de la moelle, il faut encore signaler certaines formes irrégulières. La syphilis peut se localiser tantôt à la *moelle cervicale* (Eisenlohr), d'autres fois les lésions n'entraînent de troubles que dans un seul membre (Osler).

Même succès du traitement s'il s'agit de complications secondaires, ou tout au moins peu éloignées du début de l'infection syphilitique. Au contraire, même incertitude en ce qui concerne les modifications qu'on doit attendre de la thérapeutique dans les formes chroniques.

Il est cependant une de celles-ci pour lesquelles on est en droit d'espérer les modifications les plus nettes et les plus heureuses, nous voulons parler du ***tabes spasmodique***.

Son évolution le rapproche beaucoup de la paraplégie syphilitique commune : elle est plus lente, mais susceptible de présenter aussi des améliorations spontanées. Ce qui la caractérise, c'est l'*exagération des réflexes*, les *douleurs fulgurantes* (marquées surtout aux membres inférieurs), la démarche spasmodique mais sans incoordination, enfin son amélioration manifeste par le traitement mixte. De sorte qu'il est possible que certains faits de tabès guéris par ce traitement n'aient été que des méningo-myélites syphilitiques du même ordre que celles que nous venons d'étudier.

On voit, en somme, qu'il faudra, **dans tous les cas d'atteinte médullaire, avoir recours au traitement mercuriel, simple dans les accidents de la période secondaire, associé au traitement ioduré lors de la période tertiaire.**

Mais il faudra établir une distinction entre les différentes formes du mal au point de vue de la méthode thérapeutique à employer. Si l'on se trouve en présence d'une méningo-myélite subaiguë ou chronique, au cours de laquelle les troubles trophiques sont rares et peu prononcés, contre laquelle aussi il sera nécessaire de diriger un traitement suivi et prolongé, on pourra utiliser les **injections insolubles,** à la condition, bien entendu, de soumettre le malade à une surveillance suffisante.

Mais ces injections insolubles doivent être absolument proscrites, et faire place aux **injections solubles**, dans les cas de myélites aiguës. C'est alors en effet qu'il faut craindre les escarres, la fièvre, les infections diverses, et il faut se garder de débiliter encore l'organisme, en risquant une accumulation de mercure. D'autre part, il est nécessaire d'agir énergiquement, d'attaquer la toxine syphilitique ; c'est donc aux préparations solubles, au biiodure ou au benzoate, aux injections quotidiennes qui permettront chaque jour un examen rigoureux du malade, qu'il faudra s'adresser dans ces cas.

SYPHILIS HÉRÉDITAIRE DE LA MOELLE

On peut considérer que la syphilis héréditaire frappe la moelle épinière à trois périodes de l'existence : pendant la vie intra-utérine, pendant les premières années jusqu'à l'adolescence, pendant l'adolescence et l'âge mûr. De sorte que les accidents par lesquels elle se manifeste seront : *congénitaux*, *précoces*, ou *tardifs*.

Syphilis héréditaire congénitale. — Tout le traitement réside ici dans la thérapeutique préventive des parents. Les cas de localisation *cérébro-médullaire* chez le nouveau-né (car la localisation exclusivement médullaire est d'une immense rareté) sont très rapidement mortels, et cela, en dépit de tous les essais thérapeutiques possibles. Cependant, depuis la communication de MM. A. Fournier et Gilles de la Tourette (1), l'on sait quelle part revient à la syphilis héréditaire dans la maladie de Little, et l'on sait également que le traitement mixte a pu en améliorer certains cas. On peut donc toujours le tenter.

Syphilis héréditaire précoce et tardive. — Là encore le cerveau et la moelle sont souvent conjointement atteints, mais la dissociation devient de plus en plus fréquente, et l'on a pu signaler quelques formes exclusivement médullaires (2).

Au point de vue anatomo-clinique, la syphilis héréditaire précoce et surtout tardive ne diffère pas sensiblement des expressions si variées de la syphilis acquise.

Les lésions sont en effet très comparables à celles que l'on constate dans les cas de syphilis acquise. Elles sont en général disséminées irrégulièrement le long de l'axe spinal, mais avec des foyers maxima auxquels correspondent des formes cliniques différentes.

Ici encore il y a des formes aiguës et des formes chroniques d'emblée, et les symptômes naturellement diffèrent suivant le siège du maximum des lésions : région cervicale, région dorso-lombaire ou queue de cheval. La région cervicale supérieure est assez souvent atteinte.

La marche est ordinairement irrégulière. Le début est le plus souvent insidieux, mais peut être brusque. Des aggravations subites peuvent survenir, comme parfois des régressions remarquables. Ou bien la maladie reste stationnaire pendant une période plus ou moins longue, puis se remet à évoluer tout à coup sans raison apparente.

En résumé, on retrouve les mêmes symptômes que dans la syphilis acquise tant du côté de la sensibilité que des réflexes et de la motilité. L'évolution en est cependant plus lente. Les malades restent le plus souvent des infirmes.

Les guérisons absolues sont rares, mais elles sont possibles lorsque le traitement est institué à temps. En outre, des faits assez nom-

(1) Académie de médecine, 1896.
(2) Gasne, Localisations spinales de la syphilis héréditaire, Paris, 1897.

breux prouvent que les récidives rétrocèdent assez bien sous l'influence du traitement mixte. Gasne, dans sa thèse, en arrive à cette conclusion que « lorsque le diagnostic de myélite syphilitique héréditaire aura été porté, il ne faut pas hésiter à mettre les malades au traitement spécifique, traitement que la gravité des accidents impose très énergique. On rend toujours service aux malades, on peut quelquefois les guérir complètement ».

Malgré la gravité indéniable d'une atteinte spécifique de la moelle, nous ne voyons donc pas, au sujet de son **traitement**, qu'il soit nécessaire d'indiquer pour elle des règles particulières de thérapeutique.

Tout dépend de la **rapidité du diagnostic** posé, qu'il s'agisse de syphilis acquise ou de syphilis héréditaire. Cela fait, le pronostic est encore commandé, ici comme dans toute manifestation spécifique, par l'**intensité** et la **précocité** du traitement.

D'autre part, comme la syphilis médullaire n'existe qu'à titre tout à fait exceptionnel chez les individus qui ont bien traité leur affection à son début, la prophylaxie en est toute dans la méthode **préventive** que nous n'avons cessé de préconiser.

Il n'est vraiment qu'une atteinte médullaire qui soit toujours irrémédiable, c'est la myélite des nouveau-nés. Encore ceux-ci meurent-ils tout autant de leurs autres lésions syphilitiques, dont les plus fréquentes à noter comme coexistantes sont la méningite cranienne, l'hépatite interstitielle et l'athrepsie.

NÉVRITES SYPHILITIQUES

La névrite syphilitique est un accident relativement rare en comparaison de l'atteinte si fréquente des centres nerveux : cerveau ou moelle.

Cependant elle existe. En effet, dans un travail sur la polynévrite syphilitique, Kahler (1) fait ressortir qu'il existe, outre des altérations des racines, dues à une compression exercée par un néoplasme syphilitique des méninges, une **névrite radiculaire primitive**, avec lésions parenchymateuses et interstitielles consistant en une infiltration du tissu conjonctif par de petites cellules, infiltration qui a son point de départ soit autour des vaisseaux, soit à la périphérie du nerf.

Gombault et Mallet, dans un travail intitulé : *Un cas de tabes ayant débuté dans l'enfance*, ont décrit des lésions à peu près analogues des racines antérieures et postérieures.

Mais, même en dehors du tabes, on peut observer des *lésions radiculaires* chez les syphilitiques et le syndrome qui en résulte peut être associé à la paraplégie syphilitique ou être isolé et constituer à lui seul toute la maladie.

La syphilis semble même jouer un rôle assez important comme facteur étiologique des paralysies radiculaires. Si l'on considère en effet les cas publiés de sciatique à topographie radiculaire, on constate que sur les sept cas décrits (cinq de Lortat-Jacob et Sabaréanu, un de Gauckler et Roussy, et un de Camus et Sézary), on relève la syphilis dans les antécédents des malades, trois fois avec certitude et une fois avec de grandes probabilités.

Ces ***névrites radiculaires syphilitiques*** frappent de préférence le **sciatique** ou plutôt les racines du plexus sacré ; mais ce n'est pas là leur localisation exclusive. C'est ainsi que Dejerine et Thomas ont observé et publié (2) le cas d'une malade atteinte de paralysie radiculaire du membre supérieur, limitée au domaine des huitième racine cervicale et première dorsale. La malade ayant succombé à des gommes cérébrales multiples, l'autopsie montra l'existence d'une plaque de méningite strictement localisée sur ces racines à leur pénétration dans la dure-mère.

Joffroy et Achard ont pu constater comme lésion initiale la présence d'une artérite oblitérante ; et l'on sait le grand nombre de lésions syphilitiques qui présentent ce mode de début.

Deux conclusions découlent immédiatement de ces faits. La première, c'est qu'en présence d'une paralysie radiculaire, d'une sciatique, par exemple, si l'on ne constate pas l'existence d'une

(1) Cité par Babinski, *in* Traité de médecine Bouchard-Brissaud.
(2) *Société de Biologie*, 1896.

lésion des vertèbres (tuberculose ou cancer) ou d'une compression de la queue de cheval, il faut immédiatement penser à la syphilis, qui dès lors « s'impose, sinon comme une certitude, du moins comme une possibilité » (1).

La seconde, c'est qu'en présence d'une névrite qu'on croit pouvoir attribuer à la syphilis, il faut rechercher avec soin si l'on ne peut avec quelque raison incriminer une lésion radiculaire, car ce fait viendrait nettement confirmer le diagnostic étiologique, d'autant plus important à établir que le traitement peut avoir sur ces cas une excellente influence.

A quoi donc se reconnaissent les « radiculites » ? Tout d'abord à ce fait que les symptômes, soit moteurs (paralysies), soit sensitifs (hyperesthésie ou anesthésie), soit trophiques (atrophie musculaire), ne sont pas localisés exactement au domaine d'*un nerf*, mais frappent aussi *celui d'autres branches nerveuses* émanées du même plexus, ou bien n'atteignent que partiellement les territoires innervés par les diverses branches du nerf.

En outre, les points de Valleix sont moins constants et moins nets que dans les névrites vraies.

L'existence de lymphocytose, même peu prononcée, du liquide céphalo-rachidien est également en faveur d'une radiculite, et ce signe, qui témoigne d'une réaction méningée, plaide plutôt aussi en faveur du diagnostic de radiculite syphilitique. Il faudra donc toujours la rechercher avec soin.

Quant aux ***névrites primitives***, spontanées, c'est-à-dire frappant d'emblée le tronc nerveux sans l'intermédiaire d'une lésion des centres, elles reconnaissent pour cause la syphilis au même titre que certaines infections ou intoxications.

Dans ce dernier cas, il s'agit d'une affection de nature plutôt secondaire à symptomatologie complète, mais variable suivant la topographie des lésions, la fonction des nerfs qu'elle affecte (sensitifs, moteurs, mixtes ou trophiques), l'extension et le degré des altérations.

Lorsque au contraire la névrite est la conséquence d'une atteinte centrale, elle se manifeste plus volontiers par des *troubles de la sensibilité*. Et c'est ainsi qu'on a pu dénommer la **polynévrite sensitive** aussi bien *pseudo-tabes*, *nervo-tabes*, *ataxie périphérique* (2).

(1) A. Thomas, *La Clinique*, 15 février 1907.
(2) L. Jacquet, Art. *Névrites*. Manuel de médecine. Debove-Achard.

Il y a donc des cas où il existe des altérations vraiment spécifiques des nerfs, ou plus souvent des racines, et des cas où il ne s'agit que de lésions banales « n'ayant, pas plus que les altérations du tabes, de caractères histologiques propres à la syphilis » (Babinski).

En matière d'**atrophie musculaire progressive**, Vulpian et le professeur Raymond ont plusieurs fois signalé la syphilis dans les antécédents. Il est vrai que l'affection ne semblait alors éprouver aucune influence, soit suspensive, soit modificatrice de la part des agents antisyphilitiques. Les lésions rencontrées étaient banales, vulgaires et sans aucun caractère spécifique. Aussi, à cause de cette étiologie et à cause de la banalité des lésions et de la non-influence du traitement, est-il naturel de rapprocher ces accidents des manifestations parasyphilitiques.

A ces **deux variétés distinctes d'accidents, les uns vraiment spécifiques, les autres d'allures banales, s'opposent des moyens thérapeutiques différents.**

Les ***névrites secondaires*** doivent être combattues par le **traitement mercuriel dans toute son intensité**, traitement qui peut et doit donner des résultats excellents. Un diagnostic précoce et une thérapeutique bien dirigée peuvent, dans ces cas, rendre d'inappréciables services. Reconnaître, par exemple, dès le début qu'une sciatique a une topographie radiculaire, c'est en soupçonner aussitôt l'origine syphilitique, et le traitement spécifique bien conduit peut guérir cette sciatique.

Qu'on n'oublie pas cependant que les **polynévrites mercurielles** existent. Contrairement aux névrites secondaires, qui sont plutôt mixtes, elles sont marquées par une prédominance constante des troubles sensitifs.

Mais, malgré cela, le traitement hydrargyrique au cours de ces névrites secondaires peut donner d'excellents résultats. C'est ainsi que M. Lannois (1) a signalé une amélioration considérable obtenue par des injections d'huile grise et d'énesol, chez un homme de quarante-sept ans qui, quatre ans après le début d'une syphilis sérieuse, vit apparaître les premiers signes d'une atrophie musculaire progressive. Ces cas d'atrophie musculaire progressive où

(1) Lannois, Atrophie musculaire du type Aran-Duchenne, d'origine syphilitique. *Nouvelle Iconographie de la Salpêtrière*, t. XVIII, n° 5, p. 593-601, sept.-oct. 1905.

la syphilis a laissé des stigmates indélébiles, ont une valeur qu'on ne saurait exagérer. Ils démontrent que certains types d'atrophie myélopathique (il s'agissait ici du type Aran-Duchenne) sont un syndrome, et que bon nombre de faits doivent trouver leur pathogénie dans des lésions spécifiques méningo-médullaires ou dans celles des nerfs périphériques.

Il importe de faire agir, en même temps que le **mercure**, les agents thérapeutiques susceptibles d'entretenir une bonne circulation et une nutrition parfaite des éléments nerveux ; et dans ce but, il faut s'adresser à l'**électricité** et à l'**hydrothérapie**. La faradisation *modérée* des masses musculaires peut rendre, à cette période de début, de très réels services. Mais il faut agir très prudemment, surtout si l'on est en présence d'une névrite de forme sensitive ou mixte.

Quant à l'hydrothérapie, elle doit être pratiquée plutôt sous forme de *douches froides*, à moins que l'état du cœur, le degré de tension artérielle et l'état de l'estomac ne permettent que l'emploi des douches écossaises.

On peut également recommander à cette période l'emploi de la **strychnine**, soit sous forme de solution de sulfate à prendre en gouttes avant les repas, soit sous forme d'injections hypodermiques. On injecte habituellement par vingt-quatre heures un centimètre cube de la solution :

Sulfate neutre de strychnine...............	0gr,05
Eau distillée stérilisée....................	10 grammes.

Quant aux ***névrites tardives*** ou d'essence parasyphilitique, elles peuvent dans certains cas bénéficier de l'**iodure de potassium**. Mais le plus souvent il faut se borner à un traitement symptomatique. La lésion est définitivement organisée, aucun agent thérapeutique n'est plus susceptible d'en modifier la texture. Aussi vaut-il mieux essayer de soulager les malades de leurs souffrances lorsqu'il en existe, ou de rendre une tonicité plus grande à leurs muscles lorsqu'il ne s'agit que de troubles moteurs.

Il faut ajouter, aux agents physiques de traitement que nous avons préconisés dans les névrites secondaires, le **massage**, l'**électricité statique**, les bains de vapeur simples ou médicamenteux, et surtout les **cures d'eaux sulfureuses**.

L'*électricité* est toujours nettement indiquée « quand le processus morbide semble avoir épuisé son action et que l'on n'a plus affaire qu'au reliquat des lésions qu'il a provoquées » (1), et l'amélioration le plus fréquemment signalée alors est la restauration des muscles atrophiés.

***

AFFECTIONS PARASYPHILITIQUES

TRAITEMENT DE LA PARALYSIE GÉNÉRALE

La cause de l'influence prépondérante de la syphilis, comme *agent direct ou indirect de paralysie générale*, est aujourd'hui gagnée.

Il n'y a, pour s'en rendre compte, qu'à se reporter tout d'abord aux nombreuses statistiques publiées par le professeur A. Fournier : les siennes, et celles qu'il a pu faire établir en France, démontrent que la syphilis a été retrouvée 80 fois et plus sur 100, dans les antécédents des paralytiques généraux. Ce pourcentage, si élevé soit-il, doit encore rester au-dessous de la vérité, en raison des syphilis *méconnues*, *oubliées*, *niées*, en raison aussi de ce fait que le paralytique général, interrogé à ce sujet, peut être devenu amnésique ou inconscient. Ce chiffre s'est élevé de plus en plus, depuis qu'on a pris soin de rechercher la syphilis dans les antécédents des malades. La plupart de nos maîtres sont du même avis que le professeur Fournier. Pour M. P. Marie, une cause qui a été dûment constatée dans l'anamnèse 90 fois sur 100 a bien des chances pour y figurer en réalité 100 fois sur 100. M. le professeur Brissaud dit n'avoir jamais vu une paralysie générale classique, « une de ces paralysies générales qui s'imposent d'emblée au diagnostic », échapper à l'étiologie syphilitique. Pour M. Gilbert Ballet : « en présence d'un tel faisceau d'arguments d'ordre statistique, anatomique, clinique et même expérimental

(1) Babinski, *loc. cit.*

(allusion aux expériences d'inoculation de syphilis sur huit paralytiques généraux relatées par Krafft-Ebing), il est difficile de ne pas reconnaître l'influence étiologique hautement prépondérante de la syphilis, dans le développement de la paralysie générale ».

A l'étranger, les appréciations du même genre sont aussi très nombreuses : pour Neumann, la syphilis est la cause *prépondérante* de la psychose en question ; pour Ripping, elle en est la cause *principale*, et pour Kowalewsky, *la raison principale et essentielle*. Homène et Erb sont de cet avis; Bombarda (Lisbonne) déclare qu'il n'est pas une paralysie générale vraie, qui ne dérive de la syphilis.

A ces preuves tirées de la statistique, il faut ajouter les cas de paralysies générales dites *conjugales* ou *familiales* [Goldsmith, Ziehen, Acker (1887), Mendel, Westphal, Siemerling (1888), Evrard (1889), Cullere (1890 et 1904), Régis et Anglade (1892), Dewey (1894), Phelps (1896), Spillmann et Étienne (1898), Kéraval, Raviart, Lündborg, Monkemöller (1902), Brash, Scalozouboff et Foporkoff (1903), Garnier et Santenoise (1905)]. Dans ces cas, une infection syphilitique commune aux deux époux ou aux membres d'une même famille, et dûment constatée, les conduit à la même déchéance.

Il faut mentionner les faits dans lesquels la paralysie générale semble suivre la syphilis communiquée par un même sujet à plusieurs autres (Goldsmith, Raymond, Morel-Lavallée, Bélière).

On doit encore signaler les paralysies générales de tout jeunes gens, pour lesquelles on ne saurait invoquer l'alcoolisme, le surmenage, l'influence des passions, les préoccupations morales, alors qu'on retrouve chez eux les traces de la syphilis héréditaire ou de la syphilis acquise dans le jeune âge, plus souvent encore que l'hérédité névropathique.

A l'argument contraire tiré des différences qui existent entre la répartition géographique de la syphilis et de la paralysie générale, et de la non-existence de cette dernière dans les pays où la syphilis est très fréquente, le professeur Fournier répond que, dans ces contrées, on ne relève pas l'existence des causes prédisposantes qui font que les syphilitiques deviennent paralytiques généraux (1). En Extrême-Orient, en Afrique, le surmenage, la

(1) Consulter à ce sujet : E. Regis, Précis de psychiatrie (*Facteurs étiologiques de la paralysie générale*).

vie intensive, les préoccupations morales, la vie intellectuelle sont des raretés. L'hérédité nerveuse, ou mieux « l'aptitude à faire éclore des affections nerveuses », ne se rencontre pas plus souvent. Dans les pays civilisés, au contraire, la paralysie générale ne se retrouve guère que dans les milieux où la syphilis est fréquente : elle est déjà plus rare chez les femmes, elle devient une exception chez les habitants des campagnes, les religieux, les « quakers » (Mac-Dowal, Bouchaud, Krafft-Ebing).

Enfin, ce qui démontre mieux que tout peut-être les relations de cause à effet qui existent entre la syphilis et la paralysie générale, c'est que la paralysie est d'autant plus rare que la syphilis a été *bien* traitée (Fournier).

La communication du professeur Fournier (1), portant sur 79 cas de paralysie générale à antécédents syphilitiques, montre que 4 seulement de ces paralytiques généraux avaient suivi un traitement spécifique sérieux, ayant duré trois ou quatre ans. Plus le traitement de ces 79 malades a été réduit, plus la complication méningo-encéphalique est devenue fréquente.

Quinze cas sont relevés après un traitement de un an et demi à deux ans ; 16 cas après un traitement d'un an ; dans 43 cas, ce traitement a été plus écourté encore.

En cela, la méningo-encéphalite diffuse se rapproche nettement des accidents syphilitiques tertiaires, qui présentent la même fréquence ou la même rareté, suivant que la spécificité a été modifiée ou non par le traitement préventif.

D'autre part, l'on a nié, sur le même cerveau, la coexistence de lésions nettement syphilitiques et d'altérations caractéristiques de paralysie générale. Or, bien qu'il n'y ait, au point de vue anatomique, aucune ressemblance entre la méningo-encéphalite diffuse et les néoformations de la syphilis (Cornil) (2), cette coexistence a été observée par de très nombreux auteurs [Foville (1879), Mendel (1881), Schultz (1883), Siemens (1887), Anglade, Charbonneau (1891), Koppen (1896), Régnier, Sérieux et Farnarier (1901), Aubery (1902), Gaucher et Babonneix, Lebedeff (1903), Tissot (1904), Carl Hudovernig et J. Gusmann (1905) (3)].

(1) A. Fournier, Académie de médecine, séance du 21 février 1905.

(2) Cornil, Académie de médecine, séance du 28 mars 1905.

(3) Cités par C. Raymond *in* : A. Fournier et F. Raymond, Paralysie générale et syphilis (Masson, 1905).

Il y a, certes, encore beaucoup de points obscurs : c'est d'abord la fréquence d'autant plus grande de la paralysie générale que la syphilis s'est montrée plus bénigne ; son absence presque constante après les syphilis malignes précoces ; c'est ensuite l'absence totale de données précises sur le processus pathologique ; c'est enfin l'échec complet du traitement spécifique, si intensif soit-il, en présence de paralysie générale *confirmée.*

Quoi qu'il en soit, les observations cliniques sont là pour prouver que, pour l'immense majorité, les paralytiques généraux ont eu la syphilis, et l'absence d'explication pour un fait n'implique pas sa non-existence.

Quand les syphilitiques contractent la paralysie générale, celle-ci débute plus fréquemment de la sixième à la douzième année qui suit le chancre, avec un fort maximum pour la *dixième.* Une toute récente statistique du professeur Fournier (1), basée uniquement sur des cas observés en ville, nous montre que pendant ces six années (de la sixième à la douzième), 65,4 p. 100 des paralysies générales font leur apparition ; 28,5 p. 100 apparaissent de la treizième à la vingtième année ; 2,6 p. 100 au delà de cette vingtième année. Il n'en relève aucun cas dans les deux premières années de la syphilis, et seulement 3,5 p. 100 de la troisième à la sixième année.

Ces dates d'apparition, qui peuvent être considérées comme typiques, ne sont pas sans importance pour notre sujet. On doit, en pathologie, faire quelque cas des chiffres, et, à ce sujet, telle affection dont nous aurons à nous occuper, que nous devrons reconnaître, aura d'autant moins de chance d'être de la paralysie que sa date d'apparition, par rapport au début de la syphilis, s'écartera davantage des années où l'infection spécifique détermine plus fréquemment la paralysie générale. Nous ne perdrons pas de vue cette notion, et nous y recourrons dans certains cas.

On voit, en somme, que l'on ne saurait plus aujourd'hui émettre de doutes sur la nature syphilitique de la paralysie générale. Or, **on est par cette notion amené nécessairement à opposer à la maladie le traitement général des manifestations syphilitiques, le traitement mercuriel.**

Mais il faut ici distinguer entre les formes du traitement, entre

(1) A. Fournier, Académie de médecine, séance du 21 février 1905.

l'influence qu'il peut avoir selon que, *préventif*, il cherchera à s'opposer au développement de la paralysie générale ou d'une autre manifestation parasyphilitique, ou que, ***curatif***, il s'efforcera de guérir une paralysie générale déjà établie et confirmée.

En effet, ses résultats sont bien variables dans les deux cas.

Nous savons, et nous y avons longuement insisté déjà, et à plusieurs reprises, l'heureuse influence d'un bon traitement préventif sur les manifestations parasyphilitiques aussi bien que sur le tertiarisme. Nous avons cité la statistique du professeur Fournier portant sur 79 paralytiques généraux dont 4 seulement avaient suivi un traitement sérieux.

Ce sont là les meilleurs arguments en faveur du ***traitement préventif***, sérieux, prolongé, et sur la nécessité duquel nous nous sommes déjà longuement étendus au chapitre du *Traitement préventif*.

Rappelons, au surplus, que le professeur Fournier vient, en vue de préserver les malades de la paralysie générale, de préconiser la *méthode des cures mercurielles à termes tardifs*. Après le traitement du début, *prolongé méthodiquement pendant les deux premières années, sous forme d'une série de cures mercurielles vigoureuses*, il conseille de *suspendre toute médication pendant deux ans*, et de placer, à la cinquième année, approximativement, un second traitement, celui-ci de la durée d'un an; puis de suspendre, de nouveau, la médication pendant quelques années, pour reprendre un traitement d'un an vers la septième ou la huitième année.

Voilà seulement ce qui, joint à une observance rigoureuse des règles de l'hygiène, peut constituer un traitement préventif de cette affection qu'il « vaut mieux prévenir que guérir », puisque, « de l'observation et de la statistique, il résulte qu'au total, une fois la syphilis acquise, l'unique garantie du malade contre les risques éventuels de la paralysie générale réside dans un traitement méthodiquement et longuement poursuivi » (A. Fournier).

Quant au ***traitement curatif*** de la paralysie générale, il n'a donné jusqu'ici aucun résultat appréciable, et actuellement, rien ne permet encore d'affirmer qu'un traitement mercuriel, si intensif soit-il, puisse enrayer l'évolution d'une paralysie générale vraie, même à son début.

Mettons, pour satisfaire l'opinion de MM. Lemoine et Leredde (1), qu'il puisse y avoir de rarissimes exceptions en présence de symptômes extrêmement éloignés encore de la période d'état ; mais, surtout, n'oublions pas que les pseudo-paralysies générales syphilitiques que nous avons vues, cliniquement, si proches de la maladie de Bayle, sont curables...

C'est peut-être au nombre de ces pseudo-paralysies générales, ou au moins de maladies très éloignées encore de leur période d'état, que nous devons ranger certains cas dans lesquels nous avons cru constater la guérison ou au moins un arrêt de la maladie.

En effet, de ces cas, certains étaient seulement caractérisés par un affaiblissement général, un désordre neurasthénique, qui nous faisaient suspecter, craindre une paralysie générale prochaine, mais sans aucune preuve décisive.

Chez d'autres malades que nous avons traités, nous n'avions constaté qu'un ictus, avec troubles de la mémoire, altérations des facultés ; d'autres fois, des cas plus caractérisés se traduisaient par des troubles mentaux, peu accentués encore, et probablement neurasthéniques, par de la perte de la mémoire, une défiance du malade de ses propres moyens, de la perte de la volonté, troubles mentaux accompagnés de quelques signes physiques plus caractéristiques peut-être : inégalité pupillaire, myosis...

Nous avons pu observer, sous l'influence du traitement, des arrêts incontestables de la maladie, dans de semblables cas, et nous nous en autorisons pour **conseiller le traitement mercuriel, intensif même parfois, dirigé contre des paralysies générales incertaines encore, ou tout au moins bien loin de leur période confirmée.** Encore faut-il que le malade, neurasthénique le plus souvent, *supporte le traitement*, ce qui est loin d'être la règle.

Mais quelle conduite devrons-nous tenir en présence de la maladie confirmée? Ici, **nous n'avons jamais obtenu que des résultats strictement négatifs,** parfois même **des aggravations de la maladie.**

Aux faits empreints de doute, cités par Mairet (2), de Cas-

(1) Congrès de médecine de Toulouse, avril 1902.
(2) Mairet, *in* Traité de thérapeutique de A. Robin, 1898.

saët (1), Aubert (2), Devay (3), Marchand (de Blois) (4), Carl Spengler (de Davos), nous devons opposer les opinions inverses de MM. Lannois et Pierret (de Lyon), et ainsi que nous les avons déjà signalées, celles de la plupart des maîtres de Paris, MM. Fournier, Brissaud, G. Ballet, Dejerine, Marie, Dupré.

M. Pierre Marie dit à ce sujet : « Je ne peux pas, sans protester, laisser passer cette affirmation que si les paralytiques généraux ne guérissent pas après un traitement antisyphilitique, c'est que ce traitement n'a pas été assez énergique ou assez prolongé. »

Le professeur Brissaud est du même avis : « J'ai donné, a-t-il dit, à des paralytiques généraux, jusqu'à 14 *centigrammes* de mercure par jour, sans incident ; bien entendu, il faut prendre quelques précautions. J'ai poursuivi le traitement longtemps, patiemment ; mais il vient forcément un moment où l'on s'arrête, lorsqu'on voit que la thérapeutique employée n'a d'autre effet que de déprimer la résistance du malade. »

Les soi-disant faits d'amélioration ou de guérison ont permis bien des tentatives. Pour notre part, nous sommes allés progressivement ou brusquement très loin dans l'administration du mercure chez les paralytiques généraux encore bien peu atteints. Qu'on ne vienne pas nous accuser d'avoir commis des fautes de technique, puisque nous n'avons eu à déplorer aucun accident imputable à nos méthodes. Nous-mêmes et ceux qui purent, aidés par l'action de l'eau sulfureuse, administrer les doses intensives, n'avons pu signaler encore aucune amélioration digne de ce nom.

Tout au contraire, le mercure peut être nuisible dans la paralysie générale confirmée. C'est ainsi que M. P. Marie s'exprime à ce sujet : « Non seulement les malades ne guérissent pas, mais nous connaissons des cas indéniables où les fortes doses ont produit des *aggravations* manifestes. » De même, M. E. Dupré a pu conclure en ces termes : « Je n'ai jamais vu le bénéfice du traitement mercuriel de la paralysie générale. J'en ai quelquefois constaté l'innocuité, mais j'en ai plus souvent observé les inconvénients et le danger. »

(1) Cassaet, Congrès de médecine de Toulouse, 1902.
(2) Aubert, *Thèse de Lyon*, 1902.
(3) Devay, *Soc.. des sciences médicales de Lyon*, 19 février 1902.
(4) Marchand, *Soc. médico-psychologique*, octobre 1902.

Nous avons nous-mêmes vu, dans différentes occasions, le traitement intensif amener une aggravation des symptômes en produisant une dépression intense, en favorisant ou exagérant les phénomènes délirants. L'état général souffre également de l'administration du mercure, et l'on voit survenir sous son influence de la pâleur, de la perte des forces, une lassitude intense, un amaigrissement progressif.

Ce qui nous a paru surtout remarquable, et presque constant, à la suite de la mercurialisation, c'est une **dépression mentale** très prononcée, et nous avons pu voir, à plusieurs reprises, des formes mélancoliques et dépressives, avec hypocondrie et idées de suicide, succéder à des formes mégalomaniaques, caractérisées par les idées ambitieuses, le délire des grandeurs, etc...

Il semble que l'on puisse observer chez le paralytique général, comme chez les vieillards qui ne jouissent plus de l'intégrité de leurs organes, une atteinte facile des divers appareils sous l'influence de l'intoxication mercurielle. Or cette intoxication se réalise facilement chez un malade frappé de déchéance organique.

Elle retentit sur l'état général et la nutrition, en même temps que sur les centres nerveux, et l'on observe concurremment l'amaigrissement, l'anorexie, la pâleur, la perte des forces, l'abattement, la dépression et la mélancolie, aboutissant en définitive à un véritable **état marastique**, à la *cachexie* et parfois à une mort rapide.

Tels sont les méfaits du traitement mercuriel au cours de la paralysie générale confirmée; nous n'avons pas mentionné l'IODURE DE POTASSIUM ; son action semble être la même que celle du mercure, et il n'a contribué jusqu'ici, chez les paralytiques généraux, qu'à occasionner des accidents. Il est inutile de répéter que nous le rejetons absolument comme moyen *préventif* unique, dirigé contre la paralysie générale.

Tout autre doit donc être le ***traitement de la paralysie générale confirmée.*** Il doit s'inspirer des signes actuels qu'il importe d'atténuer en évitant aux malades toute souffrance.

« L'HYGIÈNE joue un grand rôle : il faut supprimer toutes les causes d'intoxication. Le repos, la vie régulière, l'exercice modéré dans un endroit calme et silencieux, bien aéré, le régime en grande partie lacté, la régularité des selles, l'hydrothérapie donnée sous forme de bains tièdes, et quand les malades peuvent les supporter, les douches tièdes (28 à 32°) en pluie, ont pu provoquer d'heureuses et assez durables rémissions et éviter certaines complications.

« La surveillance constante et attentive de tels malades est nécessaire, en vue de parer aux conséquences sociales, mais elle doit être douce, faite par un personnel plein d'égards qui laisse une *liberté surveillée.*

« L'ISOLEMENT rend de très grands services. Il faut soustraire le malade à son milieu habituel, toutes les causes d'excitation qu'il y trouve ne pouvant qu'aggraver son mal. Dans ces conditions, l'INTERNEMENT peut être très utile en plaçant le paralytique dans un milieu où toute cause d'excitation intellectuelle, ou sexuelle, toute possibilité d'excès, alcoolique ou autre, est écartée et dans lequel il mène une vie régulière et calme.

« Une excitation légère ne doit pas être combattue, et on laissera le malade satisfaire à son besoin exagéré d'activité. Et dans tous les cas il faut repousser l'emploi des moyens de rigueur et ne s'en servir qu'à la dernière extrémité. L'usage de la camisole de force en particulier est absolument funeste.

« Aux périodes de démence et de gâtisme il faut s'inspirer des circonstances, éviter les délits, calmer thérapeutiquement le malade (à l'aide de bromure de potassium par exemple) aux périodes d'excitation et tonifier de même aux périodes de dépression pendant lesquelles on veillera à ce que le malade s'alimente suffisamment.

« Quant au traitement de la période finale, il ne peut qu'être symptomatique (gâtisme, escarres, infections cutanées, urinaires, pulmonaires, etc.) (1). »

En terminant ce qui concerne le traitement des affections parasyphilitiques nous ne pouvons passer sous silence les travaux qu'on a consacrés à la recherche de l'état encore spécifique ou de la parasyphilis constituée.

Nous avons conclu qu'il est, le plus souvent, impossible d'établir une démarcation, et qu'on divise les malades en deux catégories : 1° ceux qu'on doit traiter par le mercure, parce qu'ils sont encore des syphilitiques; 2° ceux sur lesquels ce traitement n'a plus aucun effet, parce que atteints d'une affection parasyphilitique.

(1) G. LEBRET, Paralysie générale et psychoses dans la syphilis acquise, *Thèse de Paris*, 1906, Rousset.

L'idéal serait évidemment d'établir un critérium indiquant de manière exacte les cas où le traitement peut être utile, ou au contraire dangereux.

Dans une communication récente (1), M. A. Marie (de Villejuif) propose d'appliquer aux cas douteux de spécificité positive ou de parasyphilis constituée, les recherches qu'a pratiquées Wassermann, tant sur les réactions du liquide céphalo-rachidien que sur celles du sérum sanguin.

La méthode qu'il a suivie a été à peu de chose près celle de Wassermann et Plat. En voici le principe : toute combinaison hémolysante comporte la mise en jeu de trois facteurs : la *cytase* ou *complément*, un sérum hémolytique spécifique : *ambocepteur*, préparé en injectant à une espèce animale *a* des hématies provenant de l'espèce étrangère b^3, et les globules rouges de l'espèce *b*. Lorsque ces trois principes se trouvent mélangés à une température de 36°, on observe la dissolution des hématies et la mise en liberté de l'hémoglobine. Or, si avant de soumettre ces hématies à l'influence de l'ambocepteur, on introduit dans la réaction un mélange d'*anticorps* et d'*antigène* (par exemple du bacille typhique et le sérum correspondant), on constate que la dissolution des hématies est plus ou moins entravée, puisque certaines conservent leur hémoglobine. Les recherches antérieures de Bordet et Gegou avaient prouvé que cet empêchement de l'hémolyse est provoqué par l'absorption de la cytase par la combinaison formée entre l'antigène et l'anticorps.

« Nous avons, dit M. Marie, disposé nos expériences de la façon suivante : on mélangeait tout d'abord l'eau salée (I) au liquide céphalo-rachidien (II), à l'extrait d'organes syphilitiques (III) et à la cytase (IV). Puis on maintenait le tube contenant ce mélange à la température de 36° pendant deux heures. On ajoutait alors successivement l'ambocepteur (V) et les hématies (VI), et on soumettait à nouveau les tubes à la température de 36°. On examinait les résultats de l'expérience une heure après. »

Voici quelles sont ses conclusions tirées de la recherche hémolytique tant sur le liquide céphalo-rachidien des ponctions en série chez les mêmes malades, que chez différents malades à toutes les phases de l'affection, ainsi que sur le sérum sanguin des mêmes sujets (avec, bien entendu, les contrôles répétés et multipliés sur des sujets non paralytiques).

Ces constatations ont été corroborées par Wassermann (*Soc. de Biologie*) et les travaux de ses élèves (Laboratoires de Munich et de Berlin). Plant, chez Krœpelin, a trouvé les mêmes résultats (*Congrès d'Amsterdam*).

Dans les paralysies générales vraies, à antécédents spécifiques certains, la réaction syphilo-positive de Wassermann fournie par le liquide céphalo-rachidien est à peu près constante; elle est d'autant plus constante que l'affection est plus avancée ; la réaction du sérum sanguin est plus faible et manque souvent.

Au début de la paralysie générale ou dans les rémissions qui marquent ce début, c'est la première réaction qui est faible et inconstante, alors que celle du sérum sanguin est plus nette et forme toutes les transitions qui rattachent ces cas à ceux de syphilis proprement dite.

De sorte que, lorsque la réaction comparée du liquide céphalo-rachidien

(1) Communication présentée à la Société de médecine de Paris, le 25 avril 1908.

et du sérum sanguin d'un paralytique général donne une prédominance en faveur des anticorps dans le sang, on doit encore tenter la médication spécifique.

A cette période, en effet, le séro-diagnostic seul s'accuse, tandis que l'encéphale et ses enveloppes ne sont pas encore entrés en réaction appréciable par le procédé de Wassermann : leur résistance peut encore supporter le mercure. Mais lorsque le sang ne paraît plus contenir d'anticorps en quantité suffisante, les centres nerveux se désagrègent, et leur fonte se traduit par la transformation graduelle de la substance noble albuminoïde, en lipoïde à réaction d'anticorps. « Le cerveau du paralytique général meurt de la production même de ces anticorps incomplets mis en liberté au fur et à mesure de la fixation par les neurones d'une plus grande quantité d'antigènes (1) ».

A cette période, la médication mercurielle ne peut que constituer un nouvel élément toxique, incapable d'autre effet que de hâter la désintégration définitive.

M. A. Marie, qui a eu le très grand mérite de nous initier à ses travaux, reconnaît qu'une telle technique n'est pas encore accessible à tous les praticiens. Il a pu néanmoins, en collaboration avec M. Levaditi, et grâce à la poudre de foie syphilitique, rendre la réaction simple et commode dans la pratique du laboratoire.

TRAITEMENT DU TABES

Nous ne nous attarderons pas à discuter les rapports entre la syphilis et le tabes : ils sont universellement admis de nos jours, et tout ce que nous avons dit au sujet de l'origine syphilitique de la paralysie générale pourrait être répété ici.

Le tabes constitue même la plus fréquente des manifestations parasyphilitiques.

Dès 1859, Duchenne (de Boulogne) (2) avait fait la remarque que « quelques-uns des malades affectés d'ataxie avaient subi l'infection syphilitique constitutionnelle ».

Mais c'est le professeur Fournier qui a le premier, en 1875, établi une **connexion étroite de causalité** entre la syphilis et le tabes, s'appuyant sur des statistiques, portant sur 750 cas, et donnant un pourcentage de 87 à 93 p. 100, en sorte qu'il a pu affirmer que les *neuf dixièmes au moins des tabétiques sont des syphilitiques avérés.*

Depuis lors, bien des auteurs sont venus apporter dans le débat leurs observations personnelles, et se sont ralliés à l'opinion du

(1) A. MARIE, *loc. cit.*
(2) DUCHENNE (de Boulogne), *Arch. gén. de méd.*, 1859, t. I, p. 439.

professeur Fournier. Nous ne citerons que la statistique d'Erb (1), qui retrouve la syphilis dans les antécédents de 89 p. 100 des cas de tabes.

D'autres auteurs, il est vrai, ont donné des chiffres moins élevés : 20 p. 100 pour Berger, 23 p. 100 pour Remak, 33 p. 100 pour Westphal ; Storbeck (2) même se pose en adversaire de la théorie syphilitique du tabes, mais nous ne pouvons voir dans les chiffres qu'il donne que les résultats d'examens incomplets, d'interrogatoires mal dirigés, de cas de syphilis niées, méconnues, oubliées, et pour nous, nous croyons avec M. Darier, avec M. Martineau qui donne un pourcentage de 95 p. 100, avec M. Dejerine qui donne le chiffre plus élevé encore de 97 p. 100, avec M. Marie, que « la vraie, presque la seule cause du tabes, c'est la syphilis ».

Et si la syphilis acquise est le plus souvent en cause, on peut invoquer assez fréquemment aussi la syphilis héréditaire dont Remak, Strumpell, Barthélemy ont rapporté de nombreuses observations. C'est à elle, aussi, qu'il faut probablement rapporter les cas de soi-disant « tabes infantile » qui ont été signalés dans ces dernières années; c'est au moins l'opinion de Kalisher (3), de Dejerine, de Dijdinski (4). Mêmes explications pour les cas rapportés en grand nombre de nos jours de tabes familial et conjugal.

C'est de six à quinze ans après l'infection syphilitique que se montre le plus souvent le tabes, et d'une façon générale dans les vingt années qui suivent celle-ci.

La connexion étiologique de la syphilis et du tabes étant nettement établie, on peut se demander pourquoi le tabes, à sa période d'état, est si peu modifié par le traitement mercuriel.

L'interprétation pathogénique de l'affection est impuissante à résoudre ce problème et, que l'on admette avec M. P. Marie (5) que les lésions médullaires sont « surtout d'origine exogène » et dues à l'*altération du système lymphatique postérieur de la moelle*, avec MM. Brissaud et de Massary qu'il s'agit d'une dégénération caractéristique de la crête neurale, d'une affection systématique de l'ectoderme, avec M. Nageotte que la première lésion en date

(1) Erb, Zur Ætiologie des Tabes. *Berl. Klin. Wochenschrift*, 1891, n° 29; et *Volkramm's Samml. Klinisch. Vorträg*, 1892.
(2) Storbeck, *Zeit. fur Klin. Med.*, 1896, t. XXIV, p. 140.
(3) Kalisher, Hereditärer Tabes. *Neurol. Centr.*, 1897, p. 1118.
(4) Dijdinski, *Neurol. Centr.*, 1er avril 1906.
(5) P. Marie, Art. *Tabes* in Traité de médecine Bouchard-Brissaud.

chez les tabétiques soit une *méningite syphilitique* propagée ultérieurement aux « nerfs radiculaires », on ne trouvera dans aucune de ces pathogénies l'explication du défaut d'action du traitement spécifique sur le tabes confirmé.

Et pourtant ce défaut d'action est réel, bien qu'il ne soit pas aussi marqué que dans la paralysie générale.

Mais si le traitement est peu utile en présence d'accidents confirmés, il est loin d'en être ainsi du *traitement préventif.*

On peut dire ici, comme pour la paralysie générale, qu'**il est possible de prévenir cette affection en instituant aux premières années de la syphilis un traitement sérieux, digne de ce nom, comme intensité et comme durée.**

Et ce traitement ne sera pas seulement un traitement mercuriel, mais consistera en une hygiène rigoureuse, dans l'éloignement des causes néfastes telles que le surmenage, les excès, les écarts de régime, les autres intoxications.

Quant à l'action curative du traitement spécifique sur le tabes confirmé, tous les cas, à cet égard, ne sont pas identiques. Au début de la maladie, on peut obtenir des résultats plus ou moins heureux, des améliorations marquées. MM. Lemoine (de Lille) (1), Leredde (2), Duhot (3) attribuent même une grande influence au traitement institué à la *période préataxique* du tabes.

Des deux observations de M. Duhot, l'une est une guérison au sens absolu du mot. Le premier malade vit cesser ses troubles réflexes pupillaires, achilléens et rotuliens, put rester debout les yeux fermés, marcher en ligne droite ; la sensibilité des pieds s'améliora considérablement. M. Duhot obtint pour l'autre malade un arrêt persistant de la maladie, mais l'abolition des réflexes rotulien et achilléen persista cependant.

Voici quel fut le traitement mis en œuvre : douze injections de calomel, à la dose de 10 centigrammes chacune, à une semaine d'intervalle. Administration journalière de 3 grammes d'iodure. Pointes de feu deux fois par semaine le long du rachis. Électrisation statique journalière pendant un quart d'heure le long des membres inférieurs et du rachis.

(1) Lemoine, Congrès de Toulouse.
(2) Leredde, *Soc. de dermat. et syphil.*, 8 mars 1902.
(3) Duhot, *Annales de la polyclinique centrale de Bruxelles*, mars 1903.

Mais, sans conclure aussi catégoriquement à l'influence du traitement, de nombreux auteurs ont constaté des améliorations, des guérisons même de la maladie.

Tout récemment encore M. Babinski (1) insistait dans une de ses cliniques de la Pitié sur l'utilité que peut présenter le traitement mercuriel dans le tabes, lorsque ce traitement est conduit avec énergie et persévérance. Et il citait des malades qui avaient tiré un remarquable bénéfice d'une mercurialisation intense et prolongée. Dans un cas, un malade qui souffrait de vives douleurs fulgurantes, avec signe d'Argyll positif, mais sans disparition des réflexes, a vu diminuer ses douleurs et ses troubles vésicaux, disparaître ses crises gastriques. Un autre malade plus gravement atteint, ne pouvant plus marcher même avec des béquilles, a pu marcher, sous l'influence de 200 injections de calomel, et ses douleurs se sont beaucoup atténuées.

Aussi M. Babinski, pour lequel il n'y a pas de tabes sans syphilis, conseille-t-il d'instituer toujours et systématiquement le traitement.

Les cas que nous venons de signaler sont sans contredit très encourageants.

Mais faut-il toujours les considérer comme absolument probants en faveur du traitement mercuriel ?

Le professeur Joffroy dit à ce sujet : « Vous me citez des observations où le tabes a paru enrayé par le mercure ; mais nous aussi, avec toutes les méthodes ou sans rien faire, nous avons obtenu des arrêts, des rémissions, des pseudo-guérisons... J'ai cité un ataxique allant à La Malou, et qui est revenu avec des réflexes et absolument guéri. *D'ailleurs, sous Charcot, que de rémissions et d'améliorations n'avons-nous pas attribuées au nitrate d'argent !* »

M. Jacquet (2) est du même avis : « Il convient, dit-il, de remarquer que beaucoup de tabes tournent court, en dehors de l'action de toute médication, et que le traitement spécifique a donné, dans d'autres cas, des résultats nuls ou mauvais. »

Étant données ces rémissions possibles, étant démontrée la possibilité d'arrêts brusques du mal, de régressions même, il

(1) Babinski, *La Clinique*, 27 septembre 1907, p. 617.
(2) L. Jacquet, *Soc. de dermat. et syph.*, 8 mars 1902.

faut bien se garder d'attribuer à un remède, quel que soit d'ailleurs celui que l'on a employé, mercure ou tout autre, une rémission momentanée des symptômes. Les travaux de Brissaud, de G. Ballet, de Marie, de Raymond, de Joffroy, etc., démontrent nettement que l'ataxie locomotrice n'est pas toujours, et dans tous les cas sans exception, une maladie à marche progressive et continue. Il est des cas bien observés où l'on a pu noter des régressions si prolongées, qu'il est possible de dire que la vie d'un tabétique peut être aussi longue que celle d'un homme bien portant. Et cela sans l'intervention d'aucun remède.

Pour pouvoir affirmer vraiment l'heureuse influence du traitement mercuriel sur l'ataxie locomotrice, il faudrait qu'il nous permît d'obtenir des résultats plus constants et plus réguliers.

M. Renaut (1) soulève à ce sujet une autre question, celle du diagnostic précis. « Il y a lieu, dit-il, de distinguer le tabes vrai de la syphilis médullaire. Ces affections ont des symptômes communs : douleurs fulgurantes, myosis, Romberg, Westphal, mais on trouve souvent, dans les accidents tabétiformes de la syphilis, de la rachialgie, de l'exagération des réflexes, de la trépidation spinale. Il n'est pas impossible d'autre part que le tabes, dépisté de bonne heure, soit arrêté dans son évolution par le traitement mercuriel. »

L'auteur affirme avoir guéri *un cas* de tabes par le calomel, mais il est certain aussi de n'en pas avoir guéri *deux*. « Il faut, dit-il, toujours déclarer avec beaucoup de circonspection qu'une lésion a été guérie par le mercure ; *en dehors des cas qui s'arrêtent spontanément dans leur évolution*, il existe un assez grand nombre de tabes frustes, surtout chez les femmes... Le traitement qui leur serait appliqué paraîtrait en enrayer la marche ; il n'est qu'indifférent. »

D'autre part, la lymphocytose céphalo-méningée reste identique à elle-même après le traitement mercuriel chez les tabétiques, d'après Sigaro (2).

Il semble donc qu'il n'y ait pas grand'chose à attendre du traitement mercuriel dans le tabes, *en pleine période d'état*; « si les injections mercurielles, dit le professeur Raymond, sont utiles

(1) RENAUT, *Soc. de dermat. et syphiligr.*, 8 mars 1902.
(2) SIGARO, Congrès de médecine de Paris, octobre 1904.

contre la toxine syphilitique, elles ne peuvent rien contre la lésion de dégénérescence ».

Cependant, en présence des faits exceptionnels de guérison rapportés par quelques auteurs, on doit tout au moins tenter le traitement spécifique, à l'exemple de M. G. Ballet (1) qui dit : « Par acquit de conscience, j'ordonne le mercure dans le tabes, mais je n'y crois pas. *Je n'ai jamais vu un fait précis de guérison par le mercure* ».

On peut se demander d'autre part s'il n'est pas dangereux d'instituer un traitement intensif en pareil cas.

Or il semble bien que ce traitement puisse parfois, comme dans la paralysie générale, amener des aggravations du mal, ou une atteinte profonde de l'état général, et d'après MM. Balugou et Faure, « les aggravations sont plus nombreuses parmi les tabétiques qui subissent un traitement antisyphilitique que parmi ceux qui n'en subissent aucun ». Hâtons-nous d'ajouter d'ailleurs que de nouvelles observations semblent avoir heureusement modifié l'opinion de M. Faure.

M. Abadie écrit de même : « Je me suis aperçu que les malades traités mouraient comme les autres, et peut-être même quelques morts rapides pourraient bien être attribuées à ce mode de traitement. »

Voici pour notre part les conclusions auxquelles nous a conduit notre propre expérience :

Les ataxiques peuvent, au point de vue de l'action du traitement spécifique, se diviser en deux grandes catégories, suivant que le tabes en est déjà à sa période d'état ou qu'il n'en est encore qu'à son début, à la période préataxique, à ce moment où il ne se révèle au médecin que par la disparition du réflexe patellaire, une certaine incertitude dans les mouvements commandés (marche à cloche-pied, demi-tour brusque, etc.), la disparition du réflexe lumineux, douleurs fulgurantes, etc.

Dans le ***tabes à la période d'état*** *le traitement mercuriel ne donne que des résultats médiocres ou même mauvais.*

Mais une distinction est ici encore possible. Il est des **tabes à marche lente d'emblée** qui peuvent être assez heureusement influencés par un traitement intensif. Il faut pour cela que le

(1) G. Ballet, cité par Donadieu-Lavit, Traitement mercuriel intensif dans le tabes spécifique, Montpellier, 1904.

malade *supporte bien le mercure* même à fortes doses et que son état général ne soit en rien altéré par l'usage de ce médicament. L'apparition du moindre symptôme d'intoxication commanderait en effet la suppression immédiate du traitement, qui ne pourrait dans ces conditions qu'aggraver l'état du malade. *Dans ces formes lentes* et chez de tels malades, le traitement intensif peut amener, non pas la régression des symptômes, non pas *a fortiori* la guérison, mais du moins un *arrêt* dans la marche progressive et fatale du mal, arrêt définitif parfois. Plus souvent cependant la maladie reprend son cours, mais même alors elle progresse avec une grande lenteur, surtout si l'on applique les autres méthodes de traitement que nous allons décrire.

Au contraire, dans l'**ataxie à marche rapide**, le mercure reste sans aucune action. Le traitement intensif non seulement ne donne aucun résultat heureux, mais peut même hâter la marche du mal en y ajoutant une intoxication qui débilite le patient et diminue sa résistance. C'est là ce qui explique les conclusions pessimistes de quelques auteurs.

Dans ***le tabes au début***, alors que le diagnostic ne se peut encore établir que par la recherche attentive de quelques symptômes très précoces, les résultats du traitement spécifique peuvent être excellents : **la progression du mal peut être enrayée** et cela de façon définitive. La guérison est donc possible par un traitement spécifique appliqué dès les premiers signes de la maladie.

Il est cependant des tabétiques qui ne retirent aucun bénéfice du traitement spécifique, *si précoce soit-il* :

Ce sont tout d'abord ceux dont les *émonctoires* ne sont pas en parfait état, le mercure chez eux amenant rapidement des troubles qui influencent fâcheusement la marche de l'ataxie.

Puis tous les malades qui, par suite d'une *idiosyncrasie*, supportent mal le mercure, et c'est sur ce point surtout que nous voulons appeler l'attention. Chez eux le tabes progresse rapidement si, malgré les signes d'intoxication qui succèdent immédiatement à l'administration du mercure, on persiste à appliquer le traitement mercuriel.

Enfin les malades dont l'**état moral** laisse à désirer, les surmenés du cerveau et de la moelle, les asthéniques cérébraux, les neurasthéniques, les hystériques. Nous avons déjà signalé à maintes reprises l'influence prédisposante de ces affections sur l'apparition des diverses manifestations nerveuses de la parasyphilis. On peut, on le voit, y ajouter qu'elles rendent plus grave et plus fatale la marche de ces affections.

Ces conclusions, auxquelles nous ont conduits les faits que nous avons observés, sont confirmées, au moins en grande partie, par les communications récemment parues. Ce sont à peu de chose près celles de M. Leredde, celles aussi qu'adopte actuellement M. Faure (de La Malou) (1).

Donc, en présence d'un **tabes au début**, nous recourons au traitement mercuriel; la méthode de choix sera ici l'injection hebdomadaire de calomel, à raison de 5 à 10 centigrammes par injection. Si le calomel est mal supporté, si ses inconvénients ordinaires, la douleur en particulier, sont trop vivement ressentis, on pourra s'adresser à l'huile grise, qui, elle, sera toujours bien supportée de façon immédiate, et dont nous avons pu obtenir quelques heureux résultats.

Il est d'ailleurs un fait digne d'être noté, et d'apparence quelque peu paradoxale, c'est qu'entre tous les malades, **les tabétiques semblent être ceux qui subissent, du fait des injections de calomel, le moins de réactions douloureuses**, de sorte que ces injections seront, d'une façon générale, plus faciles à pratiquer chez eux que chez les autres syphilitiques.

Si l'on voit que le mercure est mal supporté, si l'on voit apparaître chez le malade traité les manifestations de l'intoxication hydrargyrique, si l'on assiste à un affaiblissement, un amaigrissement, une anorexie progressifs, il faudra se garder d'insister sur le traitement mercuriel, qui ne peut, dans ces cas, que hâter la cachexie finale, et on aura tout intérêt à le suspendre au plus vite.

En présence d'**un tabes confirmé**, si le malade supporte bien le mercure, on instituera le traitement intensif. Si les reins sont altérés, si le mercure est mal toléré, si le tabes continue à progresser, on y renoncera vite.

Il faut bien se persuader d'ailleurs que la guérison complète est impossible à obtenir, et qu'*il n'y a pas de remède de l'ataxie.* Mais ce n'est pas une raison pour désespérer, et pour laisser la maladie à son évolution.

(1) *Bull. et Mém. de la Soc. de méd. de Paris*, séance du 25 janvier 1908.

Un tabétique peut en effet vivre très longtemps, sans aucun réflexe, s'il consent à se soigner chaque année pendant quelque temps.

Il faudra tout d'abord bien imprimer cette notion dans son esprit, et lui montrer que sa maladie, pour grave qu'elle soit, peut devenir, s'il se soigne bien, tolérable et compatible avec une vie presque normale.

On devra surveiller le tabétique, lui faire faire des exercices qui lui feront, dans une certaine mesure, récupérer l'intégrité de ses mouvements thoraciques, laryngés, de sa marche, de la préhension.

On préviendra l'infection vésicale ou intestinale, si facile à provoquer.

On pourra essayer d'**influencer l'état de la moelle elle-même** par différents moyens.

C'est ainsi qu'il sera indiqué de faire de la révulsion au niveau de la colonne vertébrale, à l'aide de *pointes de feu*, *légères*, afin qu'elles soient souvent répétées.

Pratiquer l'effluve statique à étincelles courtes au même niveau et le long des membres. Enfin, l'*hydrothérapie* doit également être mise en œuvre.

« Calmante dans les périodes d'activité, elle consistera surtout en bains et en douches tièdes, celles-ci en pluie, de quinze à vingt secondes, à 35°; dans les phases silencieuses, il faut faire agir l'**eau froide** à la manière d'un révulsif général. L'eau froide sera donnée directement après préaction aux tabétiques dont la pression artérielle est basse, dont l'estomac ne présente pas de crises, et dont le tube digestif est sain. Au contraire, l'eau froide sera donnée après rubéfaction par la *douche chaude* (douche écossaise), aux tabétiques à pression artérielle forte, dépassant 20 millimètres, et dont le tube digestif n'est pas indemne (crises viscérales, entérite, etc.). Bien entendu, il s'agit dans les deux cas de douches en jet, avec cinq à dix secondes seulement d'eau froide dans l'écossaise ; la douche froide totale doit être d'autant plus courte que la température de l'eau est plus basse. Avec une eau à 6°, comme l'est celle de Divonne, par exemple, quinze secondes constituent un maximum de durée (1). »

(1) Lebret, Les traitements de Divonne, Paris, Steinheil, 1906.

Enfin, contre certains symptômes, on dirigera un traitement particulier.

L'incoordination des mouvements, les troubles de la marche peuvent, par exemple, être arrêtés dans leur évolution et même très nettement améliorés par la **rééducation**. L'ataxie est en effet une des maladies qui ont le plus largement bénéficié des méthodes de rééducation qui ont été appliquées depuis quelques années à un certain nombre de maladies.

Frenkel, qui a beaucoup étudié cette question, conseille de faire exécuter aux malades des mouvements au commandement, en faisant contrôler par la vue la correction de ces mouvements. Mais, comme le faisait récemment remarquer M. A. Thomas (1), l'ataxie est d'un mécanisme complexe : elle est « à la fois médullaire, cérébrale et cérébelleuse,... et certains symptômes, tels que l'hypotonie, jouent un rôle assez considérable dans l'apparition de l'incoordination ; il n'est pas indifférent, en effet, qu'au moment où un muscle va entrer en contraction, il soit surpris par l'influx nerveux dans un état de tonicité inférieur ou supérieur à la normale, et que, du fait de l'hypotonie, les membres affectent et conservent des attitudes défectueuses. Comme dans tout acte, si le point de départ est mauvais, le but ne sera pas atteint ».

Lorsqu'il s'agit des mouvements isolés de tel ou tel groupe musculaire, la vue suffit à contrôler la bonne exécution du mouvement, mais pour des mouvements complexes comme la marche, la chose devient plus difficile.

Il faudra donc, dans cette rééducation des ataxiques, aller du simple au compliqué.

On commencera par leur faire exécuter, au commandement, comme le conseille Frenkel, des mouvements simples, pour corriger dans la mesure du possible l'incoordination des mouvements des membres et l'hypotonie musculaire. Jusqu'à ce que ce but soit obtenu, on évitera de laisser le malade marcher beaucoup, pour qu'il ne prenne pas de trop mauvaises habitudes, dont il serait difficile de le faire départir.

Cela fait, on s'occupera de rééduquer la station debout : on dessine sur le sol deux semelles normalement placées. Le malade se place debout, les pieds sur ces semelles, et dans cette position,

(1) A. THOMAS, La rééducation de la marche chez les ataxiques. *La Clinique*, 24 août 1906.

on lui fait faire divers mouvements : mouvements de flexion sur les genoux, d'inclinaison du tronc et de la tête en avant, en arrière et sur les côtés. On s'efforcera ensuite d'obtenir la station sur un seul pied. Pour cela, il faudra montrer au malade à incliner le tronc du côté portant, à abaisser l'épaule du même côté, de manière à maintenir en bonne place le centre de gravité.

Il faut en effet, pour arriver à corriger ces troubles, que l'on connaisse bien le mécanisme des mouvements normaux. Car, ce qui manque à l'ataxique, c'est la faculté de *coordonner ses mouvements en vue du but à atteindre.* Un acte aussi complexe que la marche se décompose en une série de mouvements simultanés ou successifs, dont l'individu normal n'a pas conscience. Ils se coordonnent d'eux-mêmes et inconsciemment. Or c'est cette coordination involontaire, inconsciente, que perd l'ataxique. Dès lors, pour exécuter un mouvement, il faut qu'il coordonne toute une série d'actes élémentaires, et que, par conséquent, il sache en quoi consistent ces actes élémentaires. Il faut donc, pour pouvoir corriger les mouvements déréglés d'un ataxique, que le médecin connaisse très bien le mécanisme des mouvements normaux : « lorsqu'il en sera instruit, il pourra expliquer à son malade pourquoi ses mouvements sont incoordonnés et comment il doit s'y prendre pour leur rendre leur régularité ».

Ces exercices préliminaires achevés, on entreprendra la rééducation de la marche. Ici encore, on ira du simple au complexe. On commencera par le *pas simple,* qui consiste à porter l'un des pieds en avant, puis à ramener ce pied en arrière. On veillera tout spécialement à ce que le talon se pose avant la pointe comme dans le pas normal. On arrivera ensuite au pas double, puis au pas successif et à la marche ordinaire. Toujours on aura soin de dessiner d'avance les pas sur le sol. On insistera sur ce fait « qu'au moment où le talon du pied antérieur rencontre le sol, celui du pied postérieur se prépare à se détacher ».

Les mouvements doivent être rythmés. Ils se font d'abord lentement, puis de plus en plus vite.

Cette méthode de traitement par la rééducation donne souvent, nous le répétons, des résultats remarquables lorsqu'elle est bien dirigée, et que l'on s'adresse à un malade intelligent capable de comprendre la raison de ce qu'on lui fait faire, et d'aider ainsi au succès du traitement.

Il est encore un certain nombre de symptômes contre lesquels il peut devenir nécessaire de lutter. Les *douleurs* seront combattues à l'aide des divers analgésiques.

Pour peu que se montrent des *complications urinaires*, il faudra y veiller avec soin, maintenir la vessie en aussi bon état que possible pour éviter l'infection et l'apparition de complications rénales.

En résumé, force nous est, devant l'échec habituel du traitement spécifique, de nous borner à un traitement purement symptomatique, lequel d'ailleurs nous permettra souvent d'améliorer dans une certaine mesure l'état de nos malades et de leur rendre la vie plus supportable.

CHAPITRE X

SYPHILIS INFANTILE
SYMPTOMATOLOGIE ET TRAITEMENT

Il y a deux manières pour l'enfant de devenir syphilitique, suivant qu'il vient au monde avec le germe de l'infection, héréditairement transmis, ou qu'il le contracte, de manière directe, après sa naissance. En d'autres termes, et plus brièvement, la syphilis infantile peut être héréditaire ou acquise.

La ***syphilis acquise***, sans être très commune, est loin d'être exceptionnelle. L'inoculation, dans la majorité des cas, a lieu par voie extra-génitale; elle est imputable, le plus souvent, soit à une nourrice syphilitique, soit à l'usage de linges ou de tout autre objet contaminé, soit enfin aux relations de famille et d'enfant à enfant (surtout par l'intermédiaire du baiser).

La syphilis acquise infantile débute par un chancre, et présente des symptômes et une évolution analogues à celle de l'adulte. Elle est d'autant plus grave qu'elle survient plus près de la naissance, et peut être quelquefois plus rapidement mortelle chez le nourrisson qu'elle tue par athrepsie lente ou aiguë. D'une manière générale, pourtant, la syphilis infantile acquise est d'un pronostic beaucoup moins sévère que la syphilis héréditaire, et la disparition des accidents par le traitement y est la règle.

La ***syphilis héréditaire*** peut se manifester à trois époques :

Avant la naissance, *in utero*, elle est dite, suivant le cas, *embryonnaire* ou *fœtale* ;

De la naissance au troisième mois : c'est alors la *syphilis héréditaire précoce* ;

Latente enfin pendant les premières années, la syphilis peut se révéler au bout de trois, six, dix ans et davantage : c'est la *syphilis héréditaire tardive.*

Syphilis embryonnaire et fœtale.

Nous serons brefs sur la syphilis *embryonnaire* et la syphilis *fœtale.* La syphilis *embryonnaire* correspond à l'époque de non-viabilité, c'est-à-dire à la période comprise entre la fécondation et le sixième ou le septième mois de la vie intra-utérine. Son signe unique est l'avortement, qui peut survenir à des époques variables, quelquefois dès le premier mois, et qui constitue la cause la plus fréquente de mort dans la descendance des syphilitiques.

La syphilis *fœtale* embrasse au contraire la période de viabilité du produit de conception, c'est-à-dire les trois derniers mois environ de la vie intra-utérine. L'accouchement prématuré, comme tout à l'heure l'avortement, est l'une des manifestations les plus habituelles. Il survient fréquemment par l'intermédiaire d'une autre complication, l'hydramnios, dont les rapports avec la syphilis ont été bien mis en évidence par MM. Fournier et Bar. Le fœtus peut être expulsé mort, macéré ou non, ou vivre quelques heures. Il peut présenter des lésions cutanées, surtout du pemphigus, des lésions viscérales, et quelquefois des malformations de toute espèce. Mais souvent aussi il n'offre, en apparence du moins, rien d'anormal, peut même venir à terme, mais meurt de faiblesse congénitale.

Syphilis héréditaire précoce.

Si la syphilis embryonnaire ou fœtale est surtout affaire d'obstétrique, c'est le médecin, au contraire, qu'intéresse tout spécialement la syphilis héréditaire précoce ou tardive.

Empressons-nous d'ajouter, d'ailleurs, qu'il n'existe pas entre ces diverses catégories de démarcation tranchée, et cela est si vrai que la syphilis du nouveau-né, qui représente la forme la plus précoce de la syphilis héréditaire précoce, n'est le plus souvent que la continuation d'une syphilis fœtale ayant déjà évolué.

Quoi qu'il en soit, qu'elle existe dès la naissance ou apparaisse de la naissance au troisième mois, la *syphilis héréditaire précoce* se traduit par des accidents cutanés, muqueux, viscéraux, et par des troubles graves de l'état général.

1° L'une des **lésions cutanées** les plus caractéristiques est la *syphilis bulleuse* ou *pemphigus*, manifestation absolument spéciale à la syphilis infantile. Le pemphigus peut se développer à partir du sixième ou septième mois de la vie intra-utérine, et existe généralement à la naissance. Il est exceptionnel, en tout cas, de le voir apparaître plus tard que la fin de la première semaine. Son lieu d'élection est la paume des mains et la plante des pieds. Les bulles, reposant sur une macule d'un rouge vineux, sont petites, ont en moyenne 2 ou 3 millimètres et dépassent rarement le centimètre : elles contiennent un pus plus ou moins épais, qui se dessèche en formant une croûte brunâtre ou verdâtre, à moins que — ce qui arrive souvent — les bulles se déchirent, laissant au-dessous d'elles une exulcération rouge et saignante, susceptible parfois de se creuser et d'envahir le derme, plus ou moins profondément.

La *roséole* vraie, analogue à celle de l'adulte, est exceptionnelle chez l'enfant. Par contre, on observe chez ce dernier la *syphilide maculeuse*, qui apparaît vers la fin du premier mois, et que sa couleur jambonnée devra faire distinguer de l'érythème fessier banal, dont elle présente souvent la localisation. Un peu plus tardive est la *syphilide papuleuse*, constituée par des papules d'un rouge violacé, assez larges, plates, arrondies, entourées parfois d'une collerette de squames épidermiques et qui, susceptible d'occuper tout le corps, sont pourtant plus particulièrement localisées aux fesses, aux cuisses et aux genoux. Au niveau de la paume des mains et de la plante des pieds, ces syphilides squameuses ressemblent beaucoup aux syphilides psoriasiformes de l'adulte et ont été plusieurs fois décrites sous le nom de *faux psoriasis*.

Habituellement, d'ailleurs, les éruptions maculeuses et papuleuses n'ont pas une individualité aussi nette chez l'enfant que chez l'adulte ; les deux formes peuvent se combiner et l'on observe alors ce que Jacquet a appelé la *syphilide érythémato-papuleuse polymorphe*, dont la localisation principale est à la face, autour de la bouche, au menton, aux sourcils, au cuir chevelu.

Assez souvent encore les syphilides papuleuses deviennent suintantes, *érosives*, et se transforment en de véritables plaques muqueuses de la peau, siégeant surtout dans les plis cutanés, là où il y a de l'humidité : espace interfessier, sillon génito-crural, ombilic, aisselles, espaces interdigitaux, sillon rétro-auriculaire. Abandonnées à elles-mêmes, les érosions suintantes qui caractérisent ces éléments peuvent s'étendre en largeur, mais elles ne creusent point en profondeur. Il existe pourtant, surtout chez les petits syphilitiques très affaiblis, des lésions réellement *ulcéreuses*, mais on admet généralement aujourd'hui que ce processus ulcératif est le fait d'une infection secondaire et ne doit pas être considéré comme une manifestation spécifique.

Signalons enfin les *syphilides gommeuses* sous-cutanées et cutanées, d'ailleurs peu fréquentes chez le nouveau-né, et terminons cette rapide revue des lésions de la peau, en y rattachant les altérations des annexes épidermiques : ongles et système pileux.

L'*onyxis*, comme chez l'adulte, peut exister sous la forme sèche, dans laquelle l'ongle perd sa transparence, se couvre de stries longitudinales, puis se détache, en faisant place à un ongle nouveau, — et sous la forme ulcéreuse ou périonyxis, dans laquelle une ulcération suppurante se forme autour de l'ongle et le décolle.

Quant à l'*alopécie* spécifique, elle se montre généralement sous forme de bandes claires situées sur les parties latérales et postérieure de la tête. Les cheveux sont courts, décolorés. On observe aussi quelquefois la chute des cils et des sourcils.

2° Si nous passons maintenant à l'étude des **lésions des muqueuses**, l'une des plus importantes, tant au point de vue diagnostique qu'à celui de la précocité et de la fréquence, est le *coryza syphilitique*. L'écoulement nasal, d'abord séreux, devient sanieux, verdâtre, purulent, irrite les parties voisines, et se concrète sous forme de croûtes dont l'arrachement provoque parfois d'abondantes épistaxis.

L'enfant, d'abord simplement enchifrené, respire bientôt difficilement, l'allaitement devient pénible et le petit malade s'affaiblit rapidement.

Les *fissures des lèvres* présentent aussi un grand intérêt pratique à cause des accidents de contagion dont elles risquent de devenir le point de départ. Elles peuvent être commissurales, médianes ou dispersées. Plus ou moins profondes et suintantes, elles sont ordinairement des plus douloureuses.

Des fissures labiales, il convient de rapprocher les *fissures com-*

missurales des conjonctives, qui sont souvent la conséquence du coryza.

Aux *parties génitales*, les accidents sont plus rares ; à l'*anus*, les fissures offrent un aspect radié.

3° Les **localisations viscérales** de la syphilis héréditaire ont une existence à peu près constante.

Au niveau du *larynx*, les altérations, ordinairement superficielles, se traduisent par de la raucité de la voix et de la toux, rarement par des accidents de suffocation intense, résultant d'un œdème de la glotte et pouvant déterminer la mort. Quant à la *broncho-pneumonie syphilitique*, c'est d'une façon constante qu'elle entraîne la mort.

Les *troubles digestifs*, vomissements et diarrhée, contribuent beaucoup à l'affaiblissement de l'enfant, mais s'amendent assez souvent sous l'influence du traitement.

L'*hypertrophie du foie* est fréquente, et celle de la *rate* presque constante.

Les *lésions des testicules*, bien étudiées par M. Hutinel, ont une grande valeur diagnostique. Ces organes deviennent d'abord volumineux, durs, tout en restant indolores ; plus tard ils s'atrophient.

Les *altérations des organes des sens* : kératite, iritis, choroïdite, rétinite, otite moyenne suppurative, sont rares chez les nouveau-nés et appartiennent à la syphilis des enfants. De même la syphilis frappe rarement le *système nerveux* du nouveau-né, et c'est exceptionnellement qu'on rencontre les accidents qui s'observent à un âge plus avancé.

Il s'agit de paralysies partielles, d'accès convulsifs, de céphalée persistante, que l'on est souvent tenté d'attribuer à la méningite tuberculeuse, mais que le traitement spécifique permet, par ses heureux effets, de rattacher à leur véritable cause, la syphilis.

4° Il nous reste à signaler enfin les **lésions osseuses** de la syphilis héréditaire, dont on doit l'étude à Parrot.

Les *lésions du crâne* existeraient, d'après lui, dans les trois quarts des cas : ulcéreuses, elles produisent le craniotabes ; ostéophytiques, les déformations diverses connues sous le nom de front olympien, front en carène, crâne natiforme, à côté desquels il faut placer, aux deux extrêmes, l'hydrocéphalie et la microcéphalie.

Sur les *os longs*, on observe des périostoses, des exostoses, des gommes, des fractures spontanées; sur les os courts, des dactylites rappelant le spina ventosa.

Quand elles atteignent les extrémités des os longs, les lésions osseuses donnent lieu au syndrome auquel Parrot a donné le nom de *pseudo-paralysie syphilitique des nouveau-nés*. Le membre est impotent, inerte, les muscles se contractent sans presque le déplacer. L'exploration, douloureuse, fait reconnaître une augmentation de volume de l'extrémité inférieure de l'os, quelquefois de la fluctuation, due à la formation d'un abcès, ou de la crépitation, en rapport avec une fracture sous-périostée. La pseudo-paralysie, assez précoce, survient dans les trois ou quatre premiers mois après la naissance, et il n'est pas rare qu'elle soit le premier phénomène important qui impose le diagnostic de syphilis.

5º **L'état général** du petit syphilitique héréditaire qui a échappé à la mort *in utero* est assez variable.

Il peut être des plus trompeurs, et l'enfant venir au monde avec les apparences d'une santé parfaite, qu'il conserve pendant plusieurs semaines. Puis au bout de ce temps seulement, on le voit pâlir, s'anémier, en même temps qu'apparaissent les premières manifestations de la syphilis. Ce sont là des faits qu'il importe, on le conçoit, d'avoir bien présents à l'esprit, lors de la rédaction des certificats de non-contagiosité délivrés aux nourrissons.

A l'opposé de ces cas se trouvent ceux où l'altération de l'état général constitue le symptôme le plus précoce, parfois même la seule manifestation de la syphilis héréditaire. L'enfant peut alors mourir dans les premiers jours qui suivent la naissance, soit sans lésions, soit à la suite d'hémorragies multiples ou d'asphyxie foudroyante, cette dernière absolument impossible à prévoir, frappant quelquefois de beaux enfants, et ne pouvant s'expliquer, même après autopsie, que par une véritable inaptitude à la vie, pour employer l'expression de M. Fournier. D'autres fois l'évolution est plus lente ; la cachexie, qui s'est établie d'emblée, progresse impitoyablement ; l'enfant maigrit, sa peau prend une teinte bistrée caractéristique, se ride, se ratatine, et lui donne l'aspect d'un petit vieux ; incapable de se nourrir, il succombe avec les signes de l'athrepsie. Le dépérissement du nouveau-né doit faire songer à la syphilis latente.

Le plus souvent enfin, les divers accidents de la syphilis et les altérations de l'état général évoluent de pair.

Dès la naissance ou peu après, apparaissent le pemphigus, le coryza, et, par l'intermédiaire le plus souvent de ce dernier, des fissures labiales. La peau, surtout au niveau du visage, prend un aspect cuivré, presque pathognomonique, que l'on pourrait appeler le *masque de la syphilis* (Gastou). En même temps se montrent les syphilides palmaires et plantaires, et bientôt apparaissent les diverses éruptions, plus généralement de forme papuleuse, de la syphilis ; parfois aussi des manifestations osseuses et la maladie de Parrot.

L'état général devient rapidement très mauvais : anémie, dépérissement, cachexie ne tardent pas à faire leur œuvre, et, si le traitement n'est pas institué, la mort survient par athrepsie, par syphilis pulmonaire et hépatique.

Quand les enfants guérissent, ils gardent souvent de leur syphilis certaines prédispositions morbides, et en particulier une vulnérabilité toute spéciale de leur système nerveux ; ils présentent en outre fréquemment des troubles de la nutrition, des arrêts de développement et enfin les stigmates de la syphilis héréditaire tardive, à l'étude de laquelle nous nous trouvons ainsi amené.

Syphilis héréditaire tardive.

La syphilis héréditaire tardive s'entend de « l'ensemble des accidents qui, dérivant d'une infection héréditaire, se produisent à un âge plus ou moins avancé de la vie, c'est-à-dire de la seconde enfance, de l'adolescence et de l'âge adulte » (Fournier). Elle comprend deux ordres de faits : ceux dans lesquels la syphilis se manifeste pour la première fois, un certain nombre d'années après la naissance, et ceux, beaucoup plus nombreux, où elle a été précédée des symptômes de la syphilis héréditaire précoce. Dans tous les cas, elle se présente toujours sous la forme d'accidents de modalité *tertiaire*.

Au niveau du **revêtement cutané**, les deux types les plus fréquemment observés sont les syphilides tuberculeuses sèches et tuberculo-ulcéreuses, et les gommes sous-cutanées.

Les *syphilides tuberculeuses* ont pour lieu d'élection le visage et la région antérieure de la jambe ; elles intéressent particulièrement le nez, qui peut être détruit, ainsi qu'une partie de la face.

Les *engorgements ganglionnaires* sont fréquents et peuvent, dans la région sous-maxillaire et les parties latérales du cou, simuler les adénopathies scrofuleuses.

D'observation courante sont les **affections osseuses.** Elles atteignent leur maximum de fréquence entre six et douze ans, et consistent essentiellement en ostéo-périostites, qui présentent souvent une allure assez spéciale. Elles frappent de préférence les os longs — avant tout le tibia — et les os du crâne, et donnent lieu à de volumineuses hyperostoses qui déforment l'os en augmentant son épaisseur, mais ne changent pas sa direction, comme dans le rachitisme : l'une de ces déformations les plus caractéristiques est celle bien connue du *tibia en lame de sabre.* Les affections osseuses s'accompagnent de douleurs ostéocopes vives et persistantes, avec exaspération nocturne et insomnie. La suppuration, la nécrose localisée, ne s'observent qu'assez rarement. Quelquefois enfin, les gommes peuvent se produire dans le canal médullaire de l'os, donnant lieu à la forme décrite par Lannelongue sous le nom d'*ostéomyélite gommeuse.*

Des affections osseuses, il convient de rapprocher celles qui atteignent les **articulations**, et qui vont de la simple arthralgie à l'hydarthrose chronique indolente, avec ou sans déformation osseuse, et à la pseudo-tumeur blanche syphilitique.

Certaines lésions osseuses, enfin, méritent encore une mention spéciale : ce sont celles qui affectent le squelette nasal, déterminant les aspects du nez camard et du nez en lorgnette, et les perforations palatines qui ont surtout leur point de départ du côté du nez.

Les **déterminations viscérales**, qui peuvent atteindre les poumons, le foie, la rate, le rein, les testicules, la langue, ne nous arrêteront pas longtemps. Elles sont identiques, en effet, à celles que l'on observe dans les mêmes organes au cours de la syphilis acquise, et se traduisent par les mêmes lésions de sclérose et de dégénérescence gommeuse amyloïde.

Même analogie s'observe encore entre la *syphilis cérébrale héréditaire* et la syphilis cérébrale de l'adulte, soit que l'on envisage les lésions anatomiques : gommes circonscrites ou en nappes des os et des méninges, gommes ou sclérose de l'encéphale, endartérite oblitérante, etc., soit qu'on considère les symptômes cliniques : céphalée, vertiges, rictus, convulsions, épilepsie, hémiplégie, troubles intellectuels, etc. Quant à la *syphilis héréditaire de la moelle*, elle est beaucoup moins commune que celle du cerveau ; on a publié pourtant quelques observations de paraplégie.

Mais il est toute une catégorie d'affections, sur laquelle il nous faut au contraire insister, parce que leur fréquence et leur importance les place au premier rang de celles que détermine la syphilis héréditaire : ce sont celles qui touchent les yeux et les oreilles.

Du côté de l'**œil**, l'une des manifestations les plus caractéristiques de la syphilis héréditaire est la *kératite*. Son évolution, à peu près indolore, se fait de manière progressive et peut finir par entraîner la cécité complète, en produisant un leucome opaque, d'autres fois seulement l'albugo ou des néphélions. Fait extrêmement important : ces opacités diverses peuvent faire complètement défaut, si le traitement spécifique n'est pas institué trop tard. La kératite, généralement binoculaire, évolue très lentement, en six, douze ou dix-huit mois.

Comme la kératite, l'*iritis* de la syphilis héréditaire tardive débute d'une manière insidieuse et évolue lentement, de manière presque indolore. Elle forme pourtant rapidement des synéchies et des exsudats inflammatoires abondants.

Enfin, à côté de ces deux principales affections, on observe quelquefois aussi des lésions profondes : choroïdites, chorio-rétinites et altérations du nerf optique.

A l'**oreille**, la *surdité* plus ou moins complète peut résulter, soit d'altérations diverses du pharynx, retentissant sur la trompe d'Eustache et la caisse du tympan, soit d'une forme plus spéciale, d'une otite purulente de la caisse, évoluant sans douleur, et aboutissant à la perforation du tympan et à la production de lésions définitives de l'oreille moyenne.

Enfin, dans une forme tout à fait particulière et bien caractéristique, la surdité s'établit brusquement, sans qu'on puisse trouver de lésions susceptibles de l'expliquer. Elle est bilatérale et devient rapidement complète, sans que le traitement parvienne à en enrayer la marche. Ajoutons enfin que, quelle que soit la modalité à laquelle appartiennent les troubles de l'ouïe observés, ils aboutissent fréquemment, quand ils se produisent dans l'enfance, à la *surdi-mutité*.

Les déterminations oculaires et auriculaires constituent les deux premiers termes de la fameuse **triade d'Hutchinson.**

Le troisième est formé par les altérations du **système dentaire**, qui se traduisent d'une part par un retard dans l'apparition des premières dents, de l'autre, par des malformations résultant de troubles antérieurs dans le développement : vulnérabilité dentaire, microdontisme, amorphisme, érosions dentaires. Mais de toutes ces altérations, la plus typique, celle que l'on peut presque considérer comme pathognomonique de la syphilis héréditaire, est la lésion qui caractérise la *dent d'Hutchinson*, et qui, siégeant exclusivement sur les incisives médianes supérieures de la seconde dentition, consiste en une échancrure semi-lunaire occupant le bord libre de la dent.

Tels sont, rapidement énumérés, les principaux stigmates de l'hérédo-syphilis, à côté desquels il nous faut citer encore les manifestations parasyphilitiques dont elle est l'origine, au même titre que la syphilis acquise, et qui consistent essentiellement en troubles dystrophiques atteignant de préférence certains organes (testicules, seins, ovaires, os, cerveau), en arrêts de développement, pouvant aboutir à l'infantilisme et au nanisme, en malformations congénitales, en prédispositions morbides aux affections du système nerveux et aux affections scrofulo-tuberculeuses.

* * *

TRAITEMENT DE LA SYPHILIS INFANTILE

Nous suivrons, pour l'étude du traitement de la syphilis héréditaire, le même plan que pour l'étude de sa symptomatologie, et nous passerons ainsi successivement en revue les traitements : 1° de la syphilis héréditaire précoce, applicables d'ailleurs à la syphilis acquise de l'enfant en bas âge ; 2° de la syphilis héréditaire tardive.

Mais auparavant, nous exposerons, en quelques mots, les mesures prophylactiques que le médecin peut et doit prendre contre l'hérédo-syphilis (syphilis vraie et parasyphilis).

PROPHYLAXIE DE LA SYPHILIS HÉRÉDITAIRE

Le praticien dispose, contre la syphilis héréditaire, de deux ordres de mesures concernant :

1° L'admission au mariage des syphilitiques ;

2° Le traitement de la mère pendant la grossesse.

Admission au mariage des syphilitiques.

Il serait désirable qu'aucun syphilitique ne se marie sans demander tout d'abord l'avis de son médecin. Pratiquement, il arrive assez fréquemment au médecin d'avoir à répondre à semblable question. Or il ne doit pas répondre à la légère. Avant de permettre le mariage à un syphilitique, il doit penser à toutes les conséquences que peut avoir une autorisation trop hâtive : syphilisation de la femme, avortements répétés, accouchements prématurés ou mort-naissances, dystrophies diverses et malformations possibles chez l'enfant nouveau-né, ou, même s'il paraît sain, possibilité d'atteintes tardives de la syphilis héréditaire.

Aussi devra-t-il bien se pénétrer, avant de répondre, des conditions que l'on doit exiger d'un syphilitique, pour qu'on puisse lui permettre le mariage.

Ces conditions sont les suivantes :

1° ***Absence d'accidents spécifiques actuels.*** — Il est bien évident que l'on ne saurait permettre le mariage à un sujet porteur de manifestations actuelles. Les moindres accidents transmissibles sont naturellement une contre-indication aussi absolue que possible au mariage ; mais, même non transmissibles, ils témoignent de l'activité persistante de la diathèse avec tous ses dangers et toutes ses conséquences.

2° ***Age avancé de la diathèse.*** — De façon générale, on peut poser cet axiome : plus jeune est la syphilis de l'époux, plus terribles sont les dangers qu'il y a pour lui à se marier et à procréer ; aussi, le praticien devra-t-il s'enquérir soigneusement de l'âge de la syphilis, prêt à se montrer d'autant plus tolérant que le début de l'affection sera plus éloigné.

En effet, l'ancienneté de la syphilis du mari atténue fortement les dangers de contamination pour la femme, l'influence héréditaire sur l'enfant.

Pour la femme, la contamination est, sans contradiction possible, plus à craindre que jamais dans les syphilis jeunes, à la *période secondaire.*

Cette période, d'autant plus dangereuse qu'elle paraît plus bénigne, est par excellence la période des accidents contagieux, des plaques muqueuses de la bouche et des organes génitaux (et ces localisations mêmes constituent un gros danger quand il s'agit de mariage), accidents qui, pendant le cours des deux ou trois premières années, sont sujets à des repullulations, à des récidives, d'une ténacité parfois désespérante.

Au contraire, ces accidents et les dangers de contamination qu'ils entraînent *deviennent plus rares à mesure que la diathèse est plus ancienne.*

Pour l'enfant, l'influence néfaste des syphilis jeunes se fait sentir encore, et va aussi en s'atténuant avec l'ancienneté de la vérole; le professeur Fournier, dans les cas de syphilis transmises du père à l'enfant, sans contamination de la mère, a remarqué que, dans la très grande majorité des cas, l'infection paternelle est récente et ne dépasse guère trois ou quatre ans. Au delà de ce terme, la transmission de la syphilis par hérédité paternelle devient très rare.

Au point de vue des risques personnels que le syphilitique apporte dans le mariage, l'âge de la syphilis est encore une garantie, sinon formelle, au moins relative ; en effet, le médecin traitant a pu suivre l'évolution d'une syphilis ancienne, et apprécier, au moins dans une certaine mesure, sa qualité, son degré d'intensité, de nocivité, ses tendances, son allure, son pronostic général.

Mais que faut-il entendre par ces mots : âge avancé de la syphilis ? autrement dit, **quel âge doit-on demander à la syphilis pour autoriser le mariage?**

C'est là une question toujours délicate à résoudre, car si l'on peut aisément donner des indications générales à ce sujet, les difficultés commencent dès qu'il s'agit des cas particuliers ;

c'est qu'en effet, il n'y a pas deux syphilis semblables, qu'il faut tenir compte des accidents antérieurs, de la qualité et de la durée du traitement appliqué.

Les syphiligraphes estiment, en général, que l'on ne peut autoriser un syphilitique à se marier avant une période de trois à quatre années, consacrées à un traitement des plus sérieux. Mais c'est là le délai minimum que l'on puisse exiger, et il est plus prudent d'attendre encore davantage ; cependant, on peut, de façon générale, admettre que, passé ce terme, les dangers de la syphilis du mari s'atténuent et souvent disparaissent totalement.

Au contraire, avant trois ou quatre ans, tout est à craindre, et le syphilitique est un danger constant pour sa femme et sa famille. Avant ce terme, « quelle qu'ait été l'intensité du traitement, je n'oserais pas délivrer une patente nette pour le mariage à un syphilitique », dit le professeur Fournier ; on voit trop souvent, en effet, les plus néfastes conséquences procéder d'unions prématurées de ce genre.

En somme, la règle pratique de conduite doit être la suivante : chez un malade dont la syphilis bien traitée remonte à trois ou quatre ans, conseiller d'abord d'attendre encore quelque temps et insister sur l'utilité d'un traitement prolongé de quelques mois. Si cependant un intérêt majeur oblige le malade à un mariage immédiat, et s'il satisfait d'ailleurs aux autres exigences, tolérer le mariage.

3° ***Stade d'immunité ayant suivi les dernières manifestations syphilitiques.*** — Avant d'autoriser un syphilitique à se marier, il faudra s'assurer qu'il est, pendant un temps suffisant, resté indemne de toute manifestation.

On trouve en effet, dans cette absence plus ou moins prolongée d'accidents, une preuve de l'accalmie de la syphilis, enfin sortie de sa période aiguë, période des manifestations récidivantes et parfois subintrantes.

Quant à la durée que doit avoir ce stade d'immunité, il n'est guère possible de donner d'indications précises et force est, ici encore, de s'en tenir à des moyennes approximatives. Tout ce que l'on peut dire, c'est que l'on pourra se montrer d'autant plus rassuré sur l'issue d'un mariage, que la période d'immunité aura été plus longue, et que, en tout cas, il serait imprudent d'assigner moins de dix-huit mois à deux ans à cette période ; il va de soi qu'on devra se montrer plus exigeant encore, si le stade d'immunité a été précédé d'accidents graves, et si, d'une façon générale, la syphilis a revêtu une forme maligne.

4° ***Caractère non menaçant de la syphilis.*** — La conduite du médecin doit être différente suivant que les manifestations syphilitiques antérieures à la demande d'autorisation du mariage auront été bénignes ou malignes.

S'il s'agit d'une syphilis dont les manifestations particulièrement **bénignes** de caractère et d'étendue ont été fugaces, intermittentes et assez espacées dans leur ensemble, il est évident que les conditions requises pour le mariage seront des plus favorables. Mais cette immunité relative au cours des premières étapes de l'affection ne doit pas, on ne saurait trop le rappeler, endormir la vigilance du médecin en l'incitant à négliger les autres conditions d'admissibilité au mariage. On sait, en effet, que la bénignité d'une syphilis jeune ne met pas à l'abri, en dehors d'un traitement méthodique et prolongé, des manifestations graves de la période tertiaire et même des accidents franchement contagieux de modalité secondaire tardive.

S'il s'agit, au contraire, d'une syphilis **maligne**, en dépit du temps écoulé et de la rigueur du traitement institué, le médecin devra tout tenter pour obtenir de nouveaux délais et un supplément de traitement spécifique. Ce n'est qu'après avoir obtenu non seulement une *cure définitive* de ces accidents, mais encore une accalmie prolongée de dix-huit mois à deux ans après ces dernières manifestations, qu'on pourra lever l'interdit. Et il faut rappeler à ce propos que la malignité d'une syphilis peut se traduire non pas seulement par la production de formes ulcéreuses, destructives, mutilantes, ou bien encore par des altérations organiques profondes portant sur tel ou tel organe : moelle, cerveau, œil, foie, rein, etc., mais encore par sa tendance insolite à la production répétée, parfois subintrante, d'accidents de modalité secondaire siégeant d'ordinaire à la bouche, plus rarement aux organes génitaux, et se perpétuant ainsi pendant des mois et des années.

5° ***Traitement spécifique suffisant.*** — C'est là la dernière et sans doute la plus importante des conditions requises.

Tout traitement doit être intensif et prolongé, et à ces deux conditions il conjure les dangers à venir de la syphilis et confère la garantie la plus sérieuse et la plus valable pour le mariage. Lui seul en effet peut écarter les menaces de tertiarisme redoutables pour le malade lui-même, prévenir la possibilité d'une contamination conjugale et supprimer les risques d'une transmission héréditaire. En résumé, la condition essentielle, capitale, à remplir par tout sujet syphilitique aspirant au mariage, consiste en un traitement mercuriel suffisant.

Nous avons expliqué ailleurs ce qu'il faut entendre par là. Qu'il nous suffise de rappeler ici que le malade aura dû, pendant un minimum de trois à quatre ans (et plutôt quatre que trois), subir un traitement mercuriel approprié, et cela d'une façon régulière, intermittente et à des doses médicamenteuses suffisantes. Il importe que l'absorption mercurielle par les voies digestive, cutanée ou hypodermique, se soit prolongée pendant six mois au moins par année pendant les deux premières années, et pendant quatre mois par année pour les deux suivantes.

Le médecin doit également prendre garde à ne point se laisser égarer et pour ainsi dire duper par un traitement fallacieux de pure apparence. Certaines préparations, déjà très faibles en teneur mercurielle, prises à petites doses et d'une façon décousue, sans méthode ni surveillance, sans surtout un rigoureux contrôle des doses mercurielles absorbées, ne sauraient avoir l'immunité préventive visée par l'institution d'un bon traitement de fond. A défaut de frictions ou d'injections mercurielles, lesquelles constituent les méthodes de choix, c'est au protoiodure ou au bichlorure de mercure que le malade soigné par les voies digestives aura dû avoir recours, et à des doses qui ne tombent guère au-dessous de 8 à 10 centigrammes pour la première préparation et 2 à 3 centigrammes par jour pour la seconde.

Telles sont les conditions diverses que le médecin devra sans exception exiger de tout aspirant au mariage. En dehors d'elles, ou même si elles n'ont été qu'imparfaitement remplies, son devoir est d'**opposer son véto formel** à l'accomplissement de cet acte. Il ne dédaignera pas de donner au patient, malheureusement enclin parfois à passer outre, un aperçu des risques qu'il court et fait courir aux siens, en soulignant impitoyablement la grave responsabilité qu'il assume et la mauvaise action qu'il commet.

Au contraire, toutes les conditions que nous venons d'énumérer sont-elles remplies? Il devra non seulement autoriser le mariage, mais encore, dans certaines circonstances et quand il s'adresse à des hésitants, à des timorés que des scrupules exagérés condamnent à un éternel célibat, il devra s'efforcer de *vaincre leur dernière résistance.*

Il sera cependant prudent de ne pas prendre d'engagements formels, de ne pas donner à son malade des assurances absolues. En effet, à côté des contagions immédiates et des transmissions héréditaires directes d'une syphilis active dont les risques peuvent être positivement écartés à de certaines conditions, il faut compter avec l'hérédo-syphilis, c'est-à-dire avec les tares dystrophiques que les travaux de ces dernières années ont en grand nombre rattachées à l'ascendance syphilitique. Quelques exemples, rares il est vrai, semblent prouver que, malgré qu'ici encore l'influence du temps et du traitement se fasse sentir d'une façon évidente, cependant la générateur syphilitique, même placé dans les meilleures conditions, n'est pas encore tout à fait à l'abri d'une procréation défectueuse.

Mais en réalité la syphilis est loin d'être seule responsable des faiblesses constitutionnelles ou des malformations de l'enfance. Bien d'autres conditions dont on n'a cure engendrent ou peuvent engendrer les mêmes méfaits. On n'a que trop fait de la syphilis un épouvantail exclusif alors que d'autres 'tares, si dangereuses au point de vue de la descendance, sont laissées dans l'ombre. Les affections diathésiques, les maladies infectieuses aiguës ou chroniques, les intoxications diverses, les vices de constitution de tout ordre, peuvent être des contre-indications formelles à la procréation, et cependant de quel poids pèsent ces considérations dans l'esprit de la plupart des gens qui aspirent au mariage, et qui donc en a cure lorsqu'il accomplit un acte qui peut ou doit aboutir à la naissance d'un enfant ? Certes il n'en faut pas conclure qu'un syphilitique aurait tort de se préoccuper de son aptitude à la paternité. Mais on sera parfois autorisé à dire, étant donnée la rareté des faits que nous signalions plus haut, que par comparaison avec beaucoup de candidats au mariage qui négligent l'avis du médecin sur leurs capacités à remplir les fonctions de mari et de père, un syphilitique minutieusement examiné sous tous les rapports et dûment autorisé constitue ce qu'on pourrait appeler « un bon parti ».

Tels sont les conseils que doit donner le médecin au syphilitique désireux de se marier : l'y pousser s'il remplit toutes les conditions nécessaires ; le lui interdire formellement dans le cas contraire, et exiger de lui une cure sérieuse et prolongée pour le mettre, si possible, en état d'y songer pour plus tard. Malheureusement les conseils du médecin ne sont pas toujours suivis, loin de là, et très souvent le malade, bien que dûment prévenu, passe outre. D'autre part nombreux sont les malades qui ne prennent même pas la peine de demander l'avis du médecin. Les conséquences souvent ne s'en font pas attendre : la femme est contagionnée, des fausses couches répétées surviennent, des enfants naissent syphilitiques. Et **ces fausses couches, ces occouchements prématurés successifs doivent faire penser d'emblée à la syphilis.** Si l'on n'en trouve pas une explication nette et évidente, il faut sans hésiter mettre mari et femme au traitement spécifique. Ou bien c'est le mari lui-même qui en indique l'étiologie probable. Il a passé outre aux conseils de son médecin et il s'aperçoit un peu tard que celui-ci n'avait que trop raison. Il ne faut pas hésiter en ce cas à ordonner au mari une cure mercurielle, et c'est alors qu'il devient indispensable, pour éviter de véritables catastrophes, de soumettre la mère au traitement pendant la grossesse.

Dans l'intérêt de la paix de certains ménages et surtout en présence de la volonté expresse du mari de celer l'affection dont il est victime et qu'il aurait ultérieurement transmise à sa femme, il peut devenir indispensable de cacher à la femme la nature du traitement qu'on lui fait suivre. Il est possible alors, comme nous avons l'habitude de le faire, de masquer la qualité du médicament, après en avoir, bien entendu, préalablement averti le pharmacien, sous la rubrique de pilules apéritives ou toniques ou de potions reconstituantes.

Traitement de la mère pendant la grossesse.

Les dangers de l'hérédité syphilitique justifient l'importance du traitement qu'il faut instituer chez les femmes enceintes syphilitiques ou chez les femmes saines dont les maris sont des syphilitiques avérés. Ce traitement antisyphilitique devra être mis en vigueur non seulement chaque fois que la syphilis sera manifeste ou avouée, mais encore dans les cas douteux, dans les cas même où elle est niée alors que l'on a observé chez une femme, sans cause justificative, des avortements à répétition ou des grossesses se terminant par la naissance d'enfants morts et macérés.

« Après une série de fausses couches auxquelles on n'a pu trouver de causes, le médecin est autorisé à prescrire empiriquement la médication spécifique, médication d'ailleurs inoffensive quand elle tombe à faux, pourvu qu'elle soit prudemment instituée. » Ainsi s'exprimait Depaul, et cette ligne de conduite si sage et si prudente est celle qui est suivie actuellement par les accoucheurs.

Longtemps la conduite à tenir vis-à-vis des femmes enceintes syphilitiques suscita des discussions parmi les médecins s'occupant particulièrement d'obstétrique. L'agent essentiel de la médication spécifique étant le mercure, la plupart des médecins le condamnaient, le considérant comme un abortif. Certes le mercure est un abortif, mais seulement dans les cas d'intoxication professionnelle, chronique; employé à doses thérapeutiques, il ne peut produire d'avortement. Cependant les fausses couches survenant chez les femmes syphilitiques furent pendant longtemps imputées, non à la vérole, mais au traitement mercuriel institué. Et non seulement on reprochait à ce traitement de provoquer les avortements, mais on l'accusait encore d'aggraver les troubles gastriques déjà si fréquents chez ces malades et de contribuer à anémier des femmes dont l'état de grossesse était déjà par lui-même une cause d'affaiblissement.

C'est au mercure que Doublet, que N. de Blégny attribuent la mort des fœtus. Pour Colson (1), l'usage des préparations mercurielles est extrêmement pernicieux pour la mère et le fœtus : « dans deux cas, après l'ingestion de mercure des vomissements violents se sont déclarés ; ils ont été suivis de coliques ; enfin de l'avortement dans les deux cas ».

En 1840, Huguier (2) déclarait : « L'avortement chez les femmes vérolées est plutôt la conséquence de l'usage des mercuriaux que de la maladie elle-même. » Fonssagrives (3), un peu plus tard, partage encore cette opinion : « L'œuf humain subit ses atteintes d'une manière marquée, et beaucoup d'avortements qui sont imputés

(1) Colson, *Archives générales de médecine*, 1828, t. XVIII.
(2) Huguier, *Archives générales de médecine*, 1828, t. XVIII.
(3) Fonssagrives, Dictionnaire des Sciences médicales, 1878.

à la syphilis doivent vraisemblablement être rapportés aux mercuriaux employés pour la combattre. »

Ces anathèmes contre le traitement mercuriel n'avaient cependant pas empêché quelques cliniciens d'en user et de s'en trouver fort bien. Mauriceau conseille d'employer le mercure, mais seulement jusqu'au sixième mois de la grossesse. Passé cette limite, il conseille l'abstention. Bertin (1), avec une clairvoyance remarquable, attribue à bon droit les fausses couches, non pas au mercure selon l'opinion ayant cours à son époque, mais à la syphilis. « Un traitement antivénérien prudemment institué ne produit pas l'avortement, comme l'ont prétendu quelques médecins. Il a lieu plus fréquemment, au contraire, chez des femmes affectées de vérole invétérée et abandonnées à elles-mêmes, ou chez des femmes auxquelles une constitution cachectique et un état fébrile ne permettent pas d'administrer le mercure.

« En traitant les femmes enceintes, on guérit souvent la mère et l'enfant tout à la fois... On ne peut sans doute nier que l'avortement de plusieurs femmes enceintes n'ait eu lieu quelquefois pendant le traitement mercuriel ; mais il est le plus souvent l'effet de la maladie plutôt que du mercure. En effet, l'observation m'a prouvé que les femmes enceintes infectées faisaient plus souvent des fausses couches lorsqu'elles n'étaient soumises à aucun traitement que lorsqu'elles étaient traitées pendant leur grossesse. »

Ricord enfin appuie de son autorité considérable le traitement mercuriel dans les cas de grossesse : « Le temps de la grossesse, écrit-il (2), loin de s'opposer à ce que des soins énergiques soient donnés, exige encore plus d'attention et de sage promptitude. J'ai vu bien plus d'avortements chez les femmes syphilitiques non traitées que chez celles qui, prises à temps, étaient soumises à une médication méthodique. »

Aujourd'hui **l'efficacité du traitement mercuriel n'est plus mise en doute**; la clinique et l'expérimentation s'accordent pour en montrer l'efficacité et pour le présenter comme le remède souverain contre les avortements et contre les infections du fœtus. Tous les accoucheurs ont présents à l'esprit ces exemples de femmes

(1) Bertin, Traité de la maladie vénérienne chez les enfants nouveau-nés, les femmes enceintes et les nourrices, Paris, 1810.
(2) Ricord, Traité des maladies vénériennes, 1838.

syphilitiques qui ne peuvent mener à bien une grossesse jusqu'au jour où, méthodiquement traitées, elles parviennent à mettre au monde un enfant vivant indemne de toute tare spécifique. Le traitement de la mère est donc d'autant plus nécessaire qu'il agit efficacement sur le fœtus. A ce sujet on s'est demandé si le mercure passait réellement de la mère au fœtus. Les recherches de M. Cathelineau (1) ont éclairci la question en montrant la présence de mercure dans les corps de fœtus issus de mères soumises au traitement mercuriel durant la grossesse. Dans la thèse de M. Stef (2), nous trouvons les résultats intéressants de ces expériences. Le mercure est retrouvé dans le foie, le cœur, la rate, les reins, les poumons, le cerveau et même le méconium du fœtus; le mercure est encore retrouvé dans le liquide amniotique et même dans le placenta et le cordon.

MM. Cathelineau et Stef ont dosé par le procédé électrolytique de Riche la quantité de mercure trouvée dans ces divers organes et ils ont trouvé dans :

Le cœur pesant............	33	grammes	0,0035	de mercure.
Le rein....................	95	—	0,0101	—
Le foie....................	150	—	0,0182	—
Le cerveau................	295	—	0,0094	—
Les poumons..............	62	—	0,0021	—
La rate....................	8	—	0,0012	—
Le méconium..............	15	—	0,0007	—

au total ils trouvent que 100 grammes d'organes renferment 0,0068 de mercure.

L'action énergique et bienfaisante du mercure ne fait plus de doute pour personne.

Il faut seulement **tenir compte de l'état de grossesse** des malades traitées et modérer les doses employées ou même supprimer pendant quelque temps le médicament si des symptômes d'intolérance viennent à se produire.

Avant d'administrer le mercure, il faut faire une analyse complète des urines, rechercher l'albumine, fréquente puisque ces malades sont syphilitiques et gravidiques à la fois, et faire l'épreuve de la perméabilité rénale. Il est également nécessaire de bien examiner la bouche des malades, — les femmes enceintes ont facilement de la gingivite, — l'état de la dentition et des voies digestives.

(1) Cathelineau, *Bull. de la Soc. de dermatologie*, 1885.
(2) Stef, Mercure et grossesse, *Thèse Paris*, 1891.

Cet examen soigneux étant fait au préalable, ***comment doit-on traiter la femme enceinte?***

Et tout d'abord on ne saurait hésiter un instant quant à la nature de ce traitement : c'est, dans tous les cas, au TRAITEMENT MERCURIEL qu'il faut s'adresser. Lui seul est indispensable, lui seul peut annihiler ou restreindre l'influence héréditaire détestable de la syphilis. L'IODURE DE POTASSIUM n'est en aucune façon nécessaire; néanmoins, certains médecins l'administrent concurremment ou alternativement avec le mercure; mais c'est à ce dernier seul qu'il faut attribuer les résultats obtenus. L'iodure jouirait cependant d'une action favorable sur les vaisseaux placentaires.

M. le professeur Pinard, qui s'est tout particulièrement occupé du traitement de la syphilis des femmes enceintes, astreint ses malades à un traitement énergique qui est aisément supporté et qui lui a donné les meilleurs résultats. Il a composé un sirop où il associe le biiodure de mercure à l'iodure de potassium : l'action de ces deux corps l'un sur l'autre donne naissance à un nouveau composé, l'iodhydrargyrate d'iodure de potassium à l'état naissant. Cette préparation agit trois fois plus vite que le sirop de Gibert ; elle ne se décompose pas comme ce sirop ; elle donne peu de salivation ; elle n'est irritante ni pour l'estomac, ni pour l'intestin. Les malades acceptent volontiers ce médicament, dont l'action est, d'après M. Pinard, prompte et sûre. On peut employer l'une des deux formules ci-après :

1° Biiodure d'hydrargyre	0gr,10
Iodure de potassium	10 grammes.
Sirop simple	250 —
Sirop de menthe	50 —

Deux cuillerées à entremets par jour, au moment des repas.

2° Biiodure d'hydrargyre	0gr,10
Iodure de potassium	10 grammes.
Eau distillée	250 —
Eau de menthe	50 —

Deux cuillerées à soupe par jour ; une à chaque repas.

Dans le cas où le père et la mère sont tous deux syphilitiques, M. Pinard recommande de commencer le traitement six mois avant le moment où ils voudront procréer. Si le père seul est syphilitique, la mère devra commencer le traitement dès le début de la grossesse et le suivre sans interruption durant toute la durée de la grossesse.

M. Wallich (1) emploie la même préparation que Pinard. M. Lepage (2) s'en sert également, sauf dans les cas où il constate de l'intolérance stomacale. Il préfère employer le sirop de Gibert, ou mieux encore :

Sirop de Gibert..................................	ãa P. E.
Sirop iodotannique...............................	

Une cuillerée à soupe à chaque repas.

M. Chambrelent (3) a recours aux injections intramusculaires. Il emploie tantôt les sels solubles et conseille la formule suivante :

Biiodure de mercure.....................	0gr,20
Iodure de sodium sec et pur	0gr,20
Eau stérilisée	10 centimètres cubes.

Chaque centimètre cube contient 0gr,02 de biiodure.

Il conseille une injection d'un centimètre cube tous les deux jours. Il a également recours aux sels insolubles et se sert de l'huile grise préparée selon la formule :

Mercure métallique..............................	40 grammes.
Vaseline liquide	28 —
Vaseline..	32 —

une injection chaque semaine : 6 ou 7 divisions de la seringue de Barthélemy. Repos après la sixième injection.

M. Boissard, à la Maternité de Tenon (4), emploie les injections d'huile biiodurée contenant 4 milligrammes de mercure par centimètre cube ; il fait faire dix piqûres à raison de deux par semaine et interruption après chaque série de dix piqûres. Il se sert également du sirop de Gibert.

M. Augagneur (5) institue le traitement spécifique, soit que la mère soit en pleine évolution de syphilis, soit qu'elle ait dans ses antécédents plusieurs accouchements prématurés ou des symptômes suspects. Il conseille également le traitement toutes les fois que le père a été malade, la mère fût-elle absolument saine.

Il emploie les pilules de sublimé ou de protoiodure ou les pilules de Sedillot. Il en conseille l'usage durant les neuf mois de la grossesse à raison de quinze à vingt jours par mois.

(1) Wallich, Éléments d'obstétrique, 1907.
(2) Ribemont-Dessaigne et Lepage, Précis d'obstétrique.
(3) Chambrelent, *in* Bar, Brindeau et Chambrelent, Pratique de l'art des accouchements. Paris, 1907.
(4) Leduc, *Thèse de Paris*, 1906.
(5) Augagneur et Carles, Précis des maladies vénériennes.

M. le professeur Gaucher (1) demande que le traitement soit institué assez tôt et suivi régulièrement. Il faut que les préparations employées soient actives et facilement absorbables ; aussi donne-t-il la préférence aux sels solubles.

Quand il emploie la voie buccale, il ordonne le sublimé; quand il a recours à la voie hypodermique, il se sert du benzoate de mercure.

Il formule ainsi les pilules de sublimé :

Bichlorure d'hydrargyre .... Extrait thébaïque	ãã 0gr,01
Poudre de savon médicinal........................ Glycérine........................	ãã Q. s.

pour une pilule. Deux pilules par jour.

Ces pilules restent parfaitement molles et par conséquent absorbables.

Pour le benzoate de mercure, il emploie la formule :

Benzoate d'hydrargyre	0gr,60
Benzoate d'ammoniaque..................	3 grammes.
Benzoate de cocaïne..................	0gr,15
Eau	60 centimètres cubes.

Chaque centimètre cube de cette solution contient un centigramme de benzoate. On en injecte 2 centimètres cubes par jour.

Pour éviter l'inconvénient des piqûres repétées, il conseille des séries alternées de piqûres. Par exemple :

Pendant un mois..............	Injections de benzoate de mercure.
— quinze à vingt jours...	Pilules de sublimé.
— quinze à vingt jours...	Repos.

et ainsi de suite pendant toute la durée de la grossesse.

Si la syphilis est antérieure à la conception, le traitement doit être commencé dès le début de la grossesse.

Si la syphilis est postérieure à la conception, le traitement devra commencer aussitôt après la contamination.

Chez les femmes enceintes syphilitiques qui ont de l'albuminurie, M. le professeur Gaucher emploie également les mercuriaux, mais après avoir institué le régime lacté et fait l'épreuve indispensable de la perméabilité rénale.

Il commence par donner le tannate d'hydrargyre, sel insoluble, à la dose de 2, 4, 6, 10 centigrammes par jour, en pilules de 2 centi-

(1) Gaucher et Bernard, Traitement de la syphilis pendant la grossesse, *Soc. méd. des hôp.*, 15 février 1901.

grammes, puis le benzoate à la dose d'un demi, d'un centimètre cube, puis à la dose normale de 2 centimètres cubes par jour.

Toutes ces méthodes de traitement sont bonnes, mais il faut, suivant nous, distinguer deux cas différents :

1° **Il s'agit d'une femme dont le mari est syphilitique ou chez laquelle les antécédents font suspecter l'existence d'une syphilis mais qui n'est pas elle-même en période d'accidents aigus.** Notre but sera de préserver l'enfant. En ce cas, et puisque c'est un fœtus et non un adulte qu'il s'agit de protéger, des doses moyennes et même relativement faibles suffisent à produire le résultat cherché. Si pour une raison quelconque on désire administrer concurremment le mercure et l'iodure, on se servira soit du sirop de Gibert, soit bien plutôt, car nous avons déjà dit et répété que cette préparation nous semblait mauvaise, des préparations recommandées par M. le professeur Pinard, dont nous avons souvent fait usage avec un plein succès.

Si l'on préfère se servir du mercure seul, on aura recours aux pilules de sublimé ou bien aux pilules de protoiodure, à doses modérées (par exemple 0gr,025 à 0gr,05 de protoiodure).

Ce traitement sera appliqué *le plus tôt possible*, car plus on se rapproche du début de la grossesse, plus on peut être sûr d'atteindre le but visé, qui est la préservation de l'enfant. Jusqu'au cinquième mois, on peut conserver de l'espoir, mais si le traitement n'intervient que plus tard, on a peu de chances de le voir aboutir au résultat espéré.

Ce traitement, on le continuera pendant toute la durée de la grossesse. M. Pinard, nous l'avons dit, conseille de ne jamais l'interrompre. M. le professeur Fournier laisse reposer les femmes pendant dix jours chaque mois.

2° **La femme est, au cours de sa grossesse, en pleine évolution d'une syphilis secondaire ou elle a contracté la syphilis au cours de sa grossesse.** Le traitement doit alors être beaucoup plus actif. Ici en effet il ne s'agit plus seulement d'empêcher l'influence néfaste de la syphilis de s'exercer sur le produit de la conception, il faut aussi traiter la mère, et cela d'autant plus que la grossesse peut avoir une influence pernicieuse sur la marche de la syphilis.

En pareilles circonstances, il est indiqué, croyons-nous, de recourir de préférence aux injections de sels solubles. On fera par exemple une injection quotidienne de benzoate de mercure suivant la méthode indiquée par M. le professeur Gaucher.

On commencera tout d'abord par un examen soigneux de la perméabilité rénale. Si elle est diminuée, s'il y a de l'albumine dans les urines, on sera prudent, on tâtera la susceptibilité de la malade au mercure en lui injectant seulement quelques milligrammes du médicament, puis, si elle le supporte bien, on atteindra rapidement la dose de 2 centigrammes *pro die*, qui sera d'ailleurs employée d'emblée si la dépuration urinaire est intacte.

TRAITEMENT PROPREMENT DIT DE LA SYPHILIS HÉRÉDITAIRE PRÉCOCE

L'enfant issu de parents syphilitiques peut naître, nous le répétons, absolument bien portant d'apparence et ne présenter les symptômes de l'hérédo-syphilis qu'au bout d'un temps plus ou moins long dont on a fixé la limite à trois mois, bien qu'elle ne dépasse ordinairement pas trois semaines.

Le médecin peut donc se trouver en présence d'un enfant simplement suspect de syphilis par son origine ou d'un enfant nettement syphilitique. Quel sera son rôle dans l'un et l'autre cas?

1° ***Enfant sain, mais suspect.*** — Ne pas donner le traitement spécifique tout de suite, attendre et surveiller attentivement l'enfant, prêt à intervenir s'il y a lieu, voilà ce qu'il faut faire. Il est bien évident, à peine avons-nous besoin de le signaler, que cet enfant qui a une hérédité suspecte, chez lequel on va peut-être bientôt voir apparaître les signes de l'affection paternelle, doit être placé dans les *meilleures conditions hygiéniques possibles* au point de vue de l'aération, de la température, de la propreté, de l'alimentation.

Relativement à cette dernière, **il est de toute nécessité de ne pas confier le nouveau-né suspect à une nourrice** : c'est la mère qui doit le nourrir elle-même, et il faut l'y pousser autant que possible. Si cependant, pour une raison ou pour une autre, elle ne peut donner le sein à son enfant, il faudra avoir recours à l'alimentation artificielle en employant, suivant les cas, le biberon, la cuiller ou le pis d'un animal. Même dans ces conditions, il sera prudent de ne pas laisser le nourrisson aux soins d'une mercenaire, à moins qu'elle n'ait été prévenue de son état et des craintes qu'il inspire.

L'alimentation par une nourrice mercenaire ne sera possible que dans un seul cas, celui où l'on aura la chance de trouver une nourrice syphilitique qui vient de perdre son nourrisson.

Cette question de l'alimentation des petits syphilitiques héréditaires (car ces précautions sont plus indispensables encore lorsqu'il s'agit d'un enfant né porteur de lésions spécifiques) est extrêmement importante. Elle préoccupe depuis longtemps déjà les médecins et les hygiénistes. Tout récemment encore le professeur Fournier a pris à tâche de faire étudier par la Ligue de prophylaxie, dont il est le président et le fondateur, les moyens administratifs grâce auxquels on pourrait mettre à la disposition des nourrissons syphilitiques ayant perdu leur mère ou que leur mère ne peut allaiter, le sein des nourrices, syphilitiques elles-mêmes, qui ont perdu leur nourrisson. La solution qui sera sans doute proposée par cette société ne manquera pas de rendre les plus signalés services.

2° ***Enfant syphilitique.*** — Ici l'hésitation n'est pas permise : le traitement spécifique doit être institué promptement et énergiquement : 1° **promptement**, c'est-à-dire dès la naissance ou dès les premiers symptômes (coryza, syphilides périnasales, péribuccales); 2° **énergiquement**, pour cette double raison que « la maladie est forte et l'enfant faible » (Diday). Le traitement sera donc appliqué à l'enfant lui-même. On ne saurait en effet assez répéter que le traitement indirect, par la mère seule, est notoirement insuffisant : ce n'est qu'une expectation déguisée, et même plus, c'est un véritable meurtre. Le traitement de l'enfant sera en outre donné *à doses suffisantes*, et nous dirons tout à l'heure celles qu'il convient d'administrer.

Comme chez l'adulte, le traitement comprend le mercure et l'iodure de potassium.

A. Traitement mercuriel. — Il faut d'abord bien se pénétrer de ce fait, que l'enfant *tolère admirablement le mercure*. Chez lui, on n'a pas à craindre de stomatite, et les autres symptômes de l'hydrargyrisme sont exceptionnels, même avec des doses relativement très fortes.

Ceci dit, les méthodes de traitement mercuriel susceptibles d'être utilisées peuvent se ranger sous trois chefs : applications externes, ingestion, injections.

a. Les **applications externes** comprennent les bains, les emplâtres, les sachets et les frictions.

Dans la méthode des *bains*, le composé mercuriel utilisé est toujours le sublimé. On peut formuler, par exemple :

Bichlorure d'hydrargyre	ãã 1 gramme.
Chlorhydrate d'ammoniaque	
Eau distillée	

Pour dix litres d'eau. Un bain tiède d'une demi-heure tous les deux jours, dans une baignoire émaillée ou en bois.

Cette méthode, qui a joui, il y a un certain nombre d'années, d'une grande vogue dans le traitement de la syphilis infantile, est, depuis, tombée en discrédit, et à juste titre. Les effets de la balnéation mercurielle, en effet, nuls ou peu s'en faut, quand la surface cutanée est indemne, peuvent s'exagérer jusqu'à déterminer des accidents fort graves d'hydrargyrisme, quand les téguments sont fissurés, excoriés ou ulcérés.

La méthode des *emplâtres mercuriels*, proposée par Quinquaud (1890), consiste à appliquer sur la peau, préalablement savonnée et lavée, un emplâtre au calomel, de dimensions variables (un décimètre carré en moyenne), qu'on laisse en place jusqu'à épuisement (huit à dix jours), et qu'on remplace par un ou plusieurs autres jusqu'à effet produit.

L'emplâtre du Dr Quinquaud a la formule suivante :

Emplâtre diachylon..........................	3 000	grammes.
Calomel à la vapeur	1 000	—
Huile de ricin................................	300	—

Ce procédé est, lui aussi, à peu près complètement tombé en désuétude.

Dans ces dernières années, Welander a proposé le port d'un *sachet*, suspendu au cou du malade. Ce sachet contient un amalgame de magnésium et d'aluminium mélangé à de la craie : c'est le *mercuriol* de Blomquist. Il se dégagerait du sachet des vapeurs qui seraient absorbées en partie par la peau, et en partie par les voies respiratoires. Ce traitement, qui rappelle celui des flanelles mercurielles de Merget, a été abandonné, car il est impossible de doser, même approximativement, la quantité de mercure introduite dans l'organisme.

Nous arrivons ainsi à la méthode des **frictions** mercurielles qui, de tous les procédés par applications externes, est le seul qui soit, aujourd'hui encore, d'un emploi courant.

Les frictions sont faites avec l'*onguent mercuriel doublé*, ou *onguent napolitain* du Codex, comme chez l'adulte en un mot.

Les frictions sont faites quotidiennement avec une dose d'onguent napolitain d'un gramme au début, mais qu'on peut, avec avantage, porter rapidement à 2 grammes et même à 3 en cas de besoin.

On changera de place tous les jours, de façon à éviter l'irritation des téguments, et l'on utilisera ainsi successivement, par exemple, les parties latérales du thorax et de l'abdomen, la face interne des cuisses et des bras, les jarrets, les plis du coude, etc.

Avant la friction, on lave à l'eau tiède et au savon la région choisie ; puis on procède à la friction, et on frotte jusqu'à siccité (environ dix minutes) ; la friction faite, on applique une couche d'ouate hydrophile, et on maintient le tout par une bande. Il est commode de procéder à la friction le soir : le pansement est laissé en place toute la nuit ; le lendemain matin, on l'enlève ; la peau est alors savonnée et lavée à l'eau tiède, puis largement saupoudrée de poudre de talc, toutes précautions qui ont pour but d'empêcher l'irritation des régions frottées (hydrargyrie).

Les frictions sont, dans la majorité des cas, bien supportées par les nouveau-nés, mais à condition d'être faites avec soin et par des personnes expertes, ce qui, par malheur, n'est souvent pas le cas en ville. En outre, et c'est là un grave inconvénient que l'on retrouve, à des degrés divers, dans toutes les méthodes par applications externes, il est difficile, sinon impossible, de connaître exactement la quantité de mercure absorbée. Cependant, les frictions sont une méthode très commode chez le nourrisson, parce qu'elles ménagent le tube digestif. En outre, il faut ajouter en leur faveur que les inconvénients qu'elles présentent chez l'adulte, tels que dégoût, impossibilité de dissimulation, perte de temps, ne sauraient être invoqués ici, que leur rendement utile lui-même est moins sujet à varier, étant donnés probablement l'absorption cutanée plus active et l'emploi de doses relativement énormes.

b. **L'administration par voie gastrique**, la méthode par ingestion, est cependant peut-être le procédé de mercurialisation le plus usité chez l'enfant, et c'est à la *liqueur de Van Swieten* que l'on a presque exclusivement recours dans ce but. On la donne ordinairement par gouttes, dans un peu de lait, de sirop ou d'eau sucrée ; le nombre des gouttes est en moyenne de :

XX à XL *pro die*, pendant le premier mois et progressivement ;

XL à LX *pro die*, pendant le deuxième mois et progressivement, etc.

On fractionnera ces doses autant qu'on le pourra, surtout s'il s'agit d'un enfant très jeune ou atteint de vomissements.

Il est d'ailleurs préférable d'éviter, ici comme partout, ce dosage par goutte, très imprécis comme nous l'avons déjà dit ailleurs, puisque la goutte varie notablement suivant que l'on se sert pour la compter du flacon, de la seringue de Pravaz ou d'un compte-gouttes. Il sera donc plus sûr, ainsi que le conseillait récemment M. Lacapère, de prescrire une solution mercurielle très diluée, telle que la suivante, qui est diluée au cinquième :

Solution aqueuse de sublimé au millième	40 grammes.
Eau distillée	160 —

solution que l'on pourra administrer par cuillerée à café, dont chacune contiendra 1 milligramme de sublimé.

Lorsque le rein de l'enfant fonctionne bien, et c'est chose dont il faut toujours s'assurer, la dose à administrer doit être d'**un demi milligramme par kilo s'il s'agit d'un traitement de fond, d'un milligramme par kilo en cas d'accidents graves.**

Cette dose maxima doit d'ailleurs être abaissée quand l'enfant avance en âge, car le nouveau-né supporte admirablement le mercure.

Le tableau, suivant que nous empruntons au Dr Lacapère (1), montre quelles sont les doses minima et maxima de sublimé à prescrire suivant l'âge et le poids de l'enfant :

Age de l'enfant.	Poids.	Dose minima.	Dose maxima.
Naissance....	3 kilos	1 milligr. 1/2	3 milligr.
1 mois	4 —	2 —	4 —
2 —	4 — 500	2 —	4 — 1/2
3 —	5 — 250	2 — 1/2	5 —
4 —	6 —	3 —	5 — 1/2
5 —	6 — 500	3 —	6 —
6 —	7 —	3 — 1/2	6 — 1/2
8 —	8 —	4 —	6 — 1/2
10 —	8 — 600	4 —	7 —
12 —	9 — 250	4 — 1/2	7 — 1/2
18 —	10 —	5 —	8 —
2 ans	11 —	5 — 1/2	8 — 1/2
3 —	12 —	6 —	9 —
4 —	13 — 500	6 — 1/2	10 —
5 —	14 — 750	7 —	12 —
7 —	18 —	8 —	14 —
10 —	24 —	10 —	15 —
15 —	42 —	15 —	20 —

(1) Lacapère, Traitement de l'hérédo-syphilis. *Annales des maladies vénériennes*, juin 1908.

Les doses maxima ne doivent, à peine est-il utile de le rappeler, être administrées qu'avec prudence.

Les excellents effets qu'on obtient de cette médication interne chez le nourrisson ne sauraient être contestés : le sublimé est souvent fort bien supporté et peut faire disparaître assez rapidement les accidents syphilitiques.

Mais il est indéniable que, dans nombre de cas, même prescrit à doses faibles, le sublimé irrite le tube digestif du nourrisson, provoque des vomissements, de la diarrhée, de l'entérite glaireuse, tous accidents d'autant plus préjudiciables qu'ils entravent l'alimentation d'un nourrisson exposé déjà, de par la seule syphilis, à une débilitation et à une dénutrition extrêmes.

Rappelons en effet que M. le professeur Fournier est opposé à l'emploi de la méthode par ingestion chez l'enfant qui, a-t-il dit, ne tolère le mercure à l'intérieur qu'à doses suffisantes pour le laisser mourir. Aussi a-t-on cherché d'autres procédés moins offensants pour le tube digestif.

Nous avons déjà parlé, à propos du traitement chez l'adulte, de la méthode d'administration du mercure expérimentée par Audry, qui utilise la **voie rectale**. Rappelons que l'auteur conseille l'emploi de suppositoires à l'huile grise qui seraient admirablement tolérés et qu'il recommande surtout pour le traitement de la syphilis infantile. Il se sert, chez les enfants, de suppositoires contenant de 0gr,015 à 0gr,02 de mercure métallique.

M. Variot, d'autre part, préconise, ainsi que nous l'avons signalé plus haut, l'emploi de la *Grey powder* des Anglais ou « Mercurium cum creta ». Il se félicite des résultats qu'il en a obtenus chez les enfants. Rappelons qu'il le prescrit de la façon suivante :

Mercurium cum creta............	0gr,02 à 0gr,03 suivant l'âge.
Sucre de lait....................	0gr,03

Pour un paquet.

Un de ces paquets par jour, dans une cuillerée de lait ou dans un biberon. Cette médication est continuée pendant quinze jours et suivie de huit jours de repos. De six mois à un an, on pourra ordonner 5 à 6 centigrammes de mercurium cum creta (1).

Rappelons enfin que M. le professeur Gaucher emploie volon-

(1) Voy. p. 126.

tiers chez les enfants le *lactate neutre de mercure*, dont la solution au millième n'a pas le goût métallique désagréable de la liqueur de Van Swieten.

c. L'absorption du mercure par la peau étant infidèle ou inefficace dans certains cas, l'ingestion par la voie buccale étant souvent irritante pour le tube digestif, on devait être logiquement amené à se demander s'il n'y avait pas lieu de substituer chez l'enfant l'**injection hypodermique**, ou mieux intramusculaire, d'un sel mercuriel à ces deux méthodes de traitement.

Des essais dans ce sens avaient été faits à l'étranger, depuis nombre d'années déjà.

Les premiers remontent à 1869 et sont dus à Monti (1), qui traita, à Vienne, sept enfants de un mois à cinq ans par des injections de 1 à 2 milligrammes de sublimé, avec quatre guérisons, mais, par contre, sept abcès.

Formellement repoussées par Parrot (2), les injections mercurielles étaient reprises en 1882 par Lorey, qui préconise chez le nourrisson les injections de sublimé à la dose quotidienne de 1 à 2 milligrammes, et par Smirnoff qui recommande, chez les enfants de un à deux ans, les injections de calomel à la dose considérable de 20 à 36 milligrammes.

En 1891, MM. Moncorvo et Ferreira (3), en se basant sur 47 observations ayant trait à des enfants de deux mois à quatorze ans, préconisent le sublimé en solution aqueuse à la dose de 1 à 2 milligrammes par injection, et, comme composé insoluble, l'huile grise.

C'est au sublimé encore qu'ont eu recours Heubner (4), qui en rejette l'emploi comme trop douloureux, et Jacobi (5), qui, au contraire, le recommande.

En France, le professeur Hutinel (6) a relaté le cas d'un enfant atteint d'ulcère syphilitique de l'ombilic, chez lequel il a fait avec succès des injections quotidiennes de 6 gouttes d'huile biiodurée hydrargyrique (0gr,10 de biiodure pour 50 centimètres

(1) Monti, *Jahrh. f. Kinderheilk.*

(2) Parrot, *Leçons sur la syphilis héréditaire*, 1878.

(3) Moncorvo et Ferreira, Traitement de la syphilis infantile par les injections sous-cutanées de sels mercuriels, Paris, 1891.

(4) Heubner, Die Syphilis im Kinderalter, *in* Handb. der.Kinderkr., de Gerhardt Nadstrag, 1896, I.

(5) Jacobi, Therapie des Saüglings u. Kinderalt., Berlin, 1898, p. 106.

(6) Hutinel, *La Syphilis*, août 1903, t. I, n° 2, p. 81.

cubes d'huile). L'enfant, au moment du traitement, était âgé de huit semaines.

Mais c'étaient là des observations isolées, les auteurs n'ayant pas fait systématiquement usage des injections et ayant en particulier traité peu de nouveau-nés dès leur naissance par cette méthode.

Levy-Bing et Schwab ont entrepris sur ce point un travail plus complet et plus systématique. Ils ont expérimenté tout d'abord les *préparations solubles*, dont il est plus facile de régler l'absorption, de surveiller l'élimination et de graduer les effets (1). Et parmi les sels solubles, ils ont choisi le biiodure, en raison de sa parfaite tolérance, de son efficacité, de son maniement facile. Ils ont d'ailleurs vite renoncé au biiodure en solution huileuse, et ne se sont servis que de la solution aqueuse, facile à préparer, plus stable et plus limpide en même temps que peu douloureuse.

Les injections, disent-ils, ont été admirablement tolérées, quelle que fût la dose employée. Jamais de réaction locale. Les nouveau-nés n'ont pas semblé souffrir, et la pression au niveau du point injecté ne provoquait aucune plainte. Leur solution répondait à la formule suivante :

Biiodure d'hydrargyre..................	0gr,05
Iodure de sodium.......................	0gr,05
Eau distillée..........................	10 centimètres cubes.

ce qui fait 5 milligrammes de biiodure par centimètre cube.

On peut également se servir de la solution de benzoate de mercure.

Benzoate de Hg..............................	0 gr. 10
Sérum isotonique............................	50 grammes.

Les doses peuvent être un peu supérieures à celles que l'on emploie d'ordinaire chez l'adulte. Elles seront d'un demi milligramme de benzoate et de deux tiers de milligramme de biiodure **par jour et par kilogramme de poids de l'enfant.**

Dans les cas extrêmement graves et urgents, on peut même, **pour quelques jours**, atteindre un milligramme de benzoate ou de biiodure par kilogramme.

Les injections seront faites, soit dans les fesses, soit dans les régions latéro-vertébrales. La technique et l'instrumentation

(1) V. *Presse médicale*, 31 oct. 1903, et *Société d'obstétrique de Paris*, décembre 1903.

ne présentent rien de particulier. Il est seulement bon de choisir une aiguille fine, du modèle de celles qu'on emploie pour les injections intraveineuses.

On pratique ainsi une première série de dix à quinze injections, puis après un repos d'une quinzaine, on reprend une nouvelle série de dix injections, etc.

Étant donnés les excellents résultats obtenus par ces procédés, il semble donc qu'il y ait lieu d'admettre désormais la méthode des injections de sels solubles dans le traitement de la syphilis infantile, même chez le nouveau-né. Méthode sans danger, elle est en outre efficace et sûre.

Voyant ces résultats, les mêmes auteurs ont tenté l'emploi des injections de sels insolubles, pour éviter, dans la mesure du possible, de faire revenir quotidiennement les petits malades à l'hôpital. Et parmi les préparations insolubles, ils ont choisi pour leurs recherches l'*huile grise*, mieux tolérée par les tissus. Ils ont fait usage de l'huile grise à 40 p. 100.

Les injections ont toujours été faites intramusculaires, au point de Barthélemy, car la région fessière est la seule suffisamment musclée pour cet usage. Ils conseillent de faire l'injection aussi haut que possible, pour éviter la souillure des points d'injections par les matières fécales.

Il faut employer une aiguille en platine de 2 à 3 centimètres de long et assez fine, pour ne pas trop léser les fibres musculaires.

Pour faire l'injection, on couche l'enfant sur le ventre, on fait immobiliser son bassin par un aide, on frotte le point choisi avec un tampon imbibé d'alcool ou d'éther, et, après avoir enfoncé séparément l'aiguille, on pousse l'injection doucement, et on obture l'orifice avec un peu de collodion.

Les expériences précédentes avaient permis de constater que les doses quotidiennes de 2 milligrammes de biiodure étaient parfaitement supportées chez les nouveau-nés, ce qui, en une semaine, faisait un total de 14 milligrammes de biiodure environ, correspondant à 7 milligrammes de mercure.

Les auteurs ont donc commencé par injecter à un enfant de quinze jours la dose de 1 centigramme de mercure sous forme d'huile grise. Cette dose a été parfaitement tolérée, et ils ont pu arriver chez des enfants de trois mois à la dose hebdomadaire de 3 centigrammes de mercure.

Ils n'ont jamais observé ni abcès, ni inflammation, ni empâtement. Quelquefois on note une petite induration, grosse comme une tête d'épingle, qui met huit à quinze jours pour disparaître complètement.

La douleur ne semble exister qu'au moment même de la piqûre ; les enfants n'ont jamais paru souffrir de leur injection dans les jours suivants.

On n'a jamais noté ni diarrhée, ni aucun autre phénomène d'intoxication hydrargyrique.

Sous l'influence des injections, le poids des petits malades a toujours subi une augmentation régulière.

De cette étude, Levy-Bing et Schwab ont tiré les conclusions suivantes :

1° Les **injections d'huile grise**, chez le nouveau-né, sont parfaitement supportées ;

2° Il faut les faire très profondément, dans le tissu musculaire; sinon, l'on risque d'avoir des indurations, quelquefois même des abcès. A ce point de vue donc, la technique des injections des sels insolubles chez le nouveau-né est beaucoup plus délicate que celle des sels solubles ; ces derniers, poussés même dans le tissu cellulaire sous-cutané, ne provoquent aucune réaction inflammatoire ;

3° Le gros avantage des préparations insolubles est de n'exiger qu'une injection par semaine ou toutes les deux semaines, et de permettre de traiter par la méthode des injections, supérieure à toutes les autres, les enfants que leurs mères peuvent ainsi ramener aux consultations ;

4° Quant à l'action même sur l'infection syphilitique, les sels insolubles, et l'huile grise en particulier, semblent avoir une action plus durable et plus protectrice que les sels solubles ;

5° La dose moyenne d'huile grise à injecter chez les enfants âgés de quinze jours est d'un centigramme de mercure par semaine.

Chez les enfants de un à deux mois, on peut injecter 2 centigrammes de mercure par semaine ;

6° Chez les hérédo-syphilitiques, on fera des séries de six injections d'huile grise, séparées par des intervalles de repos de deux mois, et on arrivera à réaliser de la sorte le traitement intermittent chronique pendant les trois ou quatre premières années.

« En résumé, disent-ils, en présence d'un nouveau-né atteint de syphilis congénitale, nous conseillons de commencer le traitement spécifique par une série de dix à quinze injections de biiodure en solution aqueuse, sel facile à manier et bien toléré par des tissus encore fragiles. Puis, après quelques jours de repos, on continuera le traitement par les injections d'huile grise, qui sont également bien supportées, à condition d'être faites suivant une technique rigoureuse. »

On peut également chez l'enfant, mais seulement dans les cas où une action rapide et intense est nécessaire, pratiquer des **injections intraveineuses.**

B. Traitement ioduré. — Dans tous ou presque dans tous les cas de syphilis héréditaire précoce, l'iodure de potassium trouve son emploi. Il faut se rappeler en effet combien sont fréquentes ici les manifestations viscérales, orchi-épididymite, hépatite, splénite, lésions osseuses, etc. Le professeur Fournier considère en outre qu'il n'est pas dépourvu d'action contre les accidents parasyphilitiques.

On le prescrira donc parallèlement au mercure, surtout dans les cas où les accidents comporteront **une prolifération conjonctive notable ou des ulcérations,** même si ce ne sont que des accidents secondaires. On aura presque toujours à le prescrire en cas d'**accidents tertiaires.**

Mais il est cependant des ***contre-indications à l'iodure*** : on l'écartera tout d'abord s'il provoque des accidents d'intolérance trop manifestes et trop répétés ; puis dans les cas où l'on redoute des **hémorragies** (hémorragies rétiniennes dans les lésions oculaires, par exemple), car l'iodure est vasodilatateur et hémorragipare.

Comme le mercure, l'**iodure est très bien toléré par l'enfant.** Il est d'ailleurs inutile de le prescrire à haute dose, sauf en cas d'accidents tertiaires graves.

La dose moyenne minima à prescrire comme traitement de fond est de **2 centigrammes d'iodure par jour et par kilo,** et cela pendant quinze à vingt jours par mois.

Cette dose peut être doublée ou triplée dans les cas graves.

C. Traitement local. — Le traitement local ne diffère pas de celui qu'on emploie chez l'adulte. Le **chancre** de la syphilis infantile acquise, lavé fréquemment avec de l'eau boriquée dédoublée ou une solution de sublimé faible à 1 p. 5000, sera pansé dans l'intervalle avec de la pommade au calomel à 1 p. 20 et recouvert de taffetas ou d'emplâtre rouge de Vidal, ou plus simplement saupoudré d'oxyde de zinc, de sous-nitrate de bismuth, etc. Il pourra être nécessaire, s'il ne se cicatrise pas facilement, de le toucher légèrement, tous les quatre ou cinq jours, au nitrate d'argent.

Ce sont encore les mêmes moyens — pommades au calomel, poudres inertes, attouchements au nitrate d'argent, à l'eau oxygénée pure — que l'on emploiera dans le traitement des **diverses syphilides.** Il est inutile d'insister sur l'importance hygiénique de bains fréquents.

Les bulles de **pemphigus** seront ouvertes d'un coup de ciseau au point déclive, puis pansées avec de la pommade au calomel.

Le traitement local du **coryza syphilitique** consistera en nettoyages fréquents du nez à l'aide de petits tampons effilés de ouate hydrophile imbibés d'eau boriquée ou d'huile de vaseline boriquée à 1 p. 20, en applications de pommade au calomel; plus rarement, dans les cas intenses, en irrigations nasales et aspirations des mucosités avec une poire.

On ne négligera pas de saupoudrer les parties irritées dans le voisinage avec de la poudre de talc ou d'oxyde de zinc.

D. Hygiène et alimentation. — Les règles que nous avons données plus haut à propos de la conduite à tenir vis-à-vis d'un nouveau-né suspect de syphilis, sont encore plus de rigueur quand on a affaire à un enfant syphilitique. Sans y revenir, il nous faut insister cependant sur l'**obligation pour la mère de nourrir son enfant**, ce qu'elle peut faire sans aucun danger de contagion (loi de Colles-Baumès), et sur les mauvaises conditions dans lesquelles l'alimentation artificielle met l'enfant pour résister à l'infection (digestion difficile, alimentation défectueuse, infection par le lait, etc.).

En outre, on surveillera rigoureusement la régularité des tétées, on les contrôlera par la pesée pour éviter toute surcharge intestinale susceptible d'altérer l'intégrité parfaite de cet intestin, si indispensable puisqu'on administre d'ordinaire le mercure par cette voie.

Si la courbe de poids s'abaisse, on pourra, comme chez l'adulte, relever l'état général par des injections de sérum.

Bien entendu les **règles de propreté**, si nécessaires chez l'adulte, le sont plus encore chez l'enfant dont la peau est si vite irritée par la malpropreté.

Direction générale du traitement de l'Hérédo-Syphilis.

Nous connaissons les méthodes de traitement qu'il est possible de mettre en œuvre contre la syphilis infantile. Étudions maintenant la manière de conduire ce traitement, la façon de l'adapter aux accidents à combattre, car il doit nécessairement varier avec la nature même de ces accidents.

Dans la grande majorité des cas, **c'est la méthode par ingestion que l'on emploiera chez l'enfant pour le traitement de fond.** On se servira soit de la solution diluée dont nous avons donné plus haut la formule, soit chez des enfants déjà plus âgés de pilules. Rappelons que ces dernières doivent toujours être parfaitement molles.

Les frictions seront réservées aux cas où l'ingestion est mal supportée, où le tube digestif est particulièrement sensible à l'action du mercure. C'est une méthode active, mais elle est cependant moins pratique que les injections pour lutter contre des accidents graves.

Lorsqu'en effet il devient indispensable d'agir vigoureusement, lorsqu'à des accidents menaçants il faut opposer un traitement énergique, c'est aux injections qu'il faudra recourir.

Quant aux injections de préparations insolubles, d'huile grise, elles ne seront employées que chez des sujets ayant dépassé la première enfance.

En résumé, comme chez l'adulte **nous disposons d'un traitement de fond et d'un traitement intensif.**

Pour ce dernier, la meilleure méthode est celle des injections solubles. **On joindra au traitement mercuriel la cure iodurée lorsque l'élément conjonctif intervient pour une grande part dans la constitution des accidents** (lésions sclérosées, ulcéreuses, gommeuses).

Pour le traitement de fond, on emploiera la méthode par ingestion. **Le traitement sera uniquement mercuriel en dehors d'accidents actuels. Il sera mixte s'il s'agit d'une syphilis ayant laissé des vestiges : malformations osseuses, cicatrices infiltrées,** etc.

Ces cures doivent être suffisamment prolongées.

Pour préciser par des exemples la manière dont il faut, selon nous, conduire le traitement de la syphilis héréditaire, nous ne pouvons mieux faire que de reproduire les tableaux suivants dans lesquels Lacapère (1) a excellemment résumé ce traitement :

Traitement d'une hérédo-syphilis débutant par des accidents secondaires.

1re ANNÉE. — 1° ***Débuter par un traitement mercuriel continu de deux mois.*** — **On donnera le traitement intensif jusqu'à la fin des accidents.** Ce traitement intensif consistera soit en ingestion de solution de sublimé aux doses maxima (sans arrêt si le médicament est bien toléré), soit en frictions (séries de 20 frictions séparées par 8 jours de repos jusqu'à guérison), soit en piqûres (2 séries de 25 piqûres séparées par dix jours de repos). Ordinairement les accidents sont jugulés au bout de trois à cinq semaines. **On abandonnera alors le traitement intensif pour revenir au traitement de fond** par le sublimé donné à doses faibles par le tube digestif, de façon à continuer à traiter le malade pendant deux mois consécutivement. Si les accidents résistaient plus longtemps, on poursuivrait la médication, en surveillant, bien entendu, avec grand soin, la tolérance du sujet.

2° ***Après disparition des accidents, on prescrira le traitement de fond, mercuriel, à petites doses.*** On laissera d'abord un mois de repos après les deux mois complets du traitement de début, puis, pendant trois mois, on prescrira trois semaines de traitement par mois. Cela complète le traitement du premier semestre.

Pendant le deuxième semestre de la première année, **si les accidents paraissent avoir définitivement cédé,** on pourra

(1) LACAPÈRE, *Loc. cit.*

se contenter de donner le traitement quinze jours par mois. Il y aura ainsi quinze jours de repos entre chaque cure mercurielle.

S'il y a eu des reprises d'accidents, on devra continuer toute l'année des cures de trois semaines séparées par huit jours de repos.

2e ANNÉE. — **Si les accidents n'ont pas reparu depuis le début,** donner dix jours de mercure par mois.

S'il y a eu des récidives, faire des cures de quinze jours séparées par des repos de quinze jours pendant toute l'année.

3e ANNÉE. — Faire des cures de quinze jours séparées par des repos de six semaines. Ce traitement léger suffit en général à maintenir la guérison. **S'il y a des reprises d'accidents,** il faut réduire à un mois au maximum les repos qui séparent les crises mercurielles.

4e ANNÉE. — Une cure de quinze jours tous les trois mois.

ANNÉES SUIVANTES. — On pourra faire, par prudence et pour éviter l'apparition d'accidents nouveaux, deux cures de quinze jours de traitement chaque année pendant cinq à six ans.

Traitement d'une syphilis ayant débuté par des accidents tertiaires.

1re ANNÉE. — Débuter par un **traitement continu** de deux mois.

Faire d'abord un **traitement mixte intensif** jusqu'à disparition des accidents. Compléter les deux mois de traitement par un **traitement de fond, uniquement mercuriel,** à petites doses.

Repos ensuite pendant un mois.

Puis prescrire des cures de quinze jours de traitement mercuriel, séparées par quinze jours de repos. On pourra, pendant les six premiers mois, adjoindre à la médication mercurielle, une **médication iodurée,** à petites doses.

2e ANNÉE. — Cures mercurielles de quinze jours séparées par des repos de six semaines.

3e ANNÉE. — Une cure mercurielle de quinze jours tous les trois mois.

ANNÉES SUIVANTES. — Deux cures de quinze jours par an.

On voit que ce traitement est à peu près identique au précédent, à partir de la deuxième année. C'est que nous sommes ici déjà dans le tertiarisme, et que cette syphilis, déjà en train de s'éteindre, cédera plus vite qu'une syphilis ayant présenté des manifestations généralisées au début.

Traitement des malformations syphilitiques.

Ces accidents d'une syphilis déjà très atténuée seront justiciables d'un **traitement mixte prolongé, constitué par des cures mercurielles et iodurées alternées, à petites doses.**

On pourra prescrire chaque mois dix jours de mercure à doses modérées, puis dix jours d'iodure, et dix jours de repos.

Ce traitement aidera l'organisme à rectifier, par la régularisation de la croissance, les malformations. Malheureusement certaines d'entre elles, devenues définitives, échapperont au traitement. Aussi, après deux ou trois ans, pourra-t-on renoncer à les guérir ; on se contentera de prescrire pendant quelques années les deux cures annuelles de prudence, qui mettront le malade à l'abri de nouveaux accidents.

TRAITEMENT DE LA SYPHILIS HÉRÉDITAIRE TARDIVE

Quand les accidents de la syphilis héréditaire ont disparu, la maladie n'est évidemment pas guérie. On doit donc, comme chez l'adulte, instituer un **traitement de fond**, dans le but d'atténuer la diathèse et de prévenir les accidents tertiaires qui constituent la syphilis héréditaire tardive.

Ce traitement de fond, nous n'y insisterons pas, car il est implicitement contenu dans les tableaux que nous venons de donner plus haut.

Il se composera de cures mercurielles et iodurées, qui seront prescrites comme chez l'adulte, par périodes intermittentes. Ce sont, le plus souvent, les **frictions** et la **liqueur de Van Swieten** qui feront les frais du traitement. Les **injections d'huile grise** pourtant, à la dose d'un centigramme tous les huit jours, pourront être utilisées avec avantage.

Si, malgré ce traitement préventif, il se produit des **accidents tertiaires** (syphilis héréditaire tardive ou syphilis acquise en bas âge) ou s'ils apparaissent comme premiers symptômes d'une infection jusque-là restée latente, c'est au **traitement mixte** (mercure et iodure de potassium) qu'on s'adressera pour les combattre. Étant donné l'âge de l'enfant au moment habituel où éclatent ces accidents, on a le choix entre les méthodes et les procédés : tous peuvent être indiqués selon la gravité ou la résistance de la lésion, jusques et y compris les injections de calomel, que l'enfant supporte d'ailleurs beaucoup mieux que l'adulte.

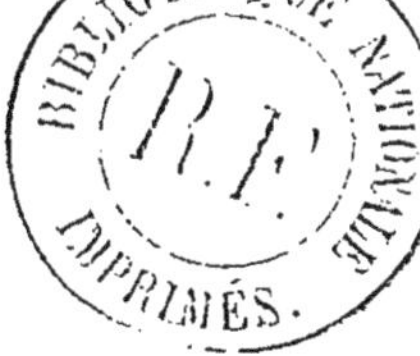

FIN

TABLE ALPHABÉTIQUE DES MATIÈRES

I

K

L

P

R

S

T

TABLE ANALYTIQUE DES MATIÈRES

PREMIÈRE PARTIE

CHAPITRE I

Hygiène du syphilitique.

CHAPITRE II

Action préventive du mercure.

CHAPITRE III

Action du mercure sur l'économie du syphilitique

CHAPITRE IV

Accidents dus au mercure. — Leur diagnostic.

CHAPITRE V

Les divers modes d'administration du mercure.

CHAPITRE VI

AVANTAGES ET INCONVÉNIENTS DES DIFFÉRENTS MODES DE TRAITEMENT.

CHAPITRE VII

Choix du mode d'administration du mercure.

CHAPITRE VIII

Traitement mercuriel intensif.

CHAPITRE IX

Traitement ioduré

CHAPITRE X

Direction générale du traitement.

CHAPITRE XI

Médications auxiliaires. — L'atoxyl.

CHAPITRE XII

Traitement de la syphilis aux eaux minérales.

DEUXIÈME PARTIE

CHAPITRE I

Traitement du chancre induré.

CHAPITRE II

Traitement local des accidents secondaires et tertiaires.

CHAPITRE III

Syphilis bucco-pharyngée. — Les leucoplasies.

CHAPITRE IV

Syphilis du nez et des fosses nasales.

CHAPITRE V

Syphilis oculaire.

CHAPITRE VI

Syphilis du larynx.

CHAPITRE VII

Syphilis hépatique.

CHAPITRE VIII

Syphilis rénale.

CHAPITRE IX

Traitement de la syphilis nerveuse.

CHAPITRE X

Syphilis infantile

2620-08. — Corbeil. Imprimerie Crété.

MASSON ET CIE, ÉDITEURS
LIBRAIRES DE L'ACADÉMIE DE MÉDECINE
120, BOULEVARD SAINT-GERMAIN, 120 — PARIS — VIe ARR.

PR. N° 572 *bis* SEPTEMBRE 1908

EXTRAIT DU CATALOGUE MÉDICAL (1)

RÉCENTES PUBLICATIONS

COLLECTION DE PRÉCIS MÉDICAUX

Cette nouvelle collection s'adresse aux étudiants, pour la préparation aux examens, et à tous les praticiens qui, à côté des grands Traités, ont besoin d'ouvrages concis, mais vraiment scientifiques, qui les tiennent au courant. D'un format maniable, ces livres sont abondamment illustrés ainsi qu'il convient à des livres d'enseignement.

Précis de Thérapeutique et de Pharmacologie

Par A. RICHAUD

Professeur agrégé à la Faculté de Médecine, Docteur ès Sciences.

1 vol. petit in-8° de VIII-930 pages, avec figures, cartonné toile souple. . **12** fr.

PRÉCIS DES Examens de Laboratoire

Employés en Clinique

Par L. BARD

Professeur de clinique médicale à l'Université de Genève.

AVEC LA COLLABORATION DE G. HUMBERT ET H. MALLET

1 vol. in-8° de XX-627 p. avec 138 fig. en noir et en coul., cart. toile souple. **9** fr.

Précis de Médecine légale

Par A. LACASSAGNE

Professeur de médecine légale à l'Université de Lyon.

1 vol. petit in-8° de XVIII-892 pages, avec 112 figures en noir et en couleurs et 2 planches hors texte en couleurs, cartonné toile anglaise souple. **10** fr.

(1) *La librairie Masson et Cie envoie gratuitement et franco de port les catalogues suivants à toutes les personnes qui lui en font la demande.* — Catalogue général *contenant, classés par subdivisions, tous les ouvrages ou périodiques publiés à la librairie.* — Catalogues de l'Encyclopédie scientifique des Aide-Mémoire. *I. Section de l'ingénieur. — II. Section du biologiste.* — Catalogue des ouvrages d'enseignement.

Les livres de plus de 5 francs *sont expédiés* franco *au prix du Catalogue.*
Les volumes de 5 francs et au-dessous sont augmentés de 10 °/°, pour le port.
Toute commande doit être accompagnée de son montant.

COLLECTION DE PRÉCIS MÉDICAUX (Suite).

Précis de Dissection

PAR

Paul POIRIER
Professeur
à la Faculté de Médecine de Paris.

A. BAUMGARTNER
Prosecteur
à la Faculté de Médecine de Paris.

1 vol. petit in-8° de XX-279 pages, avec 169 figures toutes originales dans le texte, cartonné toile anglaise souple. . . . . **6 fr.**

Précis de Microbiologie Clinique

Par Fernand BÈZANÇON

Professeur agrégé à la Faculté de Médecine de Paris, médecin des hôpitaux.

1 vol. petit in-8° de XVI-432 pages, avec 82 fig. dans le texte, cart. souple. **6 fr.**

Précis de Physique Biologique

Par G. WEISS

Agrégé à la Faculté de Paris, Ingénieur des Ponts et Chaussées.

1 vol. petit in-8° de 528 pages, avec 543 fig., cart. toile anglaise souple. **7 fr.**

Précis de Chimie Physiologique

Par Maurice ARTHUS

Professeur de Physiologie à l'Université de Lausanne.

CINQUIÈME ÉDITION, REVUE ET AUGMENTÉE

1 vol. petit in-8° de VI-427 pages, avec 111 figures et 2 planches hors texte en couleurs, cartonné toile souple. . . . . **6 fr.**

Vient de paraître :

Éléments de Physiologie

Par Maurice ARTHUS

TROISIÈME ÉDITION REVUE ET AUGMENTÉE

1 vol. petit in-8° de XVI-840 pages, avec 286 figures en noir et en couleurs, cart. toile anglaise souple. . . . . **10 fr.**

MÉDECINE

CHARCOT — BOUCHARD — BRISSAUD

BABINSKI — BALLET — P. BLOCQ — BOIX — BRAULT — CHANTEMESSE — CHARRIN CHAUFFARD — COURTOIS-SUFFIT — O. CROUZON — DUTIL — GILBERT — GRENET — GUIGNARD — G. GUILLAIN — L. GUINON — GEORGES GUINON — HALLION — LAMY — CH. LAUBRY — LE GENDRE — A. LÉRI — P. LONDE — MARFAN — MARIE — MATHIEU — H. MEIGE — NETTER — ŒTTINGER — ANDRÉ PETIT — RICHARDIÈRE — ROGER — ROGUES DE FURSAC — RUAULT — SOUQUES — THOINOT THIBIERGE — TOLLEMER — FERNAND WIDAL

TRAITÉ DE MÉDECINE

DEUXIÈME ÉDITION ENTIÈREMENT REFONDUE PUBLIÉE SOUS LA DIRECTION DE MM.

BOUCHARD
Professeur à la Faculté de Médecine de Paris,
Membre de l'Institut.

BRISSAUD
Professeur à la Faculté de Médecine de Paris
Médecin de l'hôpital St-Antoine.

10 volumes grand in-8°, avec figures dans le texte. . 160 francs.

Chaque volume est vendu séparément.

TOME I. — *Les Bactéries. — Pathologie générale infectieuse. — Troubles et maladies de la nutrition. — Maladies infectieuses communes à l'homme et aux animaux.* 1 vol. grand in-8° de 845 pages, avec figures dans le texte . . . . **16** fr.

TOME II. — *Fièvre typhoïde. — Maladies infectieuses. — Typhus exanthématique. — Fièvres éruptives. — Erysipèle. — Diphtérie. — Rhumatisme articulaire aigu. — Scorbut.* — 1 vol. grand in-8° de 896 pages, avec figures dans le texte. . . . . **16** fr.

TOME III. — *Maladies cutanées. — Maladies vénériennes. — Maladies du sang. — Intoxications.* — 1 vol. grand in-8° de 702 pages, avec figures dans le texte. . . . . **16** fr.

TOME IV. — *Maladies de l'estomac. — Maladies du pancréas. — Maladies de l'intestin. — Maladies du péritoine. — Maladies de la bouche et du pharynx.* — 1 vol. grand in-8° de 680 pages, avec figures dans le texte. . . . . **16** fr.

TOME V. — *Maladies du foie et des voies biliaires. — Maladies du rein et des capsules surrénales. — Pathologie des organes hématopoiétiques et des glandes vasculaires sanguines, moelle osseuse, rate, ganglions, thyroïde, thymus.* — 1 vol. grand in-8°, avec figures en noir et en couleurs dans le texte. . . . . **18** fr.

TOME VI. — *Maladies du nez et du larynx. — Asthme. — Coqueluche. — Maladies des bronches. — Troubles de la circulation pulmonaire. — Maladies aiguës du poumon.* — 1 vol. grand in-8° de 612 pages, avec figures dans le texte. . . . . **14** fr.

TOME VII. — *Maladies chroniques du poumon. — Phtisie pulmonaire. — Maladies de la plèvre. — Maladies du médiastin.* — 1 vol. grand in-8° de 550 pages, avec figures dans le texte. . . . . **14** fr.

TOME VIII. — *Maladies du cœur. — Maladies des vaisseaux sanguins.* — 1 vol. grand in-8° de 580 pages, avec figures dans le texte. . . . . **14** fr.

TOME IX. — *Maladies de l'encéphale. — Maladies de la protubérance et du bulbe. — Maladies intrinsèques de la moelle épinière. — Maladies extrinsèques de la moelle épinière. — Maladies des méninges. — Syphilis des centres nerveux.* — 1 vol. grand in-8° de 1092 pages, avec figures dans le texte. . . . . **18** fr.

TOME X. — *Des Névrites. — Pathologie des différents muscles et nerfs moteurs. — Tics, Crampes fonctionnelles et professionnelles. — Chorées, Myoclonies. — Maladie de Thomsen. — Paralysie agitante. — Myopathie primitive, progressive. — Amyotrophie Charcot-Marie et Werdnig-Hoffmann. — Acromégalie, Gigantisme, Achondroplasie, Myxœdème. — Goitre exophtalmique. — Pathologie du grand sympathique. — Neurasthénie. — Epilepsie. — Hystérie. — Paralysie générale progressive. — Les Psychoses.* — **Table analytique des 10 volumes.** — 1 vol. gr. in-8° de 1050 pages, avec fig. en noir et en couleurs et 3 planches hors texte en couleurs. . . . . **18** fr.

MÉDECINE

G.-M. DEBOVE
Doyen de la Faculté de Médecine de Paris, Membre de l'Académie de Médecine.

Ch. ACHARD
Professeur agrégé à la Faculté,
Médecin des Hôpitaux.

J. CASTAIGNE
Professeur agrégé à la Faculté,
Médecin des Hôpitaux.

DIRECTEURS

Manuel des Maladies du Tube digestif

TOME I

BOUCHE, PHARYNX, OESOPHAGE, ESTOMAC

PAR

G. PAISSEAU, F. RATHERY, J.-Ch. ROUX

1 vol. grand in-8° de 725 pages avec figures dans le texte. . . . . **14** fr.

Cette première partie comprend les maladies de la bouche et du pharynx que M. Paisseau a décrites minutieusement, les affections de l'œsophage que M. Rathery a su présenter d'une façon aussi intéressante que pratique. Enfin l'étude des maladies de l'estomac, par M. J.-Ch. Roux, constitue la partie capitale de ce volume. Les chapitres consacrés à la sémiologie et à l'étude des dyspepsies rendront les plus grands services aux praticiens, ainsi que ceux relatifs aux rapports des maladies nerveuses avec les affections de l'estomac et à la question souvent si complexe des régimes et des médications au cours des dyspepsies.

TOME II

INTESTIN, PÉRITOINE, GLANDES SALIVAIRES, PANCRÉAS

PAR MM.

M. LOEPER, Ch. ESMONET, X. GOURAUD, L.-G. SIMON, L. BOIDIN et F. RATHERY

1 vol. grand in-8° de 810 pages avec 116 figures dans le texte . . . . **14** fr.

Dans l'article de M. Simon sur les glandes salivaires se trouvent exposées les recherches si intéressantes poursuivies par l'auteur sous la direction du professeur Roger. De même, M. Rathery a su exposer tous les travaux récents qui ont transformé depuis quelques années l'étude clinique des maladies du Pancréas. L'article de M. Boidin est une mise au point de la pathologie du péritoine envisagée surtout au point de vue clinique et thérapeutique. Enfin la plus grande partie de l'ouvrage est consacrée à l'étude de la pathologie intestinale par M. le professeur agrégé Loeper. Bien que ce livre soit avant tout un manuel de pratique courante, le lecteur trouvera dans cet article l'exposé de toutes les recherches nouvelles.

Manuel des Maladies des Reins
et des Capsules surrénales

PAR MM.

J. CASTAIGNE, E. FEUILLIÉ, A. LAVENANT, M. LOEPER R. OPPENHEIM, F. RATHERY

1 vol. in-8°, avec figures dans le texte . . . . **14** fr.

Ces maladies, qui ont donné lieu à tant de travaux au cours des dernières années, ont été étudiées d'une façon particulièrement documentée tout en restant claire et pratique. Les chapitres consacrés par M. le professeur agrégé Castaigne à la division clinique des néphrites, à l'étude des fonctions rénales, à la tuberculose des reins, à la thérapeutique des néphrites, fourniront aux médecins toute une série de notions pratiques indispensables. De même, l'article consacré par M. le professeur agrégé Loeper et M. le docteur Oppenheim à la pathologie des capsules surrénales met au point toute l'histoire clinique des surrénalites, naguère encore si confuse.

Vient de paraître :

LA QUINZIÈME ÉDITION

entièrement refondue et considérablement augmentée du

Manuel de Pathologie interne

Par G. DIEULAFOY

Professeur de Clinique médicale à la Faculté de Médecine de Paris, Médecin de l'Hôtel-Dieu, Membre de l'Académie de Médecine.

4 vol. in-16 diamant, comprenant ensemble 4300 pages avec figures en noir et en couleurs, cartonnés à l'anglaise, tranches rouges. . . . . **32** fr.

Cette quinzième édition du Manuel s'est enrichie de bon nombre de chapitres qui n'existaient pas dans les éditions précédentes. Citons les chapitres suivants : Rapports des pancréatites avec la lithiase biliaire ; syndrome pancréatico-biliaire, drame pancréatique ; cytostéatonécrose et hémorragies pancréatico-péritonéales. — Tréponème pâle, variétés de formes du chancre syphilitique. — Ulcères perforants du duodénum et de l'estomac, consécutifs à l'appendicite. — Epilepsie traumatique et traitement chirurgical. — Trypanosomiase et maladie du sommeil. — Anévrisme de l'aorte abdominale, son diagnostic avec les battements nerveux de l'aorte. — Phlébite syphilitique. — Tension artérielle. — Cancers du canal thoracique. — Épanchements puriformes de la plèvre, intégrité des polynucléaires. — Les fausses appendicites. — Gangrène foudroyante de la verge, discussion sur les gangrènes gazeuses et non gazeuses. — Syphilis nécrosante et perforante de la voûte cranienne. — Hémothorax traumatique.

Clinique Médicale de l'Hôtel-Dieu de Paris

Par G. DIEULAFOY

5 vol. grand in-8°, avec figures dans le texte.

I. 1896-1897. 1 vol. in-8°. . . **10** fr.	III. 1898-1899. 1 vol. in-8°. . . **10** fr.
II. 1897-1898. 1 vol. in-8°. . . **10** fr.	IV. 1900-1901. 1 vol. in-8°. . . **10** fr.

V. 1905-1906. 1 volume in-8°, avec nombreuses planches. . **10** fr.

Clinique Médicale de l'Hôtel-Dieu (Pr G. DIEULAFOY)

CLINIQUE ET LABORATOIRE

CONFÉRENCES DU MERCREDI

PAR MM.

L. NATTAN-LARRIER et **O. CROUZON**, Chefs de Clinique,
V. GRIFFON et **M. LOEPER**, Chefs de Laboratoire

1 vol. in-8° de 330 pages, avec 37 figures et 2 planches hors texte. . . . **6** fr.

HYGIÈNE INDIVIDUELLE — DERMATOLOGIE

BIBLIOTHÈQUE D'HYGIÈNE THÉRAPEUTIQUE

Fondée par le Professeur PROUST

Chaque volume in-16, cartonné toile, tranches rouges, **4** fr.

L'Hygiène du Goutteux (2e *édition*), par A. MATHIEU.
L'Hygiène de l'Obèse (2e *édition*), par A. MATHIEU.
L'Hygiène des Asthmatiques, par le Pr E. BRISSAUD.
Hygiène et Thérapeutique thermales, par G. DELFAU.
Les Cures thermales, par G. DELFAU.
L'Hygiène du Neurasthénique (3e *édition*), par G. BALLET.
L'Hygiène des Albuminuriques, par le Dr SPRINGER.
L'Hygiène du Tuberculeux (2e *édition*), par le Dr CHUQUET, préface du Dr DAREMBERG.
Hygiène et Thérapeutique des Maladies de la Bouche (2e *édition*), par le Dr CRUET, dentiste des hôpitaux de Paris, avec une préface du Pr LANNELONGUE.
L'Hygiène des Diabétiques, par le Pr PROUST et A. MATHIEU.
L'Hygiène des Maladies du Cœur, par le Dr VAQUEZ.
L'Hygiène du Dyspeptique (2e *édition*), par le Dr LINOSSIER.
Hygiène thérapeutique des Maladies des Fosses nasales, par MM. les Drs LUBET-BARBON et R. SARREMONE.
Hygiène des Maladies de la Femme, par A. SIREDEY.

Traité d'Hygiène

par le Professeur A. PROUST
Membre de l'Académie de Médecine,
Inspecteur général des services sanitaires.

Troisième édition, revue et considérablement augmentée.

Avec la collaboration de

A. NETTER, Professeur agrégé à la Faculté, Médecin de l'hôpital Trousseau, ET **H. BOURGES**, Chef du laboratoire d'hygiène à la Faculté, Auditeur au Comité consultatif d'hygiène publique.

OUVRAGE COURONNÉ PAR L'INSTITUT ET LA FACULTÉ DE MÉDECINE

1 fort volume in-8°, avec figures et cartes . . . . 25 fr.

MANUEL ÉLÉMENTAIRE

de Dermatologie Topographique Régionale

Par R. SABOURAUD
Chef du laboratoire de la Ville de Paris, à l'hôpital Saint-Louis.

1 volume in-8° de 740 pages, avec 231 figures dans le texte.

Broché. . . . . **15** fr. | Relié toile. . . . . **16** fr.

Les Maladies du Cuir chevelu

Par le Dr R. SABOURAUD
Chef du laboratoire de la Ville de Paris, à l'hôpital Saint-Louis.

I. — Maladies séborrhéiques : Séborrhée, Acnés, Calvitie.
1 vol. in-8°, avec 91 figures, dont 40 aquarelles en couleurs . . . . . . **10** fr.

II. — Maladies desquamatives : Pityriasis et Alopécies pelliculaires.
1 vol. in-8°, avec 122 fig. dans le texte, en noir et en couleurs . . . . **22** fr.

LA PRATIQUE DERMATOLOGIQUE

Traité de Dermatologie appliquée

PUBLIÉ SOUS LA DIRECTION DE MM.

ERNEST BESNIER, L. BROCQ, L. JACQUET

PAR MM.

AUDRY, BALZER, BARBE, BAROZZI, BARTHÉLEMY, BÉNARD, ERNEST BESNIER, BODIN, BRAULT, BROCQ, DE BRUN, DU CASTEL, COURTOIS-SUFFIT, A. CASTEX, J. DARIER, DÉHU, DOMINICI, W. DUBREUILH, HUDELO, L. JACQUET, JEANSELME, J.-B. LAFFITTE, LENGLET, LEREDDE, MERKLEN, PERRIN, RAYNAUD, RIST, SABOURAUD, MARCEL SÉE, GEORGES THIBIERGE, F. TRÉMOLIÈRES, VEYRIERES.

Depuis la publication de la **PRATIQUE DERMATOLOGIQUE**, *les applications électrothérapiques ont acquis une grande importance. Aussi MM.* **Besnier, Brocq et Jacquet** *ont-ils fait refondre entièrement, en Janvier 1907, l'article* **ÉLECTRICITÉ**.

On y trouvera maintenant exposées, avec clarté et précision, les diverses modalités de la cure électrique : courants galvaniques, électrolyse et ionisation; courants faradiques et sinusoïdaux ; franklinisation; courants de haute fréquence; radiothérapie, etc., etc.

En outre, à chacune des dermatoses justiciables de ces méthodes, on trouvera les renvois et indications nécessaires.

4 volumes reliés toile, illustrés de figures en noir et de planches en couleurs.
156 *fr.*
Chaque volume est vendu séparément.

Tome I. Avec 230 figures et 24 planches. . . . . **36** fr.
Anatomie et Physiologie de la Peau. — Pathologie générale de la Peau. — Symptomatologie générale des Dermatoses. — Acanthosis nigricans à Ecthyma.

Tome II. Avec 168 figures et 21 planches. . . . . **40** fr.
Eczéma à Langue.

Tome III. Avec 201 figures et 19 planches. . . . . **40** fr.
Lèpre à Pityriasis.

Tome IV. Avec 213 figures et 25 planches. . . . . **40** fr.
Poils à Zona.

Thérapeutique des Maladies de la Peau

Par le Dr LEREDDE

Directeur de l'Établissement Dermatologique de Paris.

1 volume in-8° de 700 pages . . . . **10** fr.

ANATOMIE — PHYSIOLOGIE

Vient de paraître :

Abrégé d'Anatomie

PAR

P. POIRIER
Professeur d'Anatomie
à la Faculté de Médecine de Paris.

A. CHARPY
Professeur d'Anatomie
à la Faculté de Médecine de Toulouse.

B. CUNÉO
Professeur agrégé à la Faculté de Médecine de Paris.

CONDITIONS DE PUBLICATION

L'*Abrégé d'Anatomie* formera trois volumes qui ne seront point vendus séparément. Deux volumes sont en vente à la date de ce jour, le tome III paraîtra en Juin 1908.

DÉTAIL DES VOLUMES

TOME I. — **EMBRYOLOGIE — OSTÉOLOGIE — ARTHROLOGIE — MYOLOGIE.**

1 vol. grand in-8° de 560 pages avec 402 figures en noir et en couleurs.

TOME II. — **CŒUR — ARTÈRES — VEINES LYMPHATIQUES — CENTRES NERVEUX — NERFS CRANIENS — NERFS RACHIDIENS.**

1 vol. grand in-8° de 500 pages avec 248 figures en noir et en couleurs.

Ces deux volumes pris ensemble, reliés toile anglaise. **35** *fr.*
Reliure spéciale, dos maroquin. **38** *fr.*

Pour paraître en 1908 :

TOME III. — **TUBE DIGESTIF ET ANNEXES — ORGANES RESPIRATOIRES — APPAREIL URINAIRE — ORGANES GÉNITAUX DE L'HOMME ET DE LA FEMME — ORGANES DES SENS.**

1 vol. grand in-8° d'environ 650 pages et 300 figures.

Ce volume sera mis en vente au prix de **15** *fr. relié toile.*
et de **17** *fr. relié maroquin.*

A dater de la publication du tome III, les tomes I et II ne seront plus vendus séparément.

Traité de Physiologie

PAR

J.-P. MORAT
PROFESSEUR A L'UNIVERSITÉ DE LYON.

Maurice DOYON
PROFESSEUR ADJOINT A LA FACULTÉ DE MÉDECINE DE LYON.

5 vol. grand in-8°. En souscription (Septembre 1908). **60** *fr.*

Volumes publiés :

TOME I. — **Fonctions élémentaires.** — 1 vol. grand in-8°, avec 194 figures. **15** fr.
TOME II. — **Fonctions d'innervation.** — 1 vol. grand in-8°, avec 263 figures. **15** fr.
TOME III. — **Fonctions de nutrition.** — 1 vol. grand in-8°, avec 173 figures. **15** fr.
TOME IV. — **Fonctions de nutrition** (*suite et fin*). — 1 vol. grand in-8°, avec 167 figures . . . . **12** fr.
Sous presse : TOME V et dernier. — **Fonctions de relation et de reproduction.**

TRAITÉ
d'ANATOMIE HUMAINE

PUBLIÉ SOUS LA DIRECTION DE

P. POIRIER et **A. CHARPY**

Professeur d'anatomie à la Faculté de Médecine de Paris, Chirurgien des hôpitaux.

Professeur d'anatomie à la Faculté de Médecine de Toulouse.

AVEC LA COLLABORATION DE

O. AMOEDO — A. BRANCA — A. CANNIEU — B. CUNÉO — G. DELAMARE
PAUL DELBET — A. DRUAULT — P. FREDET — GLANTENAY — A. GOSSET — M. GUIBÉ
P. JACQUES — TH. JONNESCO — E. LAGUESSE — L. MANOUVRIER
M. MOTAIS — A. NICOLAS — P. NOBÉCOURT — O. PASTEAU — M. PICOU
A. PRENANT — H. RIEFFEL — CH. SIMON — A. SOULIÉ

5 volumes grand in-8°, avec figures noires et en couleurs . . . . **160** fr.

TOME I. — **Introduction. — Notions d'Embryologie. — Ostéologie. — Arthrologie.** *Deuxième édition, entièrement refondue.* 1 fort volume grand in-8°, avec 814 figures, en noir et en couleurs . . . . **20** fr.

TOME II. — 1er fascicule : **Myologie.** *Deuxième édition, entièrement refondue.* 1 volume grand in-8°, avec 331 figures. . . . . **12** fr.

2e fascicule : **Angéiologie** (Cœur et Artères). Histologie. *Deuxième édition entièrement refondue.* 1 volume grand in-8°, avec 150 figures . . . **8** fr.

3e fascicule : **Angéiologie** (Capillaires, Veines). *Deuxième édition, revue.* 1 vol. grand in-8°, avec 83 figures . . . . **6** fr.

4e fascicule : **Les Lymphatiques.** 1 volume grand in-8°, avec 117 fig. **8** fr.

TOME III. — 1er fascicule : **Système nerveux.** Méninges. Moelle. Encéphale. Embryologie. Histologie. *Deuxième édition, entièrement refondue.* 1 vol. grand in-8°, avec 265 figures . . . . **10** fr.

2e fascicule : **Système nerveux.** Encéphale. *Deuxième édition, entièrement refondue.* 1 vol. grand in-8°, avec 131 figures . . . . **10** fr.

3e fascicule : **Système nerveux.** Les nerfs. Nerfs craniens. Nerfs rachidiens. *Deuxième édition, entièrement refondue.* 1 volume grand in-8°, avec 228 figures . . . . **12** fr.

TOME IV. — 1er fascicule : **Tube digestif.** Développement. Bouche. Pharynx. Œsophage. Estomac. Intestins. Anus. *Deuxième édition, entièrement refondue.* 1 volume grand in-8°, avec 201 figures. . . . . **12** fr.

2e fascicule : **Appareil respiratoire.** Larynx. Trachée. Poumons. Plèvre. Thyroïde. Thymus. *Deuxme édit., revue.* 1 volume grand in-8°, avec 121 fig. **6** fr.

3e fascicule : **Annexes du Tube digestif.** Dents. Glandes salivaires. Foie. Voies biliaires. Pancréas. Rate. **Péritoine.** *Deuxième édition, entièrement refondue.* 1 volume grand in-8°, avec 448 figures. . . . . . . **16** fr.

TOME V. — 1er fascicule : **Organes génito-urinaires.** Reins. Uretère. Vessie. Urètre. Prostate. Verge. Périnée. Appareil génital de l'homme. Appareil génital de la femme. *Deuxième édition, entièrement revue.* 1 vol. grand in-8°, de 744 pages, avec 431 figures. . . . . **20** fr.

2e fascicule : **Les Organes des Sens.** Tégument externe, Œil, Oreille, Nez et Fosses nasales. **Les Glandes surrénales.** 1 volume grand in-8°, avec 544 figures. . . . . **20** fr.

Petite Chirurgie Pratique

PAR

TH. TUFFIER
Professeur agrégé à la Faculté de Médecine de Paris
Chirurgien de l'hôpital Beaujon.

P. DESFOSSES
Ancien interne des hôpitaux de Paris
Chirurgien du Dispensaire de la Cité du Midi

DEUXIÈME ÉDITION, REVUE ET AUGMENTÉE

1 vol. petit in-8° de VIII-568 pages, avec 353 fig., cartonné à l'anglaise. **10** fr.

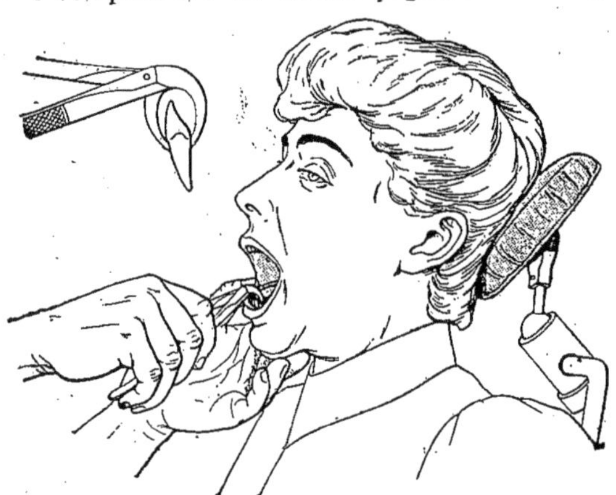

Fig. 346. — Extraction d'une incisive inférieure.

Le but de ce livre est d'exposer aussi clairement que possible les éléments de petite chirurgie indispensables à l'infirmière, à l'étudiant, au praticien.

Les remaniements de cette édition portent sur plus du cinquième du livre.

Les additions comprennent le *pansement des brûlures*, les *greffes dermo-épidermiques*, *l'anesthésie par la stovaïne*, la *méthode de Bier*, *la gymnastique de la respiration et du maintien*, etc....

Les médecins de campagne sont dans la nécessité de s'occuper de la bouche de leurs malades; le Dr Neveu a écrit pour eux un chapitre très substantiel sur les *extractions dentaires* et l'*hygiène de la bouche et des dents*.

Guide anatomique aux Musées de Sculpture

PAR

A. CHARPY
Professeur d'Anatomie à la Faculté de Médecine de Toulouse.

L. JAMMES
Professeur adjoint à l'Université de Toulouse.

1 vol. petit in-8° de VIII-112 pages, avec figures. . . . . **2** fr.

Ce guide n'a point pour but d'apprendre l'anatomie aux artistes : il se propose simplement de permettre aux visiteurs de musées d'étudier avec fruit et de comprendre les œuvres de sculpture.

Guide pratique du Médecin dans les Accidents du Travail

et leurs suites médicales et judiciaires

PAR

E. FORGUE
Professeur à la Faculté de Montpellier.

E. JEANBREAU
Agrégé à la Faculté de Montpellier.

DEUXIÈME ÉDITION CONSIDÉRABLEMENT AUGMENTÉE

1 vol. petit in-8° avec figures dans le texte (*sous presse*).

TRAITÉ DE CHIRURGIE

PUBLIÉ SOUS LA DIRECTION DES PROFESSEURS

SIMON DUPLAY | **PAUL RECLUS**

PAR MM.

BERGER — BROCA — Pierre DELBET — DELENS — DEMOULIN
J.-L. FAURE — FORGUE — GÉRARD-MARCHANT
HARTMANN — HEYDENREICH — JALAGUIER — KIRMISSON — LAGRANGE
LEJARS — MICHAUX — NÉLATON
PEYROT — PONCET — QUÉNU — RICARD — RIEFFEL — SEGOND
TUFFIER — WALTHER

DEUXIÈME ÉDITION, ENTIÈREMENT REFONDUE

8 volumes grand in-8°, avec nombreuses figures dans le texte . . **150** fr.

TOME PREMIER. 1 vol. grand in-8° de 912 pages, avec 218 figures. . **18** fr.
TOME II. 1 vol. grand in-8° de 996 pages, avec 361 figures. . . . **18** fr.
TOME III. 1 vol. grand in-8° de 940 pages, avec 285 figures . . . **18** fr.
TOME IV. 1 fort vol. de 896 pages, avec 354 figures. . . . . **18** fr.
TOME V. 1 fort vol. de 948 pages, avec 187 figures. . . . . **20** fr.
TOME VI. 1 fort vol. de 1127 pages, avec 218 figures. . . . . **20** fr.
TOME VII. 1 fort vol. de 1272 pages, avec 297 figures. . . . . . . **25** fr.
TOME VIII. 1 fort vol. de 971 pages, avec 163 figures. . . . . . . **20** fr.
TABLE ALPHABÉTIQUE des 8 volumes du *Traité de Chirurgie*.

Chaque volume est vendu séparément.

PRÉCIS
DE
TECHNIQUE OPÉRATOIRE

PAR LES

Prosecteurs de la Faculté de Médecine de Paris

Avec introduction par le Professeur **Paul BERGER**

Pratique courante et Chirurgie d'urgence, par VICTOR VEAU. 2e édition revue et augmentée.
Tête et cou, par CH. LENORMANT. 2e édition revue et augmentée.
Thorax et membre supérieur, par A. SCHWARTZ. 2e édition revue et augmentée.
Abdomen, par M. GUIBÉ. 2e édition revue et augmentée.
Appareil urinaire et appareil génital de l'homme, par PIERRE DUVAL. 2e édition, revue et augmentée.
Membre inférieur, par GEORGES LABEY.
Appareil génital de la femme, par R. PROUST.

7 volumes. — Chaque volume cartonné toile et illustré d'environ 200 figures. **4 fr. 50**

TRAITÉ DE GYNÉCOLOGIE

Clinique et Opératoire

Par

Samuel POZZI

Professeur de Clinique gynécologique à la Faculté de Médecine de Paris
Membre de l'Académie de Médecine, Chirurgien de l'hôpital Broca.

QUATRIÈME ÉDITION, ENTIÈREMENT REFONDUE

AVEC LA COLLABORATION DE **F. JAYLE**

Chef de Clinique à la Faculté de Paris.

2 vol. grand in-8° de xvi-1500 pages, avec 894 figures, reliés toile. **40** fr.

Tome I. — Asepsie et Antisepsie. — Anesthésie. — Moyens de réunion et d'hémostase. — Exploration gynécologique. — Métrites. — Adénomes et Adénomyomes de l'utérus. — Cancer de l'utérus. — Sarcome et endothéliome de l'utérus. — Tumeurs utérines d'origine placentaire. — Déviations de l'utérus. — Prolapsus des organes génitaux. — Inversion de l'utérus. — Difformités du col de l'utérus. — Atrésie. — Sténose. — Atrophie. — Hypertrophie.

Tome II. — Des troubles de la menstruation. — Inflammation des annexes de l'utérus. — Péri-métro-salpingite. — Kystes de l'ovaire. — Tumeurs solides de l'ovaire. — Tumeurs des trompes et des ligaments. — Tuberculose génitale. — Hématocèle pelvienne. — Grossesse extra-utérine. — Vaginites. — Tumeurs du vagin. — Fistules vaginales. — Vaginisme. — Déchirures du périnée. — Inflammation. — Œdème. — Gangrène. — Erysipèle. Eczéma. — Herpès de la vulve. — Esthiomène de la vulve. — Tumeurs de la vulve. — Kystes et abcès des glandes de Bartholin. — Prurit vulvaire. — Coccygodinie. — Plaies de la vulve et du vagin. — Sténoses et atrésies acquises. — Corps étrangers. — Leucoplasie. — Kraurosis vulvæ. — Malformations des organes génitaux. — Accidents de rétention consécutifs aux atrésies génitales. — Index analytique. — Table des noms propres.

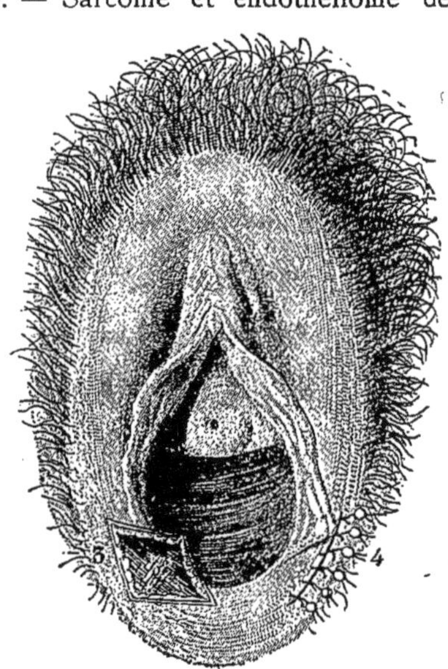

Fig. 755. — Opération contre le vaginisme (Pozzi).

3. Écartement des bords de l'incision après dissection et libération sous-cutanée. — 4. Suture de l'incision ramenée à une ligne parallèle à la marge de la vulve.

Ce volume de 735 pages, avec 368 fig. dans le texte, relié toile, est vendu aux acheteurs du Tome I . . . . **15** fr.

Le tome Ier n'est plus vendu séparément.

DIVERS

ACHARD. — Nouveaux Procédés d'Exploration. — Leçons professées à la Faculté de Médecine de Paris par CH. ACHARD, agrégé, recueillies et rédigées par P. SAINTON et M. LŒPER. *Deuxième édition*, 1 vol. grand in-8°, avec figures. . **8** fr.

ALBARRAN et IMBERT. — Les Tumeurs du Rein, par MM. J. ALBARRAN, professeur à la Faculté de Paris, et L. IMBERT, agrégé à la Faculté de Montpellier 1 vol. grand in-8°, avec 106 figures . . . . **20** fr.

— Exploration des Fonctions rénales : *Étude médico-chirurgicale*, par J. ALBARRAN. 1 vol. gr. in-8, avec 143 figures et tracés en couleurs . . . . **12** fr.

ARSONVAL (D'), GARIEL, CHAUVEAU, MAREY. — Traité de Physique biologique, publié sous la direction de MM. D'ARSONVAL, GARIEL, CHAUVEAU, MAREY. Secrétaire de la rédaction : **G. WEISS**, agrégé à la Faculté de Paris.

TOME I. — *Mécanique, Actions moléculaires, Chaleur.* 1 vol. in-8 de 1150 pages, avec 591 fig. . . . . **25** fr.

TOME II. — *Radiations, Optique.* 1 vol. in-8 de 1160 pages, avec figures. **25** fr.

TOME III. — *Electricité, Acoustique* (*Sous presse*).

Les tomes I et II sont vendus **25** fr. chacun. On souscrit à l'ouvrage complet au prix de **70** fr. — Ce prix restera tel jusqu'à la publication du tome III.

BARD.—Précis d'Anatomie pathologique, par M. L. BARD, professeur à la Faculté de Lyon. *Deuxième édition*, 1 vol. avec 125 figures . . . . **7 fr. 50**

BERLIOZ. — Précis de Bactériologie médicale, par le Dr F. BERLIOZ, avec une préface du professeur LANDOUZY. 1 vol., avec figures. . . . . **6** fr.

BRISSAUD — Leçons sur les Maladies nerveuses (*Deuxième série*; hôpital Saint-Antoine), par le professeur BRISSAUD, recueillies et publiées par HENRY MEIGE. 1 vol. in-8° avec 165 figures . . . . **15** fr.

BROCA. — Leçons cliniques de Chirurgie infantile, par A. BROCA, chirurgien de l'hôpital Tenon (Enfants-Malades), professeur agrégé.

2e SÉRIE. 1 vol. in-8° broché, avec 99 figures . . . . **10** fr.

— Précis de Chirurgie cérébrale, par AUG. BROCA. 1 vol. avec figures . . . **6** fr.

CALMETTE. — L'Ankylostomiase, *maladie sociale* (*anémie des mineurs*), par A. CALMETTE, directeur de l'Institut Pasteur de Lille, et M. BRETON, avec un *appendice*, par E. FUSTER. 1 vol. in-8, avec fig. dans le texte. . . . . **5** fr.

— Recherches sur l'épuration biologique et chimique des Eaux d'égout effectuées à l'Institut Pasteur de Lille et à la Station expérimentale de la Madeleine, par le Dr A. CALMETTE, avec la collaboration de MM. E. ROLANTS, E. BOULLANGER, F. CONSTANT, L. MASSOL, de l'Institut Pasteur de Lille, et M. le professeur A. BUISINE.

TOME I. — 1 vol. gr. in-8, de v-194 pages, avec 39 fig. et tracés et 2 planches. **6** fr.

TOME II. — 1 vol. gr. in-8, de IV-314 pages, avec 45 fig. et 6 planches. . . **10** fr.

CALOT. — Traité pratique de technique orthopédique, par le Dr F. CALOT, chirurgien en chef de l'hôpital Rothschild, etc. :

I. — *Technique du traitement de la coxalgie.* 1 vol. gr. in-8, avec 178 figures. **7** fr.

II. — *Technique du traitement de la luxation congénitale de la hanche.* 1 vol. gr. in-8 avec 206 figures dans le texte et 5 planches . . . . **7** fr.

III. — *Technique du traitement des tumeurs blanches.* 1 vol. gr. in-8. avec 192 fig. **7** fr.

DEGUY et WEIL. — Manuel pratique du Traitement de la Diphtérie (*Serothérapie, Tubage, Trachéotomie*), par DEGUY, chef du laboratoire à l'hôpital des Enfants, et BENJAMIN WEILL. Introduction par A.-B. MARFAN. 1 vol. in-8° br., avec figures. **6** fr

DEHAU et LEDOUX-LEBARD. — La lutte anti-tuberculeuse en France, par le Dr H. DEHAU et R. LEDOUX-LEBARD. 1 vol. petit in-8 de XXVI-271 pages . . **3 fr. 50**

DUCLAUX. — Pasteur. Histoire d'un Esprit, par E. DUCLAUX, membre de l'Institut, directeur de l'Institut Pasteur. 1 vol. gr. in-8°, avec 22 figures . . . . . . **5** fr.

DIVERS

DUCLAUX. — Traité de Microbiologie, par E. DUCLAUX. 4 volumes.
TOME I. *Microbiologie générale.* — TOME II. *Diastases, toxines et venins.* — TOME III. *Fermentation alcoolique.* — TOME IV. *Fermentations variées des diverses substances ternaires.* Chaque volume gr. in-8° avec figures . . . . **15** fr.

DUVAL. — Précis d'Histologie, par M. MATHIAS DUVAL, professeur à la Faculté de Paris. *Deuxième édition.* 1 vol. gr. in-8°, avec 427 figures dans le texte. . . . . **18** fr.

FOURNIER (Edmond). — Recherche et diagnostic de l'Hérédo-Syphilis tardive, par le Dr EDMOND FOURNIER, ex-chef de clinique de la Faculté. 1 volume grand in-8°, de 412 pages, avec 108 figures et une planche . . . . **12** fr.

GALIPPE. — L'Hérédité des stigmates de dégénérescence et les familles souveraines, par V. GALIPPE, membre de l'Académie de médecine. 1 vol. gr. in-8° avec 278 figures dans le texte. . . . . **15** fr.

GAUTIER (A.). — Cours de Chimie minérale et organique, par M. ARM. GAUTIER, membre de l'Institut, professeur à la Faculté de Paris. 2 vol. grand in-8° avec figures.
I. *Chimie minérale.* 2e *édition.* 1 vol. grand in-8°, avec 244 fig. dans le texte. **16** fr.
II. *Chimie organique. Troisième édition*, mise au courant des travaux les plus récents, avec la collaboration de MARCEL DELÉPINE, professeur agrégé à l'École supérieure de pharmacie, 1 vol. gr. in-8°, avec figures . . . . **18** fr.

— Leçons de Chimie biologique normale et pathologique. *Deuxième édition*, publiée avec la collaboration de M. ARTHUS, 1 vol. in-8°, avec 110 figures. **18** fr.

HAYEM. — Leçons sur les maladies du sang, par GEORGES HAYEM, professeur, médecin des hôpitaux, recueillies par MM. E. PARMENTIER et R. BENSAUDE, 1 vol. in-8°, avec 4 planches. . . . . **15** fr.

— Les Évolutions pathologiques de la digestion stomacale, par le professeur G. HAYEM. 1 vol. in-12 avec figures, cartonné toile . . . . **5** fr.

HENNEQUIN et LŒWY. — Les Fractures des Os longs (Leur traitement pratique), par les docteurs J. HENNEQUIN, membre de la Société de Chirurgie, et Robert LŒWY, 1 vol. in-8°, avec 215 fig. . . . . **16** fr.

KENDIRDJY. — L'Anesthésie chirurgicale par la stovaïne, par LÉON KENDIRDJY, ancien interne des hôpitaux. 1 vol. in-12 de XI-206 pages. . . . . **3** fr.

KIRMISSON. — Leçons cliniques sur les maladies de l'appareil locomoteur (*os, articulations, muscles*), par le Dr KIRMISSON, professeur à la Faculté de Médecine, chirurgien des hôpitaux. 1 vol. in-8°, avec figures. . . . . **10** fr.

— Traité des Maladies chirurgicales d'origine congénitale, par le Pr KIRMISSON. 1 vol. in-8°, avec 311 fig. et 2 pl. en couleurs. . . . . **15** fr.

— Les Difformités acquises de l'Appareil locomoteur pendant l'enfance et l'adolescence, par le Pr KIRMISSON. 1 vol. in-8°, avec 430 figures . . . . . **15** fr.

LANDOUZY et LABBÉ. — Planches murales destinées à l'Enseignement de l'Hématologie et de la Cytologie, publiées sous la direction de L. LANDOUZY, professeur à la Faculté de Paris, et M. LABBÉ, chef de laboratoire à la clinique de l'hôpital Laënnec. 15 planches tirées sur papier toile très fort et munies d'œillets, avec texte explicatif rédigé en français, allemand, anglais. Prix de la collection. . **60** fr.

LANNELONGUE. — Leçons de clinique chirurgicale, par O. LANNELONGUE, professeur à la Faculté de Paris. 1 vol. gr. in-8°, avec 10 fig. et 2 planches. **12** fr.

LAUNOIS. — Manuel d'Anatomie microscopique et d'Histologie, par M. P.-E. LAUNOIS, agrégé à la Faculté de Médecine. Préface de M. le professeur MATHIAS DUVAL. *Deuxième édition.* 1 vol. avec 261 figures. . . . . **8** fr.

LÉTIENNE et MASSELIN. — Précis d'Urologie Clinique, par Auguste LÉTIENNE et Jules MASSELIN. 1 vol. in-8° de 470 pages, avec 58 fig. et une planche. **12** fr.

LUYS. — La Séparation de l'Urine des deux reins, par GEORGES LUYS, assistant à l'hôpital Lariboisière, préface de HENRI HARTMANN, avec 35 figures. . . . . **6** fr.

— Exploration de l'appareil urinaire, par GEORGES LUYS. 1 vol. in-8°, avec 165 figures et 5 planches. . . . . **15** fr.

DIVERS

MANUEL DE PATHOLOGIE EXTERNE, par MM. RECLUS, KIRMISSON, PEYROT, BOUILLY. *7e édition refondue et illustrée.* 4 vol. in-8° . . . . **40** fr.

I. *Maladies des tissus et des organes*, par le Dr P. RECLUS. — II. *Maladies des régions : Tête et rachis*, par le Dr KIRMISSON. — III. *Maladies des régions : Poitrine et abdomen.* par le Dr PEYROT. — IV. *Maladies des régions : Organes génito-urinaires, membres*, par le Dr BOUILLY.

Chaque volume est vendu séparément. . . . . **10** fr.

MEIGE (Henry) et FEINDEL (E). — Les Tics et leur Traitement. Préface de M. le Professeur BRISSAUD. 1 vol. in-8°, de 640 pages. . . . . **6** fr.

MÉNARD. — Étude sur la Coxalgie, par le docteur V. MÉNARD, chirurgien de l'hôpital maritime de Berck. 1 vol. in-8°, de IX-439 pages, avec 26 planches. **15** fr.

PASTEUR (Institut). — Collection de planches murales destinées à l'enseignement de la Bactériologie, publiée par l'INSTITUT PASTEUR de Paris. 65 planches du format 80×62 centimètres, tirées sur papier toile très fort et munies d'œillets avec texte explicatif rédigé en français, allemand, anglais. Prix de la collection. **250** fr.
Chaque planche séparément, **4** fr. Le texte explicatif, **3** fr.

PICQUÉ. — Chirurgie des aliénés. *Recueil de travaux* publiés sous la direction de LUCIEN PICQUÉ, chirurgien en chef des asiles de la Seine.

TOME I. Année 1901. 1 volume grand in-8° . . . . **6** fr.
TOME II. Année 1902. 1 volume grand in-8° . . . . **10** fr.
TOME III. Année 1903. 1 volume grand in-8°. . . . . **8** fr.
TOME IV. Année 1904. 1 volume grand in-8°. . . . . **10** fr.
TOME V. Année 1905. 1 volume grand in-8°. . . . . **10** fr.
TOME VI. Année 1906. 1 volume grand in-8° . . . . **10** fr.

PROUST. — La Prostatectomie dans l'hypertrophie de la prostate ; *prostatectomie périnéale et prostatectomie transvésicale*, par R. PROUST, agrégé à la Faculté de Paris, chirurgien des hôpitaux. 1 vol. grand in-8, avec 100 figures. . . . **10** fr.

QUINTON. — L'Eau de mer milieu organique. par RENÉ QUINTON, Assistant du laboratoire de Physiologie pathologique des Hautes-Études au Collège de France. 1 volume. . . . . **15** fr.

RECLUS. — L'Anesthésie localisée par la cocaïne, par le Dr PAUL RECLUS, professeur à la Faculté de Paris. 1 vol. petit in-8°, avec 59 figures dans le texte. **4** fr.

ROGER. — Les Maladies infectieuses, par G.-H. ROGER, professeur à la Faculté de Paris, 1 vol. in-8° de 1520 pages, publié en 2 fasc., avec figures. . . . . **28** fr.

THIBIERGE. — Syphilis et Déontologie, par GEORGES THIBIERGE, médecin de l'hôpital Broca. 1 vol. in-8°, broché. **5** fr.

THOINOT et MASSELIN. — Précis de Microbie. *Technique et microbes pathogènes*, par M. le Dr L.-H. THOINOT, professeur à la Faculté de Paris, et E.-J. MASSELIN. *Quatrième édition.* 1 vol., avec figures en noir et en couleurs. . . **8** fr.

TRABUT. — Précis de Botanique médicale, par L. TRABUT, professeur à l'École de médecine d'Alger. *Deuxième édition.* 1 vol. in-8°, avec 954 figures . . . . . **8** fr.

TRIBOULET, MATHIEU et MIGNOT. — Traité de l'Alcoolisme, par les Drs H. TRIBOULET, Félix MATHIEU et Roger MIGNOT, préface de M. le professeur JOFFROY. 1 vol. grand in-8° de 480 pages. . . . . **6** fr.

WEISS. — Leçons d'Ophtalmométrie (*Cours de perfectionnement de l'Hôtel-Dieu*), par G. WEISS, professeur agrégé à la Faculté de Médecine. Avec une préface de M. le professeur de LAPERSONNE. 1 vol. in-8 de VIII-224 pages, avec 149 figures. **5** fr.

WURTZ. — Précis de Bactériologie clinique par le Dr R. WURTZ, agrégé à la Faculté de Paris. *Deuxième édition*, 1 volume avec tableaux et figures. . . . **6** fr.

COLLECTIONS

Encyclopédie Scientifique des Aide-Mémoire

Publiée sous la direction de **H. LÉAUTÉ**, Membre de l'Institut

Au 1er Septembre 1908, 394 VOLUMES publiés

Chaque ouvrage forme un vol. petit in-8°, vendu : Br., **2 fr. 50**. Cart. toile, **3** fr.

DERNIERS VOLUMES MÉDICAUX PUBLIÉS

dans la *SECTION DU BIOLOGISTE*

BAZY. — ***Maladies des Voies urinaires, Urètre, Vessie***, par le Dr BAZY, 4 vol.
I. *Moyens d'exploration et traitement.* 2e édition. II. *Séméiologie.* III. *Thérapeutique générale. Médecine opératoire.* IV. *Thérapeutique spéciale.*

BERGÉ. — ***Guide de l'Étudiant à l'hôpital***, par A. BERGÉ, interne des hôpitaux. *Deuxième édition.*

BODIN. — ***Biologie générale des Bactéries***, par E. BODIN, professeur à Rennes.

— — ***Les Bactéries de l'Air, de l'Eau et du Sol***, par E. BODIN.

— — ***Les Conditions de l'Infection microbienne et l'Immunité***, par E. BODIN.

BONNIER. — ***L'Oreille***, par PIERRE BONNIER. 5 vol.
I. *Anatomie de l'oreille.* II. *Pathogénie et mécanisme.* III. *Physiologie : Les Fonctions.* IV. *Symptomatologie de l'oreille.* V. *Pathologie de l'oreille.*

BROCQ ET JACQUET. — ***Précis élémentaire de Dermatologie***, par MM. BROCQ et JACQUET, médecins des hôpitaux de Paris. 2e édition entièrement revue. 5 vol.
I. *Pathologie générale cutanée.* II. *Difformités cutanées, éruptions artificielles, dermatoses parasitaires.* III. *Dermatoses microbiennes et néoplasies.* IV. *Dermatoses inflammatoires.* V. *Dermatoses d'origine nerveuse. Formulaire thérapeutique.*

DEMMLER. — ***La Chirurgie du champ de bataille.*** *Méthodes de pansement et interventions d'urgence d'après les enseignements modernes*, par le Dr DEMMLER, membre correspondant de la Société de Chirurgie de Paris.

FAISANS. — ***Maladies des Organes respiratoires. — Méthodes d'Exploration, Signes physiques***, par le Dr LÉON FAISANS, médecin de l'hôpital de la Pitié. *Troisième édition.*

HÉDON. — ***Physiologie normale et pathologique du Pancréas***, par E. HÉDON.

JACQUET. — ***Traitement de la Syphilis***, par L. JACQUET, médecin de l'hôpital Saint-Antoine, et M. FERRAND, interne à l'hôpital Broca.

JEANSELME. — ***Le Béribéri***, par E. JEANSELME, professeur agrégé à la Faculté de Médecine de Paris, Médecin de l'hôpital Tenon.

LABBÉ. — ***Analyse chimique du Sang***, par H. LABBÉ, chef de Laboratoire à la Faculté de médecine de Paris.

LABIT ET POLIN. — ***Le Péril vénérien***, par MM. LABIT et POLIN, médecins principaux de l'armée.

MATHIEU ET ROUX. — ***L'Inanition chez les dyspeptiques et les nerveux***, par A. MATHIEU, médecin à l'hôpital Andral et J.-CH. ROUX.

MENETRIER ET AUBERTIN. — ***La Leucémie myéloïde***, par P. MENETRIER, professeur agrégé, et CH. AUBERTIN, ancien interne des hôpitaux.

MERKLEN. — ***Examen et Séméiotique du Cœur***, par le Dr PIERRE MERKLEN, médecin de l'hôpital Laënnec, et J. HEITZ. *Troisième édition.*
I. *Inspection. Palpation. Percussion. Auscultation.* II. *Le Rythme du cœur et ses modifications.*

SERGENT ET BERNARD. — ***L'Insuffisance surrénale***, par E. SERGENT, ancien interne, médaille d'or des Hôpitaux, et L. BERNARD, chef de clinique adjoint à la Faculté. *Ouvrage couronné par la Faculté de médecine de Paris.*

SIMON. — ***Les Applications thérapeutiques de l'eau de mer***, par le Dr ROBERT-SIMON.

VINAY. — ***La Ménopause***, par CH. VINAY, professeur agrégé à la Faculté de Médecine de Lyon, médecin des hôpitaux.

COLLECTIONS

L'ŒUVRE MÉDICO-CHIRURGICAL

Dr CRITZMAN, directeur.

SUITE DE MONOGRAPHIES CLINIQUES

SUR LES QUESTIONS NOUVELLES

En Médecine, en Chirurgie et en Biologie

La science médicale réalise journellement des progrès incessants. Les traités de médecine et de chirurgie auront toujours grand'peine à se tenir au courant. C'est pour obvier à ce grave inconvénient que nous avons fondé ce recueil de Monographies, avec le concours des savants et des praticiens les plus autorisés.

Chaque monographie est vendue séparément. . . . . **1 fr. 25**

Il est accepté des abonnements pour une série de 10 Monographies consécutives, au prix à forfait et payable d'avance de **10** francs pour la France et **12** francs pour l'étranger (port compris).

DERNIÈRES MONOGRAPHIES PUBLIÉES (Avril 1908).

15. **Le Pronostic des tumeurs**, *basé sur la recherche du glycogène*, par A. BRAULT.
16. **La Kinésithérapie gynécologique**, par H. STAPFER.
18. **Traitement de l'Appendicite**, par FÉLIX LEGUEU, prof. agr., chir. des hôp.
19. **Les Lois de l'Energétique dans le régime du diabète sucré**, par E. DUFOURT.
20. **La Peste**, par H. BOURGES.
21. **La Moelle osseuse à l'état normal et dans les infections**, par G.-H. ROGER.
23. **L'Exploration clinique des fonctions rénales par l'élimination provoquée**, par CH. ACHARD, prof. agr. à la Faculté, méd. des hôp., et J. CASTAIGNE.
24. **L'Analgésie chirurgicale par voie rachidienne**, par le Dr TUFFIER.
25. **L'Asepsie opératoire**, par MM. PIERRE DELBET et LOUIS BIGEARD.
26. **Anatomie chirurgicale et médecine opératoire de l'Oreille moyenne**, par A. BROCA, prof. agr. à la Faculté de Paris, chir. des hôp.
27. **Traitements modernes de l'hypertrophie de la prostate**, par E. DESNOS.
28. **La Gastro-entérostomie**, par les professeurs ROUX et BOURGET (de Lausanne).
29. **Les Ponctions rachidiennes accidentelles**, par E. MATHIEU.
32. **La Médication hémostatique**, par le Dr P. CARNOT, docteur ès sciences.
33. **L'Elongation trophique**, par le Dr A. CHIPAULT, de Paris.
34. **Les Consultations de nourrissons**, par Ch. MAYGRIER, agrégé.
35. **Le Rhumatisme tuberculeux**, par le professeur A. PONCET et M. MAILLAND.
36. **La Médication phosphorée**, par le professeur GILBERT et le Dr POSTERNAK.
37. **Pathogénie et traitement des névroses intestinales**, *en particulier de la « Colite » ou entéro-névrose muco-membraneuse*, par le Dr GASTON LYON.
38. **De l'Enucléation des fibromes utérins**, par Th. TUFFIER, professeur agrégé.
39. **Le Rôle du Sel en Pathologie**, par CH. ACHARD, professeur agrégé.
40. **Le Rôle du Sel en Thérapeutique**, par CH. ACHARD.
41. **Traitement de la Syphilis**, par le professeur GAUCHER.
42. **Tics**, par le Dr HENRY MEIGE.
43. **Diagnostic de la Tuberculose par les nouveaux procédés de laboratoire**, par le Dr NATTAN-LARRIER, chef de clinique de la Faculté de Paris.
44. **Traitement de l'hypertrophie prostatique par la prostatectomie**, par R. PROUST, professeur agrégé à la Faculté de Paris.
45. **De la Lactosurie**, par M. CH. PORCHER, professeur à l'Ecole vétérinaire de Lyon.
46. **Les Gastro-entérites des nourrissons**. *Etude clinique*, par A. LESAGE, médecin de l'Hôpital des Enfants.
47. **Le Traitement des gastro-entérites des nourrissons et du choléra infantile**, par A. LESAGE.
48. **Les Ions et les médications ioniques**, par S. LEDUC, professeur à l'École de médecine de Nantes
49. **Physiologie de l'acide urique**, par P. FAUVEL, docteur ès sciences, professeur à l'Université catholique d'Angers.
50. **Le Diagnostic fonctionnel du cœur**, par W. JANOWSKI, professeur agrégé à l'Académie médicale de St-Pétersbourg.
51. **Les Arriérés scolaires**, par R. CRUCHET, professeur agrégé à la Faculté de Médecine de Bordeaux.
52. **Artério-Sclérose et Athéromasie**, par le Pr TEISSIER, professeur à l'Université de Lyon.
53. **Les Sulfo-éthers urinaires** (physiologie et valeur clinique dans l'auto-intoxication intestinale), par H. LABBÉ, chef de laboratoire à la Faculté de Paris et G. VITRY, chef de clinique à la Faculté de Paris.

NOUVELLES PUBLICATIONS PÉRIODIQUES

JOURNAL DE CHIRURGIE

REVUE CRITIQUE PUBLIÉE TOUS LES MOIS

PAR MM.

B. CUNÉO — A. GOSSET — P. LECÈNE — CH. LENORMANT
R. PROUST

Professeurs agrégés à la Faculté de médecine de Paris, Chirurgiens des Hôpitaux.

AVEC LA COLLABORATION DE MM.

BAROZZI — A. BAUMGARTNER — L. BAZY — BENDER — CAPETTE — CARAVEN
M. CHEVASSU — CHEVRIER — CHIFOLIAU — DE JONG — DESFOSSES
DEMAREST — DUJARIER — FREDET — GRISEL — GUIBÉ — P. HALLOPEAU — JEANBRAU
KENDIRDJY — KÜSS — LABEY — GEORGES LAURENS — LERICHE — LÉTIENNE
LEW — P. LUTAUD — MASCAREÑAS — P. MATHIEU — MERCADÉ — MOCQUOT — MUNCH
OKINCZYC — PAPIN — PICOT — SAUVÉ — WIART

SECRÉTAIRE GÉNÉRAL

J. DUMONT

Le **JOURNAL DE CHIRURGIE** paraît le 15 de chaque mois, à partir du 15 avril 1908.

Il a pour but de tenir le chirurgien au courant des plus récents et des plus intéressants travaux de chirurgie parus dans le monde entier.

Chaque numéro contient régulièrement :

Les *Sommaires des principaux Périodiques chirurgicaux*, spéciaux et de médecine générale;

Les *Sommaires des Comptes rendus des Congrès et Sociétés de Chirurgie*, ainsi que des principaux Congrès et Sociétés mixtes de Médecine et de Chirurgie;

L'Index des *Thèses* et des *Livres de Chirurgie* les plus importants;

Des *Analyses* très complètes — souvent illustrées — des principaux articles, communications, ouvrages énumérés dans le Sommaire;

Des *Informations* de nature à intéresser le chirurgien.

En outre chaque numéro contient une *Revue générale* sur une question nouvelle de pathologie ou de thérapeutique chirurgicales.

PRIX DE L'ABONNEMENT ANNUEL :

PARIS : **30** fr. — DÉPARTEMENTS : **32** fr. — ÉTRANGER : **34** fr. — LE NUMÉRO : **3** fr.

Exceptionnellement le prix pour l'année 1908 (9 numéros, Avril à Décembre) a été fixé comme suit :

PARIS : **22** fr. — DÉPARTEMENTS : **23** fr. — ÉTRANGER : **24** fr.

REVUE GÉNÉRALE D'HISTOLOGIE

Comprenant l'exposé successif des principales questions d'anatomie générale, de structure, de cytologie, d'histogenèse, d'histophysiologie et de technique histologique

PUBLIÉE PAR LES SOINS DE

J. RENAUT
Professeur d'Anatomie générale
à la Faculté de Médecine de Lyon,
Membre associé de l'Académie de Médecine.

CL. REGAUD
Professeur agrégé
Chef des travaux pratiques d'Histologie
à la Faculté de Médecine de Lyon.

AVEC LA COLLABORATION DE SAVANTS FRANÇAIS ET ÉTRANGERS

La *REVUE GÉNÉRALE D'HISTOLOGIE* paraît sans périodicité rigoureuse par fascicules autant que possible monographiques.

Un nombre de fascicules successifs, variables suivant l'importance de chacun d'eux, mais formant un total d'environ 800 pages, avec de nombreuses figures, constitue un volume. Il paraît un volume par année, en moyenne. L'abonnement est de 35 francs par volume. Chaque fascicule est vendu separément.

62 705. — Imprimerie LAHURE, 9, rue de Fleurus, Paris.

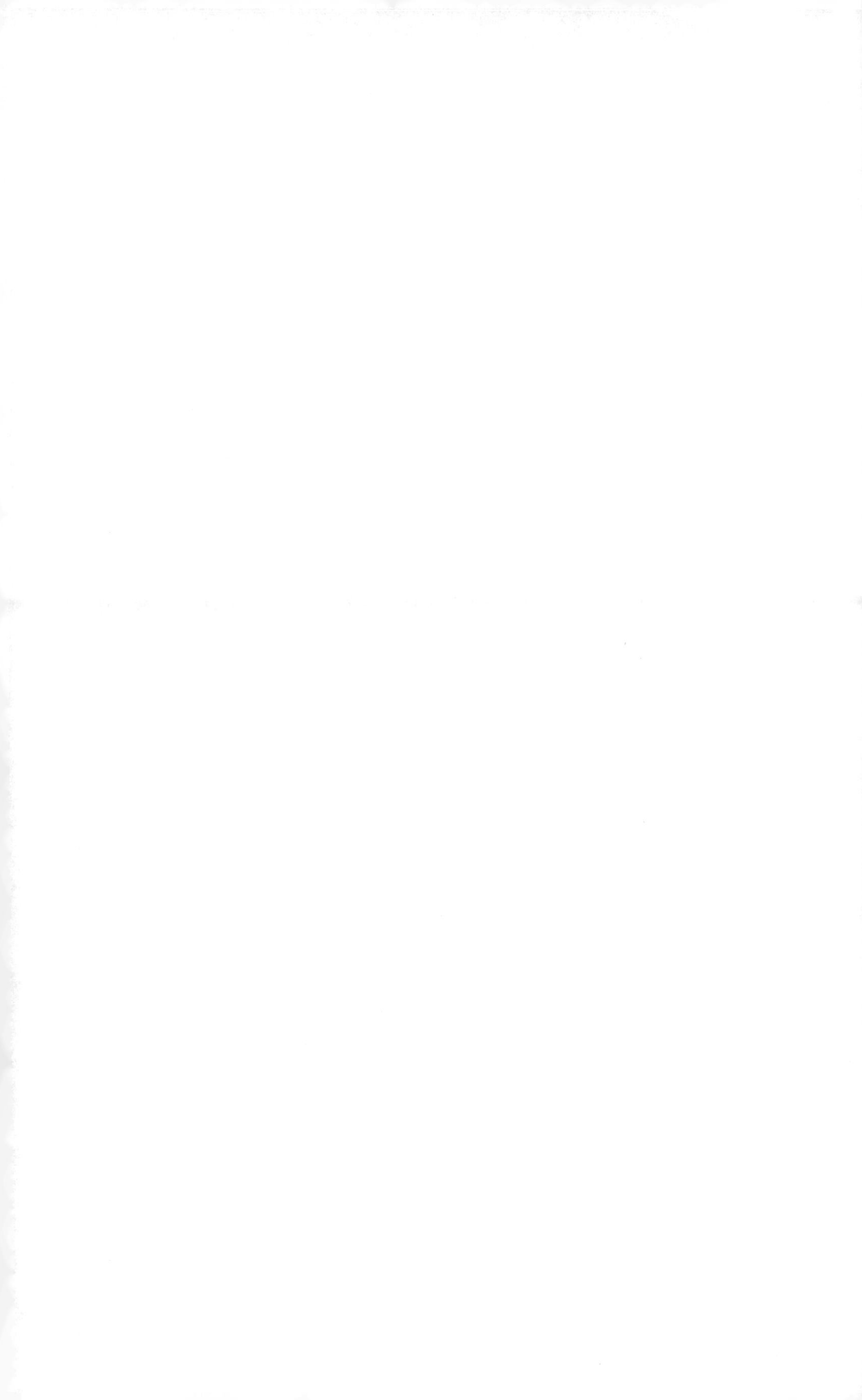

Médecine opératoire [illegible] *normale et Anatomie pathologique* [illegible] seur de clinique des Maladies [illegible] de Paris, chirurgien de l'hôpital [illegible] avec 561 figures dans le texte en noir et [illegible]

La Syphilis, *Expérimentation, Microbiologie* [illegible] LEVADITI, assistant à l'Institut Pasteur, [illegible] hôpitaux. 1 vol. in-8 de IV-[illegible] pages [illegible] en couleurs [illegible]

Syphilis et Dermatologie [illegible] l'hôpital Broca. 1 vol. in-8, [illegible]

Recherches et Diagnostic de [illegible] **dive,** par le Dr EDMOND FOURNIER, [illegible] clinique de la Faculté. 1 vol. in-8 de [illegible] 1 planche hors texte en couleurs [illegible]

La Syphilis, par le Dr VOUZELLE, ancien [illegible] petit in-8 de l'*Encyclopédie des Aide-Mémoire* [illegible] *secondaire.* — II. *Syphilis tertiaire, et* [illegible] volume broché, **2** fr. **50**. — Cartonné [illegible]

Les Maladies populaires, *Maladies vénériennes* [illegible] *Tuberculose.* Étude médico-sociale, par le Dr [illegible] agrégé à la Faculté de médecine de Paris, médecin de l'hôp[illegible] membre de la Société de Biologie. *Deuxième édition,* [illegible] 1 vol. in-8 de VII-512 pages [illegible]

Syphilis et Tuberculose, par ÉMILE SERGENT, [illegible] taux de Paris. 1 vol. in-8 de VI-316 pages [illegible]

Annales de Dermatologie et de Syphiligraphie [illegible] Fondée par A. DOYON, publiées par MM. ERNEST [illegible] J. DARIER, A. FOURNIER, H. HALLOPEAU, W. DUBREUILH [illegible] publication, Dr G. THIBIERGE. Abonnement annuel : [illegible] et-Oise, **30** fr. Autres départements et union postale, [illegible] des *Annales* reçoivent, sans augmentation de prix, [illegible] *Société française de Dermatologie et de Syphiligraphie* [illegible]

Presse Médicale, journal bi-hebdomadaire paraissant [illegible] et le samedi, par numéros de 16 pages, grand format, [illegible] figures noires. Direction scientifique : F. DE LAPERSONNE, [illegible] E. DE LAVARENNE, L. LANDOUZY, M. LETULLE, [illegible] M. LERMOYEZ, F. JAYLE. — Rédaction : P. DESFOSSES, [illegible] Rédaction : J. DUMONT et R. ROMME, secrétaires. — [illegible] et Départements, **10** fr. ; Union postale, **15** fr. Les abonnements [illegible] du commencement de chaque mois. — Le numéro, Paris [illegible] Départements et Étranger, 15 centimes.

2861. — Coulommiers. Imprimerie [illegible]

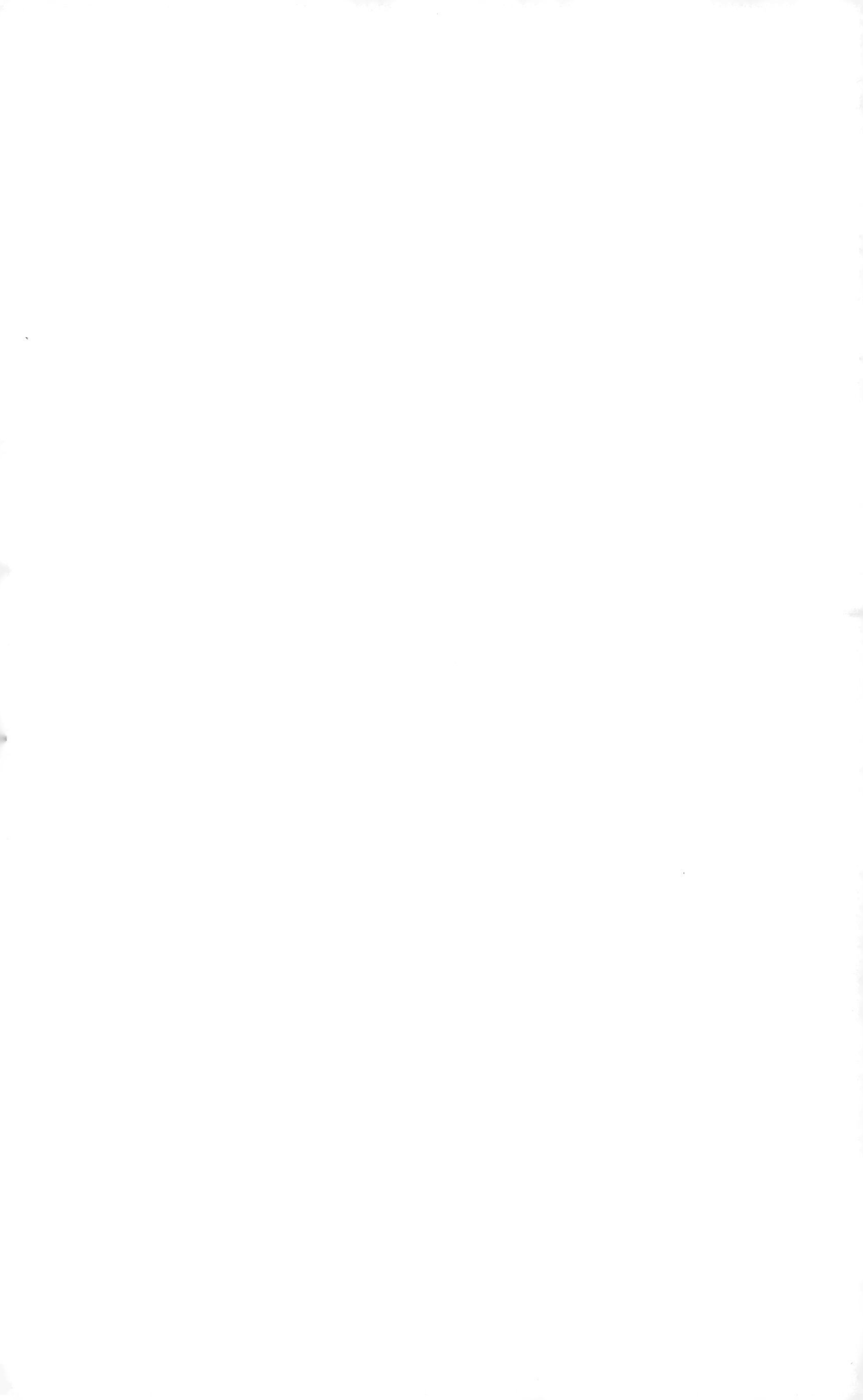

www.ingramcontent.com/pod-product-compliance
Ingram Content Group UK Ltd.
Pitfield, Milton Keynes, MK11 3LW, UK
UKHW011959240726
13965UKWH00001B/45